LAROUSSE
de
l'homéopathie

LAROUSSE
de
l'homéopathie

Sous la direction du
docteur Philippe M. Servais

LAROUSSE

21 RUE DU MONTPARNASSE 75283 PARIS CEDEX 06

Direction éditoriale
Édith Ybert, Laurence Passerieux,
assistées de Marie-Jeanne Miniscloux

Direction artistique
Emmanuel Chaspoul, Sophie Compagne

Conception graphique
Christine Dufaut

Iconographie
Nathalie Bocher-Lenoir, Catherine Dumeu, Marie Vorobieff

Lecture-révision
Annick Valade,
assistée de Françoise Mousnier, Guy Fournier

Fabrication
Annie Botrel

Réalisation
Agence Media

L'éditeur remercie pour leur collaboration Rupert Hasterok et Brigitte Nérou,
ainsi que les personnes citées p. 319.

Malgré tout le soin apporté à la rédaction de cet ouvrage, et en raison de l'étendue
des domaines embrassés, une erreur aura pu s'y glisser. Nous ne saurions
être tenus pour responsables de ses conséquences ou d'une interprétation erronée,
car, rappelons-le, aucun livre ne peut remplacer l'avis du médecin.

Distributeur exclusif au Canada :
Messageries ADP, 1751 Richardson, Montréal (Québec)

ISBN 2-03-510102-6

Cet ouvrage a été réalisé, sous la direction du **docteur Philippe Servais**, président pour la France de la *Ligue médicale homéopathique internationale*, avec la collaboration des

Professeur Madeleine Bastide, *professeur émérite, université Montpellier-I (immunologie)*
Docteur Marie Berthet, *dermatologue homéopathe*
Docteur Claude Binard, *pédiatre homéopathe*
Madame Dominique Botman, *juriste*
Docteur Marc Brunson, *vétérinaire homéopathe*
Docteur Chantal Chemla, *médecin homéopathe*
(avec la collaboration du docteur Jean-Pierre Chemla, gynécologue)
Docteur Lucile Cisel, *médecin homéopathe*
Docteur Marianne Clais, *médecin homéopathe*
Docteur Xavier de La Croix de Lavalette, *anesthésiste-réanimateur*
Docteur Jean-Marie Deschamps, *médecin homéopathe*
Docteur Axelle Fanciola, *médecin homéopathe*
Docteur Philippe Geoffroy-Saint-Hilaire, *médecin homéopathe*
Professeur Jean-François Gouteyron,
Professeur d'ORL, hôpital d'instruction des armées Percy
Docteur Sylvaine Koch, *médecin homéopathe*
Docteur Denis Laforgue, *cardiologue homéopathe*
Docteur Katherine Malvin, *médecin homéopathe*
Docteur Maryse Meyer, *médecin homéopathe*
Monsieur Alain Michel, *pharmacien*
Docteur Jacques Moreau, *pédiatre homéopathe*
Docteur Christian Ozanon, *médecin homéopathe*
Docteur Dominique Paulin, *médecin homéopathe*
Madame Christine Pouthier, *pharmacien*
Docteur Jacques Prat, *médecin homéopathe*
Docteur Françoise Sarrazin, *médecine physique et réadaptation*
Docteur Jean-Pierre Spilbauer, *vétérinaire homéopathe*
Docteur Jean-Jacques Veillard, *médecin homéopathe*
Docteur Paul Wijnants, *stomatologue*
Docteur Michel Zala, *médecin homéopathe*

Ont également collaboré aux textes

Pour la Belgique,
Docteur Michel Van Wassenhoven, *médecin homéopathe*

Pour le Canada,
Docteur George Aragon, *médecin homéopathe*

Pour la Suisse,
Docteur Clemens F. Dietrich, *médecin homéopathe*

Préface

Arrivé au faîte d'une carrière hospitalo-universitaire riche d'expériences et d'émotions, je suis très heureux de pouvoir livrer, en préface à cette encyclopédie consacrée à l'homéopathie, un certain nombre de réflexions sur cette science merveilleuse qui restaure l'humain tout à la fois dans son unicité et dans son universalité.

Formé, puis influencé par quarante-six ans d'étude et de pratique de la biologie et de la physiologie, je mesure chaque jour un peu plus les lacunes de l'enseignement médical traditionnel, lacunes dues à l'accumulation des moyens d'investigation, mais, en même temps, à l'insuffisance des concepts présidant à ces investigations. En effet, l'étudiant en médecine d'aujourd'hui n'est pas admis sur des critères d'humanisme essentiels, mais sur des apprentissages scientifiques. Au terme de longues et difficiles études, il devient certes un médecin, mais aussi un instrument plus ou moins bien informatisé de la santé publique. L'interrogatoire, les examens médicaux, passent beaucoup par le biais de l'ordinateur, nouvel instrument magique garant des normes et des statistiques. Or l'homme, le citoyen, ne saurait se contenter de cette médecine informatisée qui tient trop peu compte de son passé, de ses désirs, de son devenir : il aspire à être considéré dans sa pleine dimension. Claude Bernard, l'inventeur de la physiologie, n'a-t-il pas écrit : « Je suis persuadé qu'un jour viendra où le physiologiste, le poète et le philosophe parleront la même langue et s'entendront tous » ?

Hippocrate et son amour de la nature, Paracelse, au XVIe siècle, avec ses recherches sur la force vitale, la nutrition ou les mécanismes de l'inconscient, ont ouvert la voie, au XVIIIe siècle, à Samuel Hahnemann pour sa phénoménale découverte de l'homéopathie et, plus généralement, pour l'intuition qui lui a permis d'aborder l'homme dans sa globalité et dans son rapport symbiotique avec la nature. Sans doute faut-il aussi faire référence à Pascal, et même à Einstein. En effet, Pascal, dans son approche de l'infiniment petit, n'est-il pas le précurseur de la physique quantique, de cette physique qui permet d'approcher ou, en tout cas, d'imaginer une sorte de continuité entre la pensée et la matière ? Einstein, quant à lui, ne prétendait-il pas que, dans le principe énoncé par Lavoisier, « rien ne se crée, rien ne se perd », ce n'est pas la matière en tant que telle qui se conserve mais l'ensemble matière-énergie. C'est ainsi que des particules peuvent disparaître pour se transformer en énergie, ou vice versa. Finalement, il n'y a sans doute pas de discontinuité entre la matière brute et la pensée la plus lumineuse, l'émotion la plus forte. L'intuition fondamentale de Samuel Hahnemann, sa force et sa rigueur sont directement issues de cette conviction.

Depuis quelque temps, la psychanalyse souligne l'importance du désir, le nouveau-né apparaissant ainsi comme la matérialisation d'une pensée commune, du désir d'enfant manifesté par la complémentarité amoureuse du couple, des principes masculin et féminin. La biologie moléculaire vient au secours de ces idées nouvelles en nous démontrant la nécessité d'un bon équilibre psychologique pour une ovulation, une fécondation, et même une nidation de qualité, une grossesse physique concrétisant une « grossesse psychique », expression dont j'ai mis longtemps à apprécier la pertinence.

Or, que nous apportent les réflexions de ces précurseurs et surtout de Samuel Hahnemann, sinon l'intuition évidente que la vie de l'individu fait partie d'un tout, dont l'histoire actuelle ne constitue qu'un épisode, un moment ? En effet, l'histoire de l'homme sur la Terre est suffisamment ancienne pour que l'on puisse imaginer que chaque individu est bien le résultat d'une interaction bouleversante entre un corps physique et un héritage, une mémoire, sans doute transmis par les parents biologiques, mais aussi résultat d'un inconscient toujours difficile à appréhender dans sa complexité.

C'est tout le mérite de l'homéopathie que de pouvoir influencer au mieux cette interaction en atténuant les méfaits d'une maladie par une écoute attentive du malade et par une prise en compte globale du terrain affectif, inconscient, pathologique qui est le sien. Une telle approche demande beaucoup de connaissances, d'intuition et de rigueur, et l'on ne peut qu'être admiratif devant l'ampleur, la difficulté et la noblesse du travail qu'effectuent constamment les homéopathes, dignes disciples de Samuel Hahnemann.

Puisse ce *Larousse de l'homéopathie*, réalisé par d'éminents spécialistes de cette discipline exigeante, nous permettre de mieux l'appréhender et d'en appliquer, au quotidien, les excellents principes.

Professeur Jean-Pierre Relier

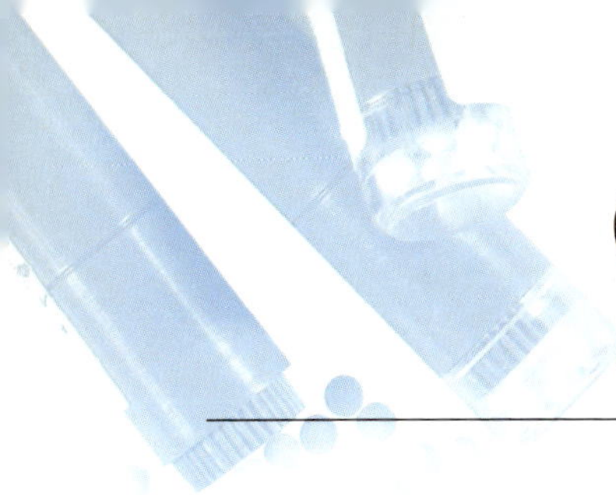

Sommaire

Découvrir l'homéopathie

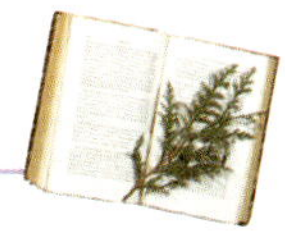

PARTIE 1

Se soigner avec l'homéopathie

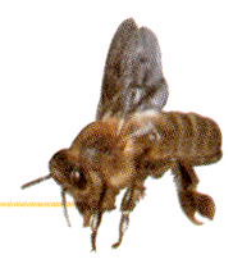

PARTIE 2

Connaître les médicaments

PARTIE 3

Guide pratique

PARTIE 4

Découvrir

MODE D'EMPLOI

Avant de vous soigner par homéopathie, il est préférable d'en connaître l'esprit : en plus de son histoire, nous vous présentons donc ici ses fondements théoriques, sa mise en pratique lors d'une consultation (avec toutes ses spécificités), le mode de préparation des remèdes prescrits, ainsi qu'un chapitre sur la recherche.

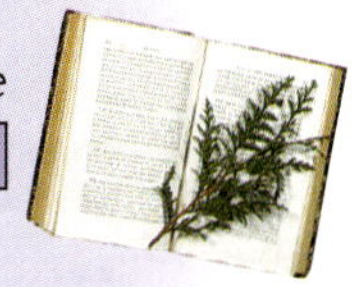

l'homéopathie

L'homéopathie, véritable science de la guérison, est fréquemment citée, mais peu savent réellement en quoi elle consiste. Or, cette méthode thérapeutique, créée par Hahnemann à la fin du XVIIIe siècle, repose non seulement sur une certaine vision de la santé et de l'état d'équilibre qui l'accompagne, mais aussi sur des fondements théoriques et expérimentaux rigoureux. Il est essentiel d'entrer véritablement dans l'univers de cette médecine pour en comprendre tout à la fois l'apport et les champs d'application.

L'histoire de l'homéopathie

Les principes de l'homéopathie ont été posés à la fin du XVIIIe siècle par un médecin allemand, Samuel Hahnemann, qui, déçu par la médecine de son temps, entreprit de mettre au point un nouveau mode de traitement. Cette thérapie eut vite de nombreux adeptes, mais aussi beaucoup de détracteurs.

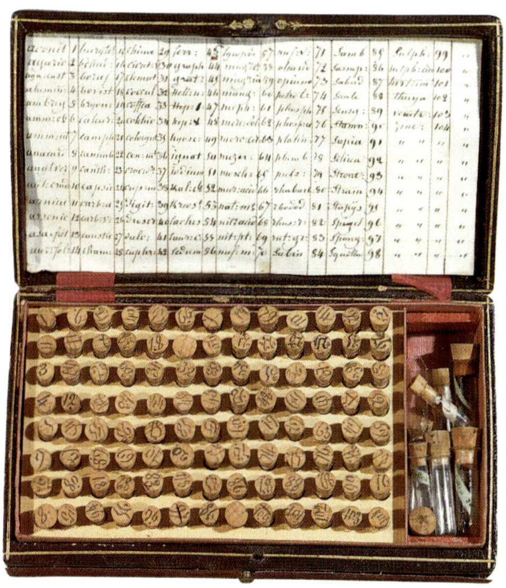

Trousse médicale homéopathique (XIXe siècle).

Les « précurseurs »

C'est avec Christian Friedrich Samuel Hahnemann (1755-1843) que commence l'histoire de l'homéopathie, nouvelle médecine à laquelle il donna son nom en 1796 à partir des mots grecs *homoios* (« semblable ») et *pathos* (« ce que l'on éprouve »). Selon certains historiens, on trouve dans l'œuvre de deux de ses illustres prédécesseurs, Hippocrate et Paracelse, les fondements de plusieurs grands principes homéopathiques. De fait, Hahnemann était très érudit et connaissait certainement les exemples de traitement par les semblables véhiculés par la tradition hippocratique ; sa véritable originalité fut de systématiser l'hypothèse et de la vérifier par un énorme travail expérimental.

Hippocrate et le traitement par les semblables

On fait souvent débuter l'histoire de la médecine occidentale avec le médecin grec Hippocrate (v. 460-v. 377 av. J.-C.). Son œuvre contient quelques observations proches d'une des notions fondamentales de l'homéopathie, le traitement par les semblables. Cependant, Hippocrate ne tire aucune conclusion sur l'usage systématique des semblables ; de plus, les observations auxquelles nous nous référons gardent un caractère isolé, alors que l'auteur recommande dans de nombreux textes les traitements par les contraires.

La « théorie des signatures » de Paracelse

Pour d'autres historiens, c'est dans l'œuvre de Paracelse (v. 1493-1541) qu'il faut rechercher la genèse de l'homéopathie. Celui-ci est en effet le

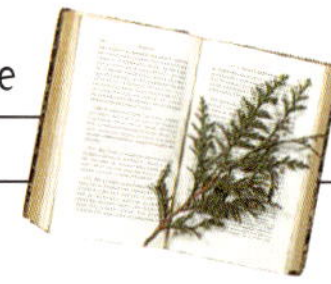

célèbre auteur d'une « théorie des signatures » selon laquelle le Créateur aurait laissé dans l'apparence des plantes des indices permettant à l'homme d'en déduire leurs vertus médicinales. Toutefois, Paracelse voyait une analogie entre l'aspect physique d'une plante et ses propriétés, tandis que l'homéopathie est fondée sur le rapprochement entre les symptômes qu'une substance produit sur les sujets sains et ceux qu'elle guérit chez les malades.

Les déceptions d'un jeune médecin

Né le 10 avril 1755 à Meissen, petite ville de l'électorat de Saxe, Hahnemann débute ses études de médecine à Leipzig à l'âge de 20 ans et les finance lui-même de bout en bout, en donnant des cours particuliers de grec et de français et en réalisant des travaux de traduction. Il les poursuit à Vienne, mais doit les interrompre faute d'argent. Il se constitue alors un pécule à Hermanstadt chez le gouverneur de Transylvanie, qui l'engage comme médecin privé ; c'est là qu'il est initié à la franc-maçonnerie. Hahnemann achève ses études à Erlangen, et soutient sa thèse le 10 août 1779. Il pratique dès lors la médecine tout en continuant les traductions d'ouvrages médicaux. Mais le jeune médecin trouve que la médecine de son temps est très insuffisante ; il cesse même de la pratiquer en 1790. Il est vrai que l'art médical de la fin du XVIIIe siècle n'est guère satisfaisant : la théorie manque de rigueur faute d'expérimentations ; on utilise encore la classification de Galien, selon laquelle les maladies sont dues à des excès de chaleur, d'humidité, de sécheresse ou de froid, et on leur oppose des remèdes classés selon les mêmes catégories. « La saignée, les antiphlogistiques (substances supposées combattre l'inflammation), les bains tièdes, les boissons diluantes, la diète, les dépuratifs, les éternels purgatifs et énémas (poires à lavement), constituent le cercle vicieux dans lequel tournent sans cesse les médecins allemands », écrit alors Hahnemann.

La guérison par les semblables

De 1790 à 1796, Hahnemann ne vit que de ses traductions. De plus en plus fréquemment, il annote les ouvrages qu'il traduit, n'hésitant pas à affirmer son désaccord avec l'auteur. Ainsi, en 1790, traduisant un traité de matière médicale du médecin écossais Cullen (1710-1790), il rédige une note importante à propos de l'écorce du quinquina. Cullen affirme que le quinquina est efficace dans les fièvres intermittentes parce que ses propriétés

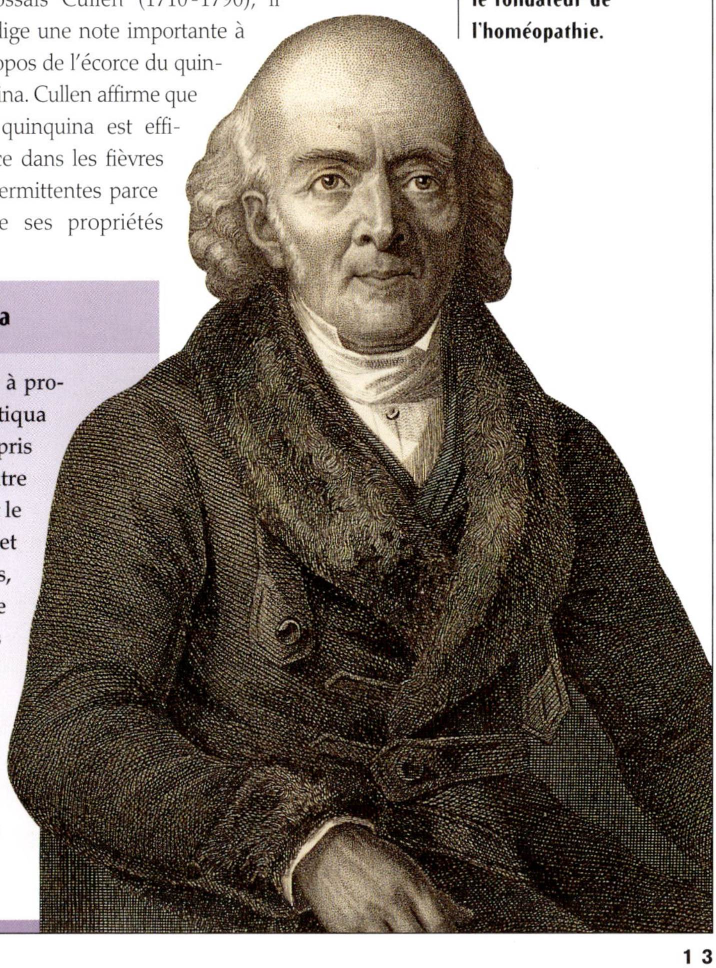

Christian Friedrich Samuel Hahnemann, médecin allemand, est le fondateur de l'homéopathie.

Hahnemann et le quinquina

Voici une note rédigée par Hahnemann en 1790 à propos de la toute première expérimentation qu'il pratiqua sur lui-même, celle des effets du quinquina. « Je pris pendant plusieurs jours, deux fois par jour, quatre drachmes de bon quinquina. Au début, mes pieds et le bout de mes doigts se refroidirent. Je devins lent et somnolent. Puis mon cœur fut pris de palpitations, mon pouls devint dur et rapide. J'éprouvai une anxiété intolérable et des tremblements, mais sans frisson, et une lassitude des membres. Puis des pulsations dans la tête, avec rougeur des joues, soif ; en somme, tous les symptômes qui accompagnent habituellement la fièvre intermittente [...]. La crise durait chaque fois de deux à trois heures et se reproduisait seulement lorsque je répétais la dose. »

amères et astringentes (constipantes) exercent une action fortifiante sur l'estomac. Hahnemann s'élève contre cette opinion. Il ajoute qu'il a essayé lui-même de prendre « pendant plusieurs jours, deux fois par jour, quatre drachmes (1 drachme = environ 3,24 grammes) de bon quinquina », puis il décrit minutieusement ce qu'il a éprouvé lors de cette expérience et le résume ainsi : « [J'ai eu] tous les symptômes qui accompagnent habituellement la fièvre intermittente. » Plus loin, Hahnemann affirme : « L'écorce péruvienne [le quinquina], utilisée comme remède de la fièvre intermittente, agit parce qu'elle peut produire sur des sujets sains des symptômes semblables à ceux de la fièvre intermittente. »

Deux nouvelles notions : l'infinitésimal et la dynamisation

En même temps qu'il multiplie les expérimentations systématiques de nombreuses substances médicinales sur l'homme sain, Hahnemann reprend la pratique médicale, homéopathique cette fois, pour s'assurer que chaque substance choisie selon les symptômes qu'elle provoque est capable de guérir les patients présentant les mêmes symptômes. Au fil de ses expérimentations, Hahnemann fait un constat curieux : l'administration du remède semblable peut provoquer une aggravation de l'état du patient suivie de son amélioration. Il en conclut que les symptômes provoqués par le remède s'additionnent à ceux qui découlent de la maladie avant que le corps réagisse contre cet ensemble, donc qu'il doit diminuer les doses pour éviter les phénomènes toxiques. C'est ainsi qu'il essaie avec succès des doses de plus en plus ténues, que nous disons aujourd'hui « infinitésimales » et qu'il qualifiait à l'époque d'« immatérielles ».

Par ailleurs, ses recherches mettent en évidence un fait encore inexpliqué aujourd'hui : lorsque les remèdes sont simplement dilués, ils sont peu opérants ; lorsqu'ils sont secoués énergiquement à chaque dilution, ils deviennent efficaces. C'est pourquoi Hahnemann parle non pas de dilution mais de « dynamisation ».

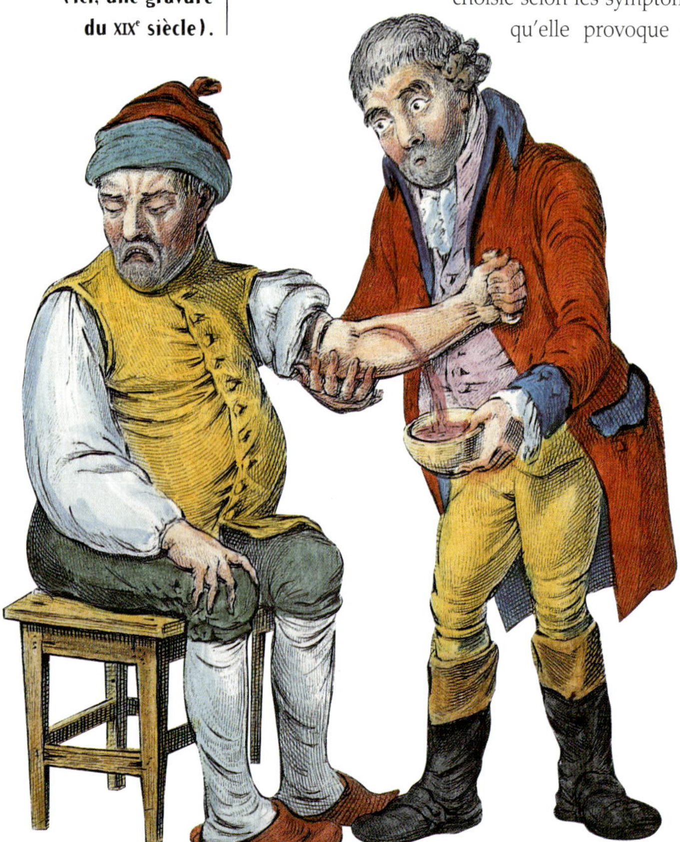

À l'époque où Hahnemann s'engage dans la médecine, les méthodes thérapeutiques sont des plus frustes : elles consistent essentiellement en purges et en saignées (ici, une gravure du XIXe siècle).

Premiers succès, premiers détracteurs

Hahnemann publie en 1805 *Fragments sur les effets positifs des médicaments observés chez l'homme sain*. Établi à Torgau, il voit le succès croissant de la nouvelle médecine et les malades affluent, venus parfois de très loin. Apparaissent également les premiers détracteurs de l'homéopathie. C'est aussi à cette époque qu'Hahnemann abandonne ses travaux de traduction au profit de publications personnelles : *Médecine de l'expérience* en 1806, première édition de l'*Organon de l'art de guérir* en 1810. L'*Organon*, ouvrage dans lequel sont posés pour l'essentiel les grands principes de l'homéopathie, connaîtra de très nombreuses éditions à travers toute l'Europe et en Amérique du Nord.

La diffusion de l'homéopathie

En 1811, Hahnemann revient à Leipzig, où il publie le premier volume de la *Matière médicale pure* (recueil des propriétés curatives des remèdes) et obtient l'autorisation de donner des cours à l'université. Il trouve un soutien parmi ses jeunes étudiants : trente-sept d'entre eux contribuent aux expérimentations nécessaires au deuxième volume de la *Matière médicale pure*, paru en 1816. Le sixième et dernier volume paraît en 1821. Mais, si le nombre des homéopathes s'accroît, celui de

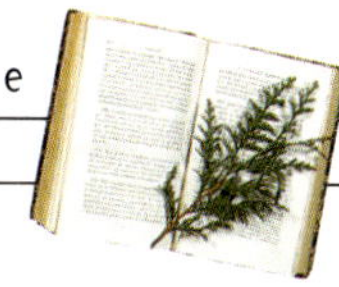

leurs détracteurs fait de même. Las des constantes attaques de ces derniers, Hahnemann quitte Leipzig pour Anhalt-Koëthen, où il réside de 1820 à 1835, sous la protection du duc Ferdinand.
En 1828, Hahnemann publie la première édition du *Traité des maladies chroniques*, qui apporte une innovation : la prise en compte, pour l'étude de chaque cas, aussi bien des symptômes anciens que de ceux qui motivent la consultation. La maladie chronique, selon Hahnemann, est le tronc sur lequel poussent, comme des branches, les différents épisodes pathologiques de la vie de chacun. Or, la prescription d'un remède choisi en fonction de l'ensemble de ces symptômes apporte des résultats très supérieurs à ceux des prescriptions fondées sur les seuls symptômes du moment.

Les années parisiennes

En juin 1835, Hahnemann s'installe à Paris, où l'homéopathie est connue des milieux intellectuels. Cependant, au sein de la communauté des homéopathes, une division est apparue : certains disciples d'Hahnemann suivent rigoureusement ses principes (on les appelle aujourd'hui « unicistes », car ils prescrivent un seul remède à la fois) ; d'autres préconisent l'usage de plusieurs remèdes simultanément ou en alternance (ce sont les « pluralistes ») et éditent une revue à Leipzig depuis 1822. C'est le courant pluraliste qui l'emporte à Paris. Les huit années parisiennes sont cependant les plus heureuses de la vie d'Hahnemann, qui conserve une activité médicale et littéraire surprenante pour son âge. Il s'éteint le 2 juillet 1843, à l'âge de 88 ans.

Succès et déboires de l'homéopathie

La diffusion de la nouvelle médecine se heurte à de violentes critiques, proférées par les tenants de la médecine occidentale « classique ». Elle connaît des bonheurs divers d'un pays à l'autre, comme en témoignent les exemples français et américain.
En France, l'homéopathie est introduite par l'intermédiaire d'un personnage original, le comte des Guidi (1769-1863), érudit et médecin gagné à l'homéopathie en 1828, après en avoir constaté l'efficacité sur son épouse. Il apprend alors les principes de cette discipline et l'exerce d'abord dans la Drôme puis, à partir de 1830, à Lyon. Il forme de nombreux disciples dont Benoît Mure, infatigable voyageur qui fonde des écoles d'homéopathie en Sicile, au Portugal, au Brésil, aux Indes et en Égypte.
Mais l'introduction de l'homéopathie se heurte à une âpre résistance, notamment de la part de l'Académie de médecine, hostile à l'officialisation des statuts de la Société homéopathique de Paris. François Guizot, alors ministre de l'Instruction publique, apportera tout son bon sens au débat dans une réponse pragmatique : « Si l'homéopa-

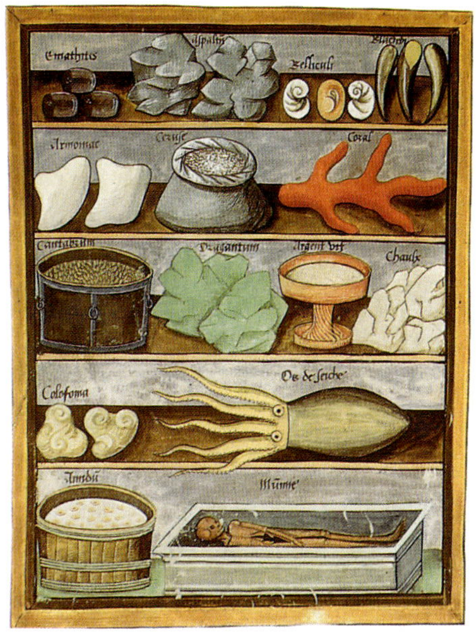

Pour augmenter la pharmacopée homéopathique, Hahnemann multiplie les expériences sa vie durant, testant sur lui-même et sur son entourage les effets de nombreuses substances aux origines les plus variées. En témoigne cette gravure illustrant son *Organon*, ouvrage qui posa les grands principes de la nouvelle médecine.

Les grands principes de l'homéopathie

L'essentiel de l'homéopathie est publié dès 1810 par Hahnemann dans son *Organon de l'art de guérir*, résumé en quelques idées fortes : chaque patient présente une forme personnelle de la maladie dont il souffre ; cette forme individuelle est décrite par les symptômes apparus depuis le début de sa maladie ; les propriétés curatives de chaque remède ne sont connues que par leur expérimentation sur l'homme sain ; le remède à prescrire est celui dont les symptômes expérimentaux sont les plus proches des symptômes naturels du patient ; on ne doit employer qu'un seul remède à la fois, et il doit être hautement dynamisé ; le médecin est prescripteur mais aussi hygiéniste, c'est-à-dire qu'il doit se consacrer tant à améliorer la santé et à prévenir les maladies qu'à traiter celles-ci.

Née en Allemagne en 1796, l'homéopathie connaît une rapide diffusion : aux alentours de 1830, elle s'est déjà implantée dans toute l'Europe et dans le Nouveau Monde, à partir desquels elle essaime en Afrique, aux Indes et en Chine.

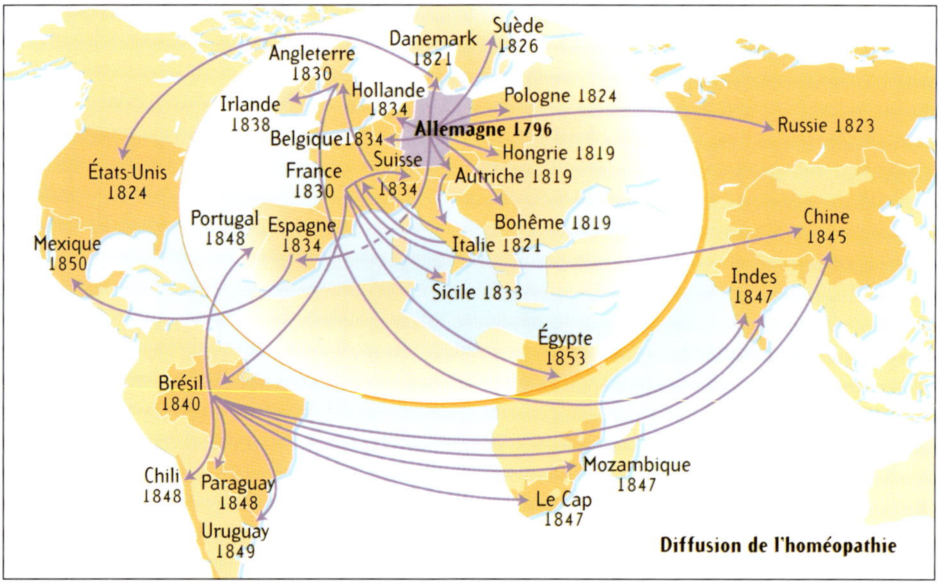

D'après Homéopathie et pragmatisme, *Dr Jacques Moreau, Éditions liégeoises d'homéopathie.*

thie est une chimère, elle tombera d'elle-même. » Quelque vingt ans plus tard, en 1858, un retentissant procès oppose le périodique *l'Union médicale* aux homéopathes. Il y avait 400 homéopathes en France en 1860, sur 15 000 à 18 000 médecins.

De Saxe aux États-Unis via la Guyane

L'introduction de l'homéopathie fut beaucoup plus aisée au sein des jeunes États-Unis. Elle est l'œuvre de Constantin Hering (1800-1880), chirurgien originaire de Saxe. Après avoir été guéri d'un début de gangrène au doigt par un disciple de Hahnemann, celui-ci prend fait et cause pour cette nouvelle médecine.

L'institut Blochmann de Dresde le charge en 1826 d'une mission en Guyane hollandaise, où il doit constituer une collection d'espèces inconnues des botanistes européens. En marge de cette mission, Hering mène des expériences homéopathiques que publient les amis de Hahnemann, ce qui lui vaut les foudres de l'institut et du roi de Saxe. Hering démissionne alors et s'installe à Paramaribo (capitale de l'actuel Suriname). Il se rend ensuite à Philadelphie, où l'a appelé l'un de ses disciples allemands, débordé par une épidémie de choléra. À Philadelphie, Hering organise des universités d'homéopathie, jetant les bases d'un mouvement d'une réelle ampleur : en 1900, on compte 1500 homéopathes aux États-Unis, soit 15 % des médecins nord-américains.

Le XXe siècle : déclin et renouveau

Le XXe siècle a vu l'avènement d'une médecine plus scientifique, et les homéopathes ne pouvaient négliger les avantages indéniables que celle-ci offrait aux malades. Cela peut expliquer le déclin de la pratique homéopathique dans la première moitié du XXe siècle. Depuis les années 1950, la situation est plus nuancée : certes, les avancées scientifiques remettent en question la pratique exclusive de l'homéopathie. Toutefois, le ralentissement des progrès, la perception des effets secondaires, le coût des techniques modernes, enfin les progrès de l'homéopathie (multiplication des remèdes, affinement des techniques de prescription) favorisent un nouvel essor de cette médecine.

La réintroduction de l'homéopathie

Le médecin genevois Pierre Schmidt (1894-1982) a recueilli aux États-Unis l'enseignement des derniers maîtres hahnemanniens et l'a rediffusé à travers le monde. Il a également fondé la Ligue internationale d'homéopathie. Les médecins actuels ont alors découvert que l'œuvre d'Hahnemann était née d'une révision rationnelle des connaissances médicales de son temps, et d'une organisation de ces connaissances selon des principes stables et validés par l'expérimentation systématisée… en somme, qu'Hahnemann était l'incarnation d'un de ces esprits éclairés dont le XVIIIe siècle fut si fécond.

Les principes de l'homéopathie

L'homéopathie est une médecine globale, qui entend soigner l'individu dans son ensemble. Deux de ses principes essentiels sont la guérison par les semblables et l'usage de médicaments spécifiques très dilués et « dynamisés » (c'est-à-dire agités entre chaque dilution).

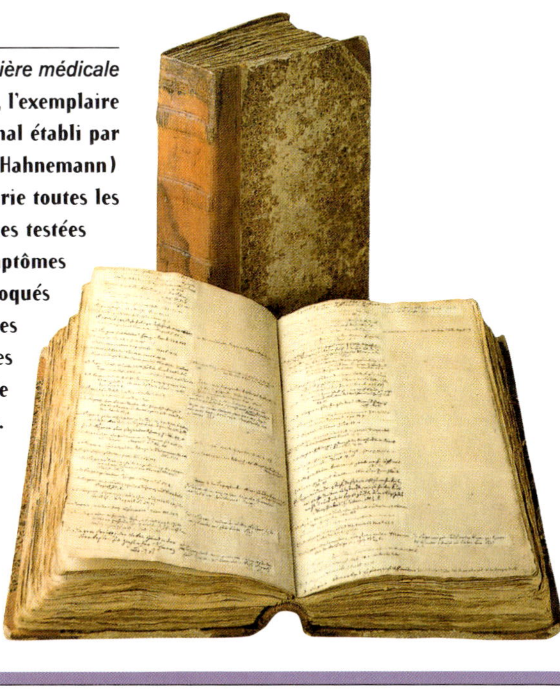

La *Matière médicale* (ici, l'exemplaire original établi par Hahnemann) répertorie toutes les substances testées et les symptômes provoqués par ces substances chez le sujet sain.

Une médecine fondée sur l'expérimentation

En 1790, Samuel Hahnemann expérimenta sur lui-même les effets du quinquina et nota scrupuleusement tous les troubles qu'il avait ressentis. Il venait d'effectuer ce que les homéopathes appellent une « pathogénésie », c'est-à-dire l'expérimentation et la démonstration sur l'homme sain des effets d'une substance.

Nombreuses sont les personnes à réaliser à leur insu le même type d'expérience : les fumeurs, par exemple, lorsqu'ils consomment leur première cigarette : les plus sensibles pâlissent, leur visage se couvre d'une sueur froide et ils sont pris de nausées. Ces personnes testent un médicament homéopathique bien connu, *Tabacum*, l'un des remèdes que les homéopathes prescrivent contre le mal des transports. Vous avez pu remarquer la similitude qui existe entre l'intoxication par le tabac et les symptômes que peuvent ressentir les personnes malades en voiture ou en bateau.

Similitude, individualisation et globalité

En médecine homéopathique, le choix d'un traitement s'effectue selon trois principes fondamentaux : la loi de similitude, l'individualisation des symptômes et la prise en compte de ceux-ci dans leur globalité. C'est du respect de ces principes que dépend l'obtention de bons résultats.

« Le même guérit le même »

Pour que le remède choisi soit efficace, il doit provoquer chez une personne saine des symptômes identiques à ceux qui caractérisent la maladie à

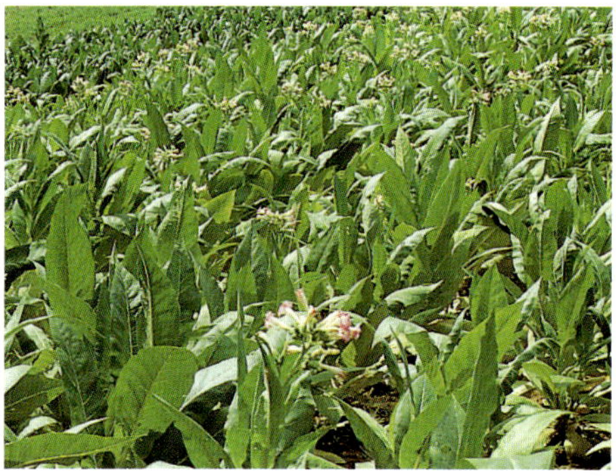

Trois remèdes peuvent être employés en homéopathie pour traiter le mal des transports : *Tabacum*, préparé à partir du tabac (photo ci-contre) ; *Cocculus indicus*, préparé à partir d'une plante appelée coque du Levant (ci-dessous) ; ou *Petroleum*, obtenu à partir de pétrole blanc (en bas, à droite).

guérir ou, mieux encore, des symptômes identiques à ceux que présente le malade. C'est la loi de similitude, selon laquelle toute substance susceptible expérimentalement de provoquer chez un individu sain et sensible une série de symptômes est capable de guérir un malade présentant les mêmes symptômes. Selon le plus ou moins grand degré de similitude, le résultat du traitement sera total, partiel ou nul. Hahnemann fut le premier à expérimenter les médicaments sur l'homme sain dans le but d'en connaître à l'avance les propriétés, donc le premier à énoncer et à appliquer cette loi de façon cohérente et systématique.

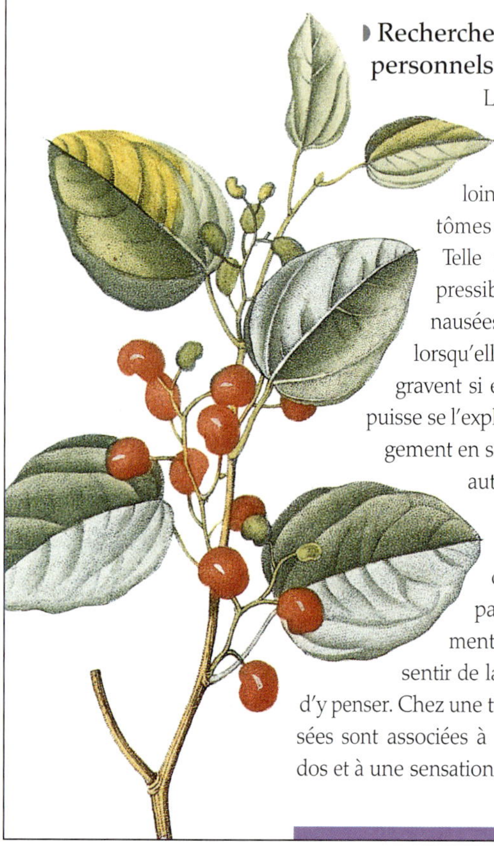

Rechercher les symptômes personnels

Les patients souffrant du mal des transports, s'ils ont tous des nausées, sont loin de présenter des symptômes exactement semblables. Telle personne ressent un irrépressible besoin d'air frais, ses nausées et ses vertiges s'estompent lorsqu'elle ferme les yeux mais s'aggravent si elle les bouge ; sans qu'elle puisse se l'expliquer, elle ressent un soulagement en se découvrant le ventre. Telle autre voit ses vertiges aggravés en bougeant les yeux, ses nausées, accompagnées de salivation, augmentées par le bruit, par le mouvement, mais surtout par le fait de sentir de la nourriture ou simplement d'y penser. Chez une troisième personne, les nausées sont associées à une diarrhée, à un mal de dos et à une sensation de faiblesse généralisée.

Bien que ces patients souffrent tous trois de nausées, de maux de tête et de vomissements, ils seront, en homéopathie, traités chacun par un médicament différent : on prescrira au premier *Tabacum*, au deuxième, *Cocculus indicus*, et au troisième, *Petroleum*. Le minutieux travail d'analyse auquel procède tout homéopathe avant de prescrire un remède s'appelle l'individualisation ; il s'agit pour le médecin de saisir les symptômes que présente un malade particulier.

Prendre en compte tous les symptômes personnels

Les homéopathes appellent « principe de globalité » le fait de prendre en compte tous les symptômes personnels du malade ; qu'ils soient psychologiques, généraux (sensation de faiblesse par exemple) ou locaux (urinaires, digestifs, etc.), l'important est qu'ils soient ressentis par le malade lui-même. C'est sur ces deux principes d'individualisation et de globalité que repose le choix du bon remède. L'homéopathe les applique tous les deux lors d'une consultation qui, de ce fait, dure nécessairement longtemps.

La préparation des remèdes

Une des grandes spécificités de l'homéopathie réside dans les produits qu'elle utilise : il s'agit de préparations hautement diluées et agitées entre chaque dilution. Cet usage est du reste à l'origine de nombreuses controverses scientifiques.

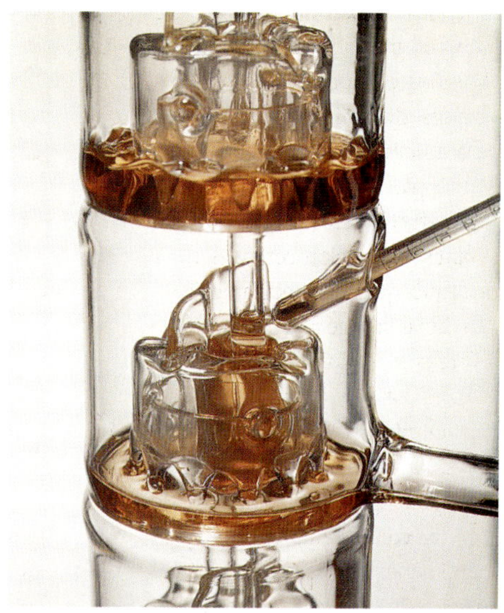

L'infinitésimalité

En homéopathie, un remède est d'autant plus efficace qu'il est dilué, au point de ne plus contenir aucune molécule du principe actif.

Pour ne pas nuire à sa santé – et à celle de ses proches – Hahnemann utilisait, lors de ses expériences, des médicaments à très petites doses. Il atteignit cependant assez vite les limites des possibilités de pesage des balances de son époque. Il contourna la difficulté en incorporant les matières toxiques à expérimenter dans un substrat neutre : eau ou poudre de lait. Mélanger de façon parfaitement homogène une partie de substance toxique à neuf parties de substance inoffensive reculait ainsi d'un facteur dix les limites de son matériel, chaque milligramme pesé ne contenant qu'un dixième de produit dangereux. Il constata alors que les résultats de ses expérimentations n'en perdaient pas de leur valeur : les symptômes grossiers que l'on rencontre dans presque toutes les intoxications (diarrhées, vomissements) faisaient place à des symptômes plus subtils, par exemple mal de tête le soir en se mettant au lit. C'est ainsi qu'il en vint à diluer toujours davantage ses préparations, et à constater que ses remèdes étaient d'autant plus efficaces qu'ils étaient dilués.

La dynamisation

Si, lors de leur préparation, les médicaments homéopathiques ne subissent pas entre chaque dilution une série de chocs (on parle de « succussions »), ils ne produisent pas d'effet thérapeutique, comme Hahnemann avait pu le remarquer. De ces succussions successives, que ce dernier a appelées dynamisations, dépend l'efficacité des médicaments homéopathiques. Le fondateur de l'homéopathie n'a malheureusement mentionné nulle part comment il a découvert le principe de la dynamisation. Selon certaines traditions, il aurait remarqué que les médicaments délivrés le soir après avoir voyagé la journée entière sur les routes cahoteuses étaient nettement plus efficaces. D'autres avancent qu'Hahnemann aurait puisé cette intuition dans le mode de fabrication de l'éther : une série de chocs étaient en effet nécessaires pour que s'enclenche la réaction chimique entre les constituants de départ. L'explication du phénomène de dynamisation fait actuellement l'objet de différentes hypothèses scientifiques.

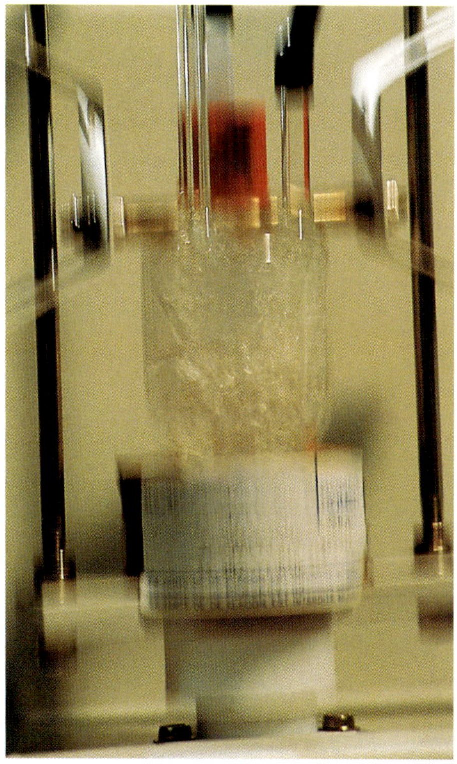

En homéopathie, les remèdes sont vigoureusement agités entre chaque dilution. Ce processus, appelé dynamisation, est aujourd'hui mécanisé.

Santé et maladie selon Hahnemann

Pour Samuel Hahnemann, l'être vivant est un tout, le corps et l'esprit étant indissolublement unis ; la vie n'est possible que par une force qui permet à cet ensemble de fonctionner de façon

La « bibliothèque » des homéopathes

Dès la fondation de l'homéopathie, il apparut évident que, puisqu'il y avait un très grand nombre de malades différents, il fallait un très grand nombre de remèdes. Aussi Hahnemann expérimenta-t-il l'effet de nombreuses substances sur lui-même, puis sur ses proches ou ses collaborateurs : le quinquina, le soufre, le mercure, l'arsenic, l'arnica…

Il collationna les données ainsi recueillies, constituant une première *Matière médicale*. Celle-ci fut, au fil des ans, considérablement augmentée. Après quelques dizaines d'années, pour pouvoir utiliser correctement cette énorme masse d'informations, les homéopathes furent amenés à utiliser des *Matières médicales* résumées. En outre, ils réalisèrent à partir de ces *Matières* des index des symptômes, appelés répertoires de symptômes ; le plus utilisé est le *Répertoire de Kent*.

harmonieuse, et qu'il appelle énergie ou force vitale. Cette dernière est immatérielle, invisible et non mesurable.

La maladie, une perturbation de l'équilibre

Pour Hahnemann, la maladie résulte de la rupture d'un équilibre et est elle-même immatérielle, non mesurable si ce n'est par l'observation de tous les symptômes, surtout et essentiellement de ceux qui sont personnels au malade. Ces symptômes représentent des essais plus ou moins fructueux de l'organisme pour retrouver son état d'équilibre antérieur, ou, s'il ne peut le récupérer entièrement, un nouvel équilibre ; ils correspondent à des sortes de signaux de détresse très personnels qui ont leur raison d'être et dont il faut saisir l'image d'ensemble pour parvenir à la guérison.

Cette conception immatérielle de la santé et de la maladie permet de comprendre que les médecins homéopathes soient peu ou ne soient pas troublés par les critiques « matérialistes » formulées par les scientifiques quant à l'usage de doses infinitésimales.

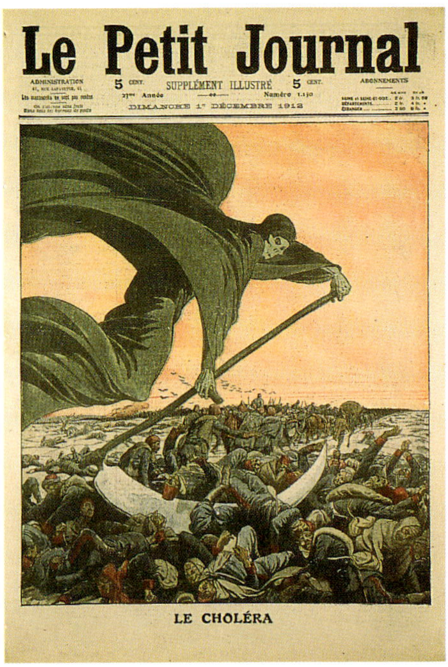

Les résultats obtenus par les homéopathes lors des épidémies de choléra qui touchèrent l'Europe au XIXe siècle et au début du XXe siècle (ici, la une du *Petit Journal* lors de l'épidémie de 1912) expliquent en partie le rapide succès de cette médecine.

Quand les homéopathes soignaient le choléra

Au XIXe siècle, avant que soient accomplis les progrès décisifs de la médecine moderne, les homéopathes étaient amenés à traiter des affections très graves, voire mortelles, telles que le choléra, la fièvre typhoïde, la syphilis, les tuberculoses avancées… Quant à des affections moins graves, comme la coqueluche, la rougeole, les saignements divers, les vomissements de la grossesse, la diarrhée, etc., elles étaient leur lot quotidien.

Les homéopathes obtenaient des résultats nettement supérieurs à ceux qu'enregistrait la médecine « classique » du temps, il est vrai fort peu efficace !

Contre la médecine allopathique

L'allopathie est une « médecine des contraires ». Elle repose sur l'action des médicaments dans l'organisme : les effets curatifs des substances sont dus à des propriétés chimiques, qui influent sur les causes apparentes des maladies. Guérir signifie faire disparaître le(s) symptôme(s) gênant(s) le plus rapidement possible ; si d'autres affections surviennent ultérieurement, ce n'est qu'un hasard, sans lien avec le passé pathologique.

Hahnemann nommait cette médecine « antipathique », c'est-à-dire tous jeux de mots mis à part, « contre les maladies ». Pour l'homéopathe, cette démarche se nomme « suppression » des symptômes. Ainsi, pour Hahnemann, la thérapeutique allopathique fait bien disparaître les symptômes, mais l'affection refait surface, tôt ou tard, sous une forme identique ou plus grave. C'est par exemple le cas d'un eczéma qui, une fois « guéri », est suivi d'asthme ou d'arthrite.

Guérir le malade plus que la maladie

En homéopathie, soigner ne signifie pas éliminer les symptômes. Un symptôme n'est qu'un indicateur de la rupture d'un équilibre. Il est donc inutile de le faire disparaître – sauf s'il met la vie en danger ou s'il est insupportable. L'homéopathie mobilise les forces réactionnelles de l'individu : c'est une thérapie dont l'action repose sur la réponse de l'organisme. Après la prise d'un remède, les effets continuent à se manifester un certain temps, comme un satellite poursuit sa trajectoire une fois mis sur orbite.

On peut donc dire que la thérapeutique homéopathique a pour but de guérir le malade dans sa globalité, et pas seulement l'affection. Cette guérison passe par l'amélioration du « terrain », très différent

d'une personne à l'autre (ainsi, en cas d'épidémie de grippe, telle personne est touchée, telle autre non), de l'énergie et du moral. Elle est obtenue lorsque l'individu, indemne de maladie, éprouve un bien-être durable, moral et physique pour deux ans ou plus.
À ce titre, l'homéopathie peut être considérée comme une médecine préventive : son but est d'éviter la survenue de nouvelles manifestations d'un même déséquilibre en traitant celui-ci plutôt que celles-là.

Des « lois de guérison »

L'homéopathie se réfère à des « lois de guérison », préceptes selon lesquels les troubles surviennent et disparaissent selon des schémas observés dans la majorité des cas.
Première « loi » : la guérison ou l'amélioration des maladies doit se faire de l'intérieur vers l'extérieur, du haut vers le bas, et surtout dans l'ordre inverse de leur apparition, sans que tous ces éléments soient nécessairement associés. Ainsi, un asthme apparu après suppression d'un eczéma peut cesser au moment même où l'éruption se manifeste de nouveau (de l'intérieur vers l'extérieur) ; une douleur de hanche est suivie d'un genou douloureux (de haut en bas). Les troubles reviennent à « rebrousse-temps » et souvent sous une forme atténuée. Ce retour – non systématique – d'anciens symptômes est considéré par le médecin homéopathe comme bénéfique pour le long terme, la seule attitude à conseiller étant de ne pas empêcher leur apparition par un traitement quel qu'il soit, ce qui perturberait le processus de guérison en cours. Il est toujours préférable de demander conseil à votre homéopathe.
Deuxième « loi » : le moral et l'énergie doivent s'améliorer avant ou en même temps que les plaintes corporelles. Et, pour évaluer les résultats, ils sont plus importants que les symptômes physiques. Ainsi, l'homéopathe parlera d'amélioration si un malade souffre plus – temporairement bien sûr – mais se sent moins anxieux ou plus gai.

Champs et limites de l'homéopathie

De nos jours, compte tenu de l'efficacité de nombreux traitements de la médecine « classique », les médecins homéopathes ne traitent plus quotidiennement les affections les plus graves. Leur champ d'action n'en demeure pas moins fort large, et comprend aussi bien les maladies aiguës (angine, otite, hépatite aiguë, gastro-entérite, sciatique, etc.) que les maladies chroniques (dépression, asthme, bronchite chronique, rhumatismes, troubles hormonaux de la femme, allergies, etc.). Du reste, même confronté à des affections bénignes, le médecin homéopathe peut être dans l'incapacité de trouver le bon remède ; il est alors de son devoir de traiter son patient par allopathie, au même titre que l'échec de la médecine « officielle » est une cause fréquente de recours à des thérapeutiques alternatives.
En outre, un traitement homéopathique ne peut pas soigner les personnes dont les tissus sont lésés. Ainsi, une articulation déformée par un rhumatisme a peu de chances de retrouver son aspect initial par un traitement homéopathique ; toutefois, l'homéopathie pourra soulager le patient de ses souffrances.

Maladie aiguë, maladie chronique

**En homéopathie, une maladie n'est pas dite « aiguë » ou « chronique » en fonction de l'intensité des troubles.
Une affection est aiguë lorsqu'elle survient brusquement et peut guérir spontanément. Une fois guéri, l'individu se retrouve dans le même état qu'avant sa maladie ; l'atteinte est occasionnelle et ne se reproduit pas (une toux consécutive à un « coup de froid » par exemple).
On parle de maladie chronique si celle-ci persiste depuis longtemps, comporte des poussées répétées d'états aigus, et/ou évolue vers des affections plus rebelles, plus profondes (dépression survenant chaque année à la même période ou hypertension artérielle, par exemple).
En cas de maladie aiguë, le médecin homéopathe cherche à traiter rapidement l'affection, afin d'éviter toute rechute et passage à la chronicité. Face aux maladies chroniques, le but est de trouver le remède capable de rendre la santé et d'empêcher les récidives.**

L'homéopathie, mode d'emploi

Différents facteurs peuvent contrecarrer la bonne marche d'un traitement homéopathique. Un certain nombre de préceptes doivent – autant que faire se peut – être respectés pour mettre toutes les chances de son côté.

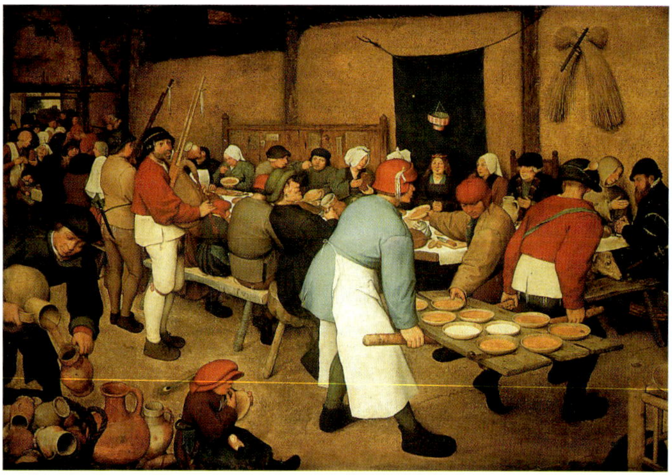

Ce tableau de Bruegel l'Ancien, intitulé *Noce de paysans* (vers 1568), rappelle que l'on a toujours eu tendance à trop manger. Or, un régime alimentaire trop déséquilibré est à lui seul source de troubles. Le bon sens recommande de remédier aux erreurs diététiques avant même de vouloir se soigner.

Éviter l'association de plusieurs médecines

Pour être soigné au mieux par homéopathie, il est souhaitable d'indiquer au praticien tous les traitements que vous suivez ou avez suivis, quels qu'ils soient : contraception, pommades, traitements allopathiques, mais aussi psychothérapie, soins dentaires, ostéopathie, acupuncture… Il est en effet déconseillé, dans la mesure du possible, d'associer l'homéopathie à d'autres médecines. Il ne faut pas pour autant arrêter de sa propre initiative un traitement en cours. En effet, certains traitements ne doivent pas être interrompus brusquement (médicaments contre l'hypertension artérielle ou antidépresseurs, par exemple) : patient et thérapeute étudieront ensemble les éventuels aménagements.

Dans certains cas, pour le confort du malade ou parce que sa vie est en danger, il est préférable d'associer temporairement les deux médecines. Une sciatique très douloureuse, par exemple, pourra être soulagée par des médicaments anti-inflammatoires, en attendant que le médecin homéopathe détermine le « bon remède » homéopathique qui permettra de la guérir totalement.

Enfin, en règle générale, l'homéopathe conseille de laisser s'écouler au moins quatre semaines entre la prise d'un médicament homéopathique et le recours à un autre traitement « énergétique », tel que l'acupuncture ou l'ostéopathie : l'association avec de telles techniques à un intervalle trop rapproché risque d'induire des effets contraires… En outre, elle empêche de découvrir le traitement qui convient le mieux.

Respecter certaines règles

Parmi les conseils généralement prodigués, on retiendra les points suivants : respecter les moments conseillés pour la prise des remèdes (le plus souvent à jeun, ou au moins une heure après les repas) ; consommer avec modération boissons alcoolisées, tabac et thé ; réduire la consommation de café, et éviter celle de menthe dans les heures qui précèdent ou suivent la prise du traitement.

Contribuer à sa propre guérison

Tout médicament homéopathique, malgré une sélection très rigoureuse, risque d'être inefficace si les causes déclenchantes ou favorisantes des maladies persistent : erreurs diététiques graves, expositions à des produits toxiques, conflits importants… Le patient doit donc contribuer à sa guérison en effectuant dans la mesure du possible les modifications qui s'imposent. Avant de prescrire un remède, le praticien envisagera les manquements éventuels aux règles d'hygiène de vie : défaut d'activité physique, abus de tabac, d'alcool, de stimulants divers, alimentation déséquilibrée, insuffisance de sommeil…

Un autre écueil est représenté par le refus de comprendre quels symptômes sont importants. La demande de certains patients est irréaliste : « *donnez-moi un remède pour m'empêcher de penser* », « *je voudrais être à mon avantage pour le mariage de mon fils, je dois avoir perdu 15 kg d'ici un mois* »…

Pas de guérison miracle

Dernier obstacle à la thérapeutique homéopathique : le psychisme du malade, et au premier chef son impatience. Nombre de personnes s'attendent à une guérison « miracle », et interrompent leur traitement si elles n'ont constaté aucune amélioration après une ou deux consultations. De fait, en cas de maladie aiguë, la réaction doit être rapidement obtenue, dans un délai qui va de quelques minutes à quarante-huit heures. En revanche, lorsque les troubles sont anciens, ils peuvent mettre plusieurs mois pour s'éteindre : certaines étapes ne sauraient être brûlées, ce qui implique parfois un processus de guérison plus long et l'administration de remèdes successifs.

Patience et confiance font donc partie des qualités souhaitables, même si le patient n'est pas « obligé d'y croire » pour être guéri par homéopathie.

La consultation et le suivi

Lors d'une consultation, le médecin s'intéresse au trouble qui a motivé la visite, mais également à toutes les caractéristiques du patient, qui vont lui permettre de déterminer le remède le plus approprié. Ces observations seront ajustées au cours des visites ultérieures.

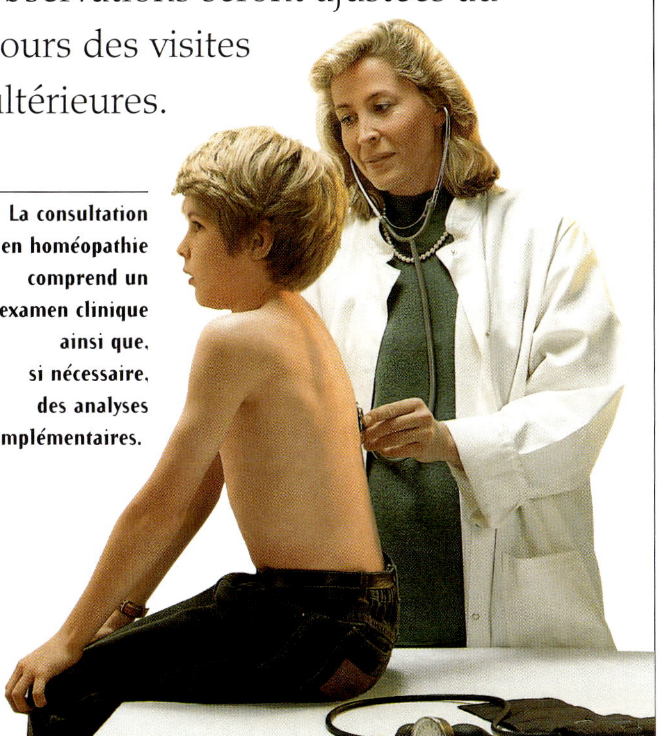

La consultation en homéopathie comprend un examen clinique ainsi que, si nécessaire, des analyses complémentaires.

Apprenez à décrire vos symptômes

Pour que le médecin homéopathe puisse interpréter convenablement les symptômes que vous lui décrivez, il est indispensable qu'il en connaisse toutes les caractéristiques. Il va donc tout d'abord vous poser un ensemble de questions concernant spécifiquement vos troubles.

La localisation

Précisez au médecin la localisation de vos troubles, leur extension éventuelle à d'autres parties du corps, leurs déplacements (du côté gauche au côté droit du corps, par exemple), leur caractère (diffus ou au contraire très circonscrit).

La description des symptômes

Exprimez le plus simplement possible ce que vous ressentez. S'il s'agit d'une douleur, cherchez à quoi elle ressemble : tiraillement, crampe, déchirement, coupure, point de côté, piqûre (d'insecte, d'aiguille, d'écharde, en coup de poignard), brûlure, impression d'être à vif, pression, courbature, bleu, pincement, élancement, secousse, choc électrique, battement, douleur sourde, etc. Décrivez également le mode – progressif ou brutal – d'apparition et de disparition des troubles.

Les origines et le déclenchement

Essayez, si vous le pouvez, de trouver le facteur déclenchant. Avez-vous remarqué que les symptômes surviennent en cas de conditions météorologiques particulières, après une période de surmenage, ou encore lorsque vous avez mangé un aliment particulier ? Les troubles sont-ils apparus

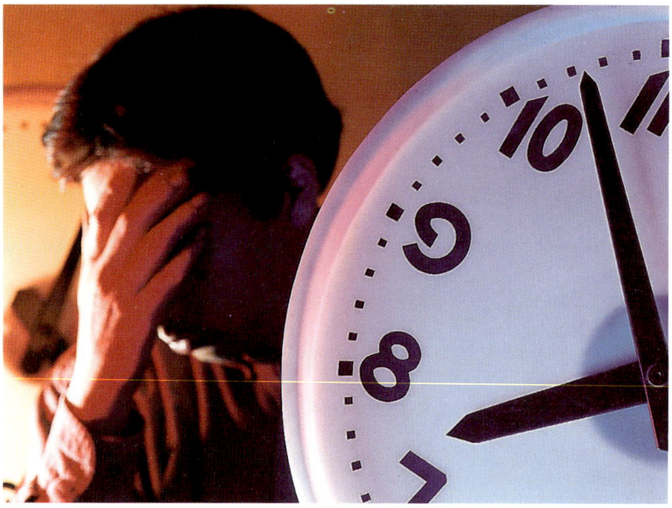

Un symptôme peut s'aggraver ou, au contraire, s'améliorer à certaines heures : la façon dont l'organisme réagit au fil de la journée est un critère important pour le médecin homépathe.

après un accident, une maladie, une opération ou un choc émotionnel (deuil, peur, échec, etc.) ? Avez-vous noté un lien avec une perte de liquides (saignements, vomissements, diarrhée, etc.) ?

Les facteurs qui modifient les symptômes

Un symptôme n'aide vraiment à établir un diagnostic que si vous indiquez dans quelles circonstances il évolue en dehors de tout traitement. Demandez-vous ce qui, de façon constante, le déclenche, l'aggrave ou l'améliore :

– l'heure d'apparition ou d'aggravation et la périodicité (le symptôme apparaît toutes les deux heures, un jour sur deux, etc.) ;
– les conditions météorologiques ;
– le mouvement ou l'immobilité, la position du corps (debout, assis, allongé, etc.) ;
– la pression, l'application de chaud ou de froid ;
– les efforts intellectuels ou physiques ;
– le lieu (à l'intérieur ou au grand air, etc.) ;
– le contact avec autrui : comment réagissez-vous à la compagnie, à la solitude, aux bruits, aux rires, à la musique, aux contrariétés, aux émotions ?
– les repas et les types d'aliments ;
– les phases du cycle menstruel chez la femme, les rapports sexuels.

Les facteurs concomitants ou alternants

Même s'ils n'ont apparemment aucun lien logique, décrivez les symptômes qui se produisent juste avant vos troubles, en même temps ou juste après. Par exemple : *« des bâillements et des soupirs après une chute »*, *« des quintes de toux avant d'éternuer »*, *« une faim impérieuse au cours d'une douleur »*, etc. Notez également votre humeur avant, pendant et après la manifestation du symptôme. Par exemple : *« moi qui suis habituellement taciturne, je n'arrête pas de parler avant mes maux de tête »*, etc. Les symptômes ne survenant qu'en alternance avec le trouble qui motive la consultation ont également leur importance pour établir un diagnostic. Par exemple : *« quand j'ai une bronchite, je ne ressens plus mes rhumatismes »*…

Les caractéristiques de chacun

Une fois précisés les motifs de consultation, le praticien va chercher à mieux vous connaître en vous posant différentes questions sur votre état de santé passé et présent, sur vos réactions, vos émotions, etc. Comme les pièces d'un vaste puzzle, ces informations vont l'aider à dresser votre portrait. Si chaque praticien a sa manière de procéder, il aborde le plus souvent les différents sujets qui sont exposés ici.

Votre histoire

– Quels ont été les problèmes de santé importants de vos grands-parents et de vos parents ?
– Quels événements ont marqué la grossesse de votre mère lorsqu'elle vous attendait ?
– Comment se sont déroulés votre venue au monde (accouchement naturel, césarienne, réanimation, etc.) et vos premiers mois de vie (maladies, refus de manger, troubles du sommeil, etc.) ?
– Quels sont les faits marquants de votre enfance (acquisition de la marche, de la parole, de la propreté, comportements particuliers, etc.) ?
– Quels sont vos antécédents médicaux (maladies, traitements, interventions chirurgicales, etc.) ?
– Suivez-vous un traitement ? Si oui, lequel ?

Les réactions générales de votre organisme

– Quels sont les moments de la journée où vous vous sentez en forme ou au contraire moins bien (plutôt le matin au réveil, le soir, etc.) ?
– Comment qualifieriez-vous votre alimentation ? Avez-vous des envies ou des aversions pour certains aliments ? Quels sont les aliments que

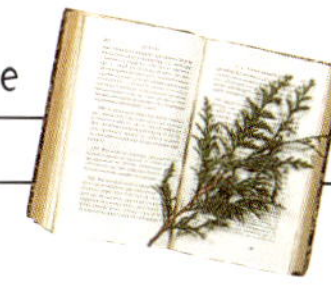

Parlez à cœur ouvert

Quelques conseils pour rendre la première consultation homéopathique plus efficace :
– exprimez-vous dans le langage de tous les jours ;
– ne soyez pas étonné si le médecin homéopathe vous demande « quoi d'autre ? », « et encore ? » : plus un symptôme est énoncé de façon claire et détaillée, plus il donne d'indications importantes ;
– ouvrez votre cœur. N'hésitez pas à tout dire, même ce qui vous paraît ridicule, peu important ou, ce qui vous intrigue.

vous ne supportez pas ? Par exemple : *« je ne pourrais pas me passer de moutarde, j'en mange des cuillerées entières », « enfant, j'aimais manger le papier de mes cahiers », « je déteste les œufs à la coque ».*

– Quelles sont vos réactions aux conditions météorologiques, aux odeurs, à la lumière, aux lieux ? Par exemple : *« je déteste le grand soleil d'été », « l'odeur des parfums et de la graisse m'incommode », « dès que je suis au bord de la mer, tous mes symptômes s'estompent ».*

– Que diriez-vous de votre transpiration (localisation, consistance, odeur) ? Dans quelles circonstances frissonnez-vous ?

– Pourriez-vous décrire le déroulement de vos règles (avant, pendant, après) et de vos grossesses ? Par exemple : *« mes règles sont faites de gros caillots », « pendant ma grossesse, j'avais sans arrêt envie de faire l'amour », « pendant la fin de ma deuxième grossesse, j'ai eu mal aux dents et j'ai toussé ».*

Le sommeil

– Comment vous couvrez-vous la nuit ? Dans quelle position dormez-vous ? Vos pieds sont-ils chauds ou froids pendant la nuit ? Dans le lit, préférez-vous les places chaudes ou froides ?

– Votre entourage ou vos parents ont-ils remarqué des attitudes ou des faits particuliers se produisant lorsque vous dormez (y compris quand vous étiez enfant) ? Par exemple : *« il paraît que, lorsque je dors, je ris/je pleure/je chante/je sursaute/je grince des dents/je salive beaucoup/je transpire ».*

– Quels rêves ou cauchemars faites-vous ou avez-vous faits autrefois ? Que ressentez-vous au réveil ? Racontez vos rêves tels quels, sans y rechercher une logique, surtout ceux dont le thème se répète ou s'est répété à une époque de votre vie et ceux qui vous ont impressionné. Par exemple : *« dans mes rêves, je cassais tout chez mes beaux-parents », « dans mes rêves, je suis le chef, je galvanise tout le monde par mes discours », « depuis toujours, je rêve que des loups m'attaquent ».*

Le moral, le mental et l'humeur

La consultation de l'adulte se déroule en tête à tête, ce qui peut vous aider à vous livrer plus facilement. Divers sujets peuvent être abordés.

– Quelles sont ou ont été vos peurs, vos anxiétés, vos angoisses ? Par exemple : peur des grands espaces, de la foule, du vide, des animaux, de l'orage, de l'obscurité, de la mort, des maladies, du sang, de la pauvreté, d'être abandonné, de l'opinion des autres, d'être en retard, des voleurs, etc.

– Comment vous comportez-vous lorsque vous êtes seul ou en société (en particulier avec des personnes que vous rencontrez pour la première fois) ? Quelle est votre attitude face à la douleur, aux soucis quotidiens, aux malheurs des autres,

Le passé de chacun est déterminant. Pour bien connaître son patient, le médecin l'interroge sur ses parents, ses grands-parents, etc.

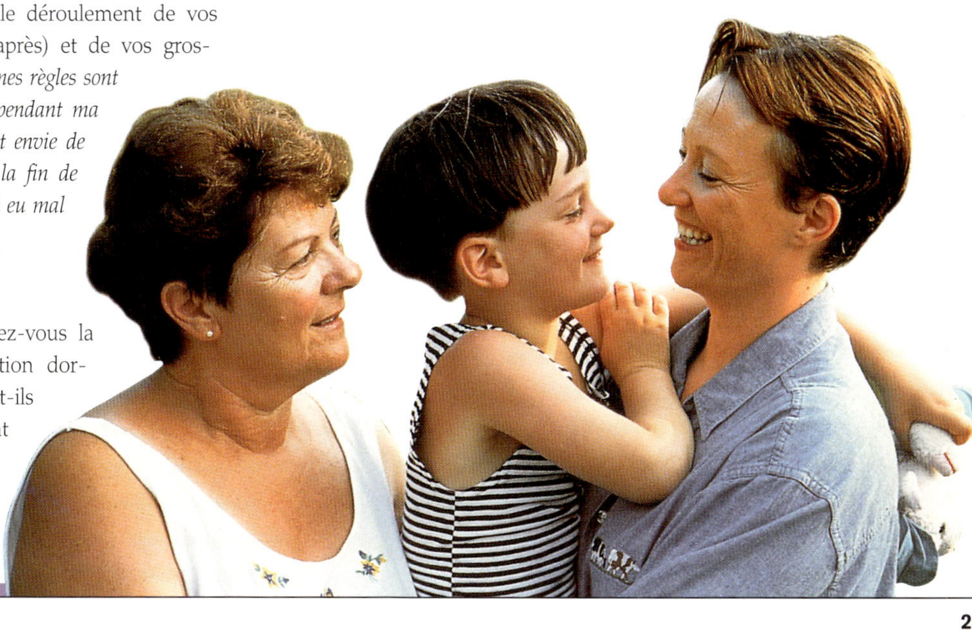

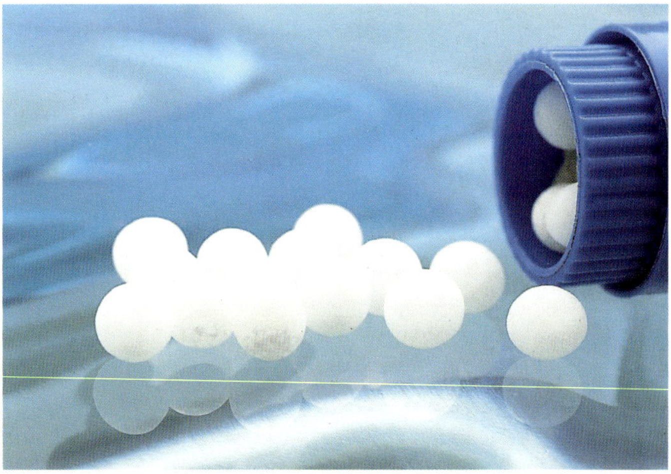

Pour une même maladie, le médecin dispose de très nombreux remèdes : c'est en déterminant le terrain de son patient qu'il pourra choisir le plus approprié.

aux réprimandes, à l'injustice, aux conflits, aux décisions à prendre ? Préférez-vous rester chez vous ou voyager ? Qu'est-ce qui vous met en colère ? Quelques exemples : *« pour me calmer, j'ai besoin d'une musique rythmée », « j'aime être avec mes amis, mais après une demi-heure je suis las de leur présence », « me faire doubler par une voiture moins puissante que la mienne me met dans une rage folle », « la moindre injustice me fait bondir ».*

– Dans quelles circonstances pleurez-vous et quel effet cela vous fait-il ? Par exemple : *« je pleure dès qu'on me fait le moindre reproche », « je ne supporte pas de pleurer devant les autres », « une fois que j'ai pleuré, je suis détendu ».*

– Êtes-vous plutôt soigneux, méticuleux, voire maniaque ou, au contraire, un peu bohème (cela peut être différent à la maison et au travail) ?

– Avez-vous parfois des hallucinations ou des impressions étranges, même fugaces ? Par exemple : *« lorsque je suis fatigué, je me vois très grand, et les autres tout petits », « j'ai tellement de soucis que j'ai parfois l'impression d'être envoûté ».*

– Que se passe-t-il lorsque vous êtes dans un état second (délire lors d'une forte fièvre, fatigue extrême, excès d'alcool, relaxation profonde, etc.) ? Par exemple : *« j'ai l'impression de flotter hors de mon corps, et les minutes me paraissent des heures », « lors d'une fièvre, ma force s'est décuplée, il fallait quatre personnes pour me retenir », « dès que je bois un verre de vin, je deviens inquiet et je m'imagine coupable de quelque chose ».*

– Avez-vous parfois des envies brusques, des idées étranges ou un comportement qui ne vous ressemble pas ? Par exemple : *« quand mon fils de 18 mois me résiste, j'ai envie de le secouer physiquement, et même de lui faire mal », « quand je suis énervé, je ne peux pas m'empêcher d'être grossier ».*

– Quels sont les comportements ou les pensées que vous ne supportez pas chez vous ? Par exemple : *« j'ai tellement besoin que les autres m'acceptent que je calque mes opinions sur les leurs »...*

Une prise de conscience

Bien d'autres caractéristiques de votre personnalité, de vos comportements et de vos réactions peuvent avoir leur intérêt, même si vous les trouvez sans importance parce que vous vivez avec depuis des années. Bien souvent, c'est un indice en apparence insignifiant qui va fournir la clé permettant au médecin homéopathe de trouver le remède qui vous conviendra.

Apprendre à bien se connaître

Les aspects les plus secrets de votre personnalité sont une source d'informations très précieuses pour le médecin homéopathe, notamment ceux qui vous empêchent de faire ce que vous voulez et

Les informations importantes

Les caractères déterminants pour le médecin homéopathe sont ceux qui présentent une ou plusieurs des caractéristiques suivantes :
– ils sont nets, évidents ;
– vous pouvez préciser ce qui les fait varier (déclenchement, aggravation, amélioration, alternance) ;
– ils sont source de gêne ou de souffrance pour vous ou votre entourage ;
– vous les trouvez étonnants, différents de vos réactions habituelles, et vous avez du mal à les contrôler ;
– vous auriez envie de les cacher, car « ils sont contraires à ce qui se fait » ;
– ils sont anciens et restent inchangés, en dépit de tous vos efforts (et d'éventuels traitements) ;
– ils sont inexplicables : ils ne sont liés ni à l'éducation, ni à des événements de votre vie, ni à une maladie précise.

constituent un frein à votre liberté. Ils peuvent avoir un ou plusieurs des caractères suivants :
– Ils sont source de gêne ou de souffrance. Par exemple : *« j'en ai assez d'être envieux », « à 25 ans, j'ai encore besoin de vérifier qu'il n'y a pas de voleurs sous le lit ».*
– Vous les trouvez étranges. Par exemple : *« dès qu'on me touche, je sursaute », « du matin au soir, je n'arrête pas de compter tout ce que je vois ».*
–Vous auriez envie de les cacher, ils vous semblent honteux, contraire à ce qui se fait, et vous avez du mal à les contrôler, ils surviennent « malgré vous ». Par exemple : *« j'arrache sans arrêt les petites peaux de mes lèvres », « j'ai plus de peine quand un animal souffre que quand il s'agit d'un être humain », « je ne peux pas m'empêcher d'être un peu voyeur ».*
– Ce sont des traits de caractère contre lesquels vous avez dû lutter, dont vous avez (ou avez eu) du mal à vous débarrasser. Par exemple : *« j'ai dû prendre sur moi pour cesser de mentir »...*

Identifier ses particularités

Demandez-vous en quoi vous êtes différent de vos parents, de vos frères et sœurs. Si possible, interrogez vos proches sur ce qui les a frappés chez vous durant votre enfance. Tâchez de faire la part des comportements qui vous sont propres et de ceux qui sont dus à l'éducation, à des habitudes sociales ou à des événements particuliers.

C'est souvent ce qu'on a le plus de réticence à exprimer qui conduit à déterminer un remède approprié. Plus vous hésitez à mentionner un trait particulier, plus il vous semble « ridicule », plus il est probablement à retenir. Même si cela vous coûte, acceptez de dévoiler vos zones d'ombre. Un peu de temps est souvent nécessaire ; en général, ce n'est qu'à la 3e ou à la 4e entrevue que les patients laissent entrevoir leur jardin secret.

La consultation de l'enfant

Quand le patient est un enfant, la consultation présente quelques particularités, l'objectif restant d'appréhender le mieux possible sa personnalité.

Avant la naissance

• La grossesse

L'être à venir est intimement lié à sa mère. Un événement survenu durant la grossesse – de nature médicale ou non – peut être le point de départ

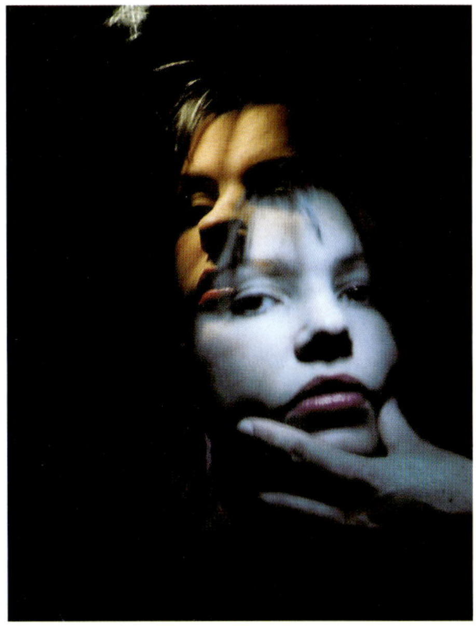

À travers ses questions, le médecin homéopathe cherche à trouver ce qui constitue le fond de la personnalité de son patient.

d'un trouble chez le nourrisson, même si sa mère n'en garde aucune séquelle apparente ; de même, un symptôme inhabituel peut fournir une indication. Lors de la consultation, les renseignements donnés par la mère sur sa grossesse peuvent donc s'avérer indispensables pour soigner son enfant. Par exemple : *« j'ai eu très peur : mon aîné a dévalé les escaliers de la terrasse », « ma grand-mère adorée est décédée », « je réclamais sans cesse du poisson ».*

• L'accouchement

Son déroulement peut également avoir un impact sur l'enfant. Par exemple : *« on a dû déclencher mon accouchement », « ma fille n'a pas crié tout de suite, elle était bleue, on a dû la réanimer ».*

Un lieu de parole

Se soigner par l'homéopathie, c'est accepter de mieux se connaître, de se pencher sur son passé, d'exprimer des faits ou sensations qui n'ont souvent rien à voir avec le motif de la consultation. Parfois, les patients ne savent pas comment dire ce qu'ils ressentent : il suffit de se livrer spontanément, avec les mots de tous les jours, comme si l'on parlait à des proches, sans chercher de logique particulière. C'est au praticien de trier les informations et de vous aider à les formuler. Cela dit, le médecin homéopathe n'est ni psychanalyste, ni juge, ni ministre du culte. Par ailleurs, il est bien entendu tenu au secret professionnel, y compris au sein d'un couple ou d'une famille.

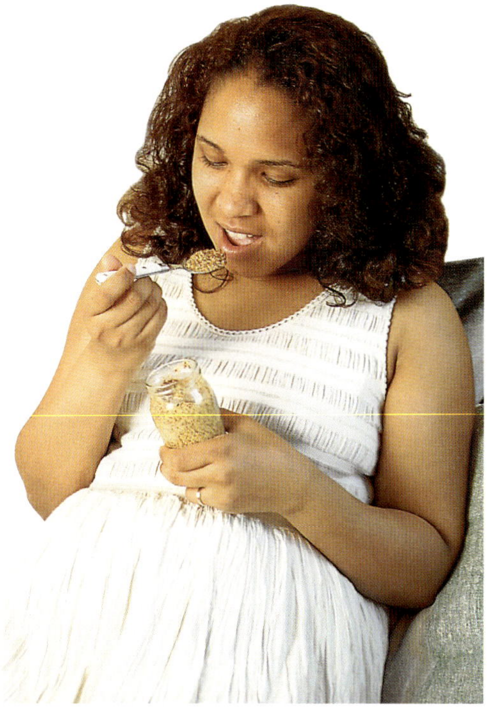

Les symptômes ressentis par une femme pendant sa grossesse, en particulier les fameuses « envies », sont autant de renseignements utiles pour soigner son enfant.

Quelques questions pratiques

L'homéopathie peut-elle agir vite ?
– Oui. Lors d'une maladie aiguë, l'effet du médicament peut se faire sentir dans les heures qui suivent la prise.

Peut-on traiter une infection sans antibiotiques ?
– Oui, en fournissant à l'organisme le supplément d'énergie nécessaire pour que son système de défense contre les agressions extérieures puisse de nouveau jouer son rôle. Le médecin homéopathe doit cependant contrôler rigoureusement l'évolution de l'infection.

Pourquoi la guérison homéopathique peut-elle parfois être comparée à un « retour en arrière » accéléré de l'histoire du patient ?
– En homéopathie, les symptômes disparaissent dans l'ordre inverse de leur apparition : les derniers à disparaître sont donc ceux qui sont survenus le plus précocement dans la vie du patient.

Pourquoi un traitement homéopathique peut-il ne pas marcher ? Faut-il alors abandonner ?
– Un traitement homéopathique n'est efficace qu'à condition que les « bons » symptômes aient été retenus. Un interrogatoire insuffisant du patient, des réticences de ce dernier à s'exprimer peuvent rendre difficile le choix du bon médicament. Il peut être dans ce cas conseillé de consulter un autre praticien, qui sera peut-être plus clairvoyant.

Une bonne connaissance de la médecine est-elle indispensable pour pratiquer l'homéopathie ?
– Oui. Car le médecin homéopathe doit pouvoir poser un diagnostic organique correct, et si nécessaire recourir à des traitements allopathiques.

L'interrogatoire des parents

Après avoir exposé le motif de la consultation en donnant le plus de précisions possible sur les symptômes, les parents s'attachent à décrire la personnalité de leur enfant. Ce qui intéresse le médecin homéopathe, c'est tout ce qui distingue son jeune patient des autres enfants de son âge.

– Depuis quand est-il malade (départ de la nourrice, vaccin, changement de climat…) ?

– Comment se comporte-t-il avec ses parents, ses frères et sœurs, à la crèche, à l'école ? Est-il différent à la maison et à l'extérieur ?

– Comment dort-il (difficultés à s'endormir, position pendant le sommeil, etc.) ?

– Mange-t-il bien ? A-t-il des aversions, des désirs particuliers ? Quels aliments digère-t-il mal ?

– Que remarquez-vous lorsque votre enfant va à la selle ou lorsqu'il urine ? Quels aspect et odeur ont ses selles et ses urines ?

– De quelle façon transpire-t-il (circonstances, localisation, abondance, odeur) ?

– Comment réagit-il au mouvement, au toucher, au bruit, à la musique, à la danse ? Comment se comporte-t-il lors de la toilette ? Aime-t-il être bercé ? A-t-il besoin de faire du sport et d'être en plein air ? Est-il sensible au temps qu'il fait ?

– Qu'est-ce qui le fait pleurer ou le met en colère ? Quel est son comportement lorsqu'on le console ou qu'on le câline ? Comment réagit-il en cas de moquerie, de réprimande, d'échec ?

– Comment réagit-il en présence d'inconnus ? Quel est son comportement quand on le regarde ? Préfère-t-il être seul ou en compagnie ?

L'observation par le médecin

Le comportement de l'enfant pendant la consultation est riche d'enseignements pour le médecin homéopathe. L'enfant peut être facile ou non à examiner, il peut être vif, touche-à-tout, ou calme, réservé, ou encore exubérant, agressif, agrippé à ses parents, etc. Certains symptômes constatés lors de l'examen peuvent aussi être éclairants : une zone froide autour du nombril ou un accès de toux alors qu'on examine ses oreilles, par exemple.

L'évaluation du traitement

Après avoir prescrit un traitement, le praticien fait le point avec son patient pour, si nécessaire, réajuster les dosages choisis ou changer de

Évolution et lois de guérison

Après la prise d'un médicament homéopathique, différentes évolutions sont possibles (voir « Des "lois de guérison" », p. 21), l'amélioration pouvant passer par un retour temporaire d'anciens symptômes.
– Le patient connaît des « jours fastes » et des « jours néfastes » avec un nombre croissant de « jours fastes » : les troubles baissent peu à peu d'intensité. Dans ce cadre survient parfois une véritable « épuration » de l'organisme, sous forme d'éliminations (sueurs, diarrhées, écoulements par le nez, etc.) de courte durée.
– Les troubles s'aggravent de façon temporaire, quelques minutes, quelques jours ou quelques semaines après la prise du remède. Une amélioration durable succède généralement à cette fausse aggravation.
– Le traitement ne provoque que quelques remous, et entraîne progressivement et assez rapidement une guérison ou une amélioration substantielle des troubles et de l'état général.
– Le traitement aboutit à la suppression des symptômes. Compte tenu de la gravité de la situation, c'est parfois le maximum que l'on puisse obtenir du traitement.

remède. Ce contrôle se déroule dans un délai variable après la première consultation, selon que la maladie est aiguë ou chronique.

Les maladies aiguës

L'intervalle qui s'écoule entre les deux consultations est bref (de quelques heures à quelques jours). Dans certains cas, il ne sera même pas nécessaire de vous déplacer : un entretien téléphonique suffira.
Vous devrez préciser au médecin homéopathe l'évolution de votre état : vos symptômes sont-ils inchangés, aggravés, améliorés et en progression, améliorés mais bloqués à un palier, en train de rechuter ? De nouveaux symptômes sont-ils apparus ? Êtes-vous en meilleure forme ? Est-ce que vous avez le moral ?

Les maladies chroniques

Les informations à donner à son médecin homéopathe doivent être plus précises et complètes. Certains praticiens demandent même à leurs patients de tenir un journal ou de prendre des notes sur l'évolution de leur état.
– Comment évoluent vos différents symptômes (aggravation, stagnation, amélioration, blocage à un palier, rechute après un mieux) ?
– Dans quels délais se sont manifestés ces changements ?
– De nouveaux symptômes sont-ils apparus ? Pouvez-vous les rattacher à une cause (intoxication, choc émotionnel, etc.) ? Avez-vous eu d'autres maladies depuis votre dernière visite ? Quels traitements avez-vous suivis ? (Il est souvent utile et instructif que l'homéopathe puisse traiter lui-même les maladies aiguës survenant entre-temps.)
– D'anciens symptômes sont-ils réapparus ?
– Comment vous sentez-vous physiquement et moralement ?
– Comment dormez-vous ? Avez-vous fait de nouveaux rêves ?

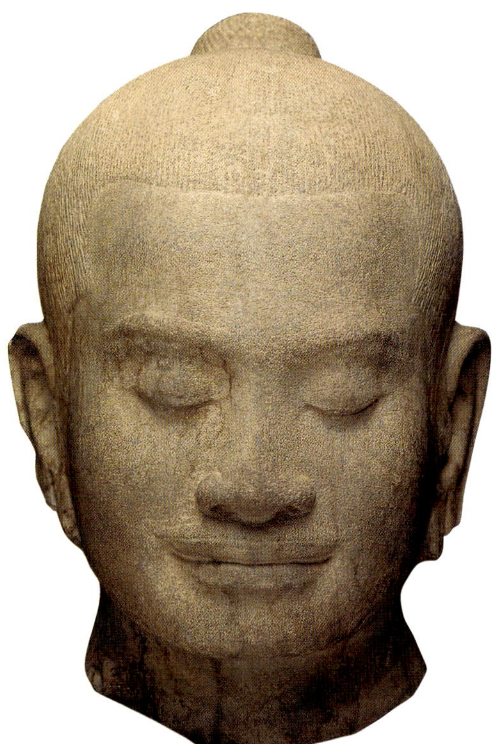

La santé n'est pas simplement l'absence de maladies. C'est un véritable état d'équilibre physique et moral.

La fabrication des médicaments

Les médicaments sont fabriqués à partir de matières premières d'origine végétale, minérale ou animale, utilisées telles qu'elles se présentent à l'état naturel. Ces substances sont soumises à deux processus propres au remède homéopathique : la dilution et la dynamisation.

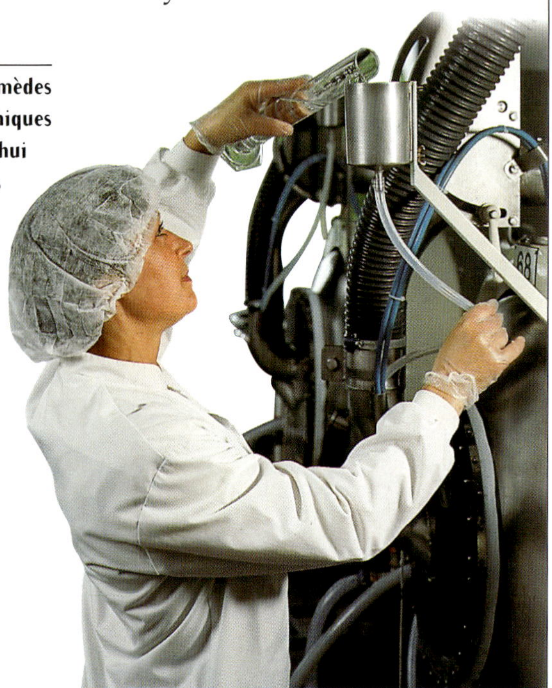

Les remèdes homéopathiques sont aujourd'hui fabriqués à l'échelle industrielle, à l'aide d'appareils automatisés.

Les produits de base

Pour sa pharmacopée, l'homéopathie recourt à toutes les ressources de la nature.

Des substances très diverses

La matière constituant la base des remèdes homéopathiques peut provenir des trois règnes de la nature : végétal, minéral et animal. Des milliers de substances sont utilisées : plantes (oignon, souci, coca, café, sureau…), minéraux (or, cuivre, plomb, fer, mercure, sel marin, pétrole…), animaux ou sécrétions animales (abeille, fourmi rouge, venin de vipère, de cobra, encre de seiche, lait de chienne…). Certaines d'entre elles sont, à l'état naturel, extrêmement dangereuses pour l'organisme. Toutefois, elles perdent toute toxicité aux doses infimes auxquelles elles sont employées en homéopathie.

Des substances parfois rares

Certains produits ne peuvent être recueillis que dans des zones spécifiques de la planète : ainsi, parmi les plantes utilisées en homéopathie, le cohosh bleu *(Caulophyllum thalictroides)* ne pousse que dans les régions montagneuses de l'Amérique du Nord ; le serpent à sonnettes *(Crotalus cascavella)*, dont l'homéopathie utilise le venin, ne vit que dans les savanes et les forêts tropicales brésiliennes.

Du produit de base au médicament

La première préparation réalisée à partir de ces substances de base est la teinture mère. Elle est obtenue par la mise en contact de la plante (de sa totalité ou de l'une de ses parties) avec un liquide composé d'eau et d'alcool qui est agité de façon

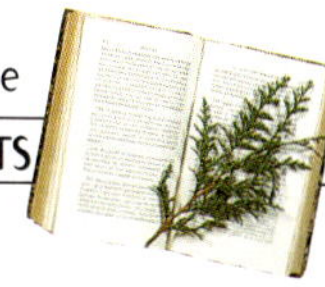

La cueillette des plantes pour l'homéopathie

La méthode préconisée pour le recueil des plantes est la cueillette artisanale, l'aspect qualitatif étant privilégié par rapport à la quantité. En effet, en vertu des principes homéopathiques selon lesquels tout être vivant porte un message, ce prélèvement doit être le moins brutal possible, de façon que le message puisse être transmis sans être dévoyé. La cueillette s'effectue généralement pendant la période de floraison, moment où les plantes sont le plus vigoureuses et où elles cicatrisent le plus rapidement après prélèvement. La partie prélevée est alors mise en contact aussi vite que possible avec un mélange d'eau et d'alcool, pour éviter sa déshydratation et lui donner la possibilité de commencer à délivrer son message. On appelle teinture mère la macération qui en résulte.

permanente pendant plusieurs jours. Si la matière de base est un minéral, on va l'utiliser telle quelle, sans passer par l'étape de la teinture mère, en préparant simplement les premières dilutions par trituration dans un mortier (la trituration consiste à broyer la substance jusqu'à la rendre soluble). Enfin, s'il s'agit d'une substance d'origine animale, on agira par trituration comme pour les minéraux. Ainsi, le produit, quel qu'il soit, est devenu homogène à la suite de cette première étape. Trois étapes sont ensuite nécessaires à la réalisation du remède : la dilution, la dynamisation et le conditionnement.

La dilution

Cette étape consiste à mettre la base (teinture mère, produit de la trituration…) en contact avec un diluant, puis à répéter plusieurs fois cette opération. Le diluant est, selon le cas, de l'eau, de l'alcool, du lactose ou du sérum physiologique. Deux méthodes peuvent être utilisées : la dilution hahnemannienne et la dilution korsakovienne.

La dilution hahnemannienne

La première méthode est dite « dilution hahnemannienne », du nom de l'inventeur de l'homéopathie, Christian Friedrich Samuel Hahnemann, qui l'a lui-même définie. Elle consiste à pratiquer des dilutions au centième (d'où l'indication de « centésimale hahnemannienne », abrégée en CH, mentionnée sur les remèdes ainsi préparés) ou au dixième (« décimale hahnemannienne », abrégée en DH ou XH). Pour réaliser une dilution à 1 CH, on dilue une part de teinture mère dans 99 parts d'alcool à 30 ° (s'il s'agit d'une plante), ou une part de minéral dans 99 parts de lactose (s'il s'agit d'un minéral). Une part de 1 CH ainsi obtenue, de nouveau diluée dans 99 parts d'alcool à 30 ° (ou 99 parts de lactose), produira une dilution à 2 CH ; une part de 2 CH diluée dans 99 parts d'alcool à 30 ° (ou 99 parts de lactose) produira une dilution à 3 CH, etc.
Dans le cas des teintures mères, les dilutions sont réalisées dans des flacons ; dans le cas des minéraux et des substances d'origine animale, les pre-

Plusieurs méthodes de dilutions sont utilisées, dont (ci-dessous) les dilutions successives au centième, ou « centésimales hahnemaniennes » (CH).

Série de dilutions au 1/100e

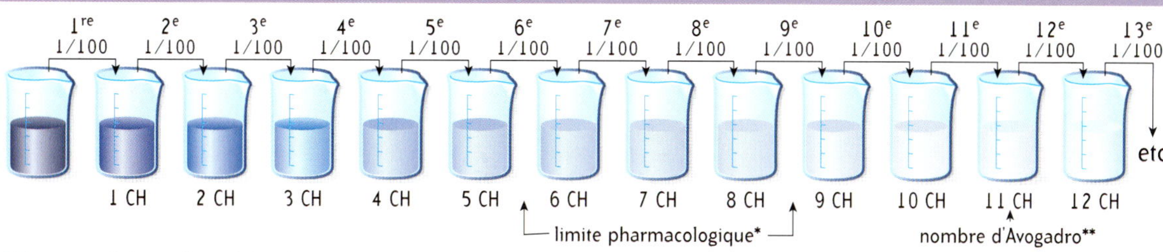

* En pratique, la limite d'activité des substances les plus actives en biologie se situe entre la dilution de 6 CH (modèle in vivo) et la dilution de 8 CH (modèle in vitro).

** La 11e dilution centésimale correspond à la limite théorique de présence des molécules dans une solution en application du nombre d'Avogadro (utilisé en chimie).

mières dilutions sont faites dans un mortier. Au-delà d'environ 5 CH, toute substance devient soluble dans de l'alcool ; il n'est alors plus nécessaire de recourir à la trituration. Parmi les dilutions réalisées selon ce procédé, les plus utilisées sont les 4, 5, 7, 9, 12, 15 et 30 CH, et les 1, 3 et 6 DH.

La dilution korsakovienne

La seconde méthode est dite « korsakovienne », du nom de son inventeur, Korsakov. Elle consiste à remplir un flacon, selon le cas, avec une teinture mère ou avec une poudre résultant de la trituration, puis à le vider en ne conservant que ce qui reste sur les parois du flacon, enfin à le remplir avec le diluant : la solution ainsi obtenue est une dilution à 1 K. Pour obtenir une solution à 2 K, on vide de nouveau le flacon en ne conservant que ce qui reste sur les parois, avant de le remplir de nouveau avec le diluant. Toutes les dilutions sont donc réalisées dans le même flacon. Cette méthode est de plus en plus utilisée, les dilutions les plus courantes étant celles à 30, 200, 1 000 et 10 000 K.

La dynamisation

Elle consiste en une série de secousses (on parle de « succussions »), que l'on imprime au mélange après chaque dilution, de façon à favoriser le contact entre le diluant et le dilué, et à faciliter la transmission du « message ».

« Transmettre l'information »

Il s'agit donc, en se fondant sur les principes homéopathiques, non pas de dissoudre mais d'« éclater » l'information portée par la substance de base ; la dynamisation augmente l'imprégnation du diluant, favorise l'échange et, par le mouvement lui-même, ajoute de l'énergie. À l'heure actuelle, les préparations homéopathiques sont réalisées mécaniquement, dans un appareil appelé dynamiseur, assurant les deux étapes de dilution et de dynamisation.

La mise en forme du médicament

Dans la majorité des cas, les remèdes homéopathiques se présentent sous forme de granules à base de lactose, celui-ci étant imprégné de la solution médicamenteuse à une dilution déterminée. On ajoute dans certains cas du saccharose pour en agrémenter le goût. Le conditionnement porte une étiquette sur laquelle est mentionné le nom latin du remède, suivi de sa dilution : *Nux vomica* 9 CH, par exemple. Il existe d'autres présentations, qui sont moins fréquemment utilisées : gouttes, poudres, ampoules, pommades, etc.

Les messages de la nature

En homéopathie, on considère que chacune des substances naturelles utilisées pour fabriquer un médicament est porteuse d'un « message » (ou d'une « information ») qui la caractérise. Ce « message » est celui de sa vie et de ses origines... Ainsi, s'il s'agit d'une plante, elle peut être isolée ou « sociale », vivre en montagne, en plaine, au milieu de cultures, croître sous un climat chaud ou froid, être parasite ou non, avoir un pollen transporté par le vent, la pluie, les oiseaux, etc. C'est tout cela qu'elle va communiquer à travers un remède. Ce même raisonnement peut se généraliser aux pierres et aux animaux...

Pour illustrer ce principe, on peut prendre l'exemple suivant : pour faire quelques mètres, un animal mettra de quelques secondes à plusieurs heures, un végétal, de quelques années à des dizaines d'années, un minéral, plusieurs siècles... Ainsi, l'utilisation de dilutions à base de minéraux permet de traiter des problèmes très profonds de l'individu, datant de plusieurs années ou même de plusieurs générations.

Pourquoi utiliser de hautes dilutions ?

L'usage de remèdes très dilués (hautes dilutions) est au centre de la querelle qui oppose l'homéopathie et la médecine occidentale classique. Selon cette dernière, de tels remèdes ne contiennent plus aucune molécule de la substance initiale ayant servi à sa préparation, donc de son principe actif, et sont de ce fait rigoureusement inefficaces. Dans la démarche de l'homéopathe, l'efficacité d'un remède ne se mesure pas à la quantité de substance utilisée pour le préparer. Ce sont la qualité et les caractéristiques de cette substance, son « essence », qui sont importantes. Le fait de diluer et de dynamiser permet d'obtenir à chaque dilution-dynamisation une nouvelle « lecture » plus profonde, plus intense et plus subtile de la substance. Ainsi, plus la dilution est importante, plus on accède aux caractéristiques essentielles (au sens propre du terme) de la substance initiale. Il devient alors possible de répondre à des problèmes profonds de l'individu.

La recherche en homéopathie

Aujourd'hui, il ne paraît plus concevable de proposer un traitement médical sans fondement scientifique. L'homéopathie ne fait pas exception : pour expliquer ses mécanismes d'action et démontrer son efficacité, les chercheurs multiplient études cliniques et expérimentations, et proposent des hypothèses novatrices.

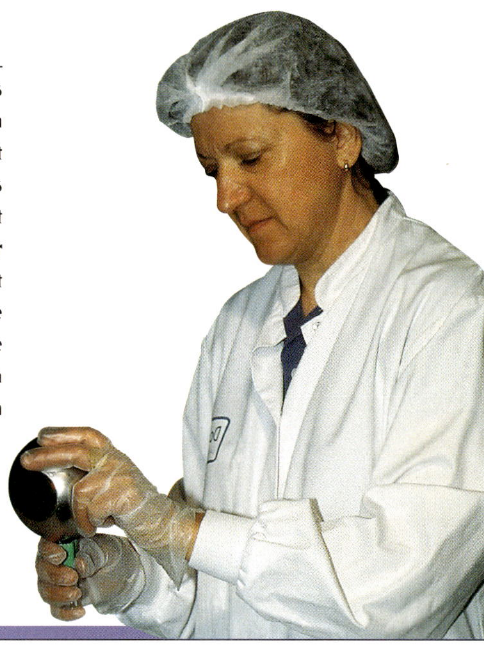

De nombreuses expériences en laboratoire sont menées à travers le monde, tant pour démontrer scientifiquement l'efficacité de l'homéopathie que pour asseoir sa crédibilité au sein du monde médical occidental.

Les sciences contemporaines et l'homéopathie

Le XXe siècle a vu les sciences évoluer de façon spectaculaire, avec en particulier la mise en évidence des plus petits éléments du vivant connus à ce jour : les molécules d'acide nucléique. Ces molécules constituent l'unité de base à partir de laquelle les scientifiques expliquent désormais toute manifestation du vivant. Que devient alors l'homéopathie, avec sa loi de similitude qui fonctionne à l'envers des notions médicales classiques d'effet antagoniste ? Comment interpréter l'usage qu'elle fait de dilutions extrêmes, ne renfermant plus aucune molécule ? Que dire de son aspiration à soigner l'homme dans son ensemble, alors même que la notion de maladie psychosomatique n'est pas admise par tous les scientifiques ?

La loi de similitude

La médecine classique applique la loi des contraires, c'est-à-dire utilise des substances capables d'annuler les manifestations pathologiques par effet antagoniste (avec, par exemple, un antimigraineux pour traiter une migraine). À l'encontre de ce principe, la loi de similitude appliquée en homéopathie établit qu'une substance capable de provoquer un ensemble de symptômes chez un sujet sain possède la capacité de guérir ces mêmes symptômes chez un malade.

L'utilisation de doses infinitésimales

Au fil de ses expériences, Hahnemann découvrit que ses préparations étaient plus efficaces à mesure que les substances étaient plus diluées. Or, à partir de 6 ou 7 CH, une dilution n'exerce

La « mémoire de l'eau »

Il y a quelques années, la publication d'une étude concernant l'action de substances hautement diluées sur des cellules a défrayé la chronique. Cette étude a été réalisée sur des cellules sanguines prélevées chez des patients allergiques. Elle entendait reproduire la première étape du mécanisme de l'allergie en utilisant, sous une forme hautement diluée, la substance normalement responsable de cette étape. Mais le modèle choisi rendait difficile la répétition de l'expérience, ce qui fut reproché à son auteur : le résultat, qui tendait à prouver l'action de hautes dilutions dépourvues de molécules (d'où le titre de « mémoire de l'eau » que les journalistes donnèrent à cette expérience), provoqua une polémique dans le monde scientifique international, qui eut pour effet de jeter un certain discrédit sur l'homéopathie.

plus d'activité pharmacologique « classique » et, au-delà de 11 CH, elle ne contient théoriquement plus de molécules de la substance de base.

La notion de globalité

La biologie classique conçoit l'organisme comme un ensemble d'éléments juxtaposés constituant des systèmes complexes, les mécanismes biologiques résultant d'interactions physiques ou chimiques. Selon l'homéopathie, au contraire, l'être vivant est une unité indivisible, que l'on ne saurait réduire à ses constituants. Le malade doit toujours être pris en charge dans sa globalité, ce que les homéopathes résument par la formule : « Soigner non pas la maladie mais le malade. »

Action de hautes dilutions de bursine

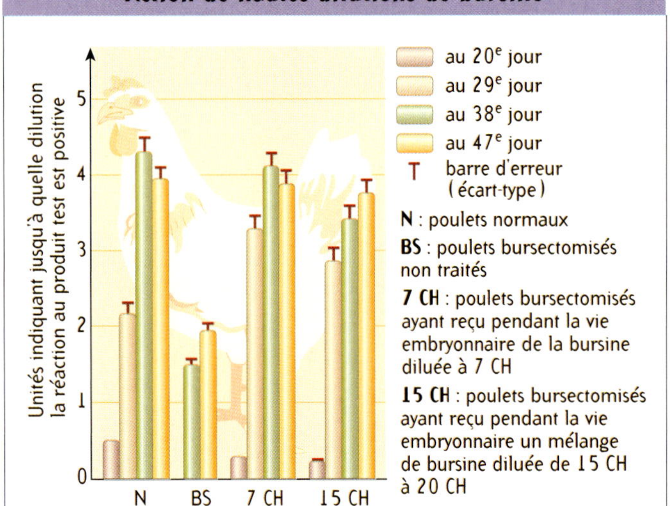

Expliquer l'homéopathie

La recherche scientifique moderne postule que seules des molécules actives sont susceptibles d'exercer un effet thérapeutique ; or, les médicaments homéopatiques n'en contiennent pas. De nombreuses expériences ont été réalisées dans le but de démontrer l'efficacité de solutions hautement diluées et dynamisées ; elles permettent d'avancer deux hypothèses expliquant le mécanisme d'action de l'homéopathie.

Des expériences probantes

Chacune des trois expériences décrites ci-dessous tend à démontrer l'efficacité des hautes dilutions ou de la loi de similitude. Elles entendent en outre illustrer les différents processus selon lesquels l'organisme est susceptible de recevoir une information biologique et de l'interpréter, produisant le processus de guérison.

• Expérience utilisant le cadmium

Dans cette expérience, il a été administré à des cellules mises en culture, provenant de reins de hamsters, un produit toxique, le cadmium, hautement dilué. Lorsque ces cellules sont ensuite intoxiquées par du cadmium, leur taux de survie est supérieur à celui des cellules non traitées au préalable. Cette expérience tend à démontrer que la dilution d'un toxique, donnée à titre préventif, diminue l'effet du même toxique en provoquant un « apprentissage » de résistance de courte durée : c'est la « loi d'identité » (ce qui fait le mal guérit le mal).

• Expérience avec la bursine

Les oiseaux sont dotés d'un organe, appelé bourse de Fabricius, à l'intérieur duquel certaines cellules sanguines jouant un rôle capital dans l'immunité, les lymphocytes B, sont sélectionnées et viennent à maturité. Lors de l'expérience (voir illustration), on prend des poulets ayant subi l'ablation de la bourse de Fabricius pendant leur vie fœtale, et donc incapables de produire des anticorps. Si l'on traite les embryons par de hautes dilutions d'une molécule, la bursine, normalement présente dans la bourse de Fabricius, les jeunes poulets sécrètent de nouveau des anticorps. Les hautes dilutions de bursine ont pu remplacer la fonction de cet organe. Cette expérience a pour but de démontrer qu'un remède homéopathique peut agir par connaissance « naturelle » d'informations que l'organisme possède en propre.

• Expérience avec *Silicea*

Une troisième expérience (voir illustration) a consisté à utiliser *Silicea*, une substance qui ralentit la cicatrisation d'un sujet sain ayant reçu cette substance diluée et dynamisée (pathogénésie). Après avoir percé les oreilles de plusieurs souris, on y a accroché des petites boucles de métal. L'administration à ces souris de hautes dilutions de *Silicea* a accéléré la cicatrisation à l'endroit où les oreilles avaient été percées. Dans cette expérience, le cadre de lecture de l'information est donné par la loi de similitude : le sujet reçoit l'image de ses propres symptômes et l'organisme est alors capable de les faire disparaître.

Des hypothèses explicatives

• La théorie mécaniste

La première hypothèse ayant cours actuellement pour expliquer le fonctionnement de l'homéopathie est une théorie mécaniste « action-réaction » : des effets biologiques viendraient renforcer ou déclencher le système de défense naturelle de l'organisme pour contrer l'affection. Cette théorie place l'homéopathie dans une logique familière aux scientifiques classiques : en effet, elle suppose la présence dans le remède homéopathique d'un élément qui remplacerait l'action des molécules. La similitude provoquerait ensuite le déclenchement d'une réaction de l'organisme pour s'opposer à la maladie. Cette théorie est voisine de l'explication par antagonisme (utilisation d'une substance dont l'action est opposée à celle qui provoque la maladie). Toutefois, elle ne permet pas d'expliquer comment des doses infinitésimales peuvent provoquer la vive réaction de l'organisme constatée lors de la prise de certains remèdes homéopathiques : selon la logique médicale classique, seule une dose forte devrait pouvoir provoquer une telle réaction.

• La théorie « informationnelle »

Selon la seconde théorie, dite « informationnelle », la dilution-dynamisation permet la formation d'un élément (« objet sémantique »). Celui-ci apporte au corps vivant une information qui peut être véhiculée par un transporteur électromagnétique de très faible intensité et de très basse fréquence. Le corps reçoit cette information, qu'il lit et interprète en vertu d'un des trois processus suivants : soit à l'aide d'une identité entre pathologie et information (loi d'identité, illustrée par l'expérience utilisant du cadmium), soit par connaissance « naturelle » des informations qu'il possède lui-même (expérience menée avec la bursine), ou par communication analogique (loi de similitude, illustrée par l'expérience menée avec *Silicea*).

Action de hautes dilutions de Silicea (loi de similitude)

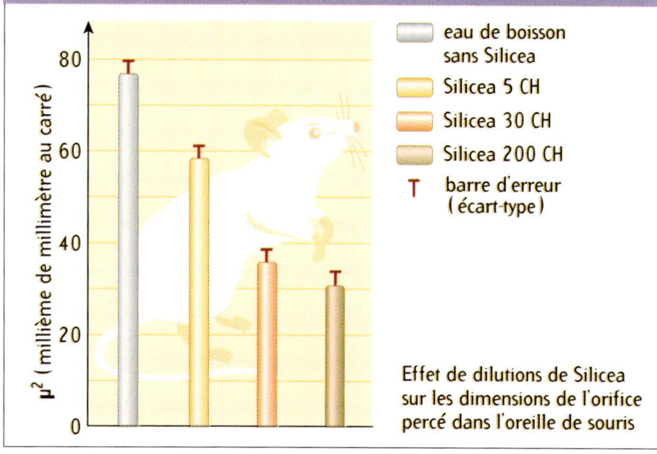

Recherche et homéopathie : références des travaux

Voici les références de publication des travaux mentionnés dans le présent chapitre :

Expérience utilisant le cadmium : J. Delbancut et J. Cambar (France). *Signal and Images*, Kluwer Academic Publ., Dordrecht, 1997.

Expérience avec la bursine : B.-J. Youbicier-Simo et M. Bastide (France). *Journal of Pineal Research*, 21, pp. 35-43, 1996.

Expérience avec *Silicea* : M. Oberbaum et Z. Bentwich (Israël). *Harefuah*, 123, pp. 79-82, 1992.

Hypothèse mécaniste « action-réaction » : Van F. Wijk et R. Wiegant (Pays-Bas). *Cultured Mammalian Cells in Homeopathic Research*, University Utrecht Publ., 1994.

Hypothèse « informationnelle » : M. Bastide, A. Lagache et C. Lemaire-Misonne (France). *Revue internationale de systémique*, 9, pp. 237-249, 1995.

« Mémoire de l'eau » : E. Davenas, J. Benveniste et coll. (France). *Nature*, 333, pp. 313-319, 1988.

Se soigner

MODE D'EMPLOI

Outre une présentation du corps humain, vous trouverez ici la plupart des affections courantes de l'enfant et de l'adulte, avec leur description, leurs symptômes, leurs traitements et des conseils de prévention… Dans certains cas, des tableaux vous permettront, pour des affections bénignes, d'essayer de vous soigner vous-même ; cependant, si vos troubles ne s'améliorent pas rapidement, il est préférable de consulter votre médecin homéopathe.

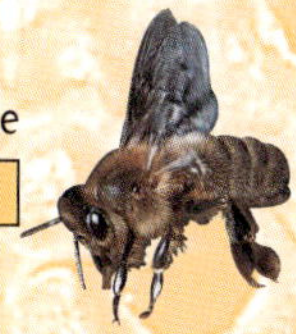

avec l'homéopathie

L'homéopathie est une méthode thérapeutique efficace, aujourd'hui largement employée dans différents pays... Mais elle correspond aussi à une certaine conception de la santé. Dans cette partie, vous découvrirez très concrètement cette démarche qui, au-delà du traitement des maladies, du soulagement des douleurs que celles-ci engendrent, est véritablement préventive, et peut accompagner l'individu au cours des différents âges de la vie...

Se soigner avec l'homéopathie

Pour le praticien homéopathe, la santé ne correspond pas seulement à une absence de maladie, mais inclut l'idée d'un bien-être général du corps et de l'esprit. Au-delà de la maladie elle-même, la médecine homéopathique a pour but de traiter le terrain de la personne. De fait, elle cherche à être tout à la fois préventive (en évitant que la personne ne tombe malade) et réharmonisante (en l'aidant à recouvrer sa liberté non seulement physique mais aussi psychique).

Une approche bien spécifique

La santé correspond à un état d'équilibre dynamique de l'organisme, avec toute la complexité qu'il peut avoir, et dans le cadre de sa relation au monde.

La signification des symptômes

Loin d'être le fruit du hasard, la maladie est conçue comme une tentative (certes souvent excessive ou maladroite) de l'organisme pour se rééquilibrer lorsque l'agression de l'environnement dépasse ses capacités d'autorégulation. Tout symptôme, toute maladie a sa raison d'être et participe à une tentative pour restaurer un état d'équilibre. Tel un signal d'alarme participant à cet essai d'auto-guérison, le symptôme ne doit donc jamais être supprimé à l'aveugle. Lorsque cela est le cas, l'organisme ne peut plus s'exprimer à travers lui, et tente de manifester son déséquilibre d'une autre façon, en général plus grave… La simple disparition des symptômes n'équivaut malheureusement souvent pas à la disparition de la maladie profonde et à la restauration de la santé…

La nécessité d'une approche globale

Outre l'histoire personnelle et médicale de son patient, le médecin homéopathe prendra en compte la globalité de la personne, avec l'ensemble de ses symptômes et toutes leurs spécificités, mais aussi toutes ses caractéristiques, y compris ses traits de personnalité, ses relations au monde, sa manière de réagir aux événements ; en un mot, tout ce qui donne un sens à l'ensemble de sa personne.

Une médecine préventive

Par une surveillance homéopathique régulière, il est possible de recouvrer une pleine santé et de prévenir des troubles ultérieurs.

La nécessité d'un suivi régulier

Mêmes les adeptes de l'homéopathie ne sont pas toujours assez constants dans leur souci de prévention, et consultent souvent uniquement lorsqu'ils sont vraiment malades, oubliant l'aspect très préventif de cette médecine. Or, il ne suffit pas d'être traité par homéopathie lors d'affections passagères pour conjurer une santé déficiente. Il faut aussi, en dehors de toute maladie aiguë, permettre et laisser le temps au médecin de rechercher le médicament constitutionnel apte non seulement à soulager ses maux, mais aussi à prévenir, par la profondeur de son action, tout déséquilibre ultérieur. En outre, mieux le médecin connaît un patient, plus il pourra intervenir efficacement en cas de problème important. Le patient idéal, venu dès sa naissance, serait suivi d'année en année tout au long de sa vie, ses homéopathes successifs se transmettant son dossier (facteur indispensable d'un suivi de qualité).

Les âges de la vie

L'homéopathie peut être utile à toute heure de l'existence, du nouveau-né qui se développera harmonieusement au malade en fin de vie qu'on pourra encore aider, pour une mort digne et moins souffrante, en passant par l'enfant et l'adulte dont on pourra équilibrer la santé.

La place de l'hygiène de vie

En dehors de toute aide médicale, un certain nombre de règles d'hygiène de vie doivent être respectées, sans pour cela tomber dans une contrainte excessive, qui serait elle-même source de déséquilibre. Est-il nécessaire de rappeler, par exemple, qu'il est inutile de vouloir se soigner de désordres gastriques si l'on mange et boit plus que de raison, ou se guérir réellement de troubles bronchiques si l'on est un gros fumeur ! Prêter attention à son équilibre de vie est la première démarche de santé.

Les différentes utilisations de l'homéopathie

Schématiquement, on peut distinguer une homéopathie symptomatique (où seul le symptôme est traité) et une homéopathie profonde (où la personne est traitée dans sa globalité). Il en découle des résultats thérapeutiques plus ou moins profonds, et quelques règles pratiques à connaître si vous souhaitez vous traiter ponctuellement par automédication.

Le médecin homéopathe

Le médecin peut utiliser l'un ou l'autre des divers niveaux de similitude existant entre une substance et son patient, du plus superficiel au plus profond. Il pourra ainsi prendre en considération une maladie locale seule, ou encore un terrain perturbé ou, enfin, plus profondément, chercher un remède « similimum » de haut niveau englobant non seulement des troubles locaux et un terrain perturbé, mais aussi l'ensemble des caractéristiques psychologiques et émotionnelles de son patient. Dans ce dernier cas, il obtiendra une action plus profonde et curative qu'avec un remède de similitude superficielle ou « basse » (c'est particulièrement vrai s'il cherche à traiter une affection grave). Il s'agit alors d'un traitement « constitutionnel ». De fait, ce type de traitement suppose un travail de recherche long et difficile de la part du praticien homéopathe, et il faut savoir lui en laisser le temps... Chaque remède a ainsi des possibilités d'action sur des plans multiples, du plus superficiel au plus profond, et peut être employé dans le cadre d'une homéopathie symptomatique (notamment en automédication) ou d'une homéopathie profonde.

Le cas de l'automédication

Une des conséquences de cette distinction entre homéopathie superficielle et homéopathie profonde est que, pour ne pas faire d'erreur en cas d'automédication, il vous est conseillé de n'utiliser que de basses dilutions (4 CH, 5CH ou 7 CH) et de ne pas répéter les prises de granules au-delà de 24 à 48 heures. Si le remède est judicieusement choisi, il agit rapidement et le répéter ne peut que brouiller la situation ou même inverser le processus de guérison. Cela peut également provoquer des manifestations non désirées, comme c'est le cas lors de la prise d'une substance hautement diluée et dynamisée par des individus sains dans le cadre des expérimentations ou pathogénésies (voir, p. 130, les principes d'une expérimentation).

Les clefs d'une bonne consultation

Essayez d'exprimer vos troubles simplement tels que vous les ressentez, en les caractérisant au mieux (circonstances d'apparition, facteurs d'aggravation et d'amélioration, facteurs concomitants, type de douleur, état émotionnel qu'ils occasionnent, etc.). Ayez toujours à l'esprit que plus les manifestations sont personnelles, plus les signes sont particuliers, plus ils orientent votre médecin vers le remède adéquat. De même, si vous vous essayez à l'automédication pour un petit trouble sans gravité, posez-vous la question suivante : qu'est-ce que je ressens de particulier, d'étrange qui puisse m'orienter vers un remède ?

L'automédication : questions/réponses

VOTRE PHARMACIE FAMILIALE DE BASE

Pour pallier à diverses situations de la vie quotidienne, constituez-vous une pharmacie de base telle que celle-ci (avec des tubes de granules en 5 ou 7 CH) :

Aconitum napellus
Apis mellifica
Arnica montana
Arsenicum album
Belladonna
Bryonia alba
Calendula officinalis
Cantharis vesicatoria
Capsicum annuum
Chamomilla vulgaris
China officinalis
Cocculus indicus
Eupatorium perfoliatum
Glonoïnum
Hypericum perforatum
Ledum palustre
Mercurius solubilis
Nux vomica
Pulsatilla
Rhus toxicodendron
Silicea
Staphysagria

En outre, demandez à votre médecin homéopathe quels remèdes, particulièrement adaptés à votre foyer, il vous faut avoir chez vous.

Les dosages proposés dans cet ouvrage sont-ils adaptés à tous ?

Nous avons effectivement adapté les dosages à tous : avec des basses dilutions (4CH, 5CH et 7CH), vous éviterez les erreurs possibles (attention cependant aux nouveau-nés, femmes enceintes et personnes âgées, cf. ci-dessous).

Y a-t-il des précautions à prendre pour les nouveau-nés, les femmes enceintes et les personnes âgées ?

N'utilisez jamais l'automédication pour traiter les nouveau-nés ou des personnes trop âgées. De même, si vous êtes enceinte, téléphonez systématiquement à votre médecin pour avoir son avis et ses conseils.

Comment choisit-on la dilution ?

Le choix de la dilution est à l'appréciation de votre médecin. Si vous vous soignez par automédication, utilisez uniquement des dilutions basses (4CH, 5CH et 7CH).

Comment faut-il prendre les remèdes ?

Les laissez fondre sous la langue.

Comment peut-on faire prendre leurs médicaments aux bébés et aux jeunes enfants ?

Le plus simple est de dissoudre le remède (en granules ou en globules, selon la prescription du médecin) dans un peu d'eau ou dans un biberon.

Quelles sont les différentes présentations des remèdes homéopathiques ?

De nombreuses formes galéniques existent. Les plus courantes sont les granules et les doses de globules à prise unique.

Doit-on éviter la menthe ?

Évitez tout goût fort dans la bouche comme la menthe ou le café au moment des prises (c'est-à-dire juste avant ou juste après).

Comment doit-on conserver les remèdes ? Ont-ils une date limite d'utilisation ?

Les médicaments homéopathiques se conservent très longtemps sans s'altérer s'ils sont à l'abri de la forte chaleur (jusqu'à 40 °C), de la lumière et des champs magnétiques (appareils électroniques, etc.).

Que doit-on faire en cas de prise accidentelle ?

Une prise unique accidentelle (même d'un tube entier) n'est pas dangereuse, quitte à en ressentir quelques effets désagréables. C'est la répétition intempestive de prise de médicaments inadaptés qui peut créer des problèmes.

Les personnes diabétiques peuvent-elles suivre un traitement homéopathique ?

La quantité de sucre contenue dans 3 granules ou quelques globules est très minime et ne pose a priori pas de problème pour suivre un traitement homéopathique. En outre, la prise peut éventuellement se faire en solution liquide.

Doit-on éviter de toucher les granules avec les doigts ?

Vous devez simplement éviter de triturer les granules. En revanche, les toucher brièvement est sans importance.

J'ai un remède en granules et non en globules. Y a-t-il des équivalences entre les deux ?

1 dose de globules équivaut à 10 granules. Si vous devez prendre une dose en prise unique et que vous ne pouvez pas vous la procurer, prenez dix granules.

À quelle heure doit-on prendre son traitement ? Faut-il respecter un certain délai avant ou après les repas ou le brossage des dents ?

Certains remèdes doivent être pris ou évités à certaines heures. Seul votre médecin pourra vous le dire. De façon générale, prenez toujours vos remèdes au moins 1 heure avant ou après un repas ou une boisson (sauf l'eau). Respectez la même distance pour le brossage des dents.

Mode d'emploi

Cette partie intitulée « Se soigner avec l'homéopathie » est destinée à vous présenter les méthodes de cette médecine ainsi que ses différents champs d'action, notamment pour des petits maux courants dans la vie quotidienne et pour des affections sur lesquelles l'homéopathie est particulièrement efficace.

Des choix de présentation

Même si, en théorie, le champ d'utilisation de l'homéopathie est sans limites, il n'était pas question ici de couvrir tous les domaines de la médecine. Loin de rechercher l'exhaustivité, cet ouvrage a pour but de vous aider à entrer dans la logique et dans la compréhension de la médecine homéopathique.

Vous pourrez ainsi savoir plus clairement ce que vous pouvez attendre de votre médecin homéopathe. En outre, vous saurez comment traiter vous-même sans risque un certain nombre d'affections ou de troubles bénins, ou ce que vous pouvez prendre pour patienter en attendant de pouvoir consulter votre médecin.

Les limites de l'automédication

Se soigner soi-même implique bien sûr d'apprendre à bien se connaître, afin de pouvoir décrire clairement ses troubles, et différencier des symptômes bénins de perturbations plus importantes. Cela est certes indispensable, mais insuffisant : seul un médecin a la compétence et l'expérience pour identifier ou prévenir certains troubles. Il est donc toujours indispensable de consulter régulièrement votre médecin traitant. En outre, si vous avez décidé d'essayer de soigner vous-même un trouble a priori bénin, vous devez toujours consulter si celui-ci persiste, ou plus encore s'il s'aggrave.

Plus globalement, il y a souvent, dans la démarche de l'automédication, une certaine attention à l'équilibre général, à l'hygiène de vie, et à l'environnement… En bref, le souhait d'être un acteur à part entière dans la gestion de sa santé ou de celle de ses proches.

Les informations présentées

Pour chaque sujet, vous trouverez :

– Des données générales (anatomie, physiologie, fréquence, définitions…).

– Dans certains cas, les signes d'alerte et la conduite à tenir correspondante.

– Une sélection de maladies bénignes accessibles en automédication, ou de maladies plus graves sur lesquelles l'homéopathie a une action particulièrement efficace. Chacune de ces affections est décrite rapidement (causes, symptômes, examens éventuels…). Puis leurs traitements allopathiques sont brièvement présentés, suivis d'une description plus détaillée de leur traitement homéopathique, avec, lorsque cela est possible, un tableau d'automédication. Lorsque des remèdes sont proposés, nous vous conseillons de toujours bien vous reporter à la partie « Connaître les médicaments » afin de vérifier s'ils correspondent bien à vos symptômes.

– Des informations de prévention, des conseils pour la vie quotidienne.

Enfin, un certain nombre d'exemples de traitements vous aideront à entrer dans la démarche de l'homéopathie.

« Des symptômes aux traitements »

En fin d'ouvrage (p. 276 à 292), un chapitre très pratique vous permettra, grâce à un répertoire tel que ceux qu'utilisent les médecins homéopathes, de traiter vous-même certaines affections courantes en repérant les 3 ou 4 symptômes qui la caractérisent. N'hésitez pas à vous y reporter !

Précaution

En automédication, il est toujours indispensable de consulter son médecin traitant au bout de 24 à 48 heures si le traitement ne semble pas efficace, et plus rapidement si la situation se détériore. N'essayez jamais de vous traiter vous-même pour des troubles chroniques : non seulement vous n'y arriverez pas, mais vous risquez de vous faire plus de mal que de bien.

Les maladies de l'enfant

Nombreux sont les parents qui, aujourd'hui, choisissent l'homéopathie, jugée moins brutale que les traitements classiques, pour soigner leurs enfants.

Pour soigner un enfant par homéopathie, une approche globale est toujours de rigueur, même si le motif de la consultation est une maladie aiguë.

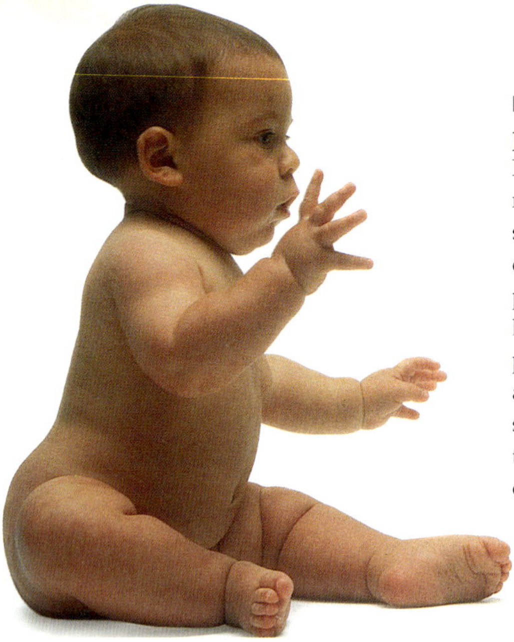

LA PÉDIATRIE, UNE DISCIPLINE COMPLEXE

La pédiatrie est la spécialité médicale consacrée à l'enfant et à ses maladies. Il s'agit d'une discipline complexe, tant par les nombreuses branches de la médecine à laquelle elle fait appel (pneumologie, neurologie, psychiatrie, etc.) que par l'approche globale qu'elle requiert. En effet, quelle que soit l'affection à traiter, l'enfant doit toujours être pris en compte dans sa globalité. L'homéopathie se fait bien sûr l'écho de cette complexité.

Pour soigner un nourrisson ou un enfant par homéopathie, une approche globale est indispensable : il est nécessaire de comprendre comment il est venu au monde, dans quel contexte et avec quelle hérédité, quelles sont les manifestations qu'il a présentées depuis sa naissance, quel a été son contexte affectif et émotionnel depuis sa conception, etc.

Le développement de l'enfant

Le développement de l'enfant suit normalement une courbe de taille et de poids standard. À chaque visite chez le pédiatre, le bébé est pesé et mesuré, ces données chiffrées étant reportées sur un graphique. Tout écart de poids et de taille par rapport aux valeurs moyennes par âge et par sexe justifie la mise en œuvre d'examens pour rechercher un éventuel trouble à l'origine de cet écart.

Les troubles du développement physique

Parmi les troubles de la croissance, on distingue notamment l'obésité, la maigreur et le ralentissement ou l'interruption de la croissance. Pour déterminer un traitement efficace, il est indispensable de comprendre les circonstances dans lesquelles sont apparus les troubles, et de prendre en compte le contexte psychologique et affectif de l'enfant. Par ailleurs, certains troubles sont liés à des intolérances à certains aliments, tandis que d'autres doivent être interprétés dans un contexte plus large.

- **L'obésité.** Elle est souvent liée à un trouble comportemental ou affectif. On trouve parmi les remèdes possibles : **Capsicum annuum** chez un enfant nostalgique, **Antimonium crudum** en cas de problème affectif avec un parent, **Pulsatilla** chez un enfant ayant subi une séparation ou un choc affectif lui ayant laissé une angoisse d'abandon. **Medorrhinum** est souvent approprié chez les enfants hyperactifs, qui vident compulsivement le réfrigérateur. Mais plus de soixante remèdes sont possibles dans le traitement homéopathique de l'obésité : seul le médecin homéopathe pourra choisir la prescription la plus appropriée en s'orientant, par un questionnement soigneux de l'enfant ou de ses parents, sur ses tendances alimentaires spontanées, son désir de sucreries ou d'aliments gras et riches ainsi que sur la façon qu'il a de prendre ses repas : appétit insatiable ou qui augmente au cours du repas, etc.
- **La maigreur.** Chez un enfant, le fait de manger difficilement peut être lié à un trouble de l'assimilation (il est dans ce cas inutile de le « gaver »). Selon le contexte, le médecin homéo-

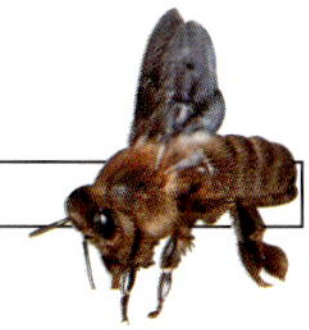

pathe choisira parmi les différents remèdes envisageables. Par exemple, un enfant nourri très souvent et prenant très peu à chaque tétée réagit bien à **Aethusa cynapium**. La maigreur est à distinguer de l'anorexie, refus de manger d'origine psychologique qui se déclare le plus souvent à l'adolescence.

• **L'arrêt de croissance.** Il doit être interprété selon le contexte physique, le terrain familial et le contexte psychoaffectif de l'enfant. Par exemple, un chagrin subi et non exprimé ou des émotions non extériorisées orientent souvent vers **Natrum muriaticum**.

Les troubles de la dentition

L'homéopathie peut s'avérer un allié efficace pour remédier aux troubles liés à la poussée dentaire. Ainsi, elle peut proposer :

– pour les enfants qui paraissent souffrir énormément et veulent constamment être portés : **Chamomilla vulgaris** ;

– contre l'œdème de gencive, lorsque la douleur est calmée par une pression sur la gencive : **Apis mellifica**, **Bryonia alba**, **Magnesia carbonica** ou **Phytolacca decandra** ;

– pour les enfants ayant de violentes douleurs atténuées par l'eau froide : **Coffea cruda** ;

– en cas de dentition retardée : **Calcarea carbonica**, **Calcarea phosphorica**, **Ferrum metallicum**, **Fluoricum acidum** ou **Silicea** ;

– en cas de poussée dentaire associée à une grande irritabilité : **Staphysagria**.

Les enfants reçoivent souvent indûment **Chamomilla vulgaris**, dont l'administration risque de faire apparaître une hypersensibilité s'il n'est pas prescrit à bon escient. Il est donc préférable de remplacer ce remède, s'il semble inefficace, par un autre remède contre l'œdème de la gencive.

Les petites affections de la vie quotidienne

La fièvre

La fièvre est une réaction normale de l'organisme. Toutefois, une fièvre trop importante peut être dangereuse chez l'enfant de moins de quatre ans, car elle peut provoquer des convulsions. On dénombre plus de 400 remèdes homéopathiques contre la fièvre. Pour déterminer lequel prescrire, le médecin homéopathe prendra en compte les horaires d'apparition de la fièvre ou ses circonstances de survenue, la présence ou l'absence de signes associés (chaleur, transpiration, soif…), les signes comportementaux (délire, abattement, somnolence…) ainsi que ceux qui peuvent expliquer l'origine de cette fièvre. Le tableau ci-dessous présente quelques remèdes préconisés contre la fièvre.

LA FIÈVRE

Symptômes	Remèdes
Fièvre sans transpiration, d'apparition brutale, consécutive à un coup de froid ou à une frayeur.	**Aconitum napellus**
Fièvre survenue à la suite d'une exposition à l'humidité.	**Dulcamara**
Enfant rouge, très chaud, transpirant un peu, parfois pris de délire.	**Belladonna**
Fièvre survenue en début de soirée, souvent consécutive à un refroidissement, précédée de frissons et associée à une grande soif.	**Bryonia alba**
Fièvre associée à une éruption. L'enfant est faible mais n'a pas de frissons.	**Gelsemium sempervirens**

Ces remèdes sont à prendre en dilution 7CH, en 1 seule dose. Si la fièvre est importante, chez un très jeune enfant, consultez rapidement un médecin. Pour faire baisser la température en attendant l'arrivée du médecin, déshabillez l'enfant en le laissant légèrement vêtu. Une autre méthode efficace consiste à lui donner un bain dont la température de l'eau est inférieure de 2 °C à la sienne. Proposez-lui régulièrement à boire. N'hésitez pas à vous reporter à la partie « Connaître les médicaments » pour vérifier si le médicament choisi correspond bien aux symptômes de l'enfant.

L'enfant, un cas toujours chronique en homéopathie

En homéopathie, toute affection de l'enfant est considérée comme chronique. L'hérédité du jeune patient, la manière dont se sont déroulés la grossesse et l'accouchement, les événements vécus par la mère pendant sa grossesse sont toujours pris en compte, de même que son état antérieur et les manifestations qui motivent la consultation. Ainsi, même si l'enfant consulte pour une maladie aiguë, le médecin tiendra compte des signes et modalités qui l'accompagnent, mais aussi de l'état antérieur et de tous les signes particuliers même s'ils ne concernent pas directement la maladie en cause.

Les rhumes

Le rhume est une inflammation bénigne, d'origine virale, de la muqueuse des fosses nasales, qui guérit généralement en quelques jours. S'il persiste au-delà d'une semaine, il témoigne d'un terrain propice à ce type d'affection, qu'il conviendra de soigner.

• **Le traitement homéopathique.** De nombreux remèdes (voir tableau ci-dessous) peuvent soulager le rhume, le choix étant fonction des caractéristiques. Par exemple, pour faciliter l'écoulement nasal en cas de nez bouché et empli de sécrétions épaisses et jaunes, on prescrira **Hydrastis canadensis**.

Les rhinopharyngites

Les inflammations des muqueuses de la fosse nasale et du pharynx (rhinopharyngite) s'accompagnent souvent d'otites, généralement traitées avec excès par des antibiotiques.

• **Le traitement homéopathique.** L'homéopathie préconise, selon les signes associés : **Aconitum napellus**, **Arsenicum album**, **Belladonna**, **Calcarea carbonica**, **Calcarea sulfurica**, **Capsicum annuum**, **Chamomilla vulgaris**, **Mercurius solubilis**, etc. Là encore, seules les caractéristiques précises du trouble permettent de décider du remède. Ainsi, **Agraphis nutans** sera prescrit à un enfant ayant de grosses végétations, qui entend mal et a le nez bouché, **Allium cepa** à un enfant enrhumé dont la lèvre supérieure est irritée, etc.

Les otites

Ce sont des inflammations aiguës ou chroniques de l'oreille externe (tympan et conduit auditif) ou moyenne (caisse du tympan et osse-

LES RHUMES

Symptômes	Remèdes
Aggravation à l'air froid.	**Mercurius solubilis, Phosphoricum acidum**
Aggravation à la chaleur.	**Allium cepa, Mercurius solubilis**
Aggravation au grand air.	**Nitricum acidum, Pulsatilla**
Amélioration au grand air.	**Aconitum napellus, Calcarea sulfurica, Nux vomica**
Écoulement nasal associé à une toux aggravée par la boisson.	**Arsenicum album, Drosera rotundifolia, Psorinum**
Écoulement nasal associé à une toux améliorée par la boisson.	**Causticum, Spongia tosta**
Écoulement nasal associé à un besoin d'être en plein air.	**Carbo vegetabilis**
Enfant « encombré », émettant de fréquents petits râles.	**Antimonium tartaricum**

Ces remèdes sont à prendre en dilution 7CH, en 1 seule dose. N'hésitez pas à vous reporter à la partie « Connaître les médicaments » pour vérifier si le médicament choisi correspond bien aux symptômes de l'enfant.

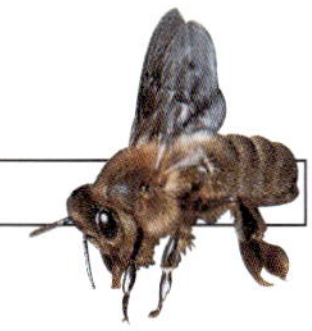

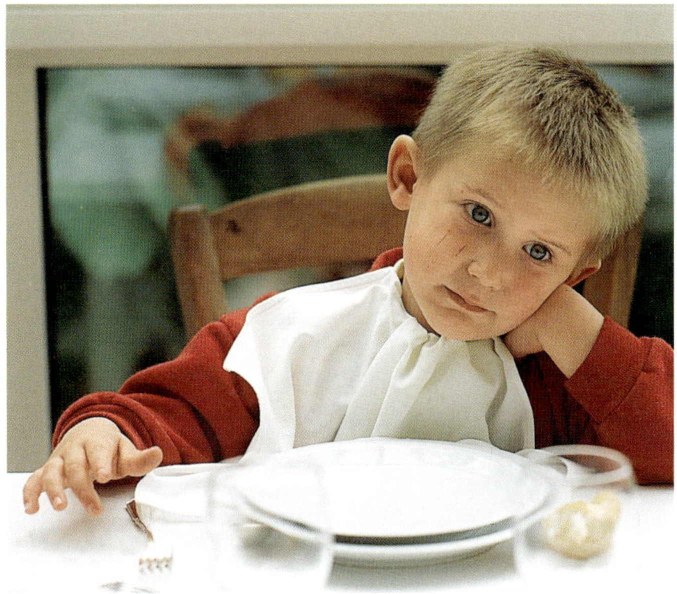

lets). Les otites moyennes sont particulièrement fréquentes chez l'enfant et doivent être efficacement traitées afin d'éviter toute complication (en particulier une perte d'audition).
Le diagnostic repose sur l'examen clinique de l'oreille : le tympan est rouge et parfois bombé, ce qui révèle la présence de pus. En médecine classique, les otites sont traitées par administration d'antibiotiques.

• **Le traitement homéopathique.** Les otites peuvent être traitées par homéopathie, le choix du remède étant orienté par tous les signes associés que présente l'enfant : fièvre élevée ou absente, chaleur de la peau élevée ou normale, transpiration abondante ou non, soif plus ou moins importante, douleur et ses horaires de survenue, circonstances d'apparition (refroidissement progressif, coup de froid...). Parmi les nombreux remèdes possibles, on peut citer **Belladonna**, **Aconitum napellus**, **Arsenicum album**, **Ferrum phosphoricum**...
Les otites à répétition doivent être traitées avec un remède global, choisi par le médecin homéopathe en fonction des symptômes les plus caractéristiques de l'enfant.

Les allergies

Une réaction allergique est une réponse spécifique de l'organisme à une agression extérieure (l'allergène). Il est donc important de traiter non la manifestation de l'allergie (un eczéma ou un rhume des foins, par exemple), mais la réaction allergique à sa source. Dans le cas contraire, l'allergie risque de s'exprimer sous une autre forme, à un niveau où elle n'est pas contrée par la médication. Seul un remède « similimum » (choisi sur les symptômes et les caractéristiques les plus personnels du jeune patient) permettra l'obtention d'un tel résultat.

Les troubles digestifs

Parmi les troubles digestifs bénins de l'enfant, on distingue les manifestations liées à l'ingestion des aliments (hoquet, régurgitation) et celles qui sont liées à l'émission des selles (diarrhée, constipation, réticence à aller à la selle, etc.). Chez les enfants, toutes les manifestations digestives ne doivent pas être considérées comme anormales. Ainsi, le rot est parfaitement normal chez le nourrisson, s'il n'est associé à aucune douleur ou gêne. De même, le hoquet ne nécessite un traitement que s'il est prolongé et insupportable; dans ce cas, il est souvent soulagé par **Teucrium marum**.

• **Les régurgitations.** Elles sont à traiter par l'administration au nourrisson de laits antirejet et d'épaississants, éventuellement associés à un remède homéopathique, choisi en fonction des autres symptômes associés. Parmi les plus utilisés : **Arsenicum album**, **Asa foetida**, **Bryonia alba**, **Bismuthum**, **Cadmium sulfuratum**, **Zincum metallicum**.

• **La constipation.** On parle généralement de constipation si l'enfant va à la selle moins d'une fois par jour avant l'âge de 1 an, moins d'une fois tous les deux jours entre 1 et 4 ans, moins de trois fois par semaine à plus de 4 ans. Une constipation doit toujours être traitée aussi rapidement que possible, avant que ne s'installe un processus de lutte (contractions importantes de l'intestin pour parvenir à expulser la selle).

• **Les diarrhées.** Elles peuvent être à l'origine d'une déshydratation importante, et justifient toujours une consultation dans un délai rapide.
Le tableau de la page suivante indique les remèdes le plus souvent préconisés en cas de coliques (douleurs spasmodiques liées à la distension du tube digestif), de constipation ou de diarrhée.

Pour traiter un enfant ayant des difficultés à s'alimenter, le médecin homéopathe tiendra compte du contexte psychologique et affectif du jeune patient.

CONSTIPATION, DIARRHÉE ET COLIQUES

Symptômes	Remèdes
◗ Constipation au cours de l'allaitement au sein.	**Alumina, Apis mellifica, Bryonia alba, Nux vomica, Opium, Veratrum album**
◗ Constipation du nouveau-né.	Selon les circonstances de l'accouchement : **Crocus sativus, Nux vomica, Opium, Sulfur, Zincum metallicum**
◗ Constipation opiniâtre. Selles volumineuses, dures, nécessitant beaucoup d'effort pour être expulsées. Expulsion accompagnée de sueurs froides.	**Veratrum album**
◗ Enfant n'allant à la selle que lorsqu'il est seul, se cachant, refusant le pot.	**Ambra grisea**
◗ Enfant dégoûté par ses selles.	**Natrum carbonicum**
◗ Diarrhée associée à une certaine intolérance au lait.	**Aethusa cynapium**
◗ Diarrhée avec selles verdâtres, après avoir mangé du sucre, consécutives à de l'anxiété, une émotion.	**Argentum nitricum**
◗ Diarrhée à la suite de certaines intoxications alimentaires.	**Arsenicum album**
◗ Diarrhée avec douleur brûlante à l'anus ; survient souvent chez un enfant nourri au sein.	**Arundo mauritanica**
◗ Diarrhée indolore associée à une grande soif.	**Bismuthum**
◗ Diarrhée ou constipation avec émission de selles non digérées.	**Calcarea carbonica**
◗ Diarrhée fréquente, involontaire, jaune visqueux, d'odeur cadavérique, suivie de sensations de brûlure à l'anus.	**Carbo vegetabilis**
◗ Diarrhée chaude, jaune verdâtre (aspect d'œufs brouillés), fétide et excoriant l'anus, accompagnée de coliques. Survient pendant la dentition, après une colère ou après avoir pris froid, chez des enfants très sensibles à la douleur.	**Chamomilla vulgaris**
◗ Selles écumantes, jaunâtres et indolores, d'aliments non digérés. Pires la nuit et immédiatement après le repas, survenant souvent l'été, après avoir mangé des fruits ou bu du lait. Diarrhée suivie d'une grande faiblesse. Les selles, même molles, sont évacuées avec difficulté. Grande soif.	**China officinalis**
◗ Coliques du nouveau-né. L'enfant est plié en deux.	**Colocynthis**
◗ Coliques du nouveau-né. L'enfant a des crampes dans le ventre.	**Cuprum metallicum**

Ces remèdes sont à prendre en dilution 7CH, en 1 seule dose. N'hésitez pas à vous reporter à la partie « Connaître les médicaments » pour vérifier si le médicament choisi correspond bien aux symptômes de l'enfant.

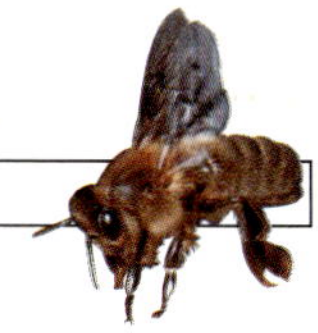

Les éruptions et maladies de la peau

Les manifestations cutanées sont l'expression d'affections très diverses, qui appellent différentes démarches en homéopathie.

• **Les éruptions liées à une maladie infectieuse.** Dans ce cas, c'est la maladie (rougeole ou rubéole, par exemple) qui sera traitée, et non l'éruption.

• **Les maladies de l'ombilic.** Elles témoignent d'un défaut de cicatrisation. Parmi les remèdes proposés en homéopathie : **Abrotanum, Dulcamara, Phosphorus.**

• **Les manifestations cutanées consécutives à une piqûre d'insecte.** Il existe différents remèdes homéopathiques selon le type de patient et ses symptômes. (Voir le tableau piqûres d'insectes, page 122)

• **Les maladies cutanées d'origine allergique.** De nombreux produits peuvent provoquer des réactions allergiques, notamment certains produits (lessives, parfums, etc.) et certains aliments (cacahuètes, fraises, etc.). Les deux affections allergiques cutanées les plus fréquentes sont l'eczéma (lésions sèches, suintantes ou d'aspect croûteux, qui s'étendent par poussées successives) et l'urticaire (plaques rouges en relief, démangeant souvent fortement). Le traitement homéopathique de ces affections requiert une investigation poussée, destinée à connaître toutes leurs modalités (présence ou non de démangeaisons, amélioration ou non quand l'enfant se gratte…), mais aussi à déterminer ce que cette maladie représente pour l'enfant. Il existe de très nombreux remèdes possibles (plus de 150 contre le seul eczéma).

Les verrues

Les verrues sont de petites excroissances rugueuses qui poussent sur ou sous la peau, sur les doigts ou sur la plante des pieds. Il s'agit d'une affection bénigne, fréquente chez les enfants, mais qui se transmet par simple contact et tend à proliférer. Il existe différents traitements classiques, dont le décapage à l'aide d'un produit caustique ou la cryothérapie (brûlure de la verrue par application d'azote liquide).

• **Le traitement homéopathique.** Les verrues peuvent être traitées par homéopathie. L'action du remède est plus ou moins rapide, de une à plusieurs semaines jusqu'à disparition des verrues. Le remède le plus souvent prescrit en cas de verrue est **Thuya occidentalis**, mais il existe plus de 110 remèdes possibles pour traiter cette affection. Le tableau ci-dessous en mentionne quelques-uns.

LES VERRUES

Symptômes	Remèdes
Verrues survenant sur les paumes, les mains et le visage.	**Anacardium orientale**
Verrues lisses ou cornées.	**Antimonium crudum**
Verrues survenant sur le nez, les mains, les doigts, souvent dentelées et douloureuses.	**Causticum**
Verrues lisses ou plates, parfois groupées et douloureuses.	**Natrum muriaticum**
Verrues calleuses, cornées, parfois plates ou inflammatoires.	**Sepia officinalis**
Grosses verrues dures qui se flétrissent et peuvent s'ulcérer.	**Silicea**
Verrues pouvant survenir après une vaccination.	**Sulfur**

Ces remèdes sont à prendre en dilution 7CH, en 1 seule dose. N'hésitez pas à vous reporter à la partie « Connaître les médicaments » pour vérifier si le médicament choisi correspond bien aux symptômes de l'enfant. En l'absence de résultat six semaines après la prise, consultez un médecin.

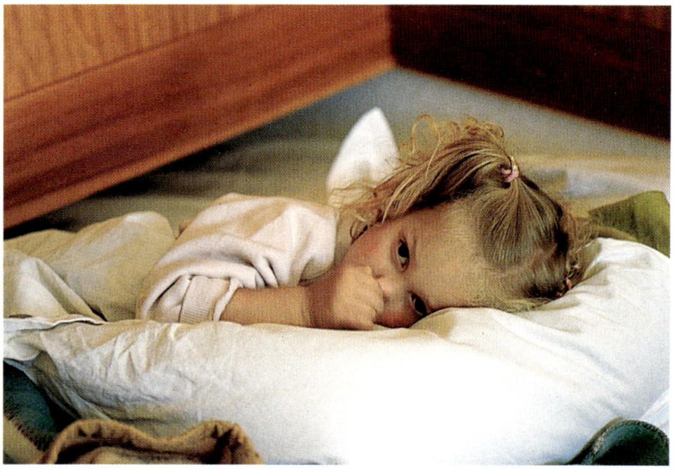

Quand on traite par homéopathie un enfant qui refuse d'aller se coucher, le contexte psychoaffectif permet d'orienter vers le bon remède : peur du noir, de la solitude, agitation, refus de quitter les parents, etc.

Les petits troubles psychologiques

Les troubles du sommeil

Les troubles du sommeil révèlent soit un trouble constitutionnel, en particulier s'ils apparaissent dès la naissance, soit un trouble acquis, pour lequel il existe nécessairement un facteur déclenchant qu'il conviendra de déterminer pour choisir le bon remède. Il est parfois possible de traiter l'enfant, lorsqu'il confond le jour et la nuit depuis sa naissance, et se sent bien pendant la journée et mal pendant la nuit, par une dose unique de **Luesinum**. Par ailleurs, il faut distinguer les insomnies d'endormissement (l'enfant ne veut pas aller se coucher) et les insomnies caractérisées par des réveils en pleine nuit ou au petit matin, quelle qu'en soit la cause (terreur nocturne, cauchemars, peur du noir, etc.). Le tableau ci-dessous indique quelques remèdes prescrits en cas d'insomnie.

Les troubles du caractère et du comportement

Ces troubles sont souvent faciles à traiter, à condition de bien individualiser le trouble essentiel, à l'origine de tous les autres troubles du comportement. C'est dire que, pour déterminer le bon remède homéopathique, il faut non pas tenir compte du comportement général de l'enfant (« il est insupportable, coléreux, jaloux, agité, etc. »), mais déterminer les circonstances qui le rendent insupportable, coléreux ou jaloux, puis prendre en compte les différents symptômes qu'il présente.

• **Quelques exemples de traitement homéopathique.** Une dose unique d'un remède, s'il est bien choisi, suffit en général à améliorer le trouble dont souffre l'enfant. À titre d'exemple, on peut citer **Pulsatilla**, prescrit à un enfant devenu capricieux et irritable depuis le départ définitif de la personne qui en avait la garde habituelle ; ou **Lachesis mutus**, prescrit à un enfant ayant des difficultés à s'adapter à une maîtresse d'école peu maternante. Le tableau des deux pages qui suivent indique quelques traits de caractère, qui sont autant de caractéristiques permettant d'orienter vers le bon remède. Toutefois, pour un résultat profond et durable, seul le médecin homéopathe sera à même de prescrire le remède homéopathique adapté en s'appuyant sur les caractéristiques fondamentales de l'enfant.

LES TROUBLES DU SOMMEIL

Symptômes	Remèdes
Enfant refusant d'aller se coucher du fait de son agitation.	**Medorrhinum**
Réveil en pleine nuit.	**Arsenicum album, Kalium carbonicum**
Enfant insomniaque dès que son environnement change, en cas de modification de l'emplacement des meubles ou des objets.	**Vipera berus**
Enfant se levant la nuit et s'occupant seul dans la maison.	**Cactus grandiflorus**
Insomnie lorsque l'enfant dort hors de chez lui.	**Capsicum annuum**

Ces remèdes sont à prendre en dilution 30CH, en 1 seule prise. N'hésitez pas à vous reporter à la partie « Connaître les médicaments » pour vérifier si le médicament choisi correspond bien aux symptômes de l'enfant. En l'absence de résultat six semaines après la prise, consultez un médecin.

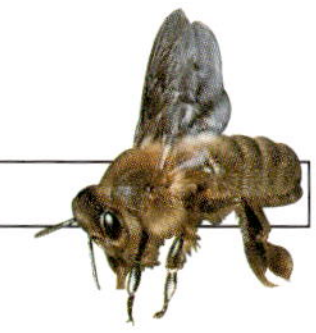

TROUBLES DU CARACTÈRE ET DU COMPORTEMENT

Symptômes	Remèdes
Indécis, au comportement très affectif ou très méchant selon les circonstances.	**Anacardium orientale**
Grand jaloux.	**Hyoscyamus niger, Lachesis mutus, Nux vomica**
Enfant pressé, agité, qui mange beaucoup de sucre, agit de façon désordonnée dans sa précipitation, n'achève pas ce qu'il fait.	**Argentum nitricum**
Enfant en activité permanente, qui refuse d'être aidé, et peut déclencher une forte fièvre s'il est accidenté pour brûler les calories qu'il ne peut dépenser par son activité.	**Arnica montana**
Enfant inquiet, ayant peur de la maladie, de la mort, de la saleté, et devenant maniaque et méticuleux.	**Arsenicum album**
A besoin de compagnie, s'accroche à son entourage.	**Bismuthum**
Enfant casanier, peu sportif, qui collectionne et amoncelle des affaires.	**Bryonia alba, Vipera berus**
Se protège du monde par sa carapace, n'aime pas être observé.	**Calcarea carbonica**
Enfant trop sensible aux malheurs et aux souffrances des autres.	**Causticum**
Enfant mal aimé, persécuté.	**China officinalis**
Enfant dormant peu et en souffrant.	**Cocculus indicus**
Enfant se sentant mal aimé et jamais à la hauteur de la situation.	**Cyclamen europaeum**
Enfant se perdant dans les détails.	**Graphites**
Passe souvent du rire aux larmes, se fait de nombreux reproches, a souvent l'impression d'avoir commis une faute.	**Ignatia amara**
Vomit par colère et est pris de spasmes incontrôlables. Se sent mal aimé, repoussé, abandonné, malchanceux, etc.	**Ipecacuanha**
Enfant jaloux et bavard, qui veut diriger. Ne supporte pas les vêtements serrés.	**Lachesis mutus**
Enfant au caractère rigide. Souffre parfois de transpiration nauséabonde des pieds.	**Nitricum acidum**
Enfant distrait, oublieux, ayant des difficultés à lire ou à écrire.	**Nux moschata**
Enfant pris de colères subites, « rouspéteur », qui fait des excès de toute sorte.	**Nux vomica**
Enfant souvent somnolent. Après une peur liée à un accident, en oublie les circonstances.	**Opium**

Ces remèdes sont à prendre en dilution 30CH, en 1 seule prise. N'hésitez pas à vous reporter à la partie « Connaître les médicaments » pour vérifier si le médicament choisi correspond bien aux symptômes de l'enfant. En l'absence de résultat six semaines après la prise, consultez un médecin.

TROUBLES DU CARACTÈRE ET DU COMPORTEMENT

Symptômes	Remèdes
Enfant ayant des difficultés relationnelles, du mal à affirmer sa position.	**Petroleum**
Enfant épuisé, nostalgique, facilement affecté par un chagrin.	**Phosphoricum acidum**
Enfant communicatif, attiré par les autres, adepte de la beauté et de l'harmonie.	**Phosphorus**
Enfant qui tend à se crisper : on ne peut lui ouvrir la bouche pour ausculter sa gorge tant les dents sont serrées.	**Phytolacca decandra**
Ne respecte que ses propres contraintes, mais non celles qui lui sont imposées.	**Plumbum metallicum**
Enfant bavard, sujet aux gaz intestinaux et à la diarrhée.	**Podophyllum peltatum**
Enfant ayant le sentiment de ne jamais être à sa place, de gêner les autres, d'être mal aimé. A peur de manquer.	**Psorinum**
Enfant en grande demande d'affection.	**Pulsatilla**
Demande un objet et le refuse dès qu'on le lui donne. Transpire de la lèvre supérieure.	**Rheum palmatum**
Enfant toujours en mouvement sans pour autant être agité.	**Rhus toxicodendron**
Enfant timide, manquant de confiance en lui-même, ayant besoin d'être encouragé.	**Silicea**
Enfant inquiet, craintif, ayant peur des objets pointus. Souffre de vers intestinaux.	**Spigelia anthelmia**
Enfant souffrant de toute atteinte à son intégrité morale, son amour propre ou son intégrité physique.	**Staphysagria**
Sujet à de grandes terreurs, animé d'un désir de posséder qu'il manifeste par des démonstrations d'amour ou de violence.	**Stramonium**
Veut sa liberté pour ne pas être « esclave » et organise son monde autour de lui pour diriger librement. Grande sensibilité à la musique. C'est un enfant attiré par la danse, qui le libère de ses anxiétés.	**Tarentula hispanica**
Enfant très scrupuleux pour des broutilles, ayant toujours l'impression d'être surveillé, souffrant d'une angoisse de culpabilité et dissimulant ses sentiments.	**Thuya occidentalis**
Grand rêveur, romantique, adorant les voyages, bagarreur, ayant peur des chiens. Il demande souvent du lait froid.	**Tuberculinum**
Veut diriger en prenant pour paravent l'autorité du père ou de la mère. Simule la maladie pour attirer l'attention.	**Veratrum album**

Ces remèdes sont à prendre en dilution 30CH, en 1 seule prise. N'hésitez pas à vous reporter à la partie « Connaître les médicaments » pour vérifier si le médicament choisi correspond bien aux symptômes de l'enfant. En l'absence de résultat six semaines après la prise, consultez un médecin.

La peau

La peau est un véritable organe, reflet fidèle du fonctionnement du corps. La prise en compte de cette globalité caractérise l'approche homéopathique.

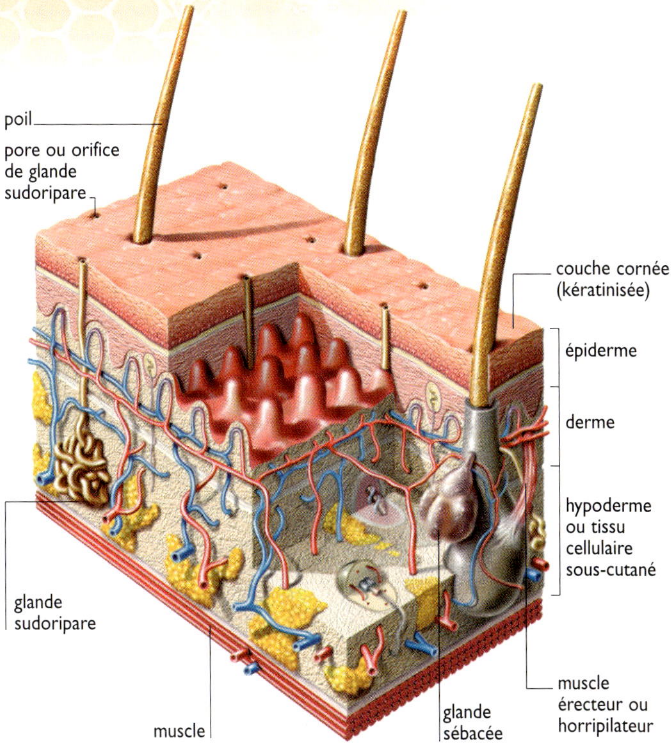

Pour l'homéopathe, les lésions de la peau sont un véritable langage du corps, la façon spécifique selon laquelle réagit un patient, l'aspect de ses lésions étant le fruit de ses réactions immunitaires. En outre, une affection de la peau n'est que l'un des modes d'expression d'une réaction globale de l'organisme. La consultation permet de faire partager au patient cette vision globale, dont découlent, outre la prescription d'un remède homéopathique, des conseils d'hygiène de vie et de prévention.

L'anatomie de la peau

Le rôle de la peau est de protéger l'organisme des agressions du milieu extérieur tout en lui permettant d'entrer en contact avec ce milieu.

La structure de la peau

La peau est constituée de trois couches, une couche externe fine – l'épiderme –, une couche interne plus épaisse – le derme –, une couche plus profonde – l'hypoderme –, auxquelles s'ajoutent ses annexes.

• **L'épiderme.** Il a pour principale fonction de renforcer le rôle de protection de la peau. À sa surface se trouve une couche fine de cellules mortes, la couche cornée, à la fois résistante et imperméable.

L'épiderme est formé de trois types de cellules : les kératinocytes (produisant des protéines résistantes, les kératines) ; les mélanocytes (qui sécrètent les mélanines, pigments bruns à l'origine de la couleur de la peau, des cheveux et des poils) ; les cellules de Langerhans (chargées de défendre l'organisme contre les infections).

• **Le derme.** Grâce aux fibres de collagène et d'élastine qu'il contient, il assure la solidité, la résistance et l'élasticité de la peau.

• **L'hypoderme.** Il est formé de cellules riches en graisse (tissu adipeux), et contient les glandes qui sécrètent la sueur (glandes sudoripares) ; celles-ci ont pour fonction la régulation de la température du corps et l'hydratation de la peau.

APPRENDRE À REGARDER UN GRAIN DE BEAUTÉ

Les grains de beauté, ou nævi mélanocytaires, sont de petites taches cutanées de taille et d'aspect variables (couleur allant du chamois clair au brun-noir, plans ou en relief, lisses ou croûteux, surmontés ou non de poils). La plupart des grains de beauté sont bénins. Toutefois, dans certains cas, ils peuvent évoluer en tumeur maligne. Il convient donc d'examiner régulièrement vos grains de beauté : si vous constatez une augmentation rapide de la surface de l'un d'eux, un changement de sa couleur, ou si ses contours sont devenus irréguliers, consultez sans attendre un dermatologue. Si besoin, celui-ci en pratiquera l'ablation (selon le cas par chirurgie locale classique, électrodissection au bistouri électrique ou à l'aide d'un laser au gaz carbonique).

• Les annexes de la peau. Ce sont les poils, les cheveux et les ongles.

– Les poils et les cheveux naissent dans le derme, traversent l'épiderme et sortent de la peau par les pores, minuscules orifices à la surface de la peau. Une glande sébacée peut être annexée au poil, formant alors un follicule pilo-sébacé.

– Les ongles sont constitués de plusieurs couches très dures de kératine. Ils sont entourés d'une peau superficielle formant un repli (la cuticule), qui ferme hermétiquement les régions internes.

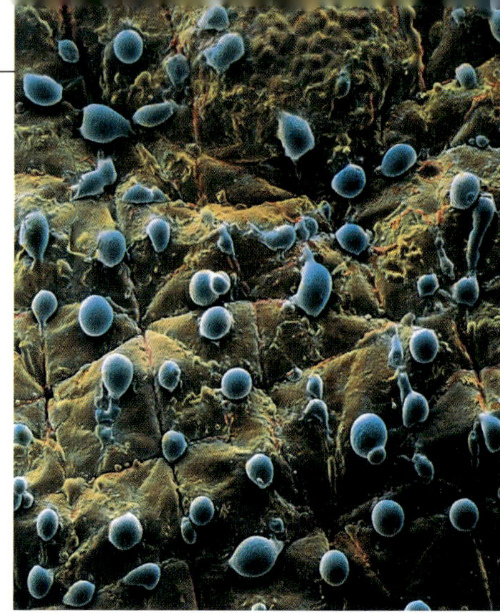

Gouttes de sueur au microscope. Les caractéristiques de la sueur sont un des éléments du diagnostic homéopathique.

Les maladies de la peau et leur traitement classique

La médecine actuelle répertorie plus de 2000 maladies de peau, que l'on regroupe en fonction de leur cause. Parmi celles-ci, on peut citer : les agents extérieurs tels que le froid et la chaleur (responsables d'engelures, brûlures, etc.), les médicaments (responsables de réactions allergiques), les facteurs psychologiques (aggravant l'eczéma, le psoriasis, etc.), les agents pathogènes (champignons responsables de mycoses, virus engendrant un herpès, etc.), les troubles endocriniens (responsables de l'acné), les troubles immunologiques (à l'origine d'affections telles que le lupus érythémateux ou la sclérodermie), les tumeurs bénignes ou malignes… De multiples possibilités existent pour traiter ces affections, par voie locale et par voie générale.

Diagnostic et classification

En médecine allopathique, le diagnostic des maladies de peau repose essentiellement sur l'examen clinique, complété au besoin par d'autres investigations (examen au microscope d'un prélèvement de peau, analyse sanguine, etc.). Chaque maladie de peau se traduit par des signes bien particuliers, que l'on décompose en lésions élémentaires : érythèmes, vésicules, squames, etc. Ces lésions peuvent éventuellement se conjuguer : on parlera par exemple d'un aspect érythémato-vésiculeux, c'est-à-dire caractérisé par sa rougeur et la présence de vésicules. On ajoute à cette description l'aspect des bords des lésions et ce que le patient ressent (démangeaisons, par exemple). De cela résultera par exemple pour l'eczéma une description en quatre mots : érythémato-vésiculeux à bords émiettés prurigineux. C'est sur cette base que sera établie la prescription médicale.

En homéopathie, l'examen clinique constitue le premier temps – considéré comme une base de départ indispensable – d'une investigation beaucoup plus vaste qui, selon la démarche habituelle, visera à cerner le patient dans son ensemble.

La voie locale

Très employée, elle ne traite que les zones malades, à l'aide de pommades, de crèmes ou de lotions. Il s'agit, selon le cas, de médicaments à base de corticostéroïdes (contre l'inflammation), d'antibiotiques locaux (contre l'infection : impétigo, furoncle, acné, etc.), d'antifongiques (contre les champignons : candidoses, pityriasis, etc.), de médicaments antiviraux (contre l'herpès) ou antiparasitaires (contre la gale et les poux), de vitamine A (contre l'acné).

Il existe d'autres types de traitements locaux : la chirurgie dermatologique (pour éradiquer une tumeur) et les thérapeutiques locales par agents physiques (traitement par le froid, ou cryothérapie, pour traiter certaines lésions et les cicatrices ; laser pour faire disparaître des angiomes ; rayons ultraviolets pour traiter les formes graves de psoriasis ; radiothérapie pour certaines tumeurs malignes de la peau).

La voie générale

On y a recours lorsque le médicament indiqué n'est pas disponible sous une forme locale ou qu'il est incapable de pénétrer la peau, ou encore lorsque la maladie est induite par un mécanisme interne, uniquement accessible à un

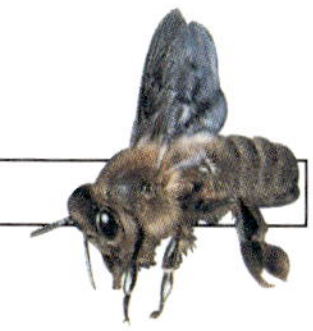

médicament administré par voie générale. Il s'agit, selon le cas, de médicaments antiallergiques, antibiotiques, anti-inflammatoires (corticostéroïdiens ou non), etc.

La démarche homéopathique

Hahnemann, le fondateur de l'homéopathie, a décrit trois « terrains » (ou « diathèses ») : ce sont la psore (terrain dit « psorique »), la sycose (terrain dit « sycotique ») et la luèse (terrain dit « luétique », ou destructeur). Les maladies dermatologiques graves, qui ne seront pas abordées ici, font le plus souvent partie du terrain « luétique ».

Le terrain « psorique »

Les affections survenant sur ce type de terrain, en général allergiques, prennent leur source et se manifestent à la surface du corps, le plus souvent par crises et sur un mode « centrifuge » (du centre vers l'extérieur) : tout se passe comme si le patient cherchait à expulser sa maladie, et allait mieux ensuite, spontanément. La peau est souvent rouge et chaude ; les petits vaisseaux de la peau sont dilatés, en partie sous l'influence de l'histamine, substance libérée par l'organisme en réaction à sa pénétration par une substance étrangère (antigène). L'urticaire et l'eczéma sont des exemples de maladies survenant sur un terrain psorique.

Le terrain « sycotique »

Il n'y a plus ici inflammation aiguë comme dans l'allergie, mais inflammation chronique : le stimulus est persistant et la prolifération de globules blancs, réponse normale de l'organisme, ne peut l'éliminer. La maladie n'a plus tendance à « bouillonner » comme dans les maladies aiguës, mais plutôt à « construire », à élever un mur de défense au sens propre. La victoire de l'immunité contre l'intrus est difficile.
Ces lésions s'observent chez des personnes dont le système lymphatique fonctionne mal. Elles surviennent sur un mode plus discret que les maladies dermatologiques aiguës. Leur localisation est moins superficielle, et elles sont souvent plus graves que ces dernières. Plus contenues, elles semblent, non pas « exploser », mais couver longuement. Le caractère des patients diffère aussi sensiblement : ainsi, l'enfant atteint de psoriasis, exemple de maladie survenant sur un terrain sycotique, est moins bruyant, moins remuant et moins extériorisé que l'enfant atteint d'eczéma. Sa souffrance est contenue, comme le sont ses lésions.
Thuya occidentalis et **Nitricum acidum** sont, parmi d'autres, les remèdes homéopathiques souvent utilisés sur ce type de terrain, de même que **Medorrhinum**.

Abcès, furoncles et panaris

Les affections caractérisées par une collection de pus réagissent très bien aux remèdes homéopathiques, lesquels, en stimulant et en accélérant les défenses de l'organisme, permettent au pus d'être expulsé. Des remèdes comme **Calcarea sulfurica**, **Hepar sulfur** ou **Silicea** peuvent être indiqués. Les deux premiers accélèrent l'évacuation du pus déjà formé, alors que **Silicea** active la cicatrisation après que l'évacuation a commencé. Toutefois, bien d'autres

Prévenir les maladies de la peau

La médecine homéopathique, par-delà son action thérapeutique, est une médecine de prévention. Elle cherche à aider la personne à préserver son équilibre de santé par la prise du médicament spécifique qui lui correspond, mais aussi par le respect d'un certain nombre de règles d'hygiène de vie. Chacun d'entre nous peut ainsi apprendre à renforcer son immunité naturelle, et ainsi à se protéger des agressions sans tomber malade, même dans un milieu défavorable. C'est ce que l'homéopathe considère comme la véritable santé.
Voici quelques conseils qu'un dermatologue homéopathe pourra vous prodiguer :
– Évitez de vous laver avec un savon contenant de la soude, afin de ne pas supprimer la couche de sécrétions qui protègent l'épiderme ;
– Protégez votre peau du froid ;
– Créez-vous un cadre de vie esthétique, serein, calme, où règne une température agréable ; prenez soin de votre corps : autant d'éléments utiles à votre équilibre général et sensoriel ;
– Apprenez à reconnaître et à exprimer vos émotions, à les élaborer, c'est-à-dire à les transformer, et non à les dissimuler, les refuser ou les méconnaître. En effet, non dites, les émotions peuvent être cause de maladies…

Pourquoi souffre-t-on d'eczéma ?

Certaines personnes sont, plus que d'autres, génétiquement prédisposées à une hypersensibilité à tel ou tel type d'antigène, et donc plus enclines à développer, en cas d'agression par cet antigène, une réponse de type allergique.
Toutefois, comme dans toute prédisposition, l'organisme manifestera ou non celle-ci selon son état intérieur et général. Un remède homéopathique profond permettra un rééquilibrage de tout l'organisme, qui n'aura plus «besoin» d'exprimer son trouble.

remèdes peuvent être indiqués : **Ammonium carbonicum**, **Nitricum acidum**, etc., en fonction de la globalité du patient. Un exemple de prescription homéopathique : tel patient, souffrant d'un furoncle, est devenu très frileux et hypersensible quand on le touche ou quand on lui parle, au point d'être violent ; ces différents symptômes orientent vers **Hepar sulfur**.

L'acné

C'est une affection provoquée par l'inflammation des follicules pilosébacés, dont la forme la plus fréquente est dite juvénile, car elle survient à l'adolescence, en grande partie sous l'influence des désordres hormonaux de la puberté. Elle se traduit par une trop grande sécrétion de sébum (séborrhée) et par la formation de trop de kératine, et est responsable d'un aspect gras et luisant de la peau et – lorsque l'orifice des follicules se bouche – de l'apparition de comédons ou de microkystes.

Le traitement homéopathique

Il a pour but de réduire le flux de sébum et d'éviter ainsi l'obstruction de la glande. Parmi les nombreux remèdes homéopathiques prescrits contre l'acné, on peut citer **Carboneum sulfuratum**, **Fluoricum acidum** ou **Rhododendron chrysanthum**.

Les chutes de cheveux

Elles sont banales au printemps et à l'automne, et fréquentes après une forte fièvre, un accouchement, une opération, un accident. Lorsqu'elles persistent, si elles sont diffuses, elles peuvent notamment trouver leur origine dans une carence en fer, une maladie de la thyroïde, etc.

Le traitement homéopathique

Outre l'élimination d'une cause extérieure toxique (éviction de certains médicaments, par exemple), l'homéopathe prescrira un remède de fond d'action générale. On peut citer par exemple **China officinalis**, indiqué dans certains cas chez une personne dont les cheveux sont devenus douloureux au contact après une maladie très affaiblissante ; **Phosphoricum acidum**, en cas de chute des cheveux à la suite d'un grand chagrin.

L'eczéma

Ce mot a été forgé à partir d'un verbe grec signifiant littéralement «sortir en bouillonnant», ce qui traduit bien l'aspect de la maladie : dans un premier temps, ce sont des vésicules rompues laissant échapper la sérosité, à la manière d'une pomme d'arrosoir. Dans un second temps, la sérosité sèche et laisse de petits squames.

Le traitement homéopathique

Il repose d'abord sur des conseils d'hygiène de la peau, visant à restaurer une bonne résistance aux agressions : la laver soigneusement mais doucement ; ne pas interdire au patient de se gratter, ce qui le soulage souvent, mais lui recommander d'avoir les mains propres et des ongles courts, et d'utiliser un traitement local adapté, pour éviter une surinfection et favoriser la cicatrisation.
Par ailleurs, le traitement repose bien sûr sur l'administration au patient du remède homéopathique adéquat. Celui-ci permettra d'atténuer la prédisposition du patient à l'allergie, et non de contrer l'eczéma lui-même, et ainsi non seulement de prévenir la rechute de l'eczéma, mais aussi d'éviter de voir la réaction allergique s'exprimer ailleurs que dans la peau, dans un lieu où elle ne rencontre pas d'obstacle (sous forme d'une crise d'asthme, par exemple). Des remèdes aussi variés que **Calcarea sulfurica**, **Croton tiglium**, **Mezereum** ou **Petroleum** peuvent être indiqués.

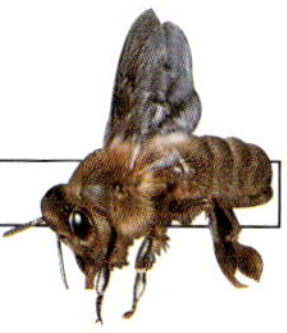

Les parasites

La gale et la pédiculose, contamination par des parasites (respectivement le sarcopte de la gale et les poux), sont responsables de fortes démangeaisons, d'une érosion de la peau par grattage et d'une infection des lésions.

Le traitement homéopathique

Il vise à traiter la prédisposition à l'infestation par ces parasites. Toutefois, il peut arriver que l'action du remède soit immédiate et rende inutile le recours à un produit antiparasitaire.

L'urticaire

C'est une éruption de boutons évoquant ceux que provoque une piqûre d'ortie, d'où son nom. L'urticaire est une manifestation allergique provoquée par un aliment, un médicament, un agent infectieux au sens large, un toxique, le soleil, le froid, une émotion, etc.

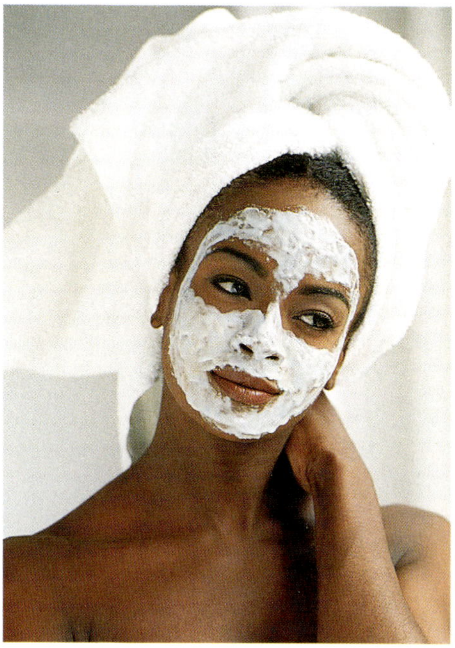

Parmi les conseils généraux prodigués pour prévenir les affections de la peau figurent les soins du corps et, plus généralement, l'aménagement d'un mode de vie serein et agréable.

L'URTICAIRE AIGUË

Symptômes	Facteurs d'amélioration et d'aggravation	Remèdes
Lésions en relief et de couleur pâle survenant lors des changements de temps, parfois uniquement la nuit. Démangeaisons et sensation de brûlure. Cause déclenchante : transpiration, exercice, échauffement, chaleur, fièvre.	Amélioration par le froid.	**Apis mellifica**
Lésions à l'aspect de nodules rouges en relief, survenant à l'air froid, à chaque printemps ou après avoir été mouillé. Cause déclenchante : phase frissonnante d'une fièvre, transpiration, après s'être gratté.	Amélioration en bougeant.	**Rhus toxicodendron**
Plaques rosées survenant l'hiver ou au froid, sur les parties découvertes. Cause déclenchante : passage d'une activité intense au repos (week-end, début de vacances).	Amélioration pendant l'activité mentale ou physique et par la chaleur.	**Sepia officinalis**
Lésions dessinant un léger relief, le plus souvent de couleur pâle, survenant surtout au printemps. Cause déclenchante : après une baignade, lors d'un exercice (sport), un échauffement, sous l'effet de la chaleur.	Amélioration en position couchée.	**Urtica urens**
Lésions en relief, plutôt rouges, survenant en prenant froid par temps humide. Cause déclenchante : avant les règles, après s'être gratté, en cas d'exercice, d'échauffement, sous l'effet de la chaleur.	Amélioration à l'air froid.	**Dulcamara**

La posologie est la suivante : 3 granules en dilution 5CH, 3 fois par jour pendant 48 heures. Interrompez le traitement dès qu'une amélioration se fait sentir. À l'inverse, consultez un médecin si aucune amélioration ne se fait sentir passé 24 à 48 heures. N'hésitez pas à vous reporter à la partie « Connaître les médicaments » pour vérifier si le médicament choisi correspond bien à vos symptômes.

Le traitement homéopathique

Lorsque la cause est connue, le traitement repose avant tout sur la suppression immédiate de cette cause (interruption d'un traitement médicamenteux, éviction de tel aliment, de l'usage de tel produit de lavage, etc.).

Le tableau de la page précédente indique quelques remèdes homéopathiques prescrits pour traiter certaines crises d'urticaire aiguë.

Le psoriasis

C'est une maladie chronique de la peau caractérisée par l'éruption de plaques rouges couvertes de squames blanches et épaisses bien limitées. Ces plaques, qui surviennent par poussées, se développent en général sur les coudes, les genoux, et le cuir chevelu.

Leur aspect traduit une accélération du renouvellement de la couche superficielle de la peau (épiderme). Incapables de s'éliminer au fur et à mesure de leur apparition, ces cellules s'accumulent à la surface de la peau et forment des plaques squameuses. En outre, la prolifération de ces cellules entraîne une dilatation des vaisseaux sanguins du derme, d'où la rougeur des plaques. Une des complications possibles de cette affection est l'apparition d'un rhumatisme psoriasique. Du point de vue homéopathique, traiter localement un rhumatisme psoriasique peut entraîner une généralisation des lésions de la peau, voire l'évolution vers une forme grave de la maladie. Il faut par conséquent traiter le patient dans sa globalité pour guérir le psoriasis lui-même.

Parmi de nombreux autres médicaments homéopathiques possibles, des remèdes comme **Clematis erecta**, **Phytolacca decandra** ou **Sarsaparilla officinalis** peuvent être envisagés par le médecin.

Les verrues

Ce sont des proliférations bénignes, d'origine virale, dues au Human Papilloma Virus. Leur caractère principal est d'être bien délimitées par un sillon périphérique. D'autres types de lésions sont apparentées aux verrues : les condylomes génitaux, ou crêtes-de-coq, verrues sexuellement transmissibles siégeant sur les muqueuses génitales ; les *Molluscum contagiosum*, lésions de forme circulaire, avec un pertuis central et un bourrelet périphérique, très fréquentes chez les enfants d'âge scolaire et très contagieuses.

Le traitement homéopathique

Il vise à restaurer l'immunité du patient. Seul un remède choisi en fonction de la globalité du patient, après un entretien sérieux, pourra permettre de les faire disparaître définitivement. (Voir aussi le chapitre « Les maladies de l'enfant », page 47.)

Les autres maladies

Elles sont extrêmement variées et reflètent l'aboutissement d'une réaction immunologique identique. Quelle que soit l'affection, c'est sur cette réaction que portera le traitement homéopathique, en tentant de la réduire. Parmi ces maladies, on peut citer : les cicatrices épaisses et indurées (chéloïdes) ; des affections auto-immunes, telles que la sclérodermie ou la pemphigoïde bulleuse ; les lipomes, tumeurs bénignes des cellules graisseuses ; les tumeurs cutanées bénignes ; les grains de beauté et les angiomes ; le lupus, etc.

Un exemple de traitement homéopathique d'une maladie de peau

Un patient âgé de 83 ans, veuf, consulte pour une pemphigoïde bulleuse, maladie dermatologique caractérisée par la présence de bulles naissant sous l'épiderme. Cette maladie est apparue depuis son arrivée en résidence pour personnes âgées, après une lourde opération de chirurgie vasculaire.

Au cours de son séjour, il s'est senti dépossédé de sa maison et de sa gouvernante, n'ayant pas été consulté par ses enfants sur les décisions prises. Après 2 doses de **Lycopodium clavatum**, les bulles disparaissent en quelques mois, mais sont remplacées par des plaques infiltrées, diagnostiquées comme une tumeur cutanée, le mycosis fongoïde.

Le patient prend une dose du même remède homéopathique plus dilué. Il consulte de nouveau quelques mois plus tard, pour une dysidrose (forme d'urticaire) de la main droite, dont il se souvient avoir souffert à l'âge de 20 ans. Les plaques infiltrées ont disparu, ne laissant que des traces brunes. Il reprend à nouveau le même remède, plus dilué encore. Il recouvre alors toute sa santé, ne souffrant plus d'aucune lésion dermatologique.

Les rhumatismes et les maux de dos

L'homéopathie peut soulager ou ralentir l'évolution des rhumatismes et des maux de dos, seule ou en association avec d'autres traitements.

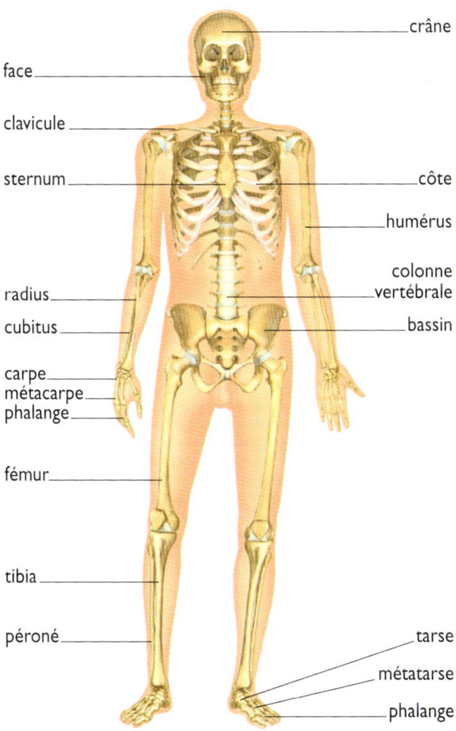

Les articulations sont des structures fragiles, très sollicitées, fréquemment sujettes à des lésions parfois handicapantes. Un remède homéopathique bien choisi peut permettre de soulager les douleurs et d'interrompre, ou au moins de ralentir, l'évolution de ces lésions.

L'anatomie des articulations

Les articulations sont les structures qui unissent les os entre eux et leur permettent de se mouvoir les uns par rapport aux autres. On en distingue plusieurs types, selon leur forme et le degré de mobilité qu'elles autorisent.

• **Les articulations immobiles.** Elles sont rugueuses, irrégulières ou dentelées et soudent quasiment les os entre eux. Les articulations des os du crâne en sont un exemple.

• **Les articulations semi-mobiles.** Ce sont des articulations dans lesquelles les os sont reliés par un tissu cartilagineux ou fibreux, sans cavité articulaire. Les disques qui séparent les vertèbres appartiennent à ce type d'articulation.

• **Les articulations très mobiles.** Elles relient les extrémités osseuses séparées l'une de l'autre par une cavité articulaire. Dans ce type d'articulation, les surfaces osseuses sont recouvertes d'un tissu élastique lisse et résistant, le cartilage, qui réduit considérablement les frottements pendant le mouvement. L'articulation est entourée par une capsule, revêtue à l'intérieur d'une fine membrane, la synoviale. Cette dernière sécrète un liquide, le liquide synovial, qui lubrifie les surfaces articulaires et assure la nutrition du cartilage. Le genou et la hanche sont des exemples d'articulations très mobiles.

Les rhumatismes d'origine « mécanique » : l'arthrose

L'arthrose résulte de l'usure des cartilages articulaires. Cette usure provient soit d'un défaut mécanique articulaire, soit d'un surmenage prolongé de l'articulation (activité sportive ou professionnelle trop intense), ou encore de la qualité défectueuse du cartilage, le plus souvent en raison du vieillissement (l'arthrose se manifeste surtout après 60 ans).

• **Les symptômes.** La douleur occasionnée est dite mécanique : elle apparaît au moment des mouvements et disparaît avec le repos. Toutefois, l'affection peut se compliquer d'épanchements entraînant une douleur permanente, même pendant la nuit.

L'ASSOCIATION ALLOPATHIE-HOMÉOPATHIE

La prise d'un traitement allopathique n'interdit pas le recours à l'homéopathie. En effet, les traitements classiques ne modifient pas les caractéristiques les plus personnelles du patient, qui pourront être utilisées pour déterminer un remède lui correspondant. Il est donc possible de faire appel à l'homéopathie pour soigner un lumbago ou une sciatique récidivante, par exemple, tout en ayant recours à l'allopathie.

Un exemple de traitement homéopathique de l'arthrose

Une patiente souffre d'arthrose de la hanche, avec des douleurs chroniques empirant la nuit à la chaleur du lit et par temps froid et humide. Elle signale par ailleurs qu'elle a toujours eu tendance aux rhumes « traînants », avec nez bouché et maux de gorge s'aggravant la nuit et après l'ingestion de boissons chaudes. Toute sa vie elle a eu des problèmes au niveau des seins : douleurs pendant les règles, abcès lorsqu'elle allaitait ses enfants – la cicatrice de l'abcès est d'ailleurs encore facilement douloureuse, même après tant d'années –, seins devenant durs et douloureux dès qu'elle prenait froid. Cet ensemble de symptômes oriente vers Phytolacca decandra, dont la prise soulage durablement la patiente de ses douleurs d'arthrose.

• **Un cas particulier : les atteintes des épaules et des hanches.** Également appelées périarthrites, ces atteintes sont responsables de douleurs et de gênes variables selon la localisation : à la hanche, la douleur fait boiter; à l'épaule, la douleur peut être violente, et se manifeste tout particulièrement lors de la toilette et de l'habillement.

• **Le traitement classique.** Il est avant tout préventif, et consiste en une lutte précoce contre l'excès de poids, le surmenage articulaire, les microtraumatismes répétés. Lors des crises douloureuses, le traitement repose sur l'administration de médicaments anti-inflammatoires non stéroïdiens et, entre les crises, sur la mise au repos de l'articulation et la rééducation. Lorsque l'articulation est trop abîmée, la pose chirurgicale d'une prothèse peut être envisagée par le médecin.

• **Le traitement homéopathique.** En dehors des cas relevant de la sollicitation excessive d'une articulation, l'arthrose est une affection essentiellement liée au vieillissement. À ce titre, elle relève de mesures d'hygiène de vie et de la prescription d'un médicament homéopathique choisi selon les symptômes les plus caractéristiques du patient. Il n'exercera pas bien sûr d'action sur le veillissement lui-même, mais sur ce qui rend ce vieillissement douloureux : même si l'arthrose est très fréquente, tous n'en souffrent pas, ce qui confirme que le vieillissement n'est pas seul en cause.

Les rhumatismes d'origine inflammatoire

Regroupés sous le terme d'arthrite, ces rhumatismes se caractérisent par des douleurs au niveau des articulations atteintes. Ces douleurs se manifestent surtout en fin de nuit et nécessitent un « dérouillage » matinal, c'est-à-dire qu'elles s'estompent lorsque le patient a fait quelques mouvements après s'être levé. Les signes d'inflammation (rougeur, gonflement, chaleur des articulations atteintes) ne sont manifestes qu'en cas d'inflammation aiguë.

Différents types de rhumatisme inflammatoire

• **Les atteintes des articulations périphériques.** La plus fréquente est la polyarthrite rhumatoïde, qui touche surtout les femmes entre 30 et 50 ans. Il s'agit d'une maladie auto-immune (l'organisme fabrique des anticorps dirigés contre lui-même), qui évolue par poussées et entraîne une atteinte des cartilages et des synoviales responsable d'importantes déformations.

• **Les atteintes de la colonne vertébrale.** La plus courante est la spondylarthrite ankylosante, qui touche surtout les hommes jeunes. Elle entraîne une ossification des articulations, et se traduit par une douleur dans le bas du dos associée à une raideur progressive.

• **Le rhumatisme psoriasique.** Cette affection, qui accompagne un psoriasis (affection chronique de la peau), peut revêtir deux formes. L'inflammation peut toucher plusieurs articulations des doigts, entraînant des déformations très gênantes, ou atteindre les articulations de la colonne vertébrale, plus particulièrement celles qui sont situées entre le sacrum et l'os iliaque.

Le traitement des rhumatismes inflammatoires

• **Le traitement classique.** Il repose sur l'administration, d'une part, de médicaments destinés à faire disparaître les symptômes (antalgiques contre la douleur, anti-inflammatoires et corticostéroïdes contre l'inflammation), d'autre part, de médicaments destinés à lutter contre le processus pathologique lui-même (antimalariques, sels d'or,

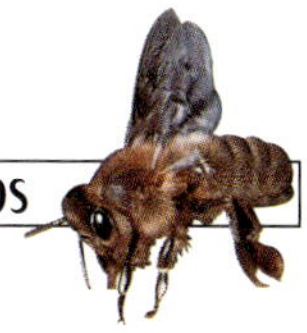

etc.). Ces traitements sont responsables d'effets secondaires importants, ce qui rend nécessaire un suivi médical rigoureux. La médecine classique propose également des traitements orthopédiques (plâtres de posture, chirurgie, prothèses, ergothérapie, rééducation).

• **Le traitement homéopathique.** L'homéopathie traite de façon très personnalisée les patients atteints de rhumatismes inflammatoires. Seule la recherche du remède de fond pourra permettre un soulagement des douleurs et un arrêt, ou au moins un ralentissement, de l'évolution de la maladie.

Les maux de dos

Extrêmement répandu, le mal de dos peut avoir de multiples causes. Lorsqu'il ne découle pas d'une affection des viscères ou d'une spondylarthrite, il peut trouver son origine dans la prise de mauvaises postures, la sédentarité, le stress, une déformation de la colonne vertébrale (scoliose, cyphose, lordose...), l'ostéoporose, voire une hernie discale.

Le torticolis

C'est une contracture des muscles du cou, responsable de la torsion de celui-ci et d'une douleur brutale ; la tête adopte alors une position inclinée. Un torticolis disparaît normalement de lui-même en quelques jours. Dans le cas contraire, il doit faire l'objet d'une consultation médicale, afin de détecter une éventuelle affection sous-jacente (arthrose cervicale, par exemple). Le traitement classique repose sur le repos et l'administration de médicaments contre la douleur et décontracturants ; dans certains cas, le port d'un collier cervical ou des séances de kinésithérapie ou de physiothérapie (traitement par les ultrasons ou la chaleur) peuvent être proposés.

• **Le traitement homéopathique.** Parmi les médicaments homéopathiques prescrits en cas de torticolis, on peut citer **Cuprum metallicum** (chez une personne ayant une grande propension aux crampes, dont la tête est attirée vers la droite, avec une grande sensibilité de la colonne vertébrale et une douleur brûlante, déchirante) ou **Ranunculus bulbosus** (torticolis associé à une douleur musculaire le long de l'omoplate

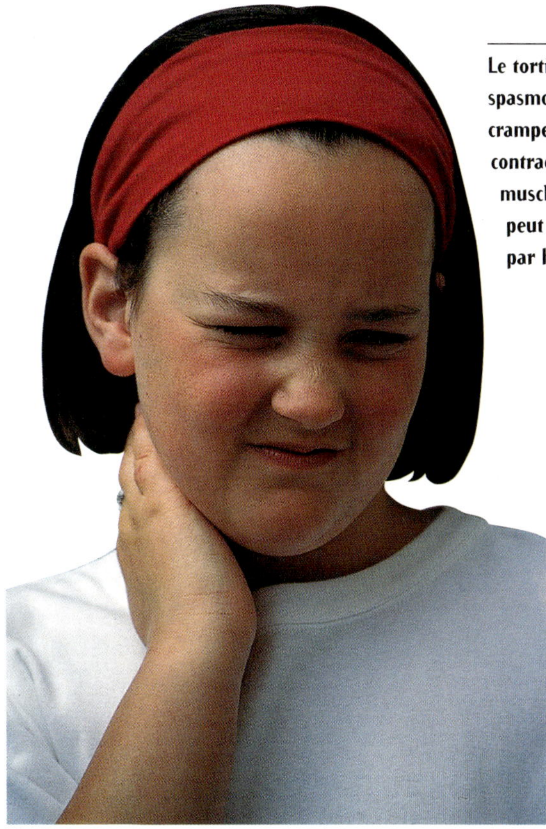

Le torticolis, douleur spasmodique de type crampe due à une contracture des muscles cervicaux, peut être soigné par homéopathie.

Deux exemples de traitement homéopathique de périarthrites

Un premier patient consulte pour une douleur de l'épaule survenue voici quelques mois à la suite d'un faux mouvement. Depuis, son épaule s'est ankylosée malgré la prise de médicaments anti-inflammatoires et des séances de kinésithérapie. La douleur est maximale le matin au lever et irradie jusqu'au coude. Elle s'estompe partiellement lorsque le patient fait des mouvements. Par ailleurs, ce dernier est habituellement pâle mais rougit facilement à l'effort. Consciencieux, voire tatillon, il ne supporte ni la contradiction, ni l'attente, ni le moindre bruit. La prescription de **Ferrum metallicum** lui permettra de retrouver l'usage normal de son épaule. Un second patient souffre d'une douleur de l'épaule avec engourdissement, picotements, faiblesse paralysante du bras, en même temps que d'une douleur de la hanche du côté opposé. Ce patient, de tempérament fantasque, se plaint de ne pouvoir rester longtemps debout sans se sentir défaillir, d'une douleur à l'estomac après le repas, avec sécheresse de la bouche mais sans avoir soif, et toutes ses vertèbres sont sensibles à la pression. **Nux moschata** est le médicament le plus à même de le soulager.

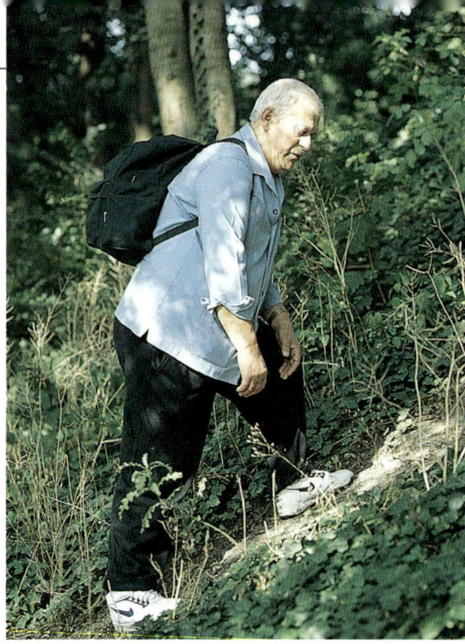

Dans le traitement des raideurs rhumatismales, on préconise, parallèlement au traitement homéopathique, un exercice physique régulier.

gauche, survenant souvent lors d'un changement de temps, après avoir été longtemps assis tête penchée, la douleur s'aggravant par le mouvement des bras).

Le lumbago

Il s'agit d'une douleur brutale survenant dans le bas du dos (« tour de reins »), empêchant ou gênant les mouvements, et interdisant en particulier de se redresser normalement. Affection fréquente, le lumbago survient de façon brutale et succède à un mouvement maladroit combinant une flexion et une torsion du tronc.

• **Le traitement classique.** Il est fondé sur le repos au lit, éventuellement sur l'administration de médicaments contre la douleur (antalgiques) et/ou relaxants (myorelaxants). On préconise le retour à une activité normale aussi rapidement que possible.

• **Le traitement homéopathique.** De très nombreux remèdes – souvent indiqués, par ailleurs, en cas de problèmes digestifs ou urinaires – sont disponibles. À titre d'exemple, on peut citer **Dulcamara** (lumbago survenant après un chaud et froid, par temps humide, même l'été) ou **Rhus toxicodendron** (lumbago souvent lié à un effort physique excessif, se traduisant par une raideur musculaire douloureuse, douleur exacerbée au début des mouvements et améliorée par la chaleur). Les lumbagos récidivants sont considérés en homéopathie comme l'expression aiguë d'une affection chronique : dans ce cas, seul un interrogatoire approfondi du patient permettra de déterminer le bon remède ; la prescription homéopathique incluera en outre des conseils d'hygiène de vie, et l'apprentissage des mouvements à éviter et à privilégier.

Une bonne hygiène de vie

En matière de rhumatisme inflammatoire, les traitements classiques donnent souvent des résultats imparfaits. En revanche, respecter certaines règles d'hygiène de vie permet d'obtenir des améliorations. On conseille particulièrement la pratique régulière d'une activité physique et le respect d'un régime alimentaire éliminant tout ce qui acidifie l'organisme (viandes rouges, charcuteries, alcool, laitages, produits raffinés).

Par ailleurs, les maux de dos sont souvent simplement provoqués par des problèmes intestinaux (constipation, colite, ballonnements...). Aussi, quel que soit le traitement envisagé, il est conseillé aux patients ayant des maux de dos de modifier leur alimentation pour améliorer leur fonctionnement intestinal, ce qui pourra contribuer à faire disparaître les douleurs.

La sciatique

La sciatique est une douleur irradiant le long du nerf sciatique, pouvant s'étendre tout au long du trajet de ce nerf, de la fesse jusqu'au pied. Elle survient lorsque le nerf sciatique est comprimé à un endroit donné. La compression est le plus souvent provoquée par une hernie discale (saillie d'un disque intervertébral hors de ses limites normales).

Le traitement classique

Dans la plupart des cas, la sciatique guérit spontanément en quelques semaines. Le traitement repose avant tout sur le repos absolu et sur le port d'un corset pour maintenir la colonne vertébrale, si la douleur est intense. On peut aussi prescrire des médicaments contre la douleur et des anti-inflammatoires. Une intervention chirurgicale est parfois nécessaire.

Le traitement homéopathique

Différents remèdes homéopathiques, choisis en fonction des symptômes les plus caractéristiques du patient, peuvent soulager durablement les douleurs de sciatique, au besoin en association avec d'autres traitements. Le tableau ci-contre mentionne quelques remèdes prescrits en cas de sciatique aiguë, survenue par exemple après un effort musculaire ou un voyage.

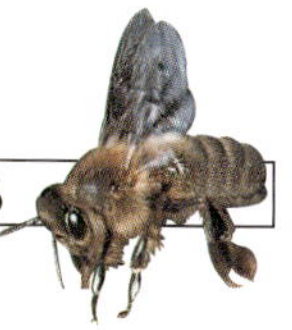

LA SCIATIQUE AIGUË

Symptômes	Facteurs d'amélioration et d'aggravation	Remèdes
Douleurs de type crampe, spasme ou brûlure, allant de la hanche au genou, associées à un engourdissement, une sensation de muscles raccourcis. Peuvent survenir après une contrariété chez une personne colérique.	Amélioration par la pression, la chaleur, et en fléchissant la jambe atteinte sur l'abdomen. Aggravation par le mouvement continu, et la nuit, vers 4 heures du matin.	**Colocynthis**
Douleurs irradiantes de type crampe, associées à une faiblesse musculaire et une tendance aux spasmes générale. Les douleurs surviennent et disparaissent brusquement, notamment en découvrant le membre.	Amélioration par la station debout, la chaleur, la pression et la friction. Aggravation par le froid et les applications froides, l'effort intellectuel, le mouvement.	**Magnesia phosphorica**
Douleur de type brûlure partant du dos et irradiant vers la hanche et la cuisse. Association avec une sensation d'endolorissement de tout le corps et une agitation générale.	Amélioration en marchant, par le mouvement (la douleur s'aggrave toutefois au début du mouvement et en étirant le membre). Aggravation la nuit et le matin avant le lever, en se levant d'un siège et en descendant les escaliers, par les applications de froid.	**Ruta graveolens**
Douleur de type brûlure associée à une agitation et à l'impossibilité pour la personne de trouver une position qui lui convienne, qu'elle soit debout, assise ou couchée.	Amélioration par le mouvement continu, la marche, la chaleur, la pression. Aggravation après minuit, par le froid sous toutes ses formes, en position couchée sur le côté douloureux et au début de chaque mouvement.	**Rhus toxicodendron**
Douleur caractérisée par son aggravation au moindre mouvement et au froid, ce qui impose le repos complet, voire l'immobilité.	Amélioration par la pression, donc en position couchée sur le côté douloureux.	**Bryonia alba**
Douleur de type choc électrique, siégeant surtout à droite, changeant rapidement de localisation et parcourant la face externe du membre de haut en bas, associée à une sensation généralisée de courbatures, d'engourdissement.	Amélioration par la pression. Aggravation par le mouvement.	**Phytolacca decandra**
Douleur survenant et disparaissant brusquement, surtout à gauche, et s'étendant vers le bas. Association avec une grande faiblesse générale.	Amélioration par le mouvement, la chaleur du lit et en fléchissant la jambe atteinte. Aggravation par la pression, avant d'aller à la selle, lors des changements de temps.	**Kalium bichromicum**
Douleur empêchant de rester au lit car s'aggravant en position couchée.	Amélioration par le mouvement, au grand air, en fléchissant la jambe. Aggravation lorsque la personne est couchée sur le côté douloureux.	**Kalium iodatum**

Ces remèdes sont à prendre en dilution 7CH, 3 granules en une seule prise, à répéter jusqu'à amélioration ; pas plus de 4 prises. Consultez un médecin si aucune amélioration ne se fait sentir passé 24 à 48 heures. Par ailleurs, n'hésitez pas à vous reporter à la partie « Connaître les médicaments » pour vérifier si le médicament choisi correspond bien à vos symptômes.

L'appareil digestif

L'homéopathie peut contribuer à combattre les affections digestives, tant aiguës que chroniques, et à améliorer le fonctionnement de l'ensemble de l'appareil digestif.

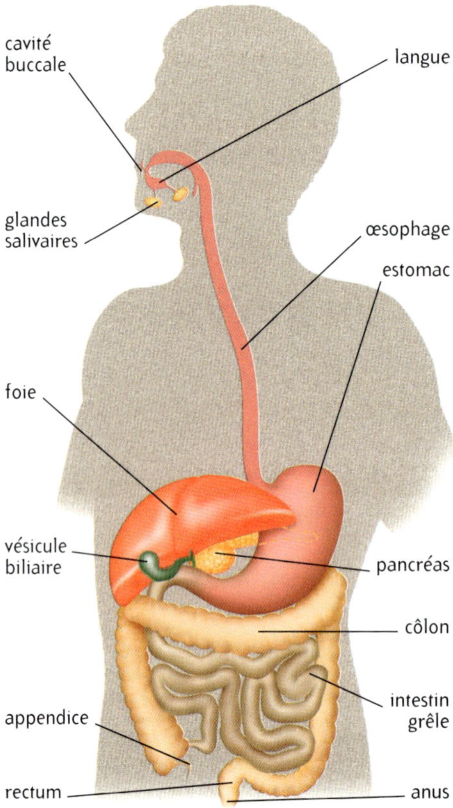

L'anatomie de l'appareil digestif

L'appareil digestif est constitué du tube digestif et d'organes annexes : les glandes salivaires, le foie, la vésicule biliaire et le pancréas. Le tube digestif mesure environ 9 mètres. Il comprend la bouche, le pharynx, l'œsophage, l'estomac, l'intestin grêle, le côlon, le rectum et l'anus.

Les étapes de la digestion

Le rôle de l'appareil digestif est capital : c'est lui qui assure l'essentiel de notre nutrition (ingestion, transformation et assimilation des aliments, production d'énergie, rejet des déchets). En effet, les composants de ce que nous mangeons (glucides, protides, lipides) sont trop complexes pour être directement utilisés par notre corps. Le processus de la digestion comprend plusieurs étapes.

- **Dans la bouche.** La mastication et la salivation fluidifient les aliments, qui peuvent ainsi être avalés.
- **La déglutition.** Elle conduit les aliments, par l'action de la langue, du pharynx et de l'œsophage, jusque dans l'estomac, où ils pénètrent par l'ouverture d'un sphincter, le cardia ; ce dernier s'oppose au reflux des aliments.
- **L'estomac.** C'est une poche musculaire extensible dans laquelle les aliments sont imprégnés de sucs sécrétés par les glandes de l'estomac et transformés en une bouillie, qui passe ensuite dans l'intestin grêle par l'intermédiaire d'un sphincter, le pylore.
- **L'intestin grêle.** Il comprend trois parties : le duodénum, le jéjunum et l'iléon. Il reçoit les sécrétions du pancréas et du foie. L'intestin grêle assure 90 % de l'absorption alimentaire (passage dans le sang des éléments nutritifs).
- **Le côlon.** Il assure la fin de l'absorption alimentaire, concentre les matières non digestibles, qu'il transforme en matières fécales, et absorbe la plus grande partie de l'eau : sur 8 litres (alimentation et sécrétions), il n'est éliminé qu'environ 150 grammes d'eau dans les selles.
- **Le rectum et l'anus.** Ils constituent la dernière portion du tube digestif, et assurent le contrôle de l'évacuation des matières fécales. C'est l'arrivée de celles-ci dans le rectum qui déclenche le besoin d'aller à la selle.

MISE EN GARDE
Certaines maladies aiguës de l'appareil digestif nécessitent une hospitalisation en urgence et une intervention chirurgicale ou une réanimation : elles ne sauraient être traitées par homéopathie. Ce sont notamment l'appendicite, les hémorragies digestives, les occlusions intestinales, les affections aiguës du foie, de la vésicule, du pancréas et des artères. En cas de fièvre, d'altération de l'état général, d'hémorragie, de douleurs importantes, appelez un médecin d'urgence.

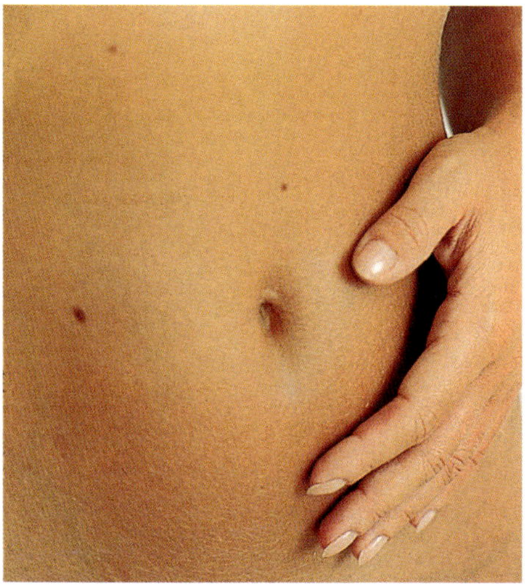

Avoir mal au ventre est un symptôme bien trop vague pour orienter vers le bon remède homéopathique. Il vous faudra préciser les caractéristiques de la douleur et ses modalités.

Les maladies de l'appareil digestif

L'appareil digestif subit constamment de nombreuses agressions : alimentation déséquilibrée, infections, traumatismes physiques et psychologiques, etc. Lorsque ses systèmes de régulation sont dépassés, diverses affections peuvent survenir. L'homéopathie distingue les affections chroniques, dont le traitement passe nécessairement par la prise en compte de la globalité du patient, et les maladies aiguës, dont certaines sont accessibles à l'automédication.

Le reflux gastro-œsophagien

C'est une régurgitation du contenu acide de l'estomac dans l'œsophage, liée à une incapacité du cardia à se fermer correctement. Ce trouble est le plus souvent bénin, mais responsable de sensations de brûlure au creux de l'estomac irradiant derrière le sternum, parfois très désagréables, qui surviennent après les repas. Il est diagnostiqué par un examen endoscopique et un examen appelé pH-métrie œsophagienne.

Le traitement classique

Il repose d'abord sur des mesures d'hygiène simples : fractionner les repas, éviter les graisses et les aliments acides, prendre le repas du soir longtemps avant de se coucher, etc. Différents médicaments peuvent également être prescrits. En cas de troubles très importants, on a parfois recours à la chirurgie.

Le traitement homéopathique

L'administration d'un remède « profond », choisi en fonction des caractéristiques les plus personnelles du patient et des modalités de survenue du trouble, donne de bons résultats dans le traitement de celui-ci.

L'ulcère gastroduodénal

C'est une perte de substance localisée de la muqueuse qui tapisse l'estomac (ulcère gastrique) ou la partie initiale de l'intestin, le duodénum (ulcère duodénal). Cette affection se traduit par une douleur semblable à une crampe ou à une brûlure ressentie dans le haut de l'abdomen. Un ulcère gastroduodénal peut se compliquer d'hémorragie, de perforation et, dans le cas des ulcères gastriques, de cancérisation.

Le diagnostic et le traitement classique

Le diagnostic fait appel à un examen endoscopique ; en cas d'ulcère gastrique, on pratique aussi un prélèvement de tissu (biopsie) afin d'effectuer une analyse pour vérifier l'absence de cancérisation. Le traitement classique associe les médicaments antisécrétoires et anti-infectieux (contre le microbe *Helicobacter pylori*).

Le traitement homéopathique

Il nécessite un suivi médical rigoureux, et peut être très efficace. Parmi les remèdes utilisés, on peut citer **Kalium bichromicum**, en cas d'ulcère rond à bords parfaitement délimités ; **Staphysagria**, prescrit lorsque l'ulcère est survenu à la suite de rancœurs, de colères refoulées depuis longtemps ; **Opium**, en cas d'ulcère profond sans manifestations douloureuses.

Les troubles fonctionnels digestifs

Très répandus, ce sont des troubles affectant la digestion, désagréables mais toujours bénins, dont la caractéristique est de survenir sans

aucune cause organique. On en distingue trois :
– le syndrome de l'intestin irritable, qui associe diversement douleurs abdominales, constipation, diarrhée, ballonnements, etc. ;
– la constipation chronique (affectant le patient depuis des années, voire depuis « toujours ») ;
– les troubles dyspeptiques chroniques, qui se traduisent selon le cas par des difficultés de digestion, des nausées, des vomissements, des brûlures d'estomac, une langue « chargée », une mauvaise haleine, etc.

Le diagnostic et le traitement classique

Le diagnostic est avant tout clinique : il repose sur le constat de l'ancienneté des troubles, alliée à un bon état général et à l'absence d'anomalies organiques (parfois contrôlée par un examen endoscopique du côlon). Le traitement classique met en œuvre des mesures diététiques et d'hygiène de vie : alimentation riche en fibres, boissons abondantes, exercice physique, etc.

Le traitement homéopathique

Un traitement homéopathique de fond prenant en considération l'ensemble de l'individu permet bien souvent la résolution de ce genre de troubles. Selon le profil caractéristique et psychologique de chacun, des médicaments comme **Lycopodium clavatum**, **Arsenicum album**, **Carbo vegetabilis**, **Ignatia amara**, **Natrum muriaticum** peuvent, parmi de nombreux autres, être indiqués.

Un exemple de traitement homéopathique de troubles fonctionnels digestifs

Cet exemple concerne une femme qui, depuis plusieurs années, lorsqu'elle a de gros soucis, souffre de ballonnements douloureux, coliques et diarrhées accompagnées de sueurs, vomit ce qu'elle a mangé ; ces crises sont à ce point pénibles qu'elle « a l'impression de perdre connaissance ». Il s'agit d'une personne hyperdynamique, active, pressée, très autoritaire qui, précise-t-elle, a besoin de réussir, de « gagner ». Elle est en conflit avec son mari, qui ne satisfait plus ses ambitions. En l'interrogeant, son médecin homéopathe apprend encore qu'elle adore les fruits. Cet ensemble de traits physiques et psychiques orientent le praticien vers **Veratrum album**. La prise à 30CH de ce remède depuis six ans, chaque fois que cela est nécessaire, a fait disparaître les crises digestives de la patiente et a rééquilibré son état général et moral.

Les hépatites

Les hépatites, atteintes inflammatoires ou toxiques du foie, sont des affections toujours sérieuses car elles atteignent l'un des organes vitaux de notre organisme. Elles peuvent être causées par l'alcool, par certains médicaments, par des substances toxiques ou par des virus (hépatites A, B, C…). À leur phase aiguë, les hépatites A et B se traduisent notamment par une jaunisse (ictère).
Sauf pour l'hépatite A, le principal danger des hépatites réside dans leur passage à la chronicité, laquelle peut déboucher sur une destruction irréversible des cellules du foie (cirrhose), puis sur un cancer du foie.
Le diagnostic repose sur une analyse sanguine. Dans certains cas (formes chroniques), on effectue un prélèvement de cellules du foie (biopsie) afin d'estimer le degré d'atteinte.

Le traitement classique

Il associe, dans la phase aiguë, le repos et un régime alimentaire strict. Dans le cas d'une hépatite chronique, différents traitements peuvent être proposés, dont l'Interféron. Un suivi médical rigoureux est toujours indispensable.

Le traitement homéopathique

– À la phase aiguë, l'homéopathie peut apporter un réel soutien. Parmi les nombreux remèdes possibles, on utilise des substances utilisées contre les symptômes de la grippe, comme **Aconitum napellus**, **Belladonna**, **Bryonia alba**, **Nux vomica**, **Gelsemium sempervirens**, **Eupatorium perfoliatum**, **Apis mellifica**, etc.
– À une phase ultérieure de la maladie, on peut citer, parmi l'ensemble des remèdes utilisés, **Phosphorus**, **Arsenicum album**, **Mercurius solubilis**, **Nux vomica**, **Lycopodium clavatum**, **Chelidonium majus**, **Bryonia alba**, **China officinalis**, etc.
– Dans les hépatites chroniques, seule une homéopathie de fond peut permettre d'enrayer l'évolution de la maladie. On associe bien

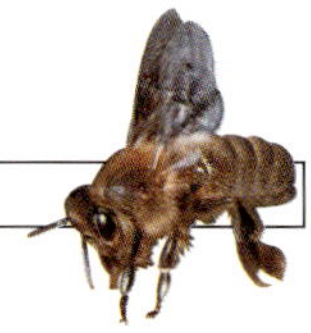

entendu ce traitement à des mesures hygiéniques et diététiques afin de protéger le foie de toute agression.

Les calculs de la vésicule biliaire

Ce sont des concrétions anormales, qui se forment dans la vésicule biliaire et qui sont responsables de douleurs et d'inflammations ; elles passent souvent inaperçues et sont alors découvertes fortuitement lors d'une échographie.

Le traitement classique

Il repose sur des médicaments antispasmodiques et anti-infectieux. Une opération est proposée quand les calculs entraînent des douleurs, et que l'on craint la migration d'un calcul et son blocage dans le canal cholédoque, ce qui constitue une urgence chirurgicale absolue.

Le traitement homéopathique

L'homéopathie peut être efficace en traitement de fond ; on recherchera dans ce cas un médicament global. Elle peut aussi être utile en cas de crise ; parmi les remèdes utilisés, on peut citer **Colocynthis**, **Magnesia phosphorica** ou encore **Bryonia alba**.

Les maladies inflammatoires de l'intestin

Ce sont des maladies rares mais graves qui évoluent sur de nombreuses années. On en distingue deux types : la recto-colite hémorragique, qui se manifeste par des pertes glairo-sanglantes associées à des coliques abdominales, et la maladie de Crohn, qui se traduit par une diarrhée avec douleurs abdominales. Des manifestations extra-intestinales (articulaires, cutanées, oculaires) peuvent survenir, ainsi que de nombreuses complications. Le diagnostic repose sur des examens endoscopiques et des radiographies de l'intestin.

Le traitement classique

Il fait tout d'abord appel à une classe spécifique de médicaments, les amino-salicylés, associés éventuellement à d'autres types de médicaments (corticoïdes, immunosuppresseurs, etc.), et parfois à la chirurgie.

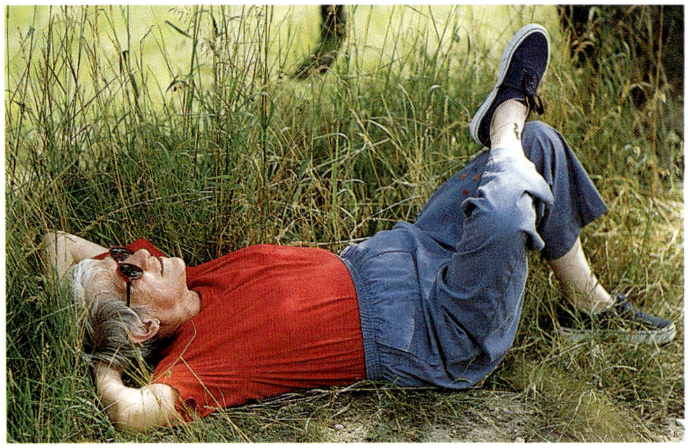

De nombreuses affections digestives sont liées au stress. Se ménager des plages de repos, s'adonner à une activité physique régulière peut vous être conseillé parallèlement à la prise d'un remède homéopathique.

Le traitement homéopathique

Une homéopathie fine permettant de découvrir un remède constitutionnel très profond peut donner d'excellents résultats.

Les hémorroïdes

C'est une dilatation anormale (varices) des veines situées au niveau de l'anus, dans la partie haute (hémorroïdes internes) ou basse (hémorroïdes externes) de l'anus. Elle entraîne divers symptômes : inflammation, suintements, démangeaisons, saignements, prolapsus. Le diagnostic repose sur un examen clinique (hémorroïdes externes) ou endoscopique de l'anus et du rectum (hémorroïdes internes).

Le traitement classique

La médecine classique associe des médicaments facilitant la circulation veineuse et le transit intestinal, ainsi que des soins locaux, des conseils d'hygiène de vie et, dans certains cas, différentes techniques chirurgicales.

Le traitement homéopathique

Parmi le très grand nombre de remèdes utilisés en traitement de fond, on peut évoquer **Sulfur**, **Nux vomica**, **Lycopodium clavatum**, **Kalium carbonicum** ou **Sepia officinalis**. Le tableau de la page suivante mentionne quelques remèdes préconisés en cas de crise.

Les douleurs aiguës d'estomac

Ce sont des crampes, brûlures ou sensation de pesanteur, ressenties en haut de l'abdomen, en dessous du sternum, le plus souvent liées à des

LA CRISE HÉMORROÏDAIRE AIGUË

Symptômes	Remèdes
◗ Hémorroïdes d'apparition brutale, sous forme d'une boule extrêmement douloureuse (douleurs battantes de type piqûres d'aiguille), brûlante ; bas du dos endolori. Touche de préférence les « bons vivants » sujets aux hémorroïdes chroniques. Le saignement de l'hémorroïde soulagerait le patient, mais celle-ci ne tend pas à saigner. Apparition favorisée par la constipation.	**Aesculus hippocastanum**
◗ Grosses hémorroïdes ou hémorroïdes en grappe, bleuâtres, saignant facilement, démangeant, extrêmement douloureuses, apparaissant quand la personne a des diarrhées avec selles difficiles à contrôler. Douleur minorée par l'eau froide et aggravée par la chaleur.	**Aloe socotrina**
◗ Hémorroïdes gonflées, rouge violacé. Douleur battante avec sensation de chaleur brûlante, aggravée au moindre contact ou secousse et par le froid.	**Belladonna**
◗ Hémorroïdes associées à des saignements importants et à des douleurs dans le bas du dos. Douleur soulagée par le saignement, qui laisse une sensation d'épuisement disproportionnée.	**Hamamelis virginiana**
◗ Hémorroïdes extrêmement douloureuses, bleuâtres. Douleur soulagée par la chaleur locale et l'application d'eau chaude, aggravée au moindre contact.	**Muriaticum acidum**

Ces remèdes sont à prendre en dilution 5CH, à raison de 3 granules toutes les 2 heures. Espacez la prise du remède homéopathique dès qu'une amélioration se fait sentir. Si les symptômes persistent au-delà de 24 à 48 heures, consultez un médecin. Par ailleurs, n'hésitez pas à vous reporter à la partie « Connaître les médicaments » pour vérifier si le médicament choisi correspond bien à vos symptômes.

DOULEURS AIGUËS D'ESTOMAC

Symptômes	Remèdes
◗ Douleurs de type pesanteur ou brûlure, accompagnées d'un état nauséeux et d'irritabilité. Surviennent après un repas trop riche ou trop arrosé, chez les personnes sédentaires, surmenées ou après une contrariété.	**Nux vomica 7CH,** 3 granules toutes les heures. Excellent remède lorsque la qualité de la nourriture a laissé à désirer.
◗ Crampes avec régurgitations acides ou biliaires. Surviennent après une violente colère. Douleurs améliorées par l'application de chaleur sur l'endroit douloureux.	**Chamomilla vulgaris 9CH,** 3 granules toutes les heures.
◗ Douleurs survenant à la suite d'une émotion intériorisée (déception, chagrin, échec...). Le patient soupire, ne supporte pas la pression sur la partie douloureuse.	**Ignatia amara 9CH,** 3 granules toutes les heures.
◗ Douleurs de type brûlure ou pesanteur, accompagnées de flatulences, de lenteur de la digestion et de dégoût du gras. Le patient n'a pas soif.	**Pulsatilla 7CH,** 3 granules toutes les heures. Recommandé après avoir consommé un repas trop gras (viande de mouton ou de porc, crème glacée).

Espacez les prises du remède homéopathique dès qu'une amélioration se fait sentir. Si les douleurs s'accompagnent d'une altération de l'état général, surviennent lors de la prise d'un médicament (anti-inflammatoires, aspirine, corticoïdes) ou chez une personne ayant un terrain pathologique connu (maladie cardiaque, alcoolisme), consultez un médecin sans attendre. Par ailleurs, n'hésitez pas à vous reporter à la partie « Connaître les médicaments » pour vérifier si le médicament choisi correspond bien à vos symptômes.

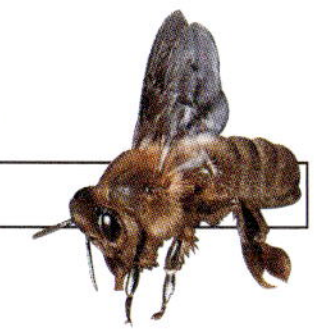

facteurs alimentaires ou émotionnels. En médecine classique, elles sont soignées par des médicaments anti-acides (pansements gastriques).

Le traitement homéopathique

Si les douleurs sont récidivantes, un traitement de fond s'impose. Le tableau ci-contre mentionne quelques remèdes homéopathiques pour des douleurs occasionnelles.

Les douleurs aiguës de la vésicule biliaire

Ce sont des douleurs siégeant dans la partie droite de l'abdomen, des nausées, des vomissements, des maux de tête et une constipation ou une diarrhée. Pour soulager ces douleurs, qui pourraient correspondre à la « crise de foie », la médecine classique préconise la diète et le repos.

Le traitement homéopathique

Différents remèdes homéopathiques peuvent soulager ce type de douleurs. Le tableau ci-dessous en mentionne quelques-uns.

La gastro-entérite

C'est une inflammation de l'estomac et de l'intestin. Elle est, selon le cas, d'origine virale (et survient alors dans un contexte d'épidémie) ou bactérienne (et découle alors d'une intoxication alimentaire). La gastro-entérite est responsable de troubles digestifs (diarrhée, vomissements, douleurs abdominales), passagers mais souvent très aigus et à l'origine d'un malaise général extrêmement pénible.

Le traitement classique

Il repose essentiellement sur le repos et l'ingestion de boissons abondantes, pour éviter la déshydratation. On peut également administrer au patient des médicaments antispasmodiques, antidiarrhéiques ou antibactériens, ou encore des ferments lactiques.

Le traitement homéopathique

Différents remèdes apportent un soulagement généralement rapide. Le tableau de la page suivante en mentionne quelques-uns.

LES DOULEURS AIGUËS DE LA VÉSICULE BILIAIRE

Symptômes	Facteurs d'amélioration et d'aggravation	Remèdes
Douleur abdominale violente, irradiant par vagues successives, survenant après une vive contrariété intériorisée.	Douleur améliorée en position de flexion, lorsque la personne se plie en deux, et sous l'effet d'une pression forte et de la chaleur, et aggravée lorsque le corps est en extension.	**Colocynthis 7CH,** 3 granules toutes les heures.
Douleur abdominale spasmodique très intense, rayonnante, survenant par accès, qui disparaît très brusquement.	Douleur améliorée par la chaleur et la pression forte sur la zone douloureuse.	**Magnesia phosphorica 7CH,** 3 granules toutes les heures.
Douleur abdominale intolérable, survenant après un choc émotionnel, une colère violente. Le malade ne supporte pas la douleur ; il est agité, impatient et extrêmement irritable.	Douleur améliorée par l'application de chaleur locale.	**Chamomilla vulgaris 9CH,** 3 granules toutes les heures.
Douleur abdominale obligeant le malade à rester immobile, plié en deux, couché sur le côté droit.	Douleur améliorée par l'immobilité et la pression forte sur la partie douloureuse, aggravée au moindre mouvement.	**Bryonia alba 7CH,** 3 granules toutes les heures.

Espacez les prises du remède homéopathique dès qu'une amélioration se fait sentir. Si les symptômes persistent au-delà de plusieurs heures, consultez un médecin. Par ailleurs, n'hésitez pas à vous reporter à la partie « Connaître les médicaments » pour vérifier si le médicament choisi correspond bien à vos symptômes.

LA GASTRO-ENTÉRITE

Symptômes	Facteurs d'amélioration et d'aggravation	Remèdes
Symptômes violents d'apparition soudaine. Bouche sèche, amertume, langue blanche, violence des nausées, douleurs gastriques et abdominales brûlantes. Diarrhée vert épinard. Agitation. Anxiété de la personne concernant sa maladie. Soif intense d'eau froide. Survient dans un contexte d'épidémie, par froid vif, par froid succédant à de la chaleur, après une frayeur.	Aggravation autour de minuit, par le froid et une chaleur excessive.	**Aconitum napellus 7CH,** 3 granules toutes les heures, au maximum 4 fois si pas d'amélioration.
Sécheresse de la bouche et des lèvres, très mauvaise haleine, vomissement dès que la personne mange ou boit, diarrhée foncée, putride, épuisante, irritant l'anus. Simultanéité de la diarrhée et des vomissements. Douleurs abdominales brûlantes. Personne agitée, anxieuse, ayant peur de sa maladie. Soif de boisson chaude ou froide par gorgées fréquentes. Contexte d'épidémie ou d'intoxication alimentaire (viandes ou poissons avariés, glaces ou crèmes).	Amélioration à la chaleur et lorsque le malade est pris en charge psychologiquement. Aggravation la nuit entre 1 heure et 3 heures.	**Arsenicum album 7Ch,** 3 granules toutes les 2 heures.
Nausées et salivation importantes. Douleurs abdominales spasmodiques, vomissements et diarrhée à tendance sanglante. Vomir ne soulage pas. Diarrhée verdâtre. Personne pâle, aux lèvres bleuâtres. Absence de soif. Survient dans un contexte d'épidémie ou d'intoxication alimentaire (pâtisseries, glaces), à l'automne, à la suite d'une soirée froide succédant à un jour chaud.	Amélioration au repos. Aggravation par le mouvement, dans une pièce trop chauffée et en buvant froid.	**Ipecacuanha 7CH,** 3 granules toutes les heures.
Personne intolérante à ses symptômes, voulant vomir pour être soulagée immédiatement et se faisant vomir. Douleurs spasmodiques abdominales, ne supporte aucune pression. Personne impatiente, impulsive, coléreuse, ne supportant pas sa maladie. Frilosité. Survient dans un contexte d'épidémie ou d'intoxication alimentaire (excès de nourriture riche et alcoolisée), après un surmenage, des veilles, un stress, ou au froid.	Amélioration par la chaleur, le calme et le repos, lors des éliminations (selles, urines, vomissements...). Aggravation au froid et lors de toute excitation sensorielle (bruit, lumière, contrariété...).	**Nux vomica 7CH,** 3 granules toutes les 2 heures.
Symptômes aigus chez un malade digestif chronique. Douleur abdominale surtout du côté droit. Ballonnement, vomissements acides, bilieux, diarrhée au lever et après les repas. Personne pâle, un peu jaune ; anxieuse, irritable, autoritaire, ayant peur de sa maladie. Désir de boissons chaudes et sucrées. Contexte d'épidémie ou d'intoxication alimentaire (gras, aliments avariés).	Amélioration en consommant des boissons chaudes. Aggravation entre 16 et 20 heures.	**Lycopodium clavatum 7CH,** 3 granules toutes les heures.
Douleurs gastriques brûlantes et abdominales de type crampes, irradiant à la poitrine avec oppression respiratoire. Ballonnement considérable, éructations incessantes, acides, rances, putrides, gaz intestinaux putrides, oppression respiratoire. Selles fréquentes, incontrôlées, brûlantes, putrides. Malade épuisé, refroidi, avec besoin d'air (veut la fenêtre ouverte). Survient dans un contexte d'épidémie ou d'intoxication alimentaire (gras, aliments avariés).	Amélioration à l'air frais, en éructant et en émettant des gaz. Aggravation dans une chaleur confinée.	**Carbo vegetabilis 7CH,** 3 granules toutes les 2 heures.

Espacez les prises du remède homéopathique dès qu'une amélioration se fait sentir. Si les symptômes persistent au-delà de 24 heures, consultez un médecin. Par ailleurs, n'hésitez pas à vous reporter à la partie « Connaître les médicaments » pour vérifier si le médicament choisi correspond bien à vos symptômes.

Les problèmes de poids

L'équilibre alimentaire est fondamental dans le maintien d'une bonne santé et d'une bonne forme. Il est donc indispensable de bien manger pour vivre bien.

Un certain nombre d'éléments nutritifs sont indispensables à notre équilibre physiologique. En outre, il est aujourd'hui établi qu'une mauvaise hygiène alimentaire favorise l'apparition de nombreuses maladies (affections cardiovasculaires, cancers...). La correction des mauvaises habitudes alimentaires a donc une place importante dans la prévention des maladies.

Bien se nourrir : les notions de base

Très variée, notre alimentation doit comprendre les trois grandes classes d'aliments : glucides, lipides et protéines, avec la répartition suivante :

- **Les glucides.** Il doivent constituer environ 50 % de notre alimentation. Les glucides sont présents en particulier dans les féculents, les fruits et le sucre.
- **Les lipides.** Ils doivent constituer 30 % de l'alimentation, et sont présents dans les matières grasses et dans les aliments gras.
- **Les protéines.** Elles doivent constituer 20 % de l'alimentation, et être diversifiées entre protéines animales (viandes, poissons, œufs, laitages) et végétales (céréales et légumineuses).

Quelques règles à connaître

– Un apport suffisant de micronutriments (oligo-éléments, vitamines, acides gras et acides aminés) favorise la prévention des maladies cardiovasculaires et cancéreuses.

– Les fibres régularisent le transit intestinal, et facilitent le retour à l'équilibre en cas de diabète ou d'excès de cholestérol.

– Un organisme équilibré par une bonne alimentation parvient plus facilement à se défendre des attaques microbiennes ou virales.

– Il faut éviter de consommer trop de graisses saturées (viandes grasses, fritures, certains produits laitiers...) et leur préférer des graisses insaturées (huiles d'olive et de colza, et bons acides gras du poisson).

– Il faut préférer les sucres lents (céréales, légumes secs, riz, pomme de terre...) aux sucres rapides (boissons sucrées, confiseries, glaces...).

– Certaines protéines doivent être privilégiées, comme celles de la volaille, du poisson, les produits de chèvre et de brebis.

– Les légumes frais et les fruits secs sont indispensables pour compléter la ration alimentaire.

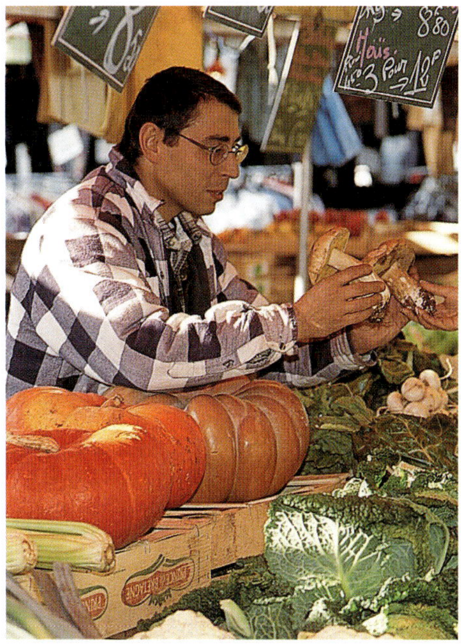

Parallèlement à la prescription d'un remède, le médecin homéopathe pourra vous prodiguer quelques conseils pour vous aider à respecter une alimentation plus équilibrée, sans pour autant vous priver des plaisirs de la bonne chère.

Les problèmes de poids

De nombreuses personnes sont confrontées à un problème de poids, et consultent pour cette raison leur médecin homéopathe. Le plus fré-

LES BIENFAITS DU RÉGIME CRÉTOIS

Par régime crétois, on désigne le mode d'alimentation des Méditerranéens : ceux-ci cuisinent à l'huile d'olive, et sont de grands consommateurs de poisson, de fruits et de légumes secs. Or, ce régime contribue à limiter le taux de cholestérol, et ainsi à minorer le risque d'affections cardiovasculaires.

quent, le surpoids est dû en grande partie à des erreurs diététiques, en général aggravées par des déséquilibres biologiques (diabète, hypercholestérolémie, hypertriglycéridémie…).

Un apprentissage

Le rôle du médecin est avant tout d'apprendre à son patient à mieux se nourrir, de façon variée et équilibrée, en tenant compte de son âge et de son activité physique. Ces nouvelles habitudes alimentaires doivent bien sûr laisser place au plaisir et à la convivialité. Le régime méditerranéen, par exemple, à base de poisson, fruits, légumes secs et huile d'olive, réunit des qualités gustatives et diététiques.

Le traitement homéopathique

Pour trouver le remède qui correspond à son patient, le médecin homéopathe s'intéresse à ses désirs et à ses aversions alimentaires prononcés, et à la manière dont son organisme brûle ou stocke les nutriments. Après la prise de son remède spécifique, le patient modifiera de lui-même son comportement vis-à-vis de certains aliments et retrouvera son équilibre métabolique.

Deux consultations

Les consultations présentées ici, pour un problème de surpoids pour l'une et de maigreur pour l'autre, illustrent l'apport de l'homéopathie dans ce domaine.

Les fibres alimentaires

On appelle fibres alimentaires les substances végétales non digérées par le tube digestif. Celles-ci jouent un rôle important sur la bonne marche de la digestion : en augmentant le volume et l'hydratation des selles, elles exercent un effet régulateur sur le transit intestinal, limitant ainsi les problèmes de constipation. En outre, consommer des fibres alimentaires diminuerait les risques de cancer du côlon et permettrait un meilleur contrôle du diabète.

Les principaux aliments riches en fibres sont les céréales (son de blé, farine de blé complet, etc.), certains fruits (noix, abricots, figues, pruneaux) et certains légumes (haricots secs, lentilles, pois). Les fibres alimentaires peuvent toutefois être contre-indiquées, notamment chez les personnes souffrant d'une inflammation du côlon (maladie de Crohn, par exemple).

Un problème de surpoids

Une femme consulte son médecin homéopathe en raison d'un surpoids. Elle a environ 20 kilos en trop, accumulés au cours de ses grossesses, et localisés principalement au niveau du thorax et du ventre. Elle transpire abondamment depuis cette prise de poids. Sa ration alimentaire quotidienne est pourtant équilibrée, et les régimes draconiens qu'elle a suivis ont été décevants.

Pendant la consultation, elle mentionne des verrues brunes apparues pendant ses grossesses. Enfin, elle signale que son caractère a changé : elle est désormais pressée et impatiente, la musique qu'elle aimait tant l'agace, elle ne parvient pas à se concentrer.

• **Les symptômes retenus.** Ce sont une prise de poids d'origine hormonale, la transpiration, les verrues, l'impatience, les difficultés de concentration, l'aversion pour la musique.

• **Le traitement homéopathique.** Cela l'amène à choisir le remède **Thuya occidentalis**, qui permet à sa patiente de retrouver équilibre et poids satisfaisant et de s'apercevoir que, dans son agitation, elle grignotait beaucoup sans en avoir conscience.

Un problème de maigreur

Une adolescente, accompagnée de sa mère, consulte un médecin homéopathe en raison de difficultés scolaires. Elle a beaucoup de mal à se concentrer, et donc à apprendre. Il s'agit d'une jeune fille taciturne, qui est d'une maigreur persistante malgré un bon appétit. Elle se plaint de migraines avant chaque début de cycle menstruel. Sa peau est pâle et acnéique.

Enfin, au cours de l'interrogatoire, sa mère signale qu'elle doit cacher le sel, comme d'autres les friandises.

• **Les symptômes retenus.** Ce sont une concentration difficile, de la tristesse chez une enfant, la maigreur malgré un bon appétit, la migraine avant les règles, l'acné, un désir de sel immodéré.

• **Le traitement homéopathique.** Cela amène le médecin à prescrire le remède **Natrum muriaticum**, qui permet à sa patiente de prendre un peu de poids, de guérir ses migraines et son acné et de mieux se concentrer.

Le diabète

Dans le traitement du diabète sucré et la prévention de ses complications, le traitement homéopathique est préconisé en association avec les traitements classiques.

Le diabète sucré est une maladie provoquée par un déficit de la sécrétion d'insuline, ou par une insensibilité des tissus à cette hormone.

L'insuline est fabriquée par le pancréas et permet à l'organisme d'utiliser le sucre sanguin pour produire de l'énergie : lorsque la production d'insuline est trop faible ou inexistante, ou lorsque l'organisme est insensible à l'action de celle-ci, la glycémie (taux de sucre contenu dans le sang) augmente de manière anormale : c'est le diabète.

• **Le diabète non insulinodépendant.** Également appelé diabète gras, il survient le plus souvent chez des personnes de plus de 40 ans, obèses ou ayant été obèses. Au début de la maladie, la production d'insuline est normale, mais le patient est en partie insensible à son action. La sécrétion d'insuline peut ensuite diminuer progressivement puis disparaître.

• **Le diabète insulinodépendant.** C'est une maladie auto-immune, qui se manifeste souvent avant l'âge de 20 ans : le système immunitaire du patient fabrique des anticorps dirigés contre son propre organisme, qui détruisent les cellules chargées de la sécrétion d'insuline. Celle-ci est alors inexistante ou presque inexistante.

Le traitement du diabète

Le diabète est une maladie grave, qui nécessite un suivi médical régulier pour stabiliser le taux de sucre dans le sang, condition indispensable pour retarder la survenue de complications.

Le traitement classique du diabète

• **Le diabète non insulinodépendant.** Il repose sur différentes mesures d'hygiène de vie et de diététique visant à limiter au maximum les variations de la glycémie et à réduire les facteurs alimentaires favorisant l'une des grandes complications du diabète, l'athérome (dépôt de graisse sur la paroi interne des artères, associé à leur durcissement). Le régime alimentaire doit être équilibré et adapté à l'état physiologique du patient (croissance, grossesse, etc.). On conseille à celui-ci de pratiquer une activité physique régulière ; s'il est obèse, il doit suivre un régime amaigrissant. Si ces mesures sont insuffisantes, elles sont complétées par un traitement médicamenteux (sulfamides et biguanides) qui fait baisser la glycémie.

• **Le diabète insulinodépendant.** Le traitement repose sur l'injection d'insuline, par voie sous-cutanée, 1 à 4 fois par jour. On utilise une insuline artificielle fabriquée par génie génétique. Il existe différentes méthodes d'injection, dont les plus classiques sont l'utilisation d'une seringue et d'un stylo injecteur.

La place de l'homéopathie

Dans les états prédiabétiques et les diabètes légers, le traitement homéopathique, associé aux mesures d'hygiène et de diététique, a une place de choix.

À un stade plus avancé, il peut jouer un rôle primordial dans le maintien de l'équilibre psychique du patient, dans la gestion des maladies aiguës liées au diabète, dans la prévention des complications, et même dans l'équilibre du diabète. Rappelons que, en matière de diabète, l'automédication est à proscrire.

• **Quelques exemples de traitement homéopathique.** Parmi les remèdes du diabète, on peut citer : Antimonium crudum

MISE EN GARDE

Dans le traitement du diabète, la prescription du remède homéopathique ne peut se faire qu'après un interrogatoire soigneux et un examen clinique complet du malade par un médecin homéopathe confirmé. Pour déterminer le bon remède, celui-ci doit prendre en compte tous les éléments médicaux et paramédicaux, et se faire une idée la plus précise possible de la personnalité psychique et émotionnelle du patient. Le diabète ne doit donc en aucun cas faire l'objet d'une automédication.

(chez un patient ayant soif surtout le soir et la nuit, avec désir de boissons acides, parfois très gourmand, à la peau et aux ongles épais, sujet à de fréquentes lésions de la peau), **Argentum nitricum** (chez un patient ayant un désir insatiable de sucre, qu'il ne parvient pas à digérer, sujet aux atteintes neurologiques), **Arsenicum album** (chez un patient ayant une soif intense et buvant souvent mais peu à la fois, amaigri et affaibli, sujet à différentes complications telles que furoncles, anthrax, tendance à l'albuminurie avec œdèmes localisés), **Lycopodium clavatum** (chez un patient ayant envie de sucreries et d'aliments ou de boissons chaudes, parfois boulimique mais vite rassasié, tendant à maigrir, fatigué entre 16 et 20 heures), **Phosphoricum acidum** (chez un patient épuisé par des éliminations physiologiques excessives, souffrant de maux de tête et de troubles des ongles et cheveux, nerveusement épuisé), **Phosphorus** (chez un patient souffrant d'une soif importante, avec un violent désir d'eau glacée, et d'une faim excessive, de troubles digestifs, amaigri et affaibli, au diabète souvent instable, avec tendance à la cétose) ou encore **Sulfur** (remède souvent prescrit aux premiers stades du diabète).

Les complications du diabète

Diverses complications aiguës et chroniques peuvent apparaître chez les diabétiques.

Quelques exemples de traitement homéopathique des complications du diabète

Parmi les nombreux remèdes indiqués dans le traitement des complications du diabète, on peut citer à titre d'exemple : Secale cornutum, prescrit en cas d'atteinte lésionnelle de la paroi des artères, particulièrement en cas de cataracte diabétique (chez un patient anémique, engourdi, épuisé et amaigri bien qu'il ait excessicement faim et soif) ; Causticum, Curare, Plumbum metallicum, Picricum acidum, en cas de complications nerveuses responsables d'une faiblesse ou d'une paralysie musculaire. Pour les complications médicamenteuses : Nux vomica, Phosphorus, Lycopodium clavatum (inflammation du foie), Thuya occidentalis (prolifération du tissu adipeux souscutané, ou lipodystrophie, provoquée par l'injection répétée d'insuline au même endroit).

Les complications aiguës

– L'hypoglycémie, taux de sucre trop bas dans le sang, peut survenir à la suite d'un traitement mal adapté à l'alimentation ou à la dépense physique. Elle se traduit par une fatigue soudaine ou d'emblée par une perte de connaissance. Le traitement consiste, le plus souvent, à manger un morceau de sucre blanc. En cas de coma, une injection intraveineuse d'une solution sucrée doit être pratiquée en urgence.

– L'hyperglycémie se traduit par une soif très intense et une importante émission d'urines. Elle nécessite une hospitalisation en urgence, l'injection d'insuline et une réhydratation.

– L'acidocétose, aboutissement d'un diabète insulinodépendant non ou mal traité, se traduit par l'augmentation de la production par l'organisme de substances chimiques acides, les corps cétoniques. Elle entraîne un amaigrissement rapide, des nausées, une grande fatigue. En l'absence de traitement, elle aboutit au coma.

Les complications chroniques

Elles apparaissent généralement après dix ans d'évolution, surtout si le diabète est mal équilibré, et sont principalement liées à l'altération des gros vaisseaux sanguins (athérome) ou des petits vaisseaux (rétinopathie, néphropathie).

– L'athérome peut être responsable de très graves affections liées à une insuffisance de circulation sanguine dans l'artère atteinte (crise d'angine de poitrine, infarctus du myocarde, artérite des membres inférieurs, etc.).

– La rétinopathie est une lésion de la membrane qui tapisse le fond de l'œil, la rétine. En l'absence de traitement, elle évolue progressivement vers la cécité.

– La néphropathie est une atteinte des unités de filtration du rein, qui évolue à long terme vers une insuffisance rénale chronique nécessitant une filtration artificielle du sang (dialyse).

Le traitement homéopathique des complications

De nombreux remèdes homéopathiques sont proposés pour prévenir ou traiter les complications du diabète, tant celles qui sont liées à la maladie elle-même qu'aux effets secondaires induits par les médicaments antidiabétiques.

La bouche et les dents

L'homéopathie constitue un excellent allié de la dentisterie classique, particulièrement dans la prévention d'affections répandues comme les caries dentaires et le déchaussement.

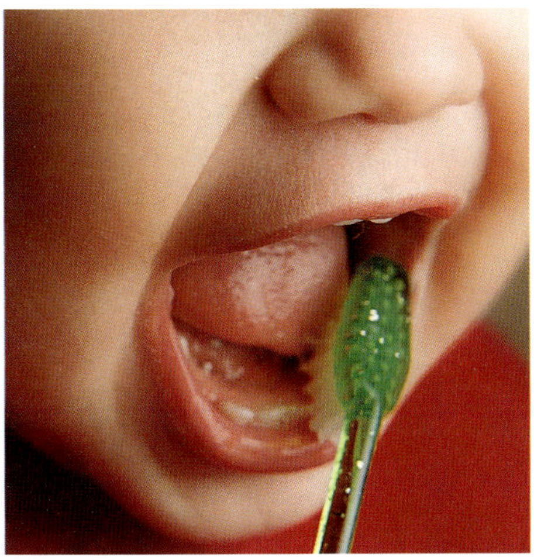

Si l'homéopathie peut jouer un rôle de prévention, le brossage quotidien demeure le meilleur allié des dents saines.

En matière de soins de la bouche et des dents, l'homéopathie ne saurait se substituer à la médecine classique. Elle peut néanmoins constituer un excellent complément, notamment en matière de prévention, et apporter son aide dans diverses circonstances : par exemple avec des remèdes destinés à combattre l'hypersensibilité aux soins dentaires (**Calcarea carbonica**, **Gelsemium**, **Phosphorus**...) ou la peur de se soumettre à un traitement dentaire (**Antimonium crudum**, **Ignatia amara**, **Magnesia carbonica**, **Staphysagria**...).

L'anatomie de la bouche et des dents

La bouche et les dents font partie intégrante de l'appareil digestif : c'est dans la bouche que les aliments sont mastiqués par les dents, avant d'être poussés par la langue vers le pharynx, début du tube digestif. Les dents jouent aussi un rôle esthétique, en soutenant les lèvres et les joues, ainsi que dans l'émission des sons. Les dents sont chez l'adulte au nombre de 32.

Les incisives (au nombre de 8), plates et coupantes, tranchent les aliments.

Les canines (au nombre de 4), longues et pointues, les déchiquettent.

Les prémolaires et les molaires (respectivement au nombre de 8 et de 12) les broient.

Les différentes affections

Les plus fréquentes sont la carie dentaire et, dans une moindre mesure, les abcès dentaires, les inflammations des gencives et le déchaussement des dents. L'homéopathie peut en outre apporter un soulagement appréciable dans les suites d'extractions dentaires.

La carie dentaire

Une carie est due à l'action combinée de trois facteurs : le terrain héréditaire, une alimentation riche en sucres rapides (sucre blanc, sucreries, pâtisseries, etc.) et la plaque dentaire (substance qui se dépose sur la dent, composée de débris d'aliments, de salive et de bactéries). La carie dentaire est la formation d'une cavité dans la dent : les bactéries assimilent les sucres, prolifèrent et sécrètent un acide qui attaque la dent. Ce processus se déclenche environ 20 minutes après avoir mangé des sucres rapides.

La prévention et le traitement classique

Un brossage soigneux des dents après chaque repas, complété par le passage d'un fil dentaire

EXTRACTION DENTAIRE : PRÉVENIR L'HÉMORRAGIE

Avant toute extraction dentaire, n'omettez pas d'avertir votre chirurgien-dentiste si vous prenez des médicaments anticoagulants : en règle générale, aucune extraction dentaire ne peut être pratiquée dans les trois jours suivant l'arrêt du traitement anticoagulant. Par ailleurs, évitez de vous rincer la bouche après une extraction, afin d'éviter de dissoudre le caillot qui s'est formé dans la plaie. Enfin, ne prenez jamais d'**Arnica montana** avant une opération, quelle qu'elle soit.

entre les dents, est un moyen efficace pour prévenir la formation de caries. Par ailleurs, il est impératif de faire régulièrement contrôler sa bouche par le dentiste. Celui-ci pourra soigner les dents atteintes en les obstruant ou poser une couronne si une dent est très touchée.

Le traitement homéopathique

Un traitement homéopathique de fond, prenant en compte la globalité du patient, permet de faire régresser sa prédisposition aux caries. Parmi les nombreux remèdes possibles, on peut citer **Baryta carbonica** (prescrit dans certains cas à des enfants souffrant d'un retard de croissance tant physique que psychique), **Calcarea carbonica** (chez un enfant à la dentition lente et difficile, présentant un retard à la marche, ou chez un patient anxieux, peureux, frileux ayant des désirs de sucreries), **Fluoricum acidum** (chez une personne matérialiste, parfois égocentrique, dont les caries évoluent rapidement, dont les dents noircissent et peuvent s'émietter, souffrant parfois de fistules de la gencive)...

L'abcès dentaire

Un abcès dentaire survient le plus souvent après une carie. Il est dû à une infection non traitée de la pulpe, tissu formé de nerfs et de vaisseaux sanguins, situé à l'intérieur de la dent. Une fois la pulpe détruite, l'infection gagne l'os de la mâchoire. Un abcès dentaire se manifeste par une rougeur et un gonflement de la gencive et parfois de la joue, et par une douleur lancinante qui gêne pour mastiquer.

LA RAGE DE DENTS

Symptômes	Facteurs d'amélioration et d'aggravation	Remèdes
Douleur intermittente et pulsatile touchant une dent apparemment saine. Patient exprimant sa douleur par des gémissements, un sentiment de désespoir.	Amélioration par de l'eau froide dans la bouche. Aggravation en mangeant et en buvant chaud, par des applications chaudes, par le bruit.	Coffea cruda
Douleur associée à un gonflement de la joue ; élancement, sensation de contusion, de percement, de vis. Anxiété face à la douleur.	Amélioration par de l'eau froide, en se couchant sur le côté douloureux. Aggravation au moindre mouvement, pendant ou après les repas, en voyageant, par tout ce qui est chaud.	Bryonia alba
Hypersalivation, gonflement de la joue, irradiation de la douleur vers l'oreille. Patient exprimant sa douleur par de la colère et des pleurs.	Amélioration en se frottant la joue, par des applications chaudes. Aggravation la nuit au lit, à l'air froid.	Mercurius solubilis
Douleur d'apparition soudaine, pulsatile, avec gonflement rouge de la joue, survenant parfois après exposition à un courant d'air. Patient exprimant sa douleur par de l'agitation, des cris.	Amélioration en se faisant saigner la gencive. Aggravation à la moindre secousse, en buvant du café.	Belladonna
Douleur survenant sur une dent apparemment saine, irradiant vers l'œil, survenant parfois après exposition à un courant d'air. Patient hésitant à consulter un dentiste tant il craint les interventions dentaires.	Amélioration par le mouvement, en marchant, par de l'eau froide, par application de sel. Aggravation en roulant en voiture, à la chaleur d'une pièce ou du lit.	Magnesia carbonica

La posologie est la suivante : 3 granules en dilution 5CH, en répétant les prises selon la nécessité. Si le remède est bien choisi, l'amélioration de la douleur doit être très rapide. Une rage de dent peut révéler une affection grave et susceptible de complications, telle qu'un abcès dentaire : en cas de rage de dents, consultez un chirurgien-dentiste dès que possible.

Le traitement classique

Il consiste à drainer le pus, puis à assainir les canaux contenant la pulpe infectée. Une fois l'infection enrayée, les canaux sont obturés et la dent est éventuellement recouverte d'une couronne. On prescrit parfois des médicaments antibiotiques.

Le traitement homéopathique

Dans tous les cas d'abcès dentaire, les complications pouvant être graves, vous devez consulter un chirurgien-dentiste. Toutefois, lors de certains abcès, le dentiste ne peut pas intervenir tout de suite ; un médicament homéopathique peut dans ce cas contribuer à résorber l'abcès en attendant les soins dentaires. Vous trouverez dans le tableau de la page précédente quelques médicaments utiles pour calmer une rage de dents en attendant un rendez-vous.

Les gingivites et le déchaussement dentaire

L'inflammation des gencives, ou gingivite, se traduit par un gonflement des gencives qui sont rouges et saignent facilement. Non traitée, elle peut évoluer vers une inflammation des tissus de soutien de la dent (parodontite). Le déchaussement dentaire est dû à divers facteurs, dont une parodontite, une mauvaise hygiène dentaire, une mauvaise imbrication des

LA GINGIVITE AIGUË

Symptômes	Facteurs d'amélioration et d'aggravation	Remèdes
Inflammation, gonflement, suppuration et salivation très abondante.	Aggravation marquée de la douleur par l'air froid, les courants d'air, le temps humide, la chaleur du lit, la nuit.	**Mercurius solubilis**
Prédisposition aux abcès des gencives. Gencive spongieuse, très sensible au toucher, qui a tendance à se détacher des dents. Personne ayant tendance à parler beaucoup sans terminer ses phrases, plutôt méfiante.	Aggravation par la chaleur, le soleil, le port de vêtements au col serré.	**Lachesis mutus**
Gencive sensible, gonflée, la langue « en carte de géographie ». Personne ne supportant pas le soleil et ayant constamment soif. Désir de sel et de poisson.	Aggravation par un séjour en bord de mer ou, au contraire, parfois amélioration en bord de mer.	**Natrum muriaticum**
Gencives gonflées, qui saignent au simple toucher, suppurent et se détachent des dents. Langue craquelée.	Aggravation par l'air froid.	**Phosphorus**
Gencives gonflées, qui saignent et se détachent des dents. Dents légèrement mobiles. Sensation d'allongement des dents.	Amélioration en roulant en voiture.	**Nitricum acidum**
Douleurs brûlantes. Patient très frileux, épuisé, psychologiquement pointilleux et anxieux de nature.	Aggravation l'après-midi et le soir.	**Arsenicum album**

La posologie est la suivante : 3 granules en dilution 5CH, 3 fois par jour pendant 48 heures. Interrompez les prises dès qu'une amélioration se fait sentir. En cas de gingivite, il est conseillé, en premier lieu, de faire des bains de bouche à la teinture mère (TM) de **Calendula officinalis** *à raison de 20 à 30 gouttes pour un verre d'eau tiède trois fois par jour.*

dents (malocclusion), les grincements de dents. La gencive se rétracte progressivement : le col de la dent se dénude, ce qui la rend sensible au chaud et au froid, au sucre, etc., et favorise le développement de caries sur la partie dénudée. La gencive et le tissu de soutien des dents peuvent ensuite être atteints et il y a risque de déchaussement dentaire.

La prévention et le traitement classique

La prévention passe chez l'enfant par le traitement des malpositions dentaires (redressement des dents avec un appareil orthodontique) et, chez l'adulte, par un brossage des dents après chaque repas et par des détartrages réguliers. Pour traiter les grincements de dents, il existe des appareils à porter la nuit répartissant la pression sur toute la surface dentaire. Enfin, la parodontologie propose différents traitements tels que le curetage des gencives.

Le traitement homéopathique

Pour l'homéopathe, le déchaussement dentaire est typiquement un problème de terrain, qu'il convient de rééquilibrer, le traitement étant d'autant plus efficace que le déchaussement n'est pas trop avancé. Parmi les remèdes prescrits, on peut citer **Carbo vegetabilis** (personnes dont les dents saignent au moindre brossage) ou **Kalium phosphoricum** (gencives sanguinolentes, à l'aspect spongieux, chez une personne ayant mauvaise haleine, des maux de dents alternant avec des maux de tête, et sursautant facilement dès qu'on la touche). Pour le traitement des dents sensibles, on peut citer **Natrum muriaticum** (sensibilité à l'air), **Lachesis mutus** (sensibilité au moindre contact) ou **Carbo animalis** (sensibilité à l'eau froide). Le tableau de la page précédente mentionne quelques médicaments homéopathiques prescrits en cas d'inflammation aiguë des gencives (gingivite).

Un exemple de traitement homéopathique d'hémorragie des gencives

Cette femme de 31 ans consulte pour un saignement périodique des gencives. Ses gencives sont rouges et saignent au moindre contact. Pourtant, son hygiène buccale est bonne, et elle n'a ni tartre ni caries dentaires.

En interrogeant sa patiente, le médecin homéopathe apprend qu'elle n'a plus ses règles depuis la naissance de son premier enfant, mais que, par contre, elle saigne tous les mois abondamment des gencives. Par ailleurs, cette femme, mariée à un homme enfant unique, est totalement terrorisée par sa belle-mère ; elle souffre en permanence, même l'été, d'engelures aux mains ; enfin, elle n'a jamais soif. Tout cela correspond à l'image du remède Pulsatilla. Trois mois après la prise, ses règles reviennent, ses gencives ne saignent plus. Depuis lors, ses règles sont normales et elle n'a plus d'hémorragie des gencives.

Bien se brosser les dents

Pour remplir correctement son rôle, le brossage des dents doit être effectué chaque jour, après les principaux repas, pendant environ trois minutes à chaque fois. Vous choisirez de préférence une brosse à poils souples, que vous changerez régulièrement. Le brossage doit être plus minutieux qu'énergique, et s'effectuer sur toutes les faces des dents, dans un mouvement dirigé de la gencive vers la dent.

Douleurs et saignements après une extraction dentaire

Après une extraction dentaire, les complications sont généralement peu fréquentes. Il s'agit le plus souvent de saignements et de douleurs.

Le traitement classique

Il fait appel à des médicaments contre la douleur. En cas de saignement, on préconise une simple pression de la plaie ou, dans les cas graves, la prise de médicaments coagulants.

Le traitement homéopathique

Les remèdes présentés ci-contre permettent d'atténuer d'éventuels saignements et douleurs. Pour faciliter les suites de l'extraction, on préconise la prise en alternance toutes les heures, pendant six heures, de trois granules en dilution 5CH d'**Arnica montana** et de **Belladonna**.

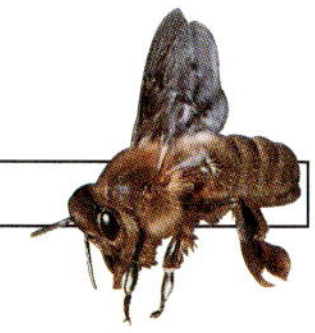

SAIGNEMENTS APRÈS UNE EXTRACTION DENTAIRE

Symptômes	Remèdes
◗ Sang rouge, brillant. Sentiment d'angoisse.	Arnica montana
◗ Sang noirâtre. Personne inquiète et agitée.	Arsenicum album
◗ Douleur améliorée au grand air et par des applications chaudes.	Bovista gigantea
◗ Saignement persistant trop longtemps, douleur aggravée dans une pièce chaude.	Hamamelis virginiana
◗ Saignement persistant trop longtemps de sang noirâtre.	Kreosotum
◗ Saignement important, noirâtre, qui soulage la personne.	Lachesis mutus
◗ Saignement important, rouge, fluide et sans douleur.	Millefolium
◗ Saignement important. Soif de grands verres d'eau.	Phosphorus

Les remèdes proposés ici sont à prendre en dilution 5CH, à raison de prises de trois granules toutes les heures pendant 4 heures, puis encore trois ou quatre fois pendant la demi-journée qui suit l'intervention. Interrompez les prises dès qu'une amélioration se fait sentir. Consultez sans attendre si le saignement est très important et persistant.

DOULEURS APRÈS UNE EXTRACTION DENTAIRE

Symptômes	Remèdes
◗ Douleur aux autres dents.	Arnica montana
◗ Douleur pulsatile associée à une inflammation importante.	Belladonna
◗ Douleur brûlante ressentie dans toute la bouche.	Cantharis vesicatoria
◗ Douleurs évoquant l'effet d'un acide.	Graphites
◗ Douleur névralgique par lésion du nerf, améliorée en se couchant sur le côté douloureux.	Hypericum perforatum
◗ Douleur irradiant au visage, calmée par la chaleur.	Nux vomica
◗ Douleur associée à un gonflement très important de la gencive.	Silicea
◗ Douleurs ressenties dans toutes les dents, s'étendant parfois à l'oreille.	Staphysagria
◗ Visage chaud, rouge et douloureux, douleurs soulagées par de l'eau glacée.	Coffea cruda

Les remèdes proposés ici sont à prendre en dilution 5CH, à raison de prises de trois granules toutes les heures pendant 4 heures, puis encore trois ou quatre fois pendant la demi-journée qui suit l'intervention. Interrompez les prises dès qu'une amélioration se fait sentir. Si aucune amélioration ne survient passé 24 à 48 heures, consultez un chirurgien-dentiste.

Le nez, la gorge et les oreilles

L'homéopathie trouve un terrain de prédilection dans le traitement des affections ORL tant dans leurs phases aiguës que dans les états chroniques et dans leur prévention.

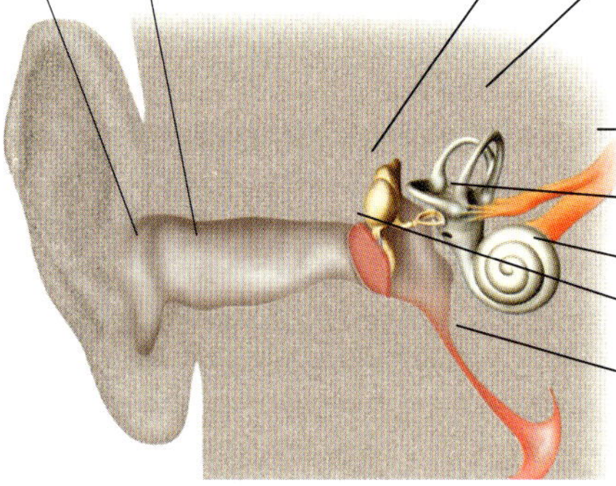

Chez les adultes, quelque 25 % des consultations en médecine générale ont trait à une affection concernant le nez, la gorge ou les oreilles. Un grand nombre de ces troubles peut être traité par homéopathie. Celle-ci peut en outre, en améliorant le terrain du patient, éviter la prise de traitements antibiotiques ou anti-inflammatoires.

MISE EN GARDE
Certaines affections du nez, de la gorge et des oreilles justifient une consultation médicale, en raison des complications possibles, et ne doivent pas être traitées par automédication, que ce soit ou non avec un médicament homéopathique. Il en est ainsi des otites et des laryngites, surtout chez l'enfant.

L'anatomie du nez, de la gorge et des oreilles

Ce sont le nez, la gorge et les oreilles qui nous permettent de sentir, de respirer et d'entendre. Ces organes participent aussi aux fonctions de la parole, de la digestion et de l'équilibre.

Le nez

Partie initiale des voies respiratoires, le nez comprend deux fosses nasales, qui s'ouvrent vers l'avant par les narines et vers l'arrière dans l'arrière-gorge. La paroi supérieure des fosses nasales est tapissée d'une muqueuse où se trouvent les cellules de l'odorat. Des cavités emplies d'air creusées dans les os de la tête, les sinus maxillaires, s'ouvrent dans les fosses nasales.

La gorge

C'est l'intérieur du cou, qui comprend deux zones distinctes : le pharynx et le larynx.

- **Le pharynx** est une zone débutant aux choanes (zone de jonction avec les fosses nasales) et se poursuivant jusqu'à l'entrée de l'œsophage.
- **Le larynx** est une sorte de cylindre creux et rigide constitué de cartilages dont le plus volumineux, le cartilage thyroïde, dessine la pomme d'Adam. Les cordes vocales font partie du larynx.

Les oreilles

Chaque oreille comprend trois parties.

– L'oreille externe est formée du pavillon et du conduit auditif externe.

– L'oreille moyenne est constituée d'une cavité, la caisse du tympan, séparée du conduit auditif externe par le tympan, et de petits os, les osselets (marteau, enclume et étrier). Elle communique avec le pharynx par un canal, la trompe d'Eustache, qui joue un rôle important dans l'équilibre des pressions.

– L'oreille interne est formée par un ensemble de canaux qui constituent deux parties, la cochlée et le labyrinthe.

- **Le rôle des oreilles.**

– L'audition. Les sons font vibrer le tympan. Ces vibrations sont transmises, par l'intermédiaire des osselets, à l'oreille interne, qui les transforme en influx nerveux transmis au cerveau.

– L'équilibre. Des structures situées dans la partie postérieure du labyrinthe, appelées vestibule et canaux semi-circulaires, renseignent sur la position de la tête dans l'espace et sur ses déplacements.

La rhinite

Affection bénigne et extrêmement fréquente dans sa forme aiguë, la rhinite est une atteinte de la muqueuse qui tapisse les fosses nasales.

• **La rhinite aiguë.** Due à une infection virale ou bactérienne, elle correspond au rhume du langage courant.

• **La rhinite allergique.** C'est une forme de manifestation allergique, qui traduit une sensibilité anormale à différentes substances présentes dans l'environnement (les allergènes : pollens, poussière, moisissures…). Elle se traduit selon le cas par des démangeaisons dans le nez, des éternuement répétés, un écoulement clair et liquide par le nez, son obstruction, etc.

• **La rhinite chronique.** Il s'agit d'une inflammation récidivante ou plus ou moins permanente des fosses nasales, qui trouverait son origine dans un dysfonctionnement vasomoteur de la muqueuse du nez, plus rarement dans un phénomène allergique. Elle se traduit par une obstruction du nez et des maux de tête, et peut s'accompagner de polypes, tumeurs bénignes qui se développent au niveau des fosses nasales.

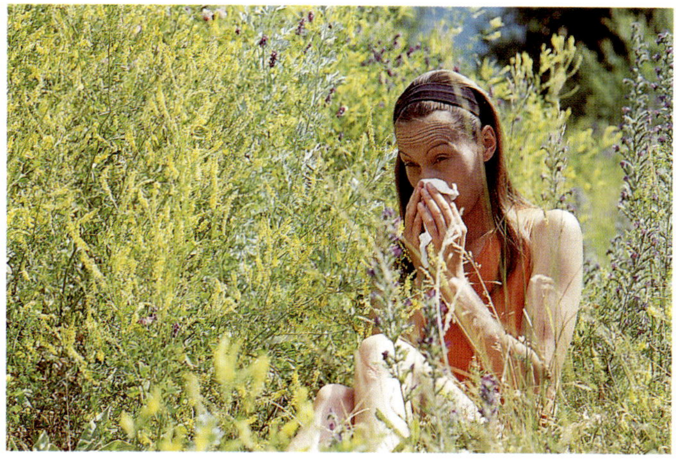

Les traitements classiques

Pour la rhinite aiguë, le traitement est celui des symptômes : remèdes pour décongestionner le nez, repos, aspirine… Pour la rhinite allergique, il consiste avant tout à supprimer, lorsque cela est possible, le contact avec l'allergène en cause. Certains médicaments antihistaminiques (contre l'allergie) ou anti-inflammatoires permettent de réduire les symptômes. Dans cer-

S'il est pris à temps, un remède homéopathique bien choisi peut faire très rapidement disparaître un rhume et éviter la surinfection.

LA RHINITE ALLERGIQUE AIGUË

Symptômes	Remèdes
Écoulement aqueux par le nez, irritant, larmoiement doux, éternuements en salves, aggravation à l'air chaud.	Allium cepa
Écoulement aqueux par le nez, non irritant, larmoiement irritant, éternuements en salves, aggravation à l'air et au vent.	Euphrasia officinalis
Écoulement par le nez, nez bouché, larmoiement irritant, éternuements à l'odeur des fleurs, démangeaison du palais.	Sabadilla
Écoulement aqueux par le nez, éternuements, nez bouché, démangeaisons dans les oreilles, aggravation la nuit et à la chaleur.	Nux vomica
Écoulements par le nez et larmoiement brûlants, épuisants, aggravés par la chaleur et la nuit.	Kalium iodatum
Écoulements épuisants par le nez, nez sec et brûlant. Personne hypersensible aux odeurs, aux fleurs, à l'odorat perverti (sent l'odeur d'oignons brûlés). Nez bouché par des polypes. Joues rouges.	Sanguinaria canadensis

Ces remèdes sont à prendre en dilution 5CH, 3 granules 3 ou 4 fois par jour, pendant 48 heures au maximum. Espacez les prises dès amélioration. Par ailleurs, n'hésitez pas à vous reporter à la partie « Connaître les médicaments » pour vérifier si le médicament choisi correspond bien à vos symptômes.

LE RHUME

Symptômes	Remèdes
◗ Nez bouché. Stade de début très fugitif. Rhume violent, survenant lors d'un coup de froid sec. L'air respiré par le nez est glacé.	**Camphora officinalis**
Muqueuse congestive, gonflée, sèche. Obstruction nasale intolérable le soir. Toux rauque et aboyante avant minuit. Rhume survenant lors d'un coup de froid sec.	**Aconitum napellus**
Patient anxieux, de mauvaise humeur, intolérant. Rhume survenant après un excès de table. Démangeaisons au fond de la gorge, odorat souvent diminué, écoulement clair par le nez.	**Nux vomica**
Nez coulant le jour, bouché la nuit, chez un patient frileux mais ayant besoin d'air frais, mal dans une chambre chaude. Perte rapide de l'odorat et du goût. Écoulement épais et purulent, jaune, par le nez.	**Pulsatilla** à éviter en cas de menace d'otite
◗ Écoulement clair par le nez. Écoulement chaud survenant lors d'un coup de froid sec. Aggravé par les courants d'air.	**Belladonna**
Écoulement clair plus ou moins strié de sang survenant lors d'un coup de froid sec, aggravé la nuit.	**Ferrum phosphoricum**
Rhume léger mais larmoiement irritant, très abondant, œil rouge.	**Euphrasia officinalis**
Larmoiement léger, écoulement nasal irritant la narine et la lèvre supérieure, amélioration à l'air frais, nombreux éternuements.	**Allium cepa**
Écoulement brûlant, peu abondant, très fatigant, amélioration au chaud avec besoin d'air frais.	**Arsenicum album**
Rhume amélioré au niveau du nez par la chaleur et aggravé par le froid. Écoulement épais, abondant. Tend à évoluer vers une sinusite, avec douleurs dans les os du visage.	**Kalium iodatum**
◗ Écoulement épais et purulent. Écoulement jaune, langue jaune.	**Kalium sulfuricum**
Écoulement aggravé par le froid et le grand air.	**Hydrastis canadensis**
Survient lors d'une manifestation pseudogrippale. Patient très grognon, aux muqueuses et à la toux sèches. Grande soif.	**Bryonia alba**
Douleur ponctuelle de la face, écoulement par le nez, en chandelles, et dans la gorge, bouchons muqueux adhérents, muqueuse plus ou moins ulcérée en dessous.	**Kalium bichromicum**
Bouche fétide, salivation intense, écoulement par le nez limpide ou purulent. Survient lors d'un coup de froid humide.	**Mercurius solubilis**

Ces remèdes sont à prendre en dilution 5CH, 3 granules 3 ou 4 fois par jour, pendant 48 heures au maximum. Espacez les prises dès amélioration. Par ailleurs, n'hésitez pas à vous reporter à la partie « Connaître les médicaments » pour vérifier si le médicament choisi correspond bien à vos symptômes.

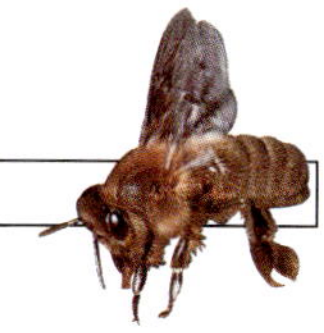

tains cas, une désensibilisation (injection de doses répétées et croissantes de l'allergène en cause) peut être proposée. Le traitement des rhinites chroniques, enfin, vise à améliorer, si nécessaire, la ventilation du nez, par cautérisation ou intervention chirurgicale.

Le traitement homéopathique

• **La rhinite aiguë, ou rhume.** Un traitement homéopathique peut soulager rapidement les manifestations du rhume. Le tableau de la page précédente mentionne quelques-uns des remèdes les plus souvent prescrits.

• **La rhinite allergique.** Un traitement homéopathique bien conduit peut faire disparaître le terrain allergique. Par ailleurs, les manifestations aiguës d'une rhinite allergique peuvent être rapidement soulagées par homéopathie ; le tableau de la page 79 donne quelques-uns des remèdes possibles.

• **La rhinite chronique.** Pour traiter cette affection par homéopathie, la recherche d'un remède de fond est indispensable. Parmi les nombreux remèdes possibles, on peut citer **Phosphorus**, **Natrum muriaticum**, **Silicea**, **Nux vomica**, **Sulfur**, **Thuya occidentalis**, **Natrum sulfuricum** ou **Causticum**.

La sinusite

C'est une inflammation, provoquée par un virus ou une bactérie, d'un ou de plusieurs des sinus de la face. Elle peut être consécutive à une infection du nez ou des dents. Elle se traduit par une douleur au-dessus ou au-dessous de l'orbite, associée à une sensation de tension qui s'accroît souvent en position couchée, lors des efforts ou de la toux et en fin de journée, parfois par un écoulement purulent soit par le nez, soit dans la gorge.

Le traitement classique

Il repose sur l'administration d'antibiotiques par voie générale et, si nécessaire, de médicaments anti-inflammatoires et contre la douleur.

Le traitement homéopathique

En cas de sinusite, une consultation médicale est toujours préconisée. Le tableau de la page 82 indique quelques-uns des remèdes homéopathiques susceptibles de soulager les symptômes d'une sinusite aiguë en attendant le rendez-vous chez le médecin. Pour les sinusites chroniques, le traitement homéopathique nécessite la recherche d'un remède de fond.

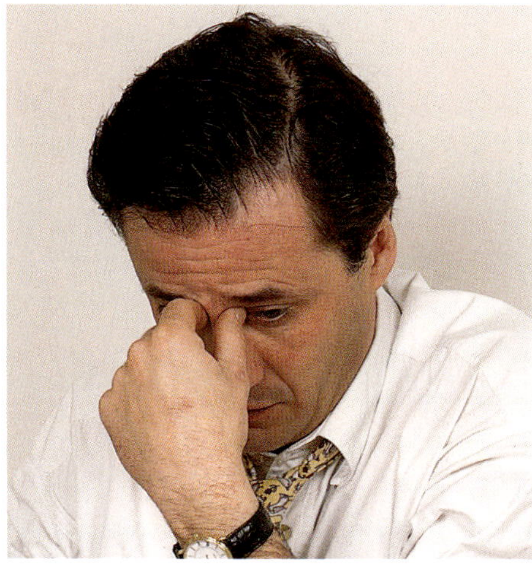

L'otite

C'est une inflammation siégeant dans l'oreille, dont on distingue deux variétés : l'otite moyenne (appelée simplement otite dans le langage courant), inflammation de l'oreille moyenne, et l'otite externe, inflammation du revêtement du conduit auditif externe.

• **L'otite moyenne**

– L'otite aiguë. C'est une inflammation consécutive à une infection par une bactérie ou par un virus, qui, en l'absence de traitement, évolue selon quatre stades : otite congestive (tympan rouge) ; otite catarrhale (tympan lisse et opaque) ; otite purulente (tympan bombé, ce qui témoigne de la présence de pus dans la caisse du tympan) ; otite perforée (une perforation spontanée du tympan laisse s'écouler du pus vers l'extérieur).

– L'otite séreuse. Due à un dysfonctionnement de la trompe d'Eustache, elle se traduit par un épanchement de liquide sans pus et se manifeste sous la forme de crises aiguës à répétition ou de baisse de l'audition.

– L'otite chronique. Due à la présence d'un foyer infectieux permanent dans les cavités de l'oreille moyenne, elle peut prendre deux formes : l'otite muqueuse, caractérisée par une perforation du tympan et un écoulement rythmé par les épi-

Que vous choisissiez l'homéopathie ou l'allopathie, une sinusite justifie toujours une consultation médicale en raison des risques de surinfection.

sodes de rhinopharyngite, et l'otite cholestéatomateuse, provoquée par le développement d'un kyste dans l'oreille, qui se manifeste par un écoulement peu abondant et une douleur latente.

• **L'otite externe.** Elle est fréquente chez les personnes abusant de l'usage du Coton-Tige, ce qui supprime le cérumen, enduit protecteur du conduit auditif, et abrase la peau du conduit. Elle se traduit par des démangeaisons, des douleurs dans l'oreille, parfois très violentes au point d'empêcher de dormir, un écoulement plus ou moins fétide, une douleur lorsque l'on bouge le pavillon de l'oreille.

Le traitement classique

Le traitement de l'otite moyenne aiguë repose sur l'administration d'antibiotiques et de médicaments contre la douleur ; une perforation chirurgicale du tympan (paracentèse) est parfois pratiquée lorsque celui-ci est bombé. Le traitement de l'otite séreuse consiste à mettre en place dans le tympan un petit appareil (yoyo) permettant à l'air de pénétrer dans l'oreille. Pour l'otite chronique, une intervention chirurgicale visant à réparer le tympan endommagé est parfois nécessaire. Enfin, le traitement de l'otite externe repose sur l'instillation dans l'oreille de gouttes antibiotiques et anti-inflammatoires.

LA SINUSITE

Symptômes	Remèdes
Lourdeur dans le front, souvent à gauche, aggravée le matin. Sécrétions épaisses, visqueuses, filantes, jaunâtres, striées de sang. Nez bouché, écoulement vers la gorge.	**Hydrastis canadensis**
Douleurs autour de l'orbite et dans la pommette, mucosités épaisses adhérentes, collantes, écoulement jaune vert.	**Kalium bichromicum**
Écoulement jaune vert, irritant les narines, d'odeur fétide, aggravation à la chaleur, à la lumière, douleur dans l'oreille. Survient après un coup de froid humide.	**Mercurius solubilis**
Écoulement jaune non irritant, surtout le matin, nez bouché le soir, perte de l'odorat, aggravation par la chaleur.	**Pulsatilla** à proscrire en cas d'otite
Sinusite surinfectée, sécrétions épaisses, purulentes, douleurs importantes aggravées par le froid.	**Hepar sulfur**
Sinusite surinfectée, traînante, récidivant à l'automne et au printemps, chez une personne fatiguée, ayant besoin de sommeil, dont les troubles diminuent à la chaleur.	**Silicea**
Sinusite surinfectée, très fétide.	**Pyrogenium**
Douleur brûlante dans les os de la face, irradiant vers le nez.	**Mezereum**
Douleur à la racine du nez, aggravée par le froid.	**Kalium iodatum**
Douleur frontale améliorée par la pression forte, aggravée par le mouvement, sécheresse nasale, soif intense (la personne boit de grandes quantités d'eau froide), gêne respiratoire.	**Bryonia alba**
Douleur dans le front et la tempe gauche, aggravée par l'arrêt de l'écoulement.	**Lachesis mutus**

Ces remèdes sont à prendre en dilution 7CH, 4 granules 2 fois par jour, pendant 48 heures au maximum. Espacez les prises dès amélioration. Par ailleurs, n'hésitez pas à vous reporter à la partie « Connaître les médicaments » pour vérifier si le médicament choisi correspond bien à vos symptômes.

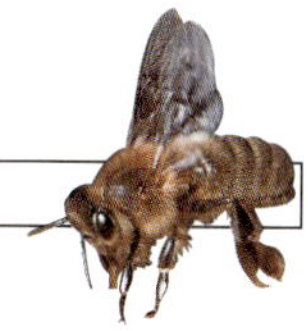

Le traitement homéopathique

• L'otite moyenne. Une otite aiguë justifie toujours une consultation médicale. Pour calmer la douleur en attendant le médecin, différents remèdes sont possibles, comme **Aconitum napellus** (douleur brutale, la nuit, survenant après un coup de froid), **Apis mellifica** (douleur brutale, muqueuse du nez congestionnée), **Ferrum phosphoricum** (douleur irrégulière, petite fièvre), **Belladonna** (douleur pulsatile, fièvre), **Kalium bichromicum** (douleur lancinante, irrégulière, écoulement par le nez épais et jaune vert). Par ailleurs, certaines mesures permettent d'éviter la surinfection : se moucher fréquemment, se laver les fosses nasales avec du sérum physiologique. Pour l'otite séreuse, seul un traitement de fond pourra permettre d'endiguer l'affection. L'homéopathie, enfin, est impuissante à réparer la perforation du tympan découlant d'une otite chronique.

• L'otite externe. Parmi les nombreux remèdes homéopathiques possibles, on peut citer **Petroleum** (démangeaison au froid, peau humide, écoulement clair, croûtes jaunâtres), **Psorinum** (démangeaisons violentes, pouvant empêcher de dormir, surtout l'hiver), **Mezereum** (écoulement épais, fétide), **Graphites** (écoulement épais comme du miel, aggravé à la chaleur). Dans certains cas, on préconise l'usage de remèdes locaux en bains d'oreille, plusieurs fois par jour, tels qu'une solution alcoolique à 60° de **Calendula officinalis**.

La laryngite

C'est une infection aiguë ou chronique du larynx. La laryngite aiguë touche surtout les jeunes enfants, et peut entraîner une gêne respiratoire parfois sérieuse. Elle justifie donc toujours une consultation médicale en urgence.
On distingue deux types de laryngite aiguë : la laryngite catarrhale (voix rauque, toux, respiration difficile) et la laryngite striduleuse (spasme du larynx, respiration très difficile, toux). La laryngite chronique, souvent liée à la consommation de tabac ou d'alcool ou à une faiblesse de terrain, plus rarement à un surmenage vocal ou à une infection locale, se traduit essentiellement par une altération de la voix, qui devient enrouée.

Le traitement classique

Il fait appel, pour la laryngite aiguë, à l'administration de médicaments anti-inflammatoires par voie orale ou locale. Pour la laryngite chronique, le traitement est celui de la cause : sevrage du tabac, repos de la voix en cas de surmenage vocal, médicaments contre une infection, etc.

Le traitement homéopathique

Une consultation médicale demeure de règle en cas de laryngite (et est indispensable chez les jeunes enfants). Toutefois, un remède homéopathique bien choisi peut guérir rapidement une laryngite aiguë.
Parmi les remèdes possibles, on peut citer **Allium cepa** (patient souffrant de troubles de la voix, ayant une toux sèche, spasmodique, un rhume irritant, ressentant un chatouillement dans le larynx lorsqu'il inspire de l'air frais), **Hepar sulfur** (patient pris d'une toux sèche, douloureuse, aboyante après minuit, aggravée en respirant de l'air froid), **Spongia tosta** (personne se réveillant brutalement avant minuit avec une difficulté aiguë à respirer, une sensation de constriction du larynx, une toux sifflante rappelant le son d'une planche que l'on scie, dont les symptômes s'aggravent à la chaleur) ou encore **Aconitum napellus** (en cas de laryngite striduleuse : bref spasme du larynx se manifestant par une intense difficulté à respirer, chez un patient dont la laryngite est d'origine virale, ayant une toux claire). Un remède de fond pourra venir à bout de laryngites récidivantes ou chroniques.

La paracentèse

Réalisée pour traiter certaines otites purulentes, elle consiste à pratiquer une incision dans le tympan pour permettre l'écoulement du pus. Un remède homéopathique peut être proposé parallèlement à l'intervention : **Arnica montana, Chamomilla vulgaris, Hypericum perforatum,** contre la douleur, et **Pulsatilla** ou **Hepar sulfur** pour faciliter le drainage.

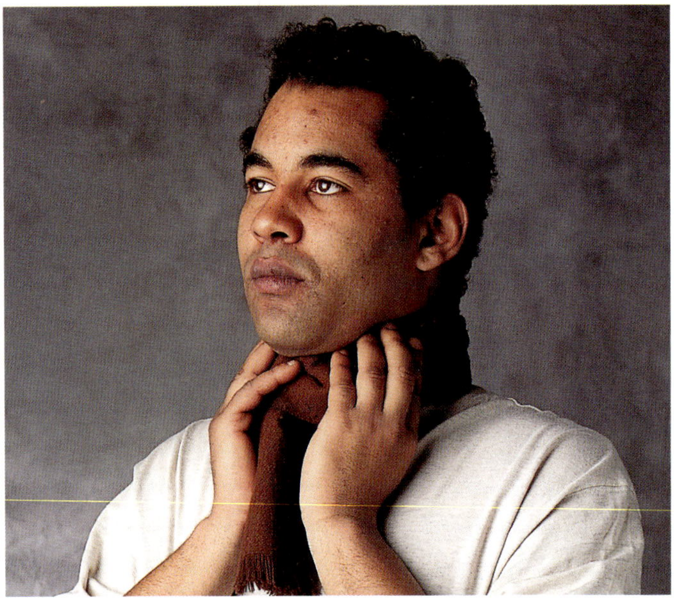

Pour traiter une laryngite par homéopathie, les modalités du mal de gorge (amélioration ou aggravation à la chaleur, par exemple) sont un des éléments retenus pour choisir le remède.

L'angine

C'est une inflammation aiguë de la gorge, d'origine bactérienne ou virale. L'inflammation touche les amygdales et/ou la partie supérieure de la gorge. Une angine peut prendre plusieurs formes : angine rouge (muqueuse de la gorge anormalement rouge), angine blanche (présence d'un enduit blanchâtre), angine ulcéreuse (présence d'ulcérations). Les angines à répétition résultent de la présence d'un foyer infectieux permanent siègeant dans le tissu des amygdales ou d'un problème d'immunité.
Une angine se traduit par de vives douleurs à la déglutition, parfois par de la fièvre et un gonflement des ganglions. Les angines provoquées par un streptocoque peuvent se compliquer, en l'absence de traitement, d'une grave inflammation des grosses articulations et du cœur (rhumatisme articulaire aigu).

Le traitement classique

Il repose sur la prescription d'antibiotiques, pour prévenir une éventuelle infection par le streptocoque et pour éviter la surinfection. Dans certains cas d'amygdalites chroniques, on préconise l'ablation chirurgicale des amygdales.

Le traitement homéopathique

L'homéopathie peut guérir rapidement une l'angine. Le tableau ci-après mentionne quelques-uns des remèdes préconisés en cas d'angine aiguë. Pour les angines à répétition, le traitement est celui du terrain du patient, et fait appel à un remède de fond. Parmi les remèdes possibles, on peut citer **Baryta carbonica**, **Calcarea carbonica**, **Mercurius solubilis** ou encore **Psorinum** ou **Silicea**.

Les vertiges

Le vertige est une sensation subjective de rotation, de déplacement du corps par rapport aux objets ou inversement. Un vertige est provoqué soit par une atteinte de l'oreille interne, soit par une atteinte du nerf vestibulaire (l'une des branches du nerf responsable de l'ouïe et de l'équilibre, ou nerf auditif), soit par une atteinte des centres cérébraux qui commandent le fonctionnement du vestibule. La cause est variée : ils peuvent survenir dans le cadre de la maladie de Menière (affection de l'oreille interne) au cours de laquelle le vertige est associé à une surdité et à des bourdonnements d'oreille, lors de brusques mouvements de la tête (vertiges dits paroxystiques bénins de position), découler de l'intoxication par certains médicaments, d'un traumatisme crânien, d'un accident vasculaire cérébral, etc. Une consultation médicale est indispensable pour en préciser l'origine.

Le traitement classique

C'est avant tout celui de la maladie responsable de l'apparition des vertiges, lorsque cela est possible : arrêt de la prise d'un médicament à l'origine d'une intoxication, ablation chirurgicale d'une tumeur, etc. Des médicaments (antivertigineux, anxiolytiques) peuvent être prescrits pendant la phase aiguë de la crise.

Le traitement homéopathique

Une fois écartée la possibilité d'une tumeur, dont le seul traitement est chirugical, l'homéopathie peut proposer différents remèdes de fond pour corriger un vertige. Parmi les remèdes le plus souvent prescrits, on peut citer **Cocculus indicus** (vertiges avec sensation d'ivresse, nausées et palpitations, aggravés par les mouvements de l'environnement), **Conium maculatum** (vertiges en étant couché, en se tournant dans le lit, en tournant la tête ou les yeux), ou encore **Bryonia alba** (vertige avec nausées, aggravé au moindre mouvement, survenant le matin, chez une personne ayant besoin de calme, qui s'isole, irritable, anxieuse).

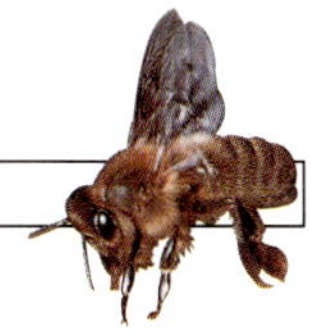

L'ANGINE

Symptômes	Facteurs d'amélioration et d'aggravation	Remèdes
◗ Symptômes d'apparition soudaine et violente. Gorge rouge vif, enflure douloureuse des ganglions, fièvre intense avec soif. Douleur à la déglutition, souvent plus à droite, sensation de constriction de la gorge. Spasme dès que la personne veut avaler quelque chose, régurgitation des liquides par le nez. Visage chaud, rouge, suant. Abattement, parfois délire.	Amélioration par la chaleur, aggravation au moindre mouvement, au toucher, à la lumière, au bruit et pendant la nuit.	**Belladonna 7 CH** 3 granules toute les 2 h, maximum 6 prises, sur 24 h au maximum
◗ Début plutôt lent. Douleur de gorge accentuée le soir, la nuit et au réveil. Gorge rouge sombre avec membranes. Fièvre modérée. Langue enflée, enduite, gardant l'empreinte des dents. Haleine fétide, salivation abondante. Transpiration abondante, surtout la nuit, qui ne soulage pas.	Amélioration par le repos et le port de vêtements chauds, aggravation à l'air froid, par les courants d'air, la chaleur du soleil et pendant la nuit.	**Mercurius solubilis 5 CH,** 3 granules toutes les 3 h pendant 48 h au maximum
◗ Sensation douloureuse de corps étranger dans la gorge, impossibilité d'avaler des liquides chauds, douleurs à la base de la langue, élancements dans les oreilles, plus à droite, en avalant, traînée rouge sombre sur les piliers des amygdales. Fièvre élevée alternant avec des frissons, courbatures.	Amélioration par les boissons froides, le temps chaud et sec et le repos, aggravation en avalant des liquides chauds, la nuit, au réveil et en faisant des mouvements.	**Phytolacca 5 CH,** 3 granules toutes les 3 h, pendant 36 h au maximum
◗ Douleurs brûlantes et piquantes comme par des aiguilles de feu. Gorge rouge vif ou gonflée (œdème). Fièvre d'apparition brutale, généralement sans soif, alternance de chaleur sèche et de transpiration, besoin de se découvrir et d'air frais. Dans certains cas, urticaire avec picotements un peu partout. Alternance de prostration et somnolence et d'agitation.	Amélioration par les boissons froides, l'air frais, les applications froides, aggravation dans une pièce trop chauffée, par les boissons chaudes et au toucher.	**Apis mellifica 7 CH,** 3 granules toutes les 3 h, pendant 36 h au maximum
◗ Inflammation d'installation rapide, le plus souvent à gauche puis gagnant la partie droite de la gorge. Sensation de miette de pain, de mucosité difficile à décrocher, de constriction de la gorge. Intolérance à tout contact, besoin d'avoir le col grand ouvert. Frissons et bouffées de chaleur, transpiration, loquacité et excitation inhabituelle le soir, cauchemars.	Amélioration en desserrant les vêtements, par le frais, en avalant des aliments solides, aggravation par les boissons chaudes, en avalant sa salive ou des liquides et après avoir dormi.	**Lachesis mutus 7 CH,** 3 granules toutes les 4 h, pendant 24 h au maximum
◗ Angine provoquée par le froid, se mettant rapidement à suppurer. Hypersensibilité à la douleur. Douleur piquante, comme une écharde, tendant à irradier vers les oreilles. Haleine fétide, amygdales et ganglions cervicaux très enflés et sensibles. Fièvre modérée, grands frissons au moindre courant d'air, besoin absolu de se couvrir. Personne très irritable, voire violente.	Amélioration par la chaleur sous toutes ses formes, aggravation par le froid sous toutes ses formes et en se découvrant.	**Hepar sulfur 7 CH,** 3 granules toutes les 4 h pendant 36 h au maximum
◗ Début progressif sur fond de fatigue. Gonflement, suppuration ou ulcération des amygdales débutant généralement à droite. Douleur piquante, généralement ressentie au réveil, bouche plutôt sèche sans soif.	Amélioration par la chaleur, les boissons chaudes, le repos, aggravation par le froid, au réveil (pour la douleur à la gorge) et en fin d'après-midi (pour la fatigue et la fièvre).	**Lypocodium clavatum 7 CH,** 3 granules toutes les 4 h, au maximum pendant 36 h.

Espacez les prises dès amélioration. Par ailleurs, n'hésitez pas à vous reporter à la partie « Connaître les médicaments » pour vérifier si le médicament choisi correspond bien à vos symptômes. En l'absence d'amélioration après 24 heures, consultez un médecin.

Les voies respiratoires

Les voies respiratoires sont le siège d'affections fréquentes comme la bronchite, l'asthme… L'homéopathie peut, en consolidant les défenses naturelles, en prévenir l'apparition.

MISE EN GARDE
L'une des complications les plus fréquentes des affections des voies respiratoires est la surinfection, qui risque de persister plusieurs semaines et de fatiguer considérablement l'organisme. En outre, un remède homéopathique est d'autant plus efficace qu'il est pris précocément. Il est donc conseillé de consulter sans tarder si vous constatez, par exemple, que votre toux « traîne » depuis plus d'une semaine.

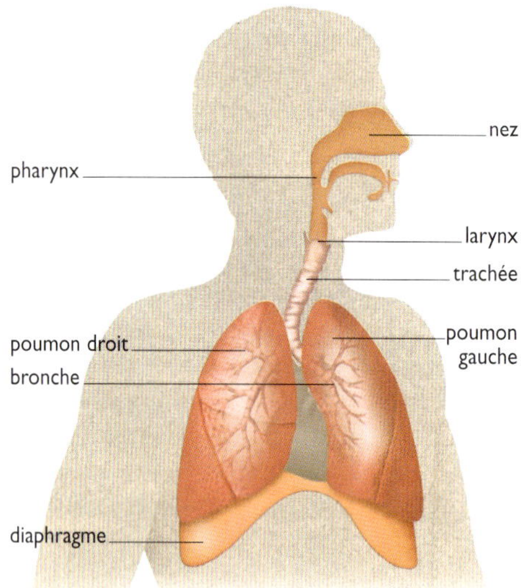

L'appareil respiratoire assure une fonction essentielle à la vie, la respiration : celle-ci permet de faire entrer, lors de l'inspiration, de l'air riche en oxygène dans les poumons et, lors de l'expiration, d'évacuer le gaz carbonique, produit de déchet de l'activité des cellules.

L'anatomie de l'appareil respiratoire

L'appareil respiratoire est composé des voies respiratoires (fosses nasales, bouche, pharynx, larynx, trachée, bronches) et des poumons.

• **Les deux poumons** sont situés dans la cage thoracique. Constitués d'une multitude de sacs emplis d'air, les alvéoles pulmonaires, ils reposent sur un muscle, le diaphragme. Ce sont les muscles de la cage thoracique, et surtout le diaphragme, qui permettent les mouvements d'inspiration et d'expiration.

• **Les bronches** sont des conduits cylindriques situés à l'intérieur des poumons et issus de la trachée. Les bronches principales (une par poumon) se subdivisent en ramifications de taille décroissante, à l'extrémité desquelles (bronchioles) se trouvent les alvéoles pulmonaires. C'est à travers la paroi des alvéoles que se produisent les échanges gazeux nécessaires à l'oxygénation des tissus et à l'élimination des déchets cellulaires. Les organes qui composent l'appareil respiratoire sont ouverts sur l'extérieur, ce qui les rend particulièrement sensibles à toute agression et aux éléments néfastes de l'environnement, comme la pollution. Aussi sont-ils le siège d'affections fréquentes. Chez l'adulte, il peut s'agir d'infections ou d'asthme, mais aussi d'affections qui découlent de l'intoxication par le tabac et par l'alcool : bronchite chronique, insuffisance respiratoire, cancer des poumons et des bronches.

L'asthme

L'asthme consiste en crises de gêne respiratoire, avec spasmes, œdème et hypersécrétion des bronches et des voies aériennes. Il s'agit d'une affection répandue, souvent héréditaire, qui peut survenir à tout âge. La crise d'asthme peut aller du simple essoufflement à une insuffisance respiratoire importante.

Le traitement classique

Il repose sur l'administration de médicaments servant à augmenter le diamètre des bronches (bronchodilatateurs) et, éventuellement, de médicaments anti-inflammatoires (corticostéroïdes). Les cas les plus sévères justifient une hospitalisation pour prévenir l'asphyxie.

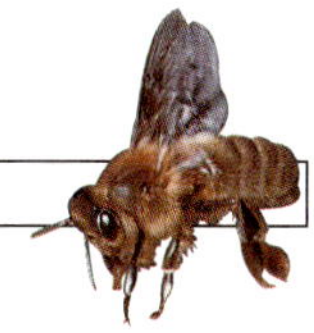

Le traitement homéopathique

Un remède homéopathique de fond, prescrit en fonction des symptômes les plus personnels du patient, peut soulager et même guérir l'asthme. Par ailleurs, l'homéopathie peut soulager les crises aiguës ; ici aussi, les caractéristiques précises de la crise orienteront vers le bon remède. Parmi les remèdes possibles pour soulager les crises, on peut citer **Arsenicum album** (difficulté respiratoire importante, crise vers 1 heure du matin, anxiété, toux sèche, patient frileux), **Kalium carbonicum** (difficulté respiratoire importante, crise vers 2-3 heure du matin, patient assis, coudes sur les genoux, fatigué), **Ipecacuanha** (sécrétions importantes, expectoration difficile, nausées), **Antimonium tartaricum** (expectoration difficile, très épaisse, langue couverte d'un enduit blanc jaunâtre), **Senega** (expectoration difficile chez la personne âgée, tousseur chronique), **Cuprum metallicum** (difficulté respiratoire avec oppression, toux spasmodique, contexte spasmophile), **Coccus cacti** (spasmes des bronches, toux quinteuse, coqueluchoïde), **Spongia tosta** (réveil brusque vers minuit avec une voix enrouée, spasme des bronches).

La bronchite

Affection respiratoire fréquente, la bronchite est une inflammation de la muqueuse qui tapisse les bronches, provoquée par des infections virales ou bactériennes, qui se manifeste par une toux sèche puis grasse.
Lorsque l'hypersécrétion des bronches persiste plus de trois mois par an, depuis plus de deux ans, on parle de bronchite chronique. Celle-ci peut, après plusieurs années, évoluer vers une gêne respiratoire et une destruction des alvéoles pulmonaires (emphysème).

Le traitement classique

Le traitement de la bronchite aiguë repose sur l'administration de médicaments destinés à lutter contre l'inflammation et à limiter les secrétions bronchiques, éventuellement sur des antibiotiques (personnes fragiles, surinfection).
Dans le cas de la bronchite chronique, il repose sur l'arrêt total d'une éventuelle consommation de tabac, un traitement antibiotique prescrit à chaque infection bronchique, des séances de kinésithérapie et différents médicaments (bronchodilatateurs, fluidifiants des sécrétions, etc.).

Le traitement homéopathique

Parmi les remèdes possibles pour soigner une bronchite aiguë, on peut citer **Aconitum napellus** (toux sèche, douloureuse, aboyante, chez une personne sans soif), **Bryonia alba** (toux sèche douloureuse, personne se tenant les côtes, ayant une soif marquée), **Drosera rotundifolia** (toux de type coqueluche, aggravée à la chaleur, la personne se tient la base du thorax), **Cuprum metallicum** (toux spasmodique de type coqueluche avec constriction de la cage thoracique, améliorée par une gorgée d'eau froide), **Rumex crispus** (toux sèche à la moindre inhalation d'air frais), **Ipecacuanha** (toux de type coqueluche, nauséeuse, difficultés respiratoires), **Hydrastis canadensis** (expectorations adhérentes, épaisses, visqueuses, jaunâtres), **Senega** (expectoration difficile, surtout chez la personne âgée), **Antimonium tartaricum** (gros râles humides touchant le poumon entier), **Calcarea sulfurica** (expectoration abondante, herpès cutané), **Kalium sulfuricum** (sécrétions jaune verdâtre, sinusite).
Le traitement de la bronchite chronique fait appel à un remède de fond ; plus de cent remèdes sont possibles.

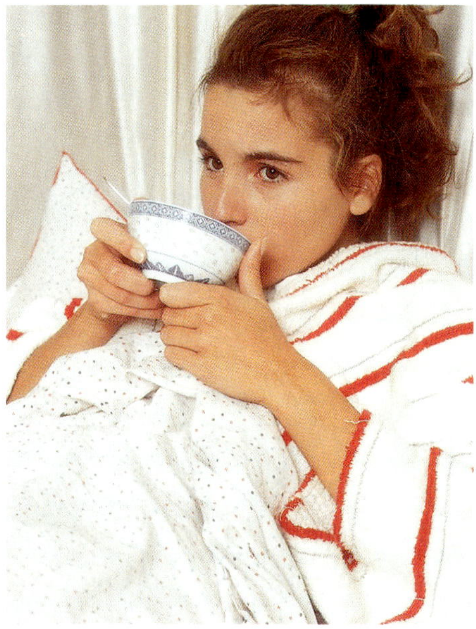

Dans le Traitement d'une bronchite par homéopathie, une soif marquée ou au contraire l'absence de soif font partie des symptômes retenus pour déterminer le bon remède.

La grippe

C'est une maladie infectieuse provoquée par les virus *Myxovirus influenza* A ou B, qui se traduit par une fièvre et des courbatures. La grippe se transmet par voie respiratoire. Elle est responsable d'épidémies, généralement en hiver.

Le traitement classique

Le traitement est celui des symptômes (médicaments contre la fièvre et les douleurs), les antibiotiques n'étant prescrits qu'en cas de surinfection ou chez les personnes fragiles. Il existe un vaccin contre la grippe, que l'on conseille aux personnes fragiles, âgées, cardiaques ou atteintes d'insuffisance respiratoire. La vaccination doit être renouvelée chaque année, le virus en cause changeant généralement d'une année sur l'autre.

Le traitement homéopathique

Prescrite dès les premiers signes, l'homéopathie peut soigner rapidement une grippe. Le tableau ci-dessous mentionne quelques-uns des remèdes possibles.

LA GRIPPE

Symptômes	Remèdes
Brutalité des signes, coup de froid, fièvre élevée sans transpiration, angoisse, anxiété, toux laryngée.	**Aconitum napellus**
Atteinte brutale et intense, personne glacée jusqu'aux os, pâle.	**Camphora officinalis**
Fièvre élevée, transpiration, visage brûlant, personne agitée.	**Belladonna**
Fièvre élevée sans soif, gêne laryngée.	**Apis mellifica**
Courbatures fébriles (douleurs musculaires et articulaires), douleurs en bougeant les yeux, personne abattue. Soif, larmoiement, écoulement nasal.	**Eupatorium perfoliatum**
Personne abattue, somnolente. Sensation de tremblements à l'intérieur du corps. Lourdeur des membres.	**Gelsemium sempervirens**
Écoulement par le nez, aqueux et irritant, léger larmoiement.	**Allium cepa**
Obstruction du nez la nuit et au chaud. Frissons. Désir de rester très couvert.	**Nux vomica**
Écoulement nasal purulent, jaune filant, toux.	**Hydrastis canadensis**
Courbatures généralisées, colique, diarrhée, fatigue, agitation. Aggravation en se découvrant.	**Rhus toxicodendron**
Fièvre, sueurs profuses, colique, diarrhée, gêne respiratoire, grande soif.	**Bryonia alba**
Douleurs musculaires, haleine fétide, troubles digestifs. Tête chaude et corps (ou juste les mains) froid.	**Arnica montana**
Fièvre très élevée, diarrhée épuisante, gorge rouge, état confusionnel, impression de gravité.	**Baptisia tinctoria**

Les remèdes proposés ici sont à prendre en dilution 5CH, à raison de prises de trois granules toutes les heures pendant 4 heures, puis encore trois ou quatre fois pendant la demi-journée suivante. Interrompre les prises dès qu'une amélioration se fait sentir. Si aucune amélioration ne survient passé 24 à 48 heures, consultez un médecin. N'hésitez pas à vous reporter à la partie « Connaître les médicaments » pour vérifier si le médicament choisi correspond bien à vos symptômes.

Le cœur et la circulation

Pour les maladies, souvent graves, qui touchent le cœur et les vaisseaux sanguins, le rôle de l'homéopathie est essentiellement préventif.

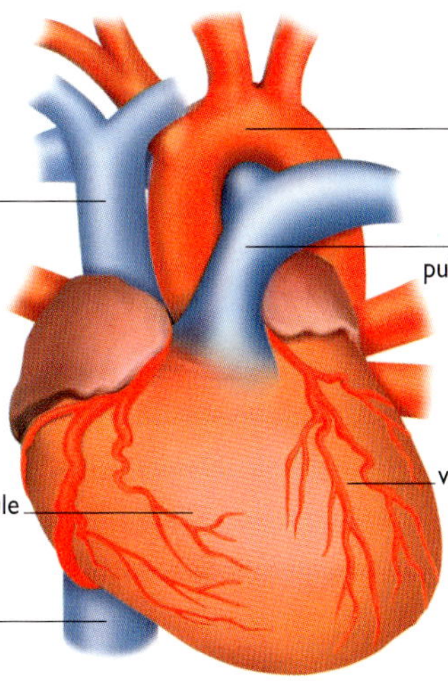

Les maladies du cœur et de la circulation sont fréquentes et, pour certaines, graves. Pour les soigner, le recours à l'allopathie, notamment à la chirurgie, est souvent indispensable. En revanche, l'homéopathie peut jouer un rôle non négligeable dans la prévention de ces affections et de leurs récidives.

L'anatomie de l'appareil circulatoire

L'appareil circulatoire comprend une pompe, le cœur, et un réseau très dense de vaisseaux (artères, veines, vaisseaux lymphatiques) qui irriguent l'ensemble de l'organisme.

Le cœur

Il est formé d'un muscle creux, le myocarde, situé entre les deux poumons. Le cœur est composé de deux parties (cœur droit et cœur gauche), comportant chacune deux cavités : la première, appelée oreillette, est chargée de la réception du sang ; la seconde, appelée ventricule, est chargée de son éjection. Le cœur est au centre de l'oxygénation des tissus, indispensable à la vie : il pompe le sang appauvri en oxygène et l'achemine vers les poumons ; là, le sang est oxygéné, et repart vers le cœur qui le propulse vers les organes.

Les vaisseaux

• **Les artères.** Leur fonction est de véhiculer le sang depuis le cœur vers les tissus. La principale artère, l'aorte, et ses branches de division (artères, artérioles et capillaires) distribuent le sang oxygéné à l'ensemble des tissus ; les artères pulmonaires, en revanche, véhiculent le sang appauvri en oxygène du ventricule droit vers les poumons.

• **Les veines.** Leur fonction est de ramener le sang vers le cœur. Les veines pulmonaires ramènent le sang riche en oxygène des poumons vers l'oreillette gauche. Les autres veines ramènent le sang pauvre en oxygène jusqu'à l'oreillette droite.

• **Les vaisseaux lymphatiques.** Leur fonction est de drainer le liquide situé entre les cellules des organes, la lymphe ; ils participent ainsi à la circulation sanguine.

L'athérosclérose

C'est une maladie au cours de laquelle un dépôt graisseux (athérome) s'installe progressivement sur les parois des artères, rétrécissant leur calibre et empêchant le sang de circuler normalement. Il s'agit d'une affection grave, dont les complications sont responsables de plus d'un tiers des décès en Europe. Parmi ses principales complications on trouve notamment :

RETENIR LES BONS SYMPTÔMES

Pour traiter les maladies du cœur et de la circulation, comme dans tous les autres domaines, seuls les symptômes les plus personnels du patient peuvent être utilisés pour déterminer le bon remède. Ainsi, s'agissant de varices, par exemple, l'amélioration au froid et l'aggravation à la chaleur ne peuvent être retenues par le médecin homéopathe comme des modalités personnelles orientant vers le bon remède, puisque cela concerne toutes les personnes souffrant de varices. C'est l'inverse qui pourrait être retenu.

• **L'angine de poitrine.** Due à une mauvaise circulation du sang dans les artères coronaires qui irriguent le cœur, elle se traduit par de fortes douleurs à la poitrine qui, éventuellement, peuvent s'étendre au bras gauche.

• **L'infarctus du myocarde.** C'est la destruction d'une partie du muscle cardiaque, provoquée par un arrêt brutal de son irrigation. Il est dû à l'occlusion d'une artère coronaire, le plus souvent par un caillot de sang qui s'est formé en regard d'une plaque d'athérome obstruant déjà partiellement l'artère.

• **L'infarctus cérébral.** C'est un accident neurologique provoqué par la lésion d'un des vaisseaux du cerveau. L'infarctus cérébral se traduit par un trouble neurologique survenant brutalement ; il peut s'agir, par exemple, de la paralysie d'une moitié du corps, d'un trouble de la sensibilité, d'un trouble du champ visuel…

Le traitement classique

Il repose selon le cas sur l'administration de médicaments (vasodilatateurs pour augmenter le diamètre des artères coronaires, médicaments pour fluidifier le sang…). Il est parfois nécessaire de procéder à une dilatation de l'artère rétrécie, en y introduisant une sonde à ballonet (angioplastie), ou à une intervention chirurgicale (pontage). En cas d'infarctus cérébral, une rééducation peut faciliter la récupération (en cas de troubles de la parole ou de paralysie, par exemple).

Les palpitations

On parle de palpitations pour désigner une sensation de battements accélérés du cœur, qu'ils soient ou non réguliers. Les palpitations peuvent être l'expression de très nombreuses affections, bénignes ou non. Ce phénomène, s'il est récurrent, justifie une consultation médicale.

En l'absence de lésion du cœur, le recours à l'homéopathie peut aider à le faire disparaître. Parmi les nombreux remèdes possibles, on peut citer **Sepia officinalis** (palpitations au repos, améliorées par l'activité), **Aconitum napellus** (palpitations se déclenchant à la suite d'une grande frayeur ou s'accompagnant d'une angoisse importante) ou **Naja tripudians** (palpitations en parlant).

La place de l'homéopathie

L'homéopathie est impuissante à soigner des lésions déjà constituées. En revanche, un remède de fond, prescrit en fonction des symptômes les plus personnels du patient, peut aider à enrayer l'évolution de l'atteinte. Il est possible de l'administrer parallèlement au traitement classique (chirurgie, médicaments…).

Éviter ou réduire les facteurs de risque

Différents facteurs peuvent favoriser la survenue des affections cardio-vasculaires. L'homéopathie, alliée au respect de règles d'hygiène de vie, peut aider à les prévenir.

L'intoxication tabagique

Fumer augmente considérablement le risque d'atteinte cardio-vasculaire, de cancer de la gorge ou de cancer des poumons. Il n'existe pas de traitement homéopathique spécifique pour arrêter de fumer. En revanche, un remède de fond, s'il est bien choisi, peut aider à recouvrer un bien-être général propice au sevrage du tabac.

L'hypertension artérielle

C'est une augmentation anormale de la pression artérielle, qui peut favoriser la survenue de différentes maladies, comme l'accident vasculaire cérébral. Le traitement classique repose sur la prescription de remèdes destinés à faire baisser la tension (hypotenseurs). Un traitement homéopathique peut être prescrit en association avec le traitement classique, lequel reste de règle en cas d'hypertension importante.

L'excès de cholestérol

Un taux excessif de cholestérol dans le sang constitue un important facteur de risque de maladies cardio-vasculaires. L'excès de cholestérol est traité en médecine classique par un régime alimentaire pauvre en graisses (diminution ou suppression de la consommation de viande, charcuteries, laitages, beurre) et, si nécessaire, par des médicaments hypocholestérolémiants (faisant baisser le taux de cholestérol). Un remède homéopathique de fond peut contribuer à une baisse durable de l'excès de cholestérol.

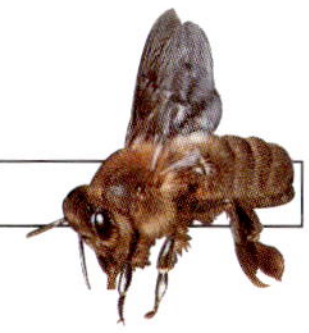

L'obésité

L'excès de poids est un des facteurs de risque connu d'atteinte cardio-vasculaire. Un traitement homéopathique peut aider à le combattre, au besoin parallèlement à un suivi par un nutritionniste. Parmi les remèdes le plus souvent prescrits, on peut citer **Graphites**, **Calcarea carbonica** ou **Capsicum annuum**.

Le stress

Le stress peut favoriser l'hypertension artérielle. Son traitement classique est essentiellement préventif, et repose sur le recours à différentes méthodes telles que la relaxation, le sport ou l'acupuncture. Un remède homéopathique adapté peut également contribuer à une meilleure résistance au stress. Parmi les remèdes possibles, on peut citer **Ammonium carbonicum**, **Nux vomica**, **Argentum nitricum** ou **Sulfuricum acidum**.

La sédentarité

Les personnes sédentaires sont davantage que les autres sujettes aux affections cardio-vasculaires. Un exercice physique régulier joue un rôle préventif contre les obstructions des artères dues aux graisses et aux sucres en excès dans le sang. Votre médecin homéopathe pourra donc vous suggérer un exercice physique, modéré mais régulier (2 ou 3 heures d'activité physique par semaine).

Le diabète

Le diabète sucré est une maladie au cours de laquelle l'insuline (hormone permettant à l'organisme d'utiliser le sucre présent dans le sang) fait défaut (diabète insulinodépendant), ou lors de laquelle les tissus sont insensibles à cette hormone (diabète non insulinodépendant) : le taux de sucre contenu dans le sang augmente alors de manière anormale. Cette affection, dont l'une des plus graves complications est une atteinte des vaisseaux sanguins, est traitée selon le cas par un régime alimentaire adapté, par des médicaments ou par l'injection régulière d'insuline. L'homéopathie, parallèlement au traitement classique, peut aider à stabiliser le taux de sucre sanguin et à prévenir les complications du diabète.

Un problème courant : jambes lourdes et varices

Affection fréquente surtout chez les femmes (elle toucherait de 10 à 12 % des femmes à l'âge de 20 ans et de 30 à 40 % à partir de 50 ans), les varices sont des veines dont la paroi s'est altérée. Leur formation découle d'une défaillance des valvules, replis membraneux situés à l'intérieur des veines, dont le rôle est d'empêcher le sang de refluer vers le bas des jambes. Les veines, trop pleines de sang, se mettent à gonfler.

Les varices peuvent être responsables de lourdeurs, de fourmillements, de crampes ou d'œdèmes, rarement de douleurs véritables. Elles peuvent devenir apparentes, sous forme de cordons mous et bleuâtres. Leur apparition est favorisée par l'hérédité, des facteurs hormonaux (maternités, contraception orale…), un mode de vie sédentaire, un excès de poids, la station debout prolongée ou la chaleur.

• **Le traitement classique.** Il en existe plusieurs, qui sont parfois associés : lutte contre l'accumulation de sang dans les jambes (port de bas de contention, surélévation des pieds pendant le sommeil, suppression de l'exposition des jambes à la chaleur), marche, médicaments veinotoniques, sclérose, traitement chirurgical par stripping (ablation d'une veine par deux petites incisions pratiquées à la cheville et à la cuisse) ou méthode Chiva (ligature des veines déficientes), cures thermales…

• **Le traitement homéopathique.** L'homéopathie est impuissante à réparer une lésion mécanique de valvule déficiente. En revanche, un remède de fond est susceptible d'interrompre l'évolution des varices et de prévenir les récidives. Parmi les très nombreux remèdes possibles, on peut citer **Hammalis virginiana** (grosses varices douloureuses, cartonnées, en zig-zag, s'accompagnant de sensation de meurtrissure des parties atteintes, dont le gonflement est exacerbé pendant les règles), **Fluoricum acidum** (varices survenant chez une personne âgée ou prématurément vieillie) ou **Zincum metallicum** (varices s'aggravant par la consommation de vin, touchant des personnes nerveuses, sensibles, manquant d'énergie, à la peau flétrie et ridée, ayant un besoin constant de remuer les pieds et les jambes).

Insomnie, spasmophilie, anxiété et dépression

L'homéopathie trouve un champ d'action remarquable dans le traitement de certains troubles psychiques. Sauf troubles ponctuels, le patient est traité avec un remède de fond.

INSOMNIE ET DÉPRESSION

En cas de troubles du sommeil, soyez vigilant et consultez sans hésiter un médecin si les troubles persistent. En effet, une insomnie ou un excès de sommeil accompagne souvent une dépression ou un état anxieux, troubles dont la guérison est d'autant plus aisée à obtenir qu'un traitement est institué précocement.

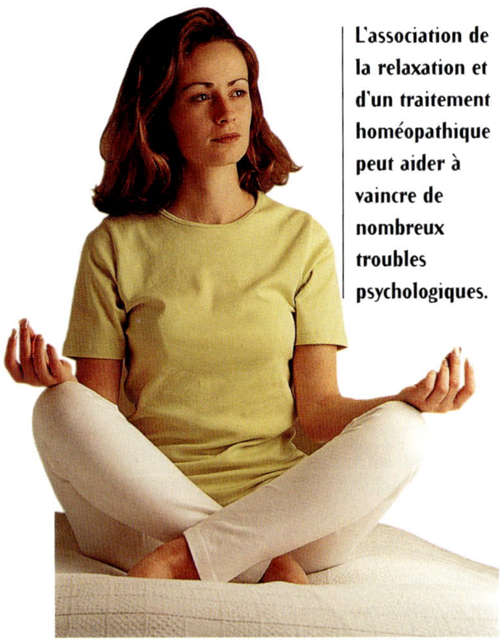

L'association de la relaxation et d'un traitement homéopathique peut aider à vaincre de nombreux troubles psychologiques.

En médecine classique, les troubles psychiques sont traités par différents médicaments (somnifères contre l'insomnie, antidépresseurs contre la dépression, etc.). Chacun de ces médicaments agit sur la partie défaillante de l'organisme, suivant des données pharmacologiques fondées sur l'expérimentation de substances actives qui régulent les dysfonctionnements du métabolisme cérébral.

Outre les médicaments, plusieurs voies sont possibles, dont la psychothérapie ou la psychanalyse, les thérapies corporelles (ostéopathie, haptonomie, sophrologie…).

Enfin, l'homéopathie, par son approche globale, trouve un terrain d'application particulièrement favorable dans ce type de troubles. Comme toujours, c'est à partir d'un interrogatoire approfondi, en relevant tous les détails dans l'attitude et le comportement du patient dès le contact initial, en prenant note avec précision des symptômes qu'il lui décrit, gardant mot à mot les expressions qui lui sont propres, puis en déterminant ses symptômes les plus caractéristiques, que le médecin homéopathe parviendra à déterminer le bon remède. Par exemple, tel patient, suivi par ailleurs en psychothérapie, a des pulsions suicidaires ; ce qui lui est spécifique, c'est qu'il se voit passer à l'acte par pendaison, ce qui oriente vers **Arsenicum album**. Telle jeune patiente, pourtant choyée, se sent « isolée dans un désert, rejetée et abandonnée de tous ». Dans ce cas, c'est l'appréciation fausse de la réalité et la manière dont elle détermine les réactions de la fillette qui oriente vers le bon remède, **Camphora officinalis**.

Les insomnies

Les troubles du sommeil (difficulté à trouver le sommeil, réveils trop matinaux, crainte de l'insomnie contribuant à aggraver le manque de sommeil, sensation de ne pas avoir assez dormi ou d'avoir mal dormi, excès de sommeil) sont un motif fréquent de consultation. Nombreuses sont les personnes qui prennent des médicaments afin de favoriser leur endormissement ou d'éviter les réveils trop matinaux.

Le traitement classique

Il consiste à administrer des somnifères ou des anxiolytiques. Ces médicaments remplissent certes leur vocation d'aider le patient à s'endormir, mais présentent un inconvénient majeur, le risque de dépendance. En effet, leur prise régulière et prolongée les rend de moins en moins

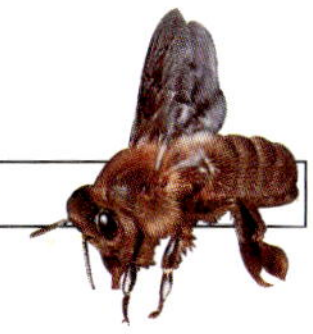

efficaces, entraînant la nécessité de doses de plus en plus fortes. En outre, ils perturbent le sommeil paradoxal (période du sommeil pendant laquelle nous rêvons), ce qui tend à diminuer la qualité de la mémoire.

Le traitement homéopathique

Les multiples inconvénients du traitement classique peuvent amener à consulter un médecin homéopathe, notamment pour se sevrer et recouvrer un équilibre sans médicaments ; il faut souligner l'importance de cet accompagnement médical, le sevrage étant toujours une période délicate. Le praticien pourra accompagner sa prescription de conseils d'hygiène de vie tels que la suppression des excitants (thé, café...), une alimentation équilibrée et une pratique physique régulière, qui favorisent le retour à un sommeil normal.

• **Les remèdes homéopathiques.** Nombreux sont les remèdes homéopathiques utilisés pour

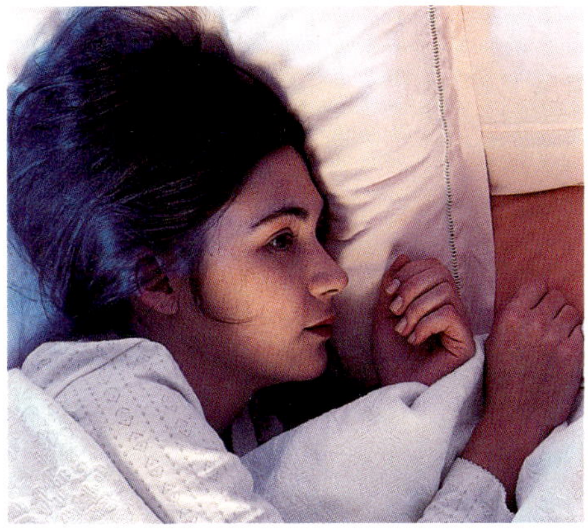

L'homéopathie peut aider un insomniaque à retrouver le sommeil tout en le libérant progressivement des somnifères.

remédier à l'insomnie. Parmi ceux-ci, on peut citer : **Gelsemium sempervirens** (insomnie par anticipation d'une situation de stress) ; **Nux vomica** (insomnie de surmenage chez un individu entreprenant) ; **Lachesis mutus** (patient « couche tard » et ne pouvant se lever le matin à cause de ses excès) ; **Arsenicum album** (réveil précis toujours à 2 heures du matin) ; **Sulfur** (le

L'INSOMNIE

Cause déclenchante	Remèdes
Joie excessive.	Coffea cruda
Grand chagrin soudain.	Gelsemium sempervirens, Ignatia amara, Natrum muriaticum
Colère.	Chamomilla vulgaris, Colocynthis, Nux vomica
Vexation.	Calcarea carbonica, Colocynthis, Ignatia amara, Staphysagria
Dispute.	Staphysagria
Peur, frayeur.	Aconitum napellus, Bryonia alba, Cocculus indicus, Ignatia amara, Pulsatilla, Rhus toxicodendron, Veratrum album
Manque de sommeil (veillée tardive, soins à un malade...).	Cocculus indicus
Conversation très animée.	Ambra grisea
Abus de boissons alcoolisées.	Nux vomica

Rappelons que les insomnies sont toujours des situations complexes nécessitant une consultation médicale, pour lesquelles plus de 100 remèdes sont possibles. Les remèdes mentionnés ci-dessus sont à prendre ponctuellement, dans des situations précises. La posologie est d'une dose unique, en dilution 9CH. Par ailleurs, n'hésitez pas à vous reporter à la partie « Connaître les médicaments » pour vérifier si le médicament choisi correspond bien à vos symptômes.

patient se réveille à 5 heures et ne peut se rendormir) ; **Natrum muriaticum** (patient se sentant bien tôt le matin, qui se recoucherait volontiers à 10 heures du matin). Le tableau de la page précédente indique quelques remèdes susceptibles, si les symptômes correspondent, de traiter une insomnie ponctuelle survenue à la suite d'une cause bien déterminée.

Un exemple de traitement homéopathique de l'insomnie

Un patient âgé de 15 ans vient consulter pour des troubles de l'endormissement qui durent depuis deux ans.

• **L'interrogatoire du patient.** Ce jeune homme ne parvient pas à trouver le sommeil avant 2 heures du matin. Ses nuits raccourcies ne l'empêchent pas d'être un premier de classe, apparemment sans effort et sans angoisse. Peu communicatif, il est solitaire et préfère passer ses loisirs devant son écran d'ordinateur. En consultation, il est morose et ne se confie guère. Ses notes, toujours excellentes, ne parviennent pas à le rassurer, « car, dit-il, quand on a 19, il manque toujours un point pour avoir 20 ». Le moindre écart entre ses notes et le 20 le met dans des colères telles qu'il en tremble. Il se querelle avec les siens, puis se renferme. Il est découragé, a le sentiment que jamais rien ne pourra réussir, imagine toujours qu'il a négligé quelque chose et que son entourage va le lui reprocher, et pense à la mort.

• **Les symptômes retenus par l'homéopathe.** Ce sont : le sentiment qu'a le patient de ne pas remplir son devoir ; sa conscience scrupuleuse excessive ; la pensée qu'il ne vaut rien, qu'il mérite des reproches ; ses colères soudaines avec tremblements ; ses pensées suicidaires ; sa précision ; ses insomnies avant 2 heures du matin.

• **Le traitement.** Ces symptômes orientent vers la prise d'**Aurum metallicum**. Depuis, le jeune homme travaille toujours avec autant d'ardeur, mais parvient à s'endormir à 22 heures ; il est moins anxieux et relativise ses échecs.

Un exemple de traitement de la spasmophilie

Une jeune étudiante est spasmophile depuis la puberté. Avant chaque examen, une crise de tétanie inaugure une série de malaises et un mal-être permanent. Les oraux sont sa hantise et déclenchent toujours une crise, annihilant tous ses efforts. L'interrogatoire révèle que cette jeune fille désire depuis l'enfance être sage-femme ; c'est son idéal, et surtout celui de sa mère. Elle se voit mettre les enfants au monde sous le regard émerveillé des parents, cela malgré son dégoût du sang et des piqûres. Obstinée, elle a persisté dans ses études jusqu'au moment où elle a dû les interrompre et est venue consulter. Elle évoque un rêve récurrent depuis la petite enfance, qui est d'être poursuivie par des animaux sauvages.

Des différents symptômes qu'elle présente, le médecin homéopathe retient les idées fixes et la rigidité ; un caractère obstiné et anxieux, dépendant du regard des autres ; le souhait de correspondre à ce qui est souhaité par les autres ; la peur du sang ; celle des aiguilles ; les rêves de poursuite par des animaux sauvages. Ces symptômes orientent vers **Silicea**. La prise de ce remède fait disparaître la spasmophilie. Il calme la jeune fille, ce qui lui permet de décider de s'orienter vers une carrière artistique, son désir secret depuis toujours.

La spasmophilie

La spasmophilie trouverait son origine dans une hyperexcitabilité neuromusculaire pouvant aboutir à des crises de contractures musculaires (tétanie). Souvent attribuée à une réaction désadaptée face au stress, et favorisée par la vie en milieu urbain, elle se traduit par une impressionnante liste de symptômes qui émaillent le quotidien du malade : contractures musculaires, spasmes, sensations de fourmillement, palpitations, vertiges, maux de tête, oppressions de la cage thoracique déclenchées par la moindre émotion ou événement inhabituel, etc.

Le traitement classique

Il consiste en administration de calcium et de magnésium (selon certaines hypothèses, le trouble trouverait son origine dans une carence en calcium ou en magnésium), de médicaments réduisant l'anxiété ou favorisant la détente musculaire.

Le traitement homéopathique

Du point de vue de l'homéopathe, la spasmophilie trouverait souvent son origine dans un conflit affectif associé à une mauvaise hygiène

de vie. Il convient donc d'aider le spasmophile à recouvrer son équilibre et sa paix intérieure.
Pour permettre au patient de mieux contrôler ses troubles respiratoires et son émotivité, le médecin homéopathe pourra lui conseiller, parallèlement à la prescription d'un remède, le recours à d'autres méthodes thérapeutiques : psychothérapie, relaxation, sophrologie…
Parmi les remèdes prescrits aux spasmophiles, on peut citer : **Argentum nitricum** (personne inquiète et précipitée, qui voudrait avoir terminé avant d'avoir commencé) ; **Ignatia amara** (personne sujette aux tremblements et aux spasmes à la moindre contrariété affective) ; **Chamomilla vulgaris** (personne ne se supportant plus, et ne supportant plus ni la douleur ni son entourage) ; **Pulsatilla** (personne manquant de confiance en elle, se sentant abandonnée, pleurant à la moindre contrariété).

L'anxiété

L'anxiété est un état émotionnel extrêmement répandu, qui survient souvent en réaction à un facteur de stress, selon des modalités propres à chacun en fonction de sa personnalité et de ses capacités d'adaptation. Elle peut prendre de nombreuses formes, dont la frayeur, l'irritabilité, la « rumination », et différents symptômes physiques comme l'insomnie, les palpitations, la transpiration, les tremblements.

Différents types d'anxiété

L'anxiété peut être bénéfique en favorisant l'apprentissage et les performances physiques ou intellectuelles. Mais elle peut aussi empêcher tout fonctionnement normal de la personne, et nécessite alors une prise en charge médicale.

- **Le trouble panique.** C'est la manifestation aiguë, paroxystique de l'anxiété. Elle touche environ 2 % de la population et est un motif fréquent de consultation. Il s'agit d'un sentiment de panique qui immobilise l'individu par des malaises allant jusqu'à la perte de connaissance ou par la peur de mourir. Ce sentiment survient de façon imprévisible et incontrôlable, dans des conditions habituellement peu stressantes telles que conduire sa voiture ou entrer dans un magasin. C'est la répétition des crises qui définit le trouble panique. Le patient craint alors d'avoir une nouvelle crise et, en même temps, il a peur d'affronter les conditions dans lesquelles une crise est déjà survenue, ce qui le conduit souvent à limiter ses activités et réduit sa liberté d'action.
- **L'anxiété généralisée.** Elle peut apparaître dans le cours d'un trouble panique (peur de l'apparition de nouvelles crises) ou isolément. L'anxiété généralisée, très fréquente, se traduit par différents troubles pouvant entraîner un handicap important, au plan social, professionnel ou affectif : sensation de boule dans la gorge, impression d'étouffer, palpitations, fatigabilité, étourdissements, etc.
- **L'anxiété réactionnelle.** Elle survient dans le mois qui suit un événement stressant (décès, perte d'emploi, séparation…) ou même un événement fortement désiré (grossesse, mariage, promotion professionnelle). Limitée dans le temps, elle disparaît en même temps que le facteur qui est à son origine, ou lorsque la personne est parvenue à surmonter la situation.

Le traitement classique

Il associe les médicaments anxiolytiques, qui permettent d'atténuer ou de faire disparaître les symptômes, et la psychothérapie.

Le traitement homéopathique

L'homéopathie cherche le remède correspondant à l'expression pathologique particulière du

Le traitement homéopathique d'un trouble panique

Une patiente consulte pour insomnie et troubles paniques, symptômes dont elle souffre depuis un tremblement de terre qu'elle a vécu au Mexique. Lors des épisodes aigus, elle voit toujours la même image : le salon où elle se trouve bascule et les meubles glissent et s'écrasent contre les murs. Cette image persiste et survient à tout moment. Elle vit en permanence dans un état de peur indéfinissable : traverser la rue, être seule, se trouver dans une foule sont des épreuves quotidiennes malgré les dix ans écoulés depuis le séisme et un traitement par des médicaments anxiolytiques. Le choc a révélé sa fragilité, depuis elle ne peut retrouver son équilibre. La prescription d'**Aconitum napellus**, qui correspond à tous ses troubles, lui a permis de retrouver le calme intérieur.

malade, dont la vulnérabilité s'est exprimée selon sa nature, le même événement ayant un impact différent d'une personne à l'autre.

• **Plus d'une centaine de remèdes.** Plus de cent remèdes différents peuvent être prescrits à un patient anxieux. Il est possible de les prescrire parallèlement à un traitement allopathique ; son état s'améliorant, le patient pourra arrêter progressivement les anxiolytiques. Parmi les remèdes homéopathiques prescrits, on peut citer : **Arsenicum album** (personne agitée, ne pouvant trouver le repos malgré son épuisement, se pensant incurable et proche de la mort) ; **Bryonia alba** (anxiété gagnant la personne dans tout le corps, tout mouvement devenant douloureux, et son état la rendant agressive auprès de son entourage) ; **Causticum** (personne timide, anxieuse en compagnie, la tête pleine d'images terrifiantes surtout le soir) ; **Phosphorus** (personne hypersensible, surtout inquiète à l'approche de l'orage) ; **Nitricum acidum** (accès d'anxiété surtout le soir, associés à une grande inquiétude concernant la santé).

La dépression

La dépression est une perturbation de l'humeur caractérisée par la diminution de l'intérêt et du plaisir. Elle s'associe à un ralentissement général des activités, une fatigue permanente, un sentiment excessif de culpabilité, l'altération des capacités de concentration, de décision et de réflexion. À la douleur morale s'associent une insomnie, des pensées de mort et une perte d'espoir. Des symptômes physiques et psychiques persistants peuvent être le signe d'une dépression masquée : troubles digestifs, migraines, fatigue chronique, repli sur soi, perte d'estime de soi.

• **Une vraie maladie.** La dépression est une vraie maladie, à distinguer du simple « passage à vide », et nécessite un traitement précoce. En effet, 20 % des dépressions deviennent chroniques, souvent à cause d'une prise en charge trop tardive ; en outre, une dépression non soignée peut entraîner à terme de graves handicaps dans le domaine affectif, social et professionnel. Dans la majorité des cas, avec un traitement bien conduit, on guérit parfaitement une dépression.

Le traitement classique

Il associe les médicaments (antidépresseurs, parfois lithium) et, si nécessaire, un soutien psychologique ou une aide psychothérapique. De nouveaux antidépresseurs, apparus depuis quelques années, sont très largement prescrits pour tous les aspects symptomatiques de la dépression car ils sont en général bien tolérés. Cependant, chez certains patients, ils doivent parfois être prescrits en association avec un médicament anxiolytique.

Le traitement homéopathique

Il est possible de faire appel à l'homéopathie pour soigner une dépression, au besoin en suivant un traitement classique. En effet, la prise d'un tel traitement modifie peu les modalités caractéristiques (traits étranges, frappants, inhabituels, etc.) des patients. L'analyse de ces modalités permet donc de prescrire le remède spécifique à chacun. Dans un premier temps, l'amélioration du comportement, par-delà la disparition des symptômes, encourage le patient. Ce changement dans sa nature profonde lui permet de recouvrer peu à peu sa confiance en lui et sa sécurité. Ainsi, il pourra, au moment propice et avec l'accord de son praticien, abandonner les psychotropes.

• **Des centaines de remèdes.** Pour traiter la dépression, l'homéopathe dispose de centaines de remèdes différents, correspondant à la multiplicité du fonctionnement humain. À titre d'exemples, on peut citer : **Sepia officinalis** (patient triste et pessimiste, introverti, revêche, éternellement déçu par autrui) ; **Aurum metallicum** (alternance d'hyperactivité, sentiment de toute-puissance, et dépression suicidaire avec impulsions à se défenestrer) ; **Staphysagria** (patient refoulant son indignation et sa frustration, qui s'expriment par des éruptions cutanées et des spasmes viscéraux) ; **Phosphorus** (patient qui s'effondre en automne et au printemps, souffrant d'un sentiment de vide alternant avec un enthousiasme créatif).

Deux exemples de traitement homéopathique de la dépression

Ces exemples illustrent la démarche globale toujours nécessaire pour traiter une dépression.

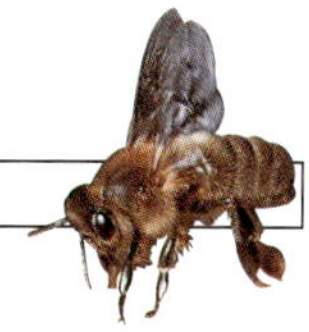

• La dépression d'une jeune accouchée. Cette patiente est traitée pour une dépression survenue après son accouchement (dépression dite « du post-partum »). Depuis la naissance de sa fille, elle est devenue indifférente à son entourage et recherche la solitude. Rien ne l'intéresse, pas même son enfant, dont elle assure les soins sans tendresse, comme si elle était triste et avait le cœur sec.

– L'interrogatoire de la patiente. À travers l'interrogatoire, il apparaît que cette patiente n'attend qu'une chose : dormir pour être tranquille. Le traitement qu'elle a reçu lui permet de vaquer à ses occupations, mais sans enthousiasme, et elle s'en fait le reproche sans rien pouvoir y changer. Elle perd du poids, tout en mangeant bien et fort salé, comme dans son enfance.

Sa mère est décédée deux mois avant la naissance. La patiente a été incapable de pleurer, de même qu'elle n'avait jamais exprimé de chagrin lors de la perte de son père, mort alors qu'elle avait 5 ans. Depuis, elle a toujours été forte et a soutenu sa mère dans le deuil.

– Les symptômes retenus par l'homéopathe. Ce sont la réactivation du deuil; l'impossibilité de pleurer au cours du chagrin; le désir de solitude; l'indifférence; l'amaigrissement, alors que la patiente mange bien; l'anxiété avec culpabilité; le désir de sel.

– Le traitement homéopathique. Ces symptômes orientent vers la prise de **Natrum muriaticum**. La patiente a pu enfin pleurer et retrouver le contact avec sa fille; libérée, elle a retrouvé le goût à la vie.

• Une dépression consécutive à une rupture. Cette patiente est dépressive suite à une rupture. De fort caractère, elle ne supporte pas l'échec, ni affectif ni professionnel.

– L'interrogatoire de la patiente. Au fil de l'interrogatoire, il apparaît que cette patiente se fixe des objectifs et se fait un honneur de les remplir. Jamais elle n'a subi d'humiliation comparable à l'abandon de son compagnon et subalterne dans la société qu'elle a créée. Depuis, elle a peur de se rendre à un rendez-vous et doute de ses capacités. Elle est épuisée à 17 heures et se mettrait volontiers au lit; en revanche, la nuit, elle se réveille et dévore des sucreries en ressassant sa colère contre lui : « Je ne me pardonnerai jamais mon erreur, je voulais rompre, et ne pas l'avoir fait avant lui m'est insupportable. » Finalement, ce n'est pas un chagrin d'amour, mais la blessure narcissique, l'atteinte de son honneur qui ont plongé cette patiente dans la dépression.

– Les symptômes retenus par l'homéopathe. Ce sont : l'amour du pouvoir; la réaction dépressive à une humiliation; la colère avec mécontentement; la colère contre les absents; les reproches à soi-même et l'intolérance marquée à la contradiction; l'aggravation des symptômes l'après-midi (vers 17 heures); une faim insatiable, un appétit dévorant la nuit; le désir de sucreries.

– Le traitement homéopathique. Ces symptômes orientent vers la prise de **Lycopodium clavatum**. Les fringales de cette patiente ont peu à peu diminué; elle a perdu du poids et retrouvé une image agréable d'elle-même. Elle se sent prête à mettre en place des projets et à faire de nouvelles conquêtes.

Pour traiter un dépressif, l'homéopathie cherche, selon sa démarche habituelle, à soigner le patient dans son intégralité psychique et physique.

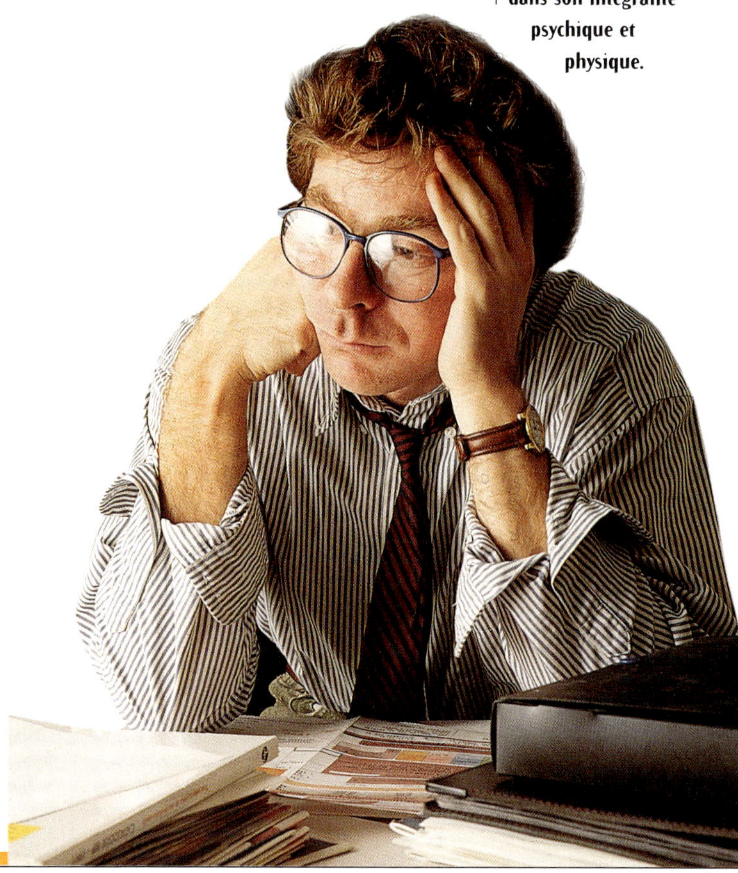

Les maux de tête

Le mal de tête déroute par la variété de ses manifestations et l'efficacité souvent décevante des traitements proposés. C'est l'une des indications par excellence de l'homéopathie.

L'INTÉRÊT D'UN EXAMEN COMPLET
Une consultation pour mal de tête chez un homéopathe comprend, outre l'interrogatoire du patient, un examen clinique soigneux, pour déceler une éventuelle maladie à l'origine du trouble. Dans certains cas, la cause est facile à déterminer, de par la localisation de l'affection responsable (arthrose cervicale, sinusite...) ou son caractère aigu (méningite...). Des examens complémentaires sont indispensables lorsqu'une maladie chronique est suspectée.

Dans plus de 90 % des cas, le mal de tête survient sans pouvoir être relié à une cause particulière ; on incrimine parfois un trouble psychologique passager (tension nerveuse ou anxiété). Plus rarement, le mal de tête constitue l'un des signes d'une maladie sous-jacente (notamment la dépression), fonctionnelle (troubles de la digestion, par exemple) ou organique (sinusite, atteinte oculaire, arthrose cervicale, méningite, etc.).

Les différents types de maux de tête

Pour orienter le choix du traitement, les médecins homéopathes distinguent différents types de maux de tête, selon leur cause et les symptômes qu'ils occasionnent.

• **Les maux de tête à caractère congestif.** Leur symptôme le plus caractéristique est que le patient sent « le sang lui battre à la tête ». Ils sont souvent liés à une affection vasculaire, et associés à un problème d'hypertension qu'il conviendra de traiter.

• **Les maux de tête dits « digestifs ».** Ce sont des maux de tête accompagnés de nausées, vomissements, douleurs abdominales ou brûlures d'estomac.

• **Les maux de tête dits « des étudiants ».** Il s'agit de maux de tête qui, dans presque tous les cas, sont aggravés par le travail intellectuel. Ils touchent aussi bien les enfants d'âge scolaire que les adolescents et les adultes.

• **Les maux de tête ophtalmiques.** Ils s'associent à des troubles oculaires variés (vision trouble, éblouissement, perception de taches lumineuses...) ou sont directement perçus dans l'un des yeux ou les deux.

• **Les maux de tête en rapport avec les règles.** Ce sont tous les maux de tête dont la survenue peut être mise en relation avec les règles (avant, après, pendant, lorsque les règles sont trop abondantes, en retard, etc.), quelles qu'en soient les modalités.

• **La migraine.** C'est une forme particulière de mal de tête, reconnaissable à différentes caractéristiques : elle ne touche le plus souvent qu'une moitié de la tête, est fréquemment précédée de troubles oculaires ou psychiques, et s'accompagne de nausées, de vomissements,

La diminution des maux de tête par la pression est un symptôme homéopathique.

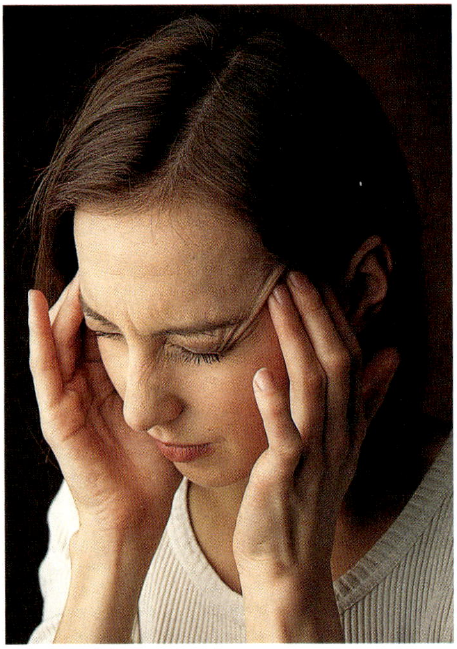

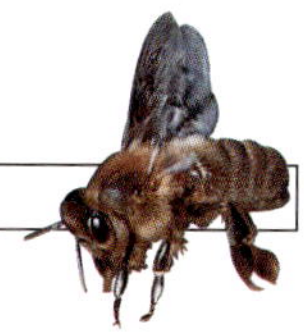

d'intolérance à la lumière et d'un malaise général. Par ailleurs, elle tend à récidiver selon une périodicité précise (tous les deux jours, tous les mois, etc.) et disparaît d'elle-même. La migraine a souvent un caractère héréditaire. Ses causes sont très variables : trouble du fonctionnement hormonal, du foie ou de l'appareil digestif, allergie, trouble psychique, etc.

Les traitements classiques

Outre la guérison d'une cause éventuelle, le traitement des maux de tête est celui de la douleur en général ; il fait appel à des médicaments usuels tels que le paracétamol. Certaines mesures sont parfois conseillées : s'allonger, éviter les facteurs aggravants (pièce bruyante, mal aérée), étirer ou masser les muscles de ses épaules, de son cou, du visage et du cuir chevelu, et, si possible, dormir quelques heures.

• **Le traitement de la migraine.** Outre les antidouleurs classiques, il fait appel à des médicaments plus spécifiques (médicaments à base d'ergot de seigle, triptan, etc.), administrés en cas de crise ou en traitement de fond.

Les traitements homéopathiques

Comme pour toute autre affection chronique, l'objectif du médecin homéopathe est de déterminer le remède « similimum », en parfaite correspondance avec les symptômes les plus caractéristiques, qui pourra assurer une disparition durable des maux de tête. La consultation repose donc avant tout sur un entretien soigneux, complété par un examen clinique, et éventuellement par d'autres examens.

Vous trouverez dans les tableaux ci-après quelques-uns des médicaments prescrits pour soulager les maux de tête à caractère congestif, les maux de tête dits « digestifs », « des étudiants », ainsi que les maux de tête en rapport avec les règles. Rappelons que, si l'automédication n'est pas à proscrire, un remède « similaire », c'est-à-dire « approchant », ne saurait apporter qu'un soulagement passager.

• **Les maux de tête ophtalmiques.** Parmi les remèdes homéopathiques souvent prescrits aux patients souffrant de ce type de trouble, on peut citer **Cyclamen europaeum** (« vertige transparent » – perception de l'objet réel et, à travers lui, d'une image vacillante du même objet – survenant avec les règles), **Gelsemium sempervirens** (chez un patient à l'expression égarée, très abattu, aux paupières pesantes, ayant une sensation de lien serré autour des yeux), **Paris quadrifolia** (chez un patient ayant la sensation d'une « ficelle qui lui traverse les globes oculaires »), **Prunus spinosa** (vive douleur à l'œil droit irradiant vers l'occiput), **Sanguinaria canadensis** (douleur survenant tous les sept jours, et partant de l'occiput pour se fixer à l'œil droit) ou encore **Spigelia anthelmia** (douleur comme un bandeau autour de la tête, irradiant dans les yeux).

• **La migraine.** Pour déterminer le bon remède, on distingue les facteurs déclenchants, les caractéristiques des douleurs et leur localisation. Parmi les remèdes possibles, on prescrira par exemple, pour traiter une migraine survenant nettement du côté gauche, **Bromium**, **Euphrasia officinalis**, **Oleander**, **Onosmodium virginianum**, **Spigelia anthelmia** ou **Lachesis mutus**, et, en cas de migraine survenant du côté droit, **Prunus spinosa**, **Lycopodium clavatum**, **Chelidonium majus** ou **Sanguinaria canadensis**. Le tableau de la page 104 mentionne quelques remèdes prescrits en cas de migraine se traduisant par une douleur typique.

Maux de tête et diagnostic homéopathique

Si vous consultez pour maux de tête, l'entretien avec le médecin homéopathe, outre les questions habituelles indispensables pour mieux appréhender votre terrain, aura pour but de préciser les caractéristiques des maux de tête dont vous souffrez, et portera sur les points suivants :

– causes déclenchantes : facteurs alimentaires, allergiques, endocriniens (grossesse, règles), psychiques (colère, suite de chagrin...) ;

– modalités horaires (mal de tête survenant pendant la journée, la nuit, à telle heure...) ;

– périodicité, alternance ou concomitance avec d'autres manifestations (diarrhée, toux...) ;

– facteurs d'aggravation, d'amélioration ;

– irradiations de la douleur (vers les dents, la nuque...) ;

– sensations (d'étau, pulsation, brûlure...) ;

– symptômes associés.

MAUX DE TÊTE À CARACTÈRE CONGESTIF

Symptômes	Facteurs d'amélioration et d'aggravation	Remèdes
◗ Survient souvent après une insolation et à la ménopause. Visage très rouge, avec bouffées de chaleur. Toute la tête est « prise ». Douleur battante, prédominant parfois sur le front ou derrière la tête. Association avec une hypersensibilité de tous les sens.	Douleur diminuant à l'obscurité et au froid, aggravée par la lumière et par la chaleur.	**Belladonna**
◗ Douleur derrière la tête, irradiant vers les dents, avec sensation de vrombissement dans la nuque, de martèlement dans le crâne, de tintements dans les oreilles. Extrémités froides, cuir chevelu douloureux. Alternance brusque d'extrême pâleur et d'extrême rougeur du visage.	Amélioration par un mouvement tranquille et une marche lente, après s'être levé. Personne frileuse se sentant généralement mieux à la chaleur, excepté pour les douleurs cervicales, du visage et des dents, qui sont améliorées par le froid.	**Ferrum metallicum**
◗ Douleurs associées à des bouffées de chaleur. Pulsation sanguine visible sur tous les vaisseaux apparents, particulièrement au niveau des tempes et des carotides.	Douleur diminuée par le froid, augmentée par la chaleur. La douleur augmente également si les règles se font attendre et lors de leur survenue.	**Glonoïnum**
◗ Douleur battante commençant au front et irradiant derrière la tête, le matin au lever. Association avec des nausées, des vomissements (qui ne soulagent pas) et une constipation rebelle.	Douleur diminuant sous la pression (port d'un bandeau serré), augmentant au bruit, à la lumière, au mouvement, pendant les règles.	**Lac defloratum**
◗ Douleur pulsatile ressentie au niveau du front. Visage rouge, yeux injectés de sang. Association avec des nausées et des vomissements.	Soulagement en cas de saignement du nez et lors de l'apparition des règles.	**Melilotus officinalis**
◗ Élancements au niveau de l'occiput de type choc électrique. Le cerveau semble endolori.	Douleur survenant le plus souvent la nuit.	**Phytolacca decandra**
◗ Patient très rouge, pris de bouffées ruisselantes de transpiration.	Douleur diminuant lorsqu'on exerce une pression sur le crâne, augmentant à la chaleur, au soleil, au moindre mouvement.	**Veratrum viride** Remède souvent prescrit à la ménopause.
◗ Touche des personnes hypertendues, atteintes d'artériosclérose. Patient ralenti, très frileux, pâle, et ayant une sensation de lourdeur, de vertiges dans la tête.	Douleur diminuant à la chaleur et augmentée par le froid.	**Baryta carbonica**
◗ Patient extrêmement rouge. Douleur partant de la nuque, irradiant dans la tête, et au-dessus de l'orbite. Bouffées de chaleur au visage, pulsations. Les douleurs augmentent et diminuent lentement.	Douleur améliorée en se couvrant chaudement, aggravée par le moindre courant d'air froid sur la tête.	**Strontium carbonicum**

Ces remèdes sont à prendre sous la forme d'une dose de 7CH, suivie d'une dose en 9CH dans les 2 heures si aucune amélioration ne s'est fait sentir. Si les symptômes persistent au-delà de 24 heures, consultez un médecin. Par ailleurs, n'hésitez pas à vous reporter à la partie « Connaître les médicaments » pour vérifier si le médicament choisi correspond bien à vos symptômes.

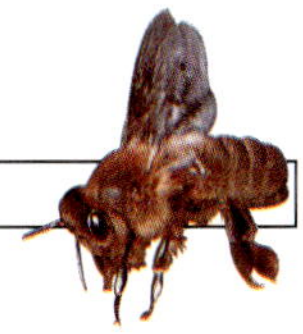

MAUX DE TÊTE DITS « DIGESTIFS »

Symptômes	Facteurs d'amélioration et d'aggravation	Remèdes
◗ Migraine survenant lors d'une indigestion. Sensation de pesanteur au sommet du crâne. Langue blanchâtre.	Maux de tête diminués au grand air, par le repos, lorsque le patient vomit ou a la diarrhée, accentués par la consommation de vin et d'aliments acides, par la chaleur, par les bains froids (qui peuvent être un facteur déclenchant).	**Antimonium crudum**
◗ Douleur ressentie au-dessus de l'œil droit, qui larmoie. Goût amer dans la bouche, nausées et vomissements. Douleur à la pointe inférieure de l'omoplate droite. Les conjonctives, la peau et les selles sont jaunes.	Douleur soulagée par le repos, aggravée par le mouvement.	**Chelidonium majus**
◗ Apparition le matin ou après un repas trop riche. Douleur ressentie dans l'occiput ou au-dessus des yeux, accompagnée de vertiges et de nausées. Le cerveau « semble tourner en rond ».	Douleur diminuée lorsque le patient vomit et à la chaleur, accrue par le froid.	**Nux vomica**
◗ Migraine lors des moments de détente, après un travail intellectuel. Douleur au-dessus de l'œil droit. Régurgitations acides, vomissements, salivation excessive, diarrhée. Les troubles disparaissent quand la douleur est à son maximum.	Douleur améliorée par un mouvement tranquille, aggravée après consommation de sucreries, par l'immobilité.	**Iris versicolor**
◗ Sensation de pression au niveau des globes oculaires, qui s'améliore lorsque survient la douleur, nettement localisée à droite. Celle-ci se fixe en un point situé au-dessus de l'orbite. Association avec une acidité gastrique, des troubles oculaires, et souvent avec une sinusite.	Douleur diminuée par la chaleur, augmentée par le froid.	**Kalium bichromicum**
◗ Alternance de maux de tête et d'hémorroïdes. La tête est engourdie, « embrouillée », avec des douleurs battantes ressenties à l'occiput. Lourdeur matinale.	Les hémorroïdes tendent à s'aggraver le matin.	**Aesculus hippocastanum**
◗ Mal de tête alternant avec un lumbago, des troubles intestinaux ou gynécologiques. Douleurs au front avec lourdeur dans les yeux, obligeant à les fermer partiellement.	Douleur diminuée lorsque le patient ferme les yeux et au froid, augmentée après la selle.	**Aloe socotrina**
◗ Douleur très violente qui semble « vouloir faire exploser la tête », comme si elle était, de l'intérieur, frappée par un marteau. Association avec une constipation.	Douleur diminuée si le patient garde une immobilité absolue et par une pression forte, aggravée par le moindre mouvement, même en ouvrant les yeux.	**Bryonia alba**
◗ Touche les personnes au teint jaunâtre souffrant de constipation chronique après un abus de laxatifs. Maux de tête ressentis dans la partie gauche du front.	Douleur diminuée par le froid, accrue par la chaleur.	**Hydrastis canadensis**

Ces remèdes sont à prendre sous la forme d'une dose de 7CH, suivie d'une dose en 9CH dans les 2 heures si aucune amélioration ne s'est fait sentir. Si les symptômes persistent au-delà de 24 à 48 heures, consultez un médecin. Par ailleurs, n'hésitez pas à vous reporter à la partie « Connaître les médicaments » pour vérifier si le médicament choisi correspond bien à vos symptômes.

MAUX DE TÊTE DITS « DES ÉTUDIANTS »

Symptômes	Facteurs d'amélioration et d'aggravation	Remèdes
◗ Douleur au sommet du crâne, de type pression comme « par un tampon dans la tête », au-dessus des orbites. Association avec des problèmes de mémoire.	Douleur diminuant lorsque le patient mange, et réapparaissant après le repas.	**Anacardium orientale**
◗ Sensation de tête qui éclate, plutôt à gauche. Patient de tempérament précipité, contexte de désir de sucre, de chocolat.	Douleur diminuant au froid et lorsque le patient se serre fortement la tête, augmentée à la chaleur.	**Argentum nitricum**
◗ Touche les adolescents ayant grandi trop vite, avec une perte de l'appétit et un amaigrissement.	Douleur diminuée par les applications froides, augmentée par l'effort.	**Calcarea phosphorica**
◗ Sensation que « la tête va éclater », avec sensibilité du cuir chevelu comme si les cheveux étaient tirés. Apparaît après les règles quand elles ont été épuisantes.	Douleur diminuée par la pression forte et par la chaleur, aggravée par le moindre courant d'air et en fermant les yeux.	**China officinalis**
◗ Sensation de petits coups de marteau. Visage alternativement rouge et pâle avec bouffées de chaleur.	Douleur accrue à la chaleur.	**Ferrum metallicum**
◗ Maux de tête associés à une sensation de faim.	Amélioration par un mouvement modéré, en mangeant, en compagnie ; aggravation par le froid, l'effort physique.	**Kalium phosphoricum**
◗ Touche les enfants et les adolescents. Maux de tête survenant dès le matin, à leur maximum le midi. Douleur martelante avec sensation de « petits coups de marteau frappant dans le crâne », précédée de trouble de la vision. Le patient est fatigué, amaigri, recherche l'isolement.	Douleur améliorée par le froid, malgré la frilosité du patient, aggravée par le moindre travail intellectuel, au bord de la mer, au soleil et à la chaleur, lorsqu'on console l'enfant.	**Natrum muriaticum**
◗ Épuisement total par surmenage. Dépression : le malade ne peut plus penser, se désintéresse de tout ce qui se passe.	Amélioration en restant au chaud, aggravation par les secousses ou le bruit.	**Phosphoricum acidum**
◗ Douleurs de type brûlures.	Douleur diminuée par le froid, aggravée à la chaleur. Elle se déclenche parfois en plongeant les mains dans l'eau chaude.	**Phosphorus**
◗ Touche les adultes. Épuisement intellectuel complet. Le patient ne peut plus travailler, aimerait rester couché. La douleur est ressentie à l'occiput et irradie le long de la colonne vertébrale.	Douleur calmée par la pression forte et en marchant à l'air frais.	**Picricum acidum**
◗ Migraine survenant par manque de sommeil, accompagnée de nausées, voire de vomissements.	Aggravation à la moindre lumière, au bruit et au mouvement.	**Cocculus indicus**
◗ Migraine liée à un surmenage oculaire. Douleur dans les yeux, qui sont rouges, brûlants, difficulté d'accommodation.	Amélioration en position couchée sur le dos.	**Ruta graveolens**

Ces remèdes sont à prendre sous la forme d'une dose de 7CH, suivie d'une dose en 9CH dans les 2 heures si aucune amélioration ne s'est fait sentir. Si les symptômes persistent au-delà de 24 à 48 heures, consultez un médecin. Par ailleurs, n'hésitez pas à vous reporter à la partie « Connaître les médicaments » pour vérifier si le médicament choisi correspond bien à vos symptômes.

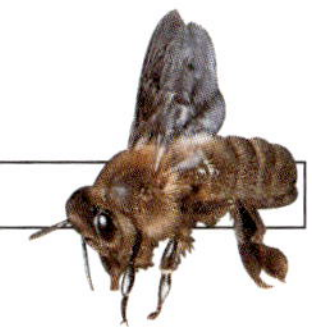

MAUX DE TÊTE EN RAPPORT AVEC LES RÈGLES

Symptômes	Facteurs d'amélioration et d'aggravation	Remèdes
◗ Survient pendant les règles. Douleur prédominant à gauche. Sensation « de toile d'araignée sur la figure ». Concerne plus volontiers des personnes ayant des règles douloureuses.	Douleur aggravée par la consommation de lait, lorsque la patiente se penche en avant, au bord de la mer.	**Bromium**
◗ Mal de tête de type congestif, prédominant avant les règles. Sensation de froid glacial dans la tête, extrémités froides. Les règles sont en avance, abondantes, et durent longtemps ; elles reviennent à la moindre émotion.	Amélioration par le temps sec, en se couchant sur le côté douloureux et, souvent, quand la personne est constipée. Aggravation par le froid et par le travail intellectuel ou physique.	**Calcarea carbonica**
◗ Douleur ressentie dans l'occiput avec « sensation de quelque chose qui s'ouvre et se ferme », de vide dans la tête. Grande faiblesse.	Aggravation à la vue du mouvement et lorsque la patiente est transportée.	**Cocculus indicus**
◗ Mal de tête battant aggravé pendant les règles, ou, pendant la ménopause, à la période supposée des règles. Comportement excessif : la patiente est d'humeur changeante, rit facilement. Règles sombres, sous forme de cordons ou de filaments noirs.	Amélioration au grand air, aggravation par la chaleur, pendant les règles.	**Crocus sativus**
◗ Apparaît avant les règles, souvent la nuit. Le mal de tête prédomine à gauche et s'améliore dès l'apparition des règles. Douleur à la racine du nez, « traversant la tête » au réveil. Pression et sensation de brûlure au sommet du crâne. Association avec des troubles de la vision (clignotements, vision diminuée) et une pâleur du visage.	Douleur diminuée par le froid et par un écoulement (règles ou écoulement nasal), augmentée par la chaleur et avant les règles.	**Lachesis mutus** Remède souvent indiqué à la ménopause.
◗ Survient surtout après des règles irrégulières et abondantes. Douleur martelante.	Amélioration au grand air, en se lavant à l'eau froide, par les bains froids, aggravation par le travail mental, en parlant, par la chaleur (du soleil ou radiante).	**Natrum muriaticum**
◗ Apparaît quand les règles sont en retard. Mal de tête ressenti au front, avec larmoiement du côté douloureux. Les règles sont pâles, peu abondantes, intermittentes.	Douleur calmée par des applications froides, aggravée à la chaleur. La patiente recherche l'air frais.	**Pulsatilla**
◗ Douleur battante, ressentie au-dessus de l'œil gauche. Règles en retard et peu abondantes. Survient chez des femmes souffrant d'un syndrome prémenstruel marqué, et caractérisées par une aggravation de l'état psychique pendant leurs règles.	Douleur améliorée par l'exercice, aggravée au réveil.	**Sepia officinalis**
◗ Type de migraine apparaissant tous les 15 jours ou chaque week-end. La malade éprouve du bien-être la veille de la crise, et a faim pendant le mal de tête. La patiente est frileuse, a peu d'espoir de guérir. Mauvaise odeur du corps.	Migraines s'atténuant en s'enveloppant chaudement la tête, déclenchées ou aggravées par le moindre courant d'air.	**Psorinum**

Ces remèdes sont à prendre sous la forme d'une dose de 7CH, suivie d'une dose en 9CH dans les 2 heures si aucune amélioration ne s'est fait sentir. Si les symptômes persistent au-delà de 24 à 48 heures, consultez un médecin. Par ailleurs, n'hésitez pas à vous reporter à la partie « Connaître les médicaments » pour vérifier si le médicament choisi correspond bien à vos symptômes.

MIGRAINES À DOULEUR TYPIQUE

Type de douleur	Symptômes	Remèdes
Sensation de tête augmentée de volume	Mal de tête congestif avec sensation d'augmentation de volume de la tête. Amélioration à l'air froid et en comprimant fortement la tête par un bandage serré.	**Argentum nitricum**
	Sensation de bouffissure comme si la tête devenait plus volumineuse, d'avoir un bonnet serré appuyant sur tout le cuir chevelu.	**Berberis vulgaris**
	Sensation d'expansion.	**Bovista gigantea**
	Sensation de craquement. La douleur diminue après avoir mangé et augmente lorsqu'on exerce une pression sur la tête. Le patient est somnolent.	**Nux moschata**
Sensation de tête serrée	Sensation de brisure ou comme si un casque de plomb resserrait tout le crâne. Remède de grippe.	**Eupatorium perfoliatum**
	Douleur en casque, frontale, en bandeau autour du crâne « comme provoquée par un chapeau trop étroit », augmentée par le bruit, diminuant en voiture.	**Nitricum acidum**
	Mal de tête congestif, pulsatile (latéralité droite), périodique, sensation de poids.	**Cactus grandiflorus**
	Sensation que le cerveau est ballotté et cogne contre le crâne en bougeant la tête.	**Rhus toxicodendron**
	La douleur part de l'occiput, pour se fixer au-dessus de l'œil gauche. Débute le matin, maximum à midi, amélioration le soir.	**Spigelia anthelmia**
	Sensation de « clou enfoncé dans le front ».	**Thuya occidentalis**
Sensation d'éclatement	Visage rouge bien que frais, douleur aggravée par la toux.	**Capsicum annuum**
Sensation de clou	Migraine martelante.	**Coffea cruda**
	Sensation de clou enfoncé dans le front.	**Thuya occidentalis**
	Mal de tête comme si un clou était extrait sur le côté. Douleur de crampe à la racine du nez. Maux de tête congestifs à la suite d'une colère ou d'un chagrin ; aggravation après avoir fumé ou par l'odeur du tabac, le sujet incline la tête vers l'avant.	**Ignatia amara**
Sensation de glace sur la tête	Comme si « des aiguilles de glace transperçaient la tête ».	**Agaricus muscarius**

Ces remèdes sont à prendre sous la forme d'une dose de 7CH, suivie d'une dose en 9CH dans les 2 heures si aucune amélioration ne s'est fait sentir. Si les symptômes persistent au-delà de 24 à 48 heures, consultez un médecin. Par ailleurs, n'hésitez pas à vous reporter à la partie « Connaître les médicaments » pour vérifier si le médicament choisi correspond bien à vos symptômes.

Les yeux

Les yeux sont des organes fragiles, complexes et très sollicités. L'homéopathie se révèle très efficace contre certaines affections dont ils sont le siège.

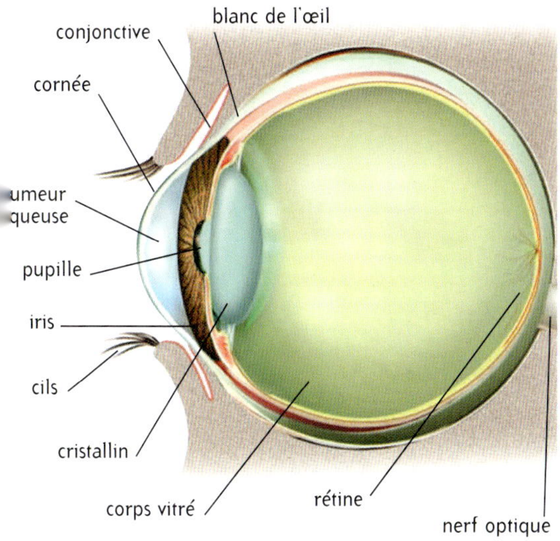

L'anatomie de l'œil

L'appareil de la vision se compose du globe oculaire, relié au cerveau par les voies optiques, et protégé par les annexes de l'œil.

Le globe oculaire

C'est un globe d'environ 2,5 centimètres de diamètre, rempli d'une substance gélatineuse, le corps vitré. En avant du corps vitré se trouve le cristallin, lentille souple qui intervient dans l'accommodation de la vision.

• **L'enveloppe de l'œil.** Elle est elle-même composée de trois couches : de l'extérieur vers l'intérieur, une couche de protection, l'uvée et la rétine.

– La couche de protection est constituée à l'arrière d'une membrane, la sclérotique (le « blanc de l'œil »), et à l'avant de la cornée, semblable à un hublot transparent et bombé. Elle est traversée à l'arrière par le nerf optique.

– L'uvée est riche en vaisseaux sanguins et comprend notamment, à l'avant, une zone appelée iris : c'est l'iris qui donne sa couleur à l'œil ; il est percé en son centre d'un orifice, la pupille, dont le diamètre varie selon l'intensité de la lumière (elle se ferme quand la lumière est vive, et s'ouvre quand elle est faible). Un liquide, l'humeur aqueuse, circule entre le cristallin et l'iris, passe par la pupille et vient nourrir la cornée.

– La rétine tapisse le fond de l'œil. C'est dans la rétine que sont situées les cellules visuelles, appelées cônes et bâtonnets, qui transforment le rayonnement lumineux en influx nerveux.

Les voies optiques

Chargées de véhiculer les images perçues par les yeux jusqu'au cerveau, qui les interprète et les rend conscientes, elles comprennent les deux nerfs optiques (un par œil), qui vont de la rétine au chiasma optique, zone où ils se rejoignent. Elles se prolongent ensuite jusqu'au cerveau par d'autres voies nerveuses.

Les annexes de l'œil

Elles sont au nombre de cinq.

• **Les muscles et les nerfs oculomoteurs**, qui assurent la mobilité de l'œil ;

• **Les paupières**, qui recouvrent les yeux et les protègent, et sont bordées par les cils qui empêchent les poussières de pénétrer dans l'œil ;

• **Les conjonctives**, membranes qui tapissent l'intérieur des paupières et une partie du globe oculaire, qu'elles protègent des agressions ;

• **Les orbites**, cavités dans lesquelles sont logés les yeux, les vaisseaux qui irriguent l'œil, les muscles et les nerfs oculomoteurs ;

MISE EN GARDE

L'œil est un organe extrêmement précieux. Toute affection de l'œil doit conduire à consulter rapidement un ophtalmologiste. L'automédication, qu'elle fasse appel à un traitement classique ou à un remède homéopathique, ne dispense en aucun cas de cette démarche.

• **L'appareil lacrymal**, composé de glandes et de canaux, et chargé de la fabrication des larmes, qui lubrifient les paupières.

Maladies de l'œil et homéopathie

Les maladies de l'œil peuvent atteindre le globe oculaire, ses annexes ou les voies optiques. Elles sont de différents types : inflammatoires, vasculaires, traumatiques, etc. De nombreuses affections de l'œil sont soignées par l'homéopathie ; l'automédication s'avère possible pour certaines, en attendant un avis médical.

La conjonctivite

C'est une inflammation de la conjonctive. Il s'agit d'une affection fréquente et souvent sans gravité, d'origine infectieuse ou allergique. L'œil atteint est rouge ; l'inflammation peut entraîner des démangeaisons et l'impression d'avoir des grains de sable sous la paupière.

• **Le traitement classique.** Il repose sur l'instillation dans l'œil de collyres antiseptiques et, au besoin, antibiotiques et anti-inflammatoires. Le traitement des conjonctivites allergiques comprend en outre, quand cela est possible, celui de

LA CONJONCTIVITE

Symptômes	Facteurs d'amélioration et d'aggravation	Remèdes
Sensation de chaleur brûlante dans les yeux. L'inflammation s'accompagne souvent d'une rhinite brûlante. Sensibilité très vive à la lumière du jour ou du soleil.	Douleurs et larmoiements acides soulagés par les applications chaudes.	**Arsenicum album**
Apparaît souvent après avoir pris froid et en liaison avec une rhinite ou une pharyngite. Écoulement de larmes acides la nuit. La lumière du jour peut provoquer des douleurs.	Symptômes accentués la nuit. La personne supporte mal la chaleur comme le froid, spécialement les courants d'air.	**Mercurius solubilis**
Regarder fixement fait mal ainsi qu'une lumière trop faible. Les douleurs peuvent évoquer des sensations de piqûre.	Soulagement lorsque l'on baigne les yeux à l'eau froide, mais pas au grand air. Symptômes aggravés par la chaleur sous toutes ses formes.	**Apis mellifica**
Conjonctivite très aiguë, d'apparition brutale. Très forte sensibilité à la lumière.	Soulagement à l'obscurité. Fermer les yeux aggrave la gêne. Les yeux larmoient au grand air ou le matin.	**Belladonna**
Douleur cuisante. Yeux collés la nuit et au réveil, larmoyants la journée. Sécheresse et démangeaisons aux coins des yeux.	Larmoiements spécialement au grand air, et souvent accompagnés d'une rhinite.	**Alumina**
Larmoiements non acides, surtout matinaux, au grand air, dans le vent, favorisés par un rhume. Forte sensibilité à la lumière artificielle.	Survient particulièrement avant les règles. Irritation soulagée en baignant les yeux avec de l'eau froide ou à l'air froid et accentuée à la chaleur sous toutes ses formes ainsi qu'en lisant.	**Pulsatilla**
Écoulement acide. Fil des paupières gonflé. Beaucoup de larmoiements, spécialement dans le vent et souvent en liaison avec un rhume. Douleur à la fois piquante et brûlante.	Démangeaisons améliorées en se frottant les yeux. Soulagement en clignant des yeux. Douleurs tendant à s'estomper dans l'obscurité.	**Euphrasia officinalis**

La posologie est la suivante : 3 granules en 7CH 3 fois par jour. Sans amélioration au bout de 24 à 48 heures, consultez impérativement un médecin. Par ailleurs, n'hésitez pas à vous reporter à la partie « Connaître les médicaments » pour vérifier si le médicament choisi correspond bien à vos symptômes.

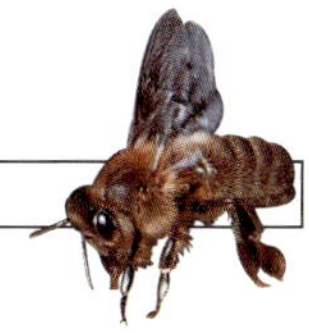

la cause de l'allergie (suppression de l'utilisation de cosmétiques, changement du type de lentilles de contact, désensibilisation, etc.).

• **Le traitement homéopathique.** Le tableau de la page précédente mentionne quelques-uns des nombreux remèdes disponibles.

L'orgelet

C'est un petit furoncle qui prend naissance à la base d'un cil. Il s'agit d'une affection bénigne mais douloureuse provoquée par un staphylocoque. L'orgelet est à distinguer du chalazion, auquel il s'associe parfois, petit kyste formé par la sécrétion des glandes de Meibomius (qui fabriquent une sorte de graisse lubrifiant la cornée).

• **Le traitement classique.** Il repose sur l'application de pommades antibiotiques, parfois complétée par un traitement antibiotique par voie générale pour les personnes fragiles.

• **Le traitement homéopathique.** En général, un remède homéopathique bien adapté résout à lui seul la majorité des orgelets. Le tableau ci-dessous en mentionne quelques exemples.

La fatigue oculaire

La fatigue oculaire peut avoir des causes locales ou générales. Dans le premier cas, elle peut découler d'un effort excessif (fatigue musculaire après un travail trop long ou intense), d'un éclairage ambiant insuffisant (à son travail, par exemple) ou d'une fatigue anormale de l'œil, liée par exemple à une mauvaise vision. Dans le second cas, elle peut traduire une fatigue générale de l'organisme (l'œil étant très réceptif à

L'ORGELET

Symptômes	Facteurs d'amélioration et d'aggravation	Remèdes
Bord des paupières rouge. Tendance à la récidive et aux éruptions suintantes et visqueuses de la peau.	Rechutes à intervalles très réguliers. L'œil larmoie lorsque la personne lit, et se colle la nuit.	**Carboneum sulfuratum**
Bord des paupières rouge. Sensibilité à la lumière sans inflammation. Tendance à la récidive et aux chalazions.	Gêne aggravée dans une pièce chaude ou à la lumière. L'œil larmoie lorsqu'on l'écarquille.	**Conium maculatum**
Touche la paupière inférieure. Bord des paupières rouge. Photophobie. Sensation de chaleur des paupières. Tendance à la récidive et aux éruptions suintantes et visqueuses de la peau.	Sensibilité à la lumière du jour plus accentuée qu'à la lumière artificielle. L'œil se colle la nuit.	**Graphites**
Bord des paupières rouge. Tendance à la récidive et aux chalazions.	Gêne améliorée par une application froide ou par l'air frais et aggravée par la chaleur. Œil collé la nuit.	**Pulsatilla**
Touche la paupière supérieure. Œil sec le matin au réveil. Sensation de corps étranger derrière les paupières. Tendance aux chalazions.	Gêne aggravée par la lumière. L'œil se colle la nuit.	**Staphysagria**
Sécheresse des coins de l'œil. Sensation de froid dans l'œil. Tendance aux chalazions.	Gêne améliorée par la chaleur et en couvrant avec la main, aggravée par l'air froid. L'œil larmoie au vent.	**Thuya occidentalis**
Sécheresse de l'œil le matin. Larmoiements au vent. Sensibilité chronique à la lumière. Sensibilité à l'air froid. Tendance à la récidive et aux chalazions.	Gêne améliorée par la chaleur.	**Silicea**

La posologie est la suivante : 3 granules en 7CH 3 fois par jour. Sans amélioration au bout de 24 à 48 heures, consultez impérativement un médecin. Par ailleurs, n'hésitez pas à vous reporter à la partie « Connaître les médicaments » pour vérifier si le médicament choisi correspond bien à vos symptômes.

l'état général) ou à une maladie de l'œil, qu'il faudra impérativement traiter.

• **Le diagnostic et le traitement classique.** Un examen clinique de l'œil (mesure de la tension oculaire, fond d'œil, etc.) permet de détecter une éventuelle maladie et de déterminer un traitement approprié (collyre pour faire baisser la pression oculaire en cas de glaucome, par exemple). Par ailleurs, le traitement consiste si nécessaire à corriger la vision (port de lunettes ou de lentilles de contact), à supprimer la cause quand elle est connue (amélioration de l'éclairage, réduction des efforts, de l'exposition à la pollution…) ou à prescrire un collyre apaisant. Au besoin, un examen clinique général du patient permet de détecter une éventuelle affection générale à l'origine de la fatigue oculaire.

• **Le traitement homéopathique.** Hormis en cas de maladie de l'œil, la démarche homéopathique tend à rattacher la fatigue oculaire à d'autres perturbations de l'organisme, et à la considérer comme l'une des expressions de la globalité du patient. Cette affection est donc traitée par un remède homéopathique profond, choisi en fonction des symptômes les plus spécifiques du patient.

LA FATIGUE OCULAIRE

Symptômes	Facteurs d'amélioration et d'aggravation	Remèdes
◗ Fatigue des muscles oculaires à la suite d'un effort minutieux. Vision troublée. Sensibilité à la lumière dans une pièce chaude. Difficulté à fixer le regard durablement. Les angles internes de l'œil sont gonflés et rouges. Sensations de taches devant les yeux.	Endolorissement et sensation de fatigue oculaire améliorés par la pression ou en fermant les yeux, aggravés dans une pièce chaude.	**Argentum nitricum**
◗ Yeux aisément fatigués par le moindre effort. Chaleur et brûlure dans les yeux lorsqu'on les utilise. Maux de tête ; inflammation et douleur dans le globe oculaire. Les objets éloignés paraissent flous ; vue troublée par moments. Images persistant sur la rétine longtemps après avoir été vues. Perception de taches blanches devant les yeux.	Symptômes accompagnés de vertiges et de nausées lorsque la personne se sert de ses yeux. Irritation par la lumière artificielle.	**Jaborandi**
◗ Fatigue oculaire associée à une sécheresse et à une inflammation. Clignements des yeux au grand air et au soleil. Lorsque la personne lit, les lettres se confondent.	En cas de surmenage des yeux, inflammation des conjonctives accompagnée de lourdeur des paupières.	**Mercurialis perennis**
◗ Fatigue oculaire suivie de maux de tête. Troubles de l'accommodation. Sensation de pression au fond des orbites et au-dessus des sourcils. Les paupières semblent contusionnées. Sensation de raideur des muscles oculaires.	Fatigue accompagnée d'une douleur pénible lors de la lecture. Yeux rouges, brûlants et douloureux en cas d'efforts intenses (lecture de petits caractères d'imprimerie, couture).	**Ruta graveolens**
◗ Sensation de meurtrissure oculaire, s'accompagnant de maux de tête en cas d'effort de concentration (chez les écoliers, notamment). Lourdeur des paupières. Faiblesse et raideur des yeux qui sont comme contusionnés. Les lettres se confondent. Objets semblant entourés d'un halo de feu zigzaguant. Les images persistent longtemps sur la rétine. Sensation de brûlure dans les yeux, qui sont brillants, paraissant emplis de larmes.	Les yeux s'épuisent à l'écriture et à la lecture. Douleur dans les yeux lorsque la personne regarde vers le bas.	**Natrum muriaticum**

La posologie est la suivante : 3 granules en 5 ou 7CH 3 fois par jour. Sans amélioration au bout de 24 à 48 heures, consultez impérativement un médecin. Par ailleurs, n'hésitez pas à vous reporter à la partie « Connaître les médicaments » pour vérifier si le médicament choisi correspond bien à vos symptômes.

Les problèmes féminins

De nombreuses affections des organes féminins et certains troubles de la sexualité et de la reproduction peuvent être soignés par homéopathie.

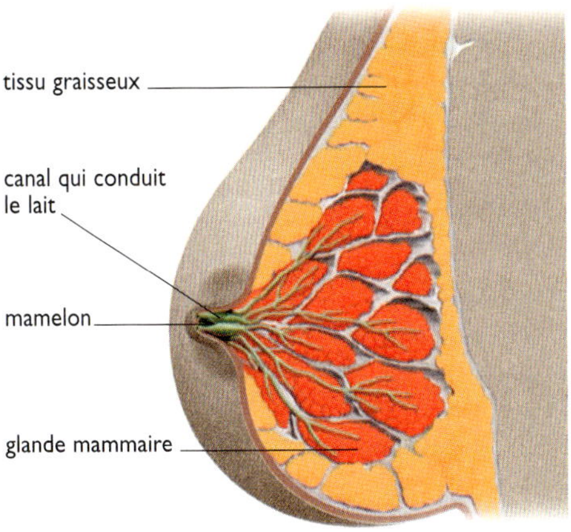

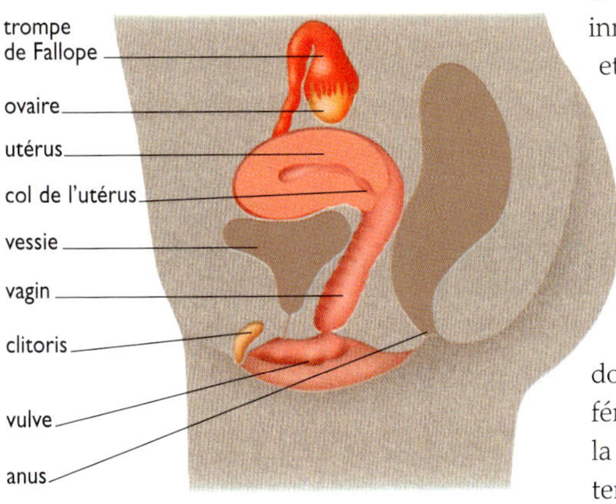

L'appareil génital féminin est régi par un système hormonal complexe qui exerce également une influence considérable sur tout l'organisme. Les maladies de la femme, en particulier celles qui trouvent leur origine dans un désordre hormonal, constituent un terrain d'action privilégié pour l'homéopathie, du fait de son approche globale.

L'anatomie de l'appareil génital féminin

L'appareil génital de la femme regroupe l'ensemble des organes permettant la sexualité et la fonction de reproduction.

Les organes génitaux externes

Ce sont la vulve et le clitoris.

• **La vulve.** Elle est formée par deux replis de peau, les grandes lèvres, recouvrant deux replis de muqueuse, les petites lèvres. Elle délimite un espace dans lequel s'ouvrent le canal qui permet l'évacuation de l'urine (urètre) et le vagin.

• **Le clitoris.** Ce petit organe érectile est situé à la commissure des petites lèvres. Richement innervé et irrigué, le clitoris devient turgescent et sensible lors d'une stimulation sexuelle.

Les organes génitaux internes

Ce sont les ovaires, les trompes de Fallope, l'utérus et le vagin.

• **Les ovaires.** De la taille et de la forme d'une amande, les deux ovaires sont situés de part et d'autre de l'utérus. Leur rôle est double : d'une part, libérer un ovule (cellules féminines de la reproduction) tous les mois, de la puberté à la ménopause ; d'autre part, sécréter les hormones sexuelles (œstrogènes et progestérone) qui régulent en particulier la fertilité de la femme.

• **Les trompes de Fallope.** Au nombre de deux, elles permettent à l'ovule libéré par l'ovaire de s'acheminer jusqu'à l'utérus. La rencontre entre l'ovule et le spermatozoïde (fécondation) a lieu au niveau d'une trompe.

• **L'utérus.** C'est dans l'utérus que se développe le fœtus pendant la grossesse. Il s'agit d'un

MISE EN GARDE
En cas de trouble de l'appareil génital, il est indispensable de consulter un médecin, afin d'éliminer la possibilité d'une affection grave ou d'une urgence chirurgicale. Ainsi, un saignement survenant en dehors des règles chez une femme entre la puberté et la ménopause peut être l'indice d'une éventuelle grossesse anormale (grossesse extra-utérine notamment) ; des pertes blanches, des irritations, des démangeaisons ou des douleurs peuvent être le signe d'une infection génitale sérieuse.

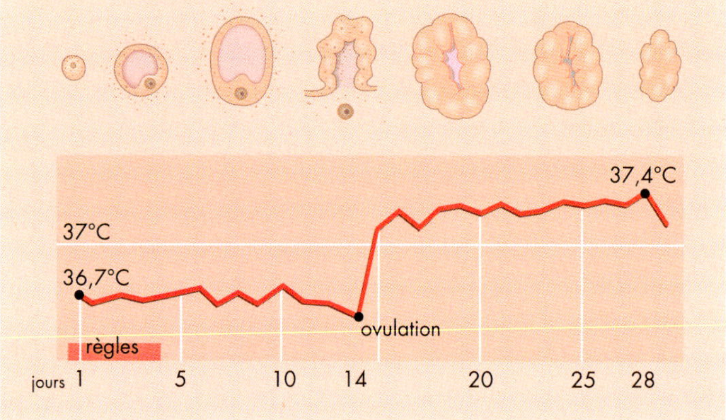

Jour du cycle, température basale et croissance folliculaire.

organe creux, logé dans le petit bassin, entre la vessie et le rectum. En son extrémité inférieure, il s'ouvre dans le vagin par le col utérin.

• **Le vagin.** Il relie le col de l'utérus à la vulve.

Les seins

Ils ont pour fonction la production de lait, mais exercent aussi une fonction sexuelle et érotique : ils font partie des zones érogènes. Chaque sein comprend une glande mammaire, un mamelon, une aréole et des canaux galactophores.

Les cycles menstruels

Ils se succèdent de la puberté (entre 11 et 13 ans environ) à la ménopause (entre 50 et 55 ans environ). Ils correspondent à des périodes pendant lesquelles se produisent des phénomènes physiologiques et hormonaux rendant possible la libération d'un ovule par l'ovaire (ovulation), sa fécondation puis sa nidation. S'il n'y a pas fécondation, les règles se déclenchent et un nouveau cycle est entamé. Le cycle menstruel dure en moyenne 28 jours.

À partir du premier jour des règles, le cycle se compose de trois périodes :

– La phase œstrogénique, du 1er au 14e jour : il y a formation et croissance des follicules, dans lesquels se développent des ovules, à l'intérieur de l'ovaire. Parallèlement, la muqueuse de l'utérus s'épaissit.

– L'ovulation, autour du 14e jour : un follicule émet un ovule qui chemine dans la trompe. La fécondation par un spermatozoïde peut alors avoir lieu.

– La phase lutéale ou progestéronique, du 14e au 28e jour : si la fécondation a lieu, l'œuf se nide dans l'utérus. En l'absence de fécondation, la vascularisation de la muqueuse utérine se modifie, ce qui aboutit à son élimination : ce sont les règles, ou menstruations (qui durent de 2 à 6 jours en moyenne).

Les troubles des règles

Extrêmement fréquents, les troubles des règles ont le plus souvent pour origine un dérèglement hormonal, beaucoup plus rarement une tumeur ou un kyste.

• **La consultation homéopathique.** En homéopathie, la période des règles est considérée comme un moment de vulnérabilité particulière, propice à révéler la problématique générale de la patiente. Aussi le praticien s'efforcera-t-il, au cours de l'entretien, de dégager spécifiquement ce que vit la patiente pendant cette période.

Pour explorer un trouble des règles, deux paramètres sont importants : la régularité du cycle et sa longueur, ainsi que le caractère et l'abondance des saignements. Au cours de la consultation, on fait préciser à la patiente :

– Les circonstances du début des troubles : existe-t-il un facteur déclenchant (maladie, facteur émotionnel, traumatique ou atmosphérique) ? Un contexte hormonal particulier (arrêt de pilule, préménopause, retour de couches) ?

– Les caractéristiques du flux sanguin : son abondance, sa couleur, sa fluidité, la présence éventuelle de caillots de sang, la régularité de l'écoulement.

– L'existence éventuelle de douleurs et leurs caractéristiques : leur localisation, ce qui les calme ou les aggrave.

– Les modifications générales se manifestant pendant les règles, ou survenues depuis le début des troubles, tant dans le comportement qu'au plan fonctionnel.

– Les antécédents familiaux ou personnels.

L'absence de règles

La première cause de disparition des règles, ou aménorrhée, lorsqu'elle survient chez une femme déjà réglée, est la grossesse : le premier examen pratiqué est donc un examen biolo-

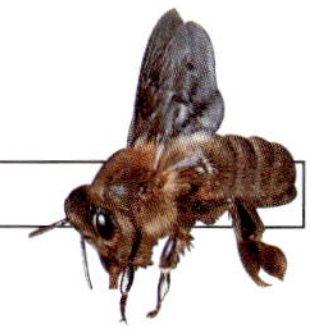

gique pour déterminer si elle est ou non enceinte. Par ailleurs, les causes d'aménorrhée sont très diverses : simple retard pubertaire, cause organique (tumeur bénigne de l'hypophyse, par exemple), trouble hormonal responsable d'une absence d'ovulation…

• **Le traitement classique.** Les troubles hormonaux sont habituellement traités par administration d'hormones. Les causes organiques peuvent nécessiter un traitement chirurgical.

• **Le traitement homéopathique.** Après avoir éliminé la possibilité d'une cause organique, le médecin homéopathe cherche à dégager le contexte général et psychologique dans lequel survient le trouble. Il s'attache particulièrement à connaître les modifications de l'état général de sa patiente depuis l'arrêt des règles, et à savoir si celle-ci souffre de saignements à d'autres niveaux de l'organisme (saignements du nez, par exemple), qui surviendraient cycliquement à la manière des règles.

• **Quelques exemples de traitement homéopathique.**

– Un chagrin d'amour peut provoquer l'arrêt des règles. Plusieurs remèdes sont possibles : **Ignatia amara** si la patiente tend à souffrir de spasmes, de douleurs de localisation et d'intensité variables, soupire et bâille de façon excessive, et si son humeur est variable et paradoxale. On lui préfère **Phosphoricum acidum** si elle a, depuis sa déception amoureuse, une diarrhée indolore, si elle est extrêmement faible et déprimée, indifférente à tous et à tout, avec des troubles de mémoire et de concentration. D'autres remèdes sont possibles : **Helleborus niger** (patiente profondément hébétée, comme si son mental avait perdu tout pouvoir de contrôle sur son corps, et maladresse gestuelle)

LES RÈGLES DOULOUREUSES

Symptômes	Remèdes
◗ Douleur très vive, spasmodique. Patiente agitée et coléreuse. Douleurs soulagées lorsque la patiente se tient en chien de fusil.	**Colocynthis**
◗ Douleurs violentes comme des coliques, associées à des diarrhées et vomissements. Patiente glacée, couverte de sueurs froides, souvent agitée, loquace. Excitation sexuelle exagérée avant les règles.	**Veratrum album**
◗ Douleurs de type pesanteur, dans la région des ovaires, associées à une douleur dans le bas du dos irradiant vers le devant des cuisses. Patiente agitée. Douleur plus intense juste avant les règles.	**Viburnum opulus**
◗ Douleurs de caractère variable, souvent de type pesanteur. Règles courtes et en retard, intermittentes. Frissons avant les règles. Patiente triste, pleurant beaucoup, recherchant la consolation.	**Pulsatilla**
◗ Règles peu abondantes, souvent en retard, pouvant se prolonger par de petits saignements noirâtres. Douleurs associées à une sensation de pesanteur irradiant vers le bas du dos. Patiente déprimée et irritable, surtout avec son entourage proche, parfois prise de manie du rangement avant les règles. Douleurs calmées par l'exercice ou le mouvement.	**Sepia officinalis**
◗ Douleurs d'autant plus fortes que l'écoulement est abondant, irradiant le long des cuisses, se calmant quand la femme est pliée en deux, associées à une douleur sous le sein gauche et à une pesanteur lombaire. Dans certains cas, crampes, secousses musculaires, agitation et angoisse.	**Cimicifuga racemosa**

Ces remèdes sont à prendre en dilution 7CH, 3 granules toutes les demi-heures. Espacer les prises dès amélioration, en adaptant leur fréquence selon le besoin. Si aucun effet ne se fait sentir après la 3e prise, c'est que le remède choisi ne vous convient pas. N'hésitez pas à vous reporter à la partie « Connaître les médicaments » pour vérifier si le médicament choisi correspond bien à vos symptômes.

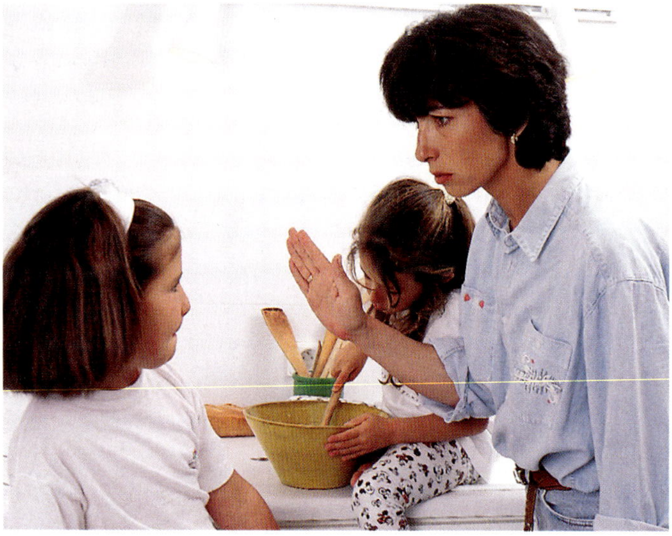

Le syndrome prémenstruel, dont l'une des expressions est un trouble de l'humeur et une certaine irritabilité, peut être efficacement traité par homéopathie.

ou **Natrum muriaticum** (patiente enfermée dans sa solitude, refusant l'aide et la compassion de ses proches, maigrissant tout en mangeant bien).

– Une aménorrhée peut survenir dans bien d'autres contextes, comme après un bain froid, par exemple. Dans ce cas, on prescrira **Antimonium crudum** si la patiente est une jeune femme sentimentale, sensible à la pleine lune, de tendance boulimique, et **Aconitum napellus** s'il s'agit d'une femme hyperactive, anxieuse, agitée, qui cherche à tout prévoir.

– Lorsque le facteur déclenchant est peu évident, la détermination du bon remède peut être facilitée par l'existence de signes concomitants. Ainsi, des saignements de nez survenant depuis la disparition des règles orientent, entre autres, vers **Lachesis mutus**, **Bryonia alba** ou **Phosphorus**.

Les règles douloureuses

De 30 à 50 % des femmes ont des règles douloureuses, ou dysménorrhées. Cette affection est généralement traitée, en médecine classique, par l'administration de médicaments soulageant la douleur et les spasmes, éventuellement associés à un traitement hormonal.

• **Le traitement homéopathique.** Lors de la consultation homéopathique, plusieurs critères sont à préciser pour orienter vers le bon remède : les caractéristiques de la douleur (spasmodique, lancinante, continue...), sa localisation, ses irradiations (vers le vagin, le dos...), les facteurs d'amélioration et d'aggravation (chaleur, posture...), le comportement général de la patiente pendant les douleurs (colère, pleurs...) et l'existence de troubles accompagnant la douleur (vomissements, diarrhée...). Le tableau de la page précédente mentionne quelques-uns des remèdes les plus fréquemment prescrits en cas de règles douloureuses.

Les règles trop abondantes ou trop fréquentes

Les règles trop abondantes ou trop fréquentes sont le plus souvent le signe d'un déséquilibre hormonal, d'un fibrome ou d'un kyste de l'ovaire.

• **Le traitement classique.** Il fait selon le cas appel à l'administration d'hormones ou à la chirurgie (résection d'un fibrome ou d'un kyste).

• **Le traitement homéopathique.** Seule une approche globale, n'omettant pas de faire préciser les caractéristiques des saignements, permettra de déterminer le remède « similimum » à même de faire disparaître les troubles.

Le syndrome prémenstruel

On appelle ainsi l'ensemble des troubles physiques et psychologiques qui surviennent chez certaines femmes pendant la période qui précède les règles ; son origine a donné lieu à de nombreuses hypothèses, très discutées ; il serait lié à un désordre hormonal (insuffisance en progestérone).

Le syndrome prémenstruel débute après l'ovulation, à un moment variable. Il se traduit selon le cas par une rétention de liquide, entraînant un gonflement des chevilles ou des paupières, ou une prise de poids passagère, un gonflement et une sensibilité des seins, une sensation de ballonnement, des douleurs dans le bas-ventre, des troubles de la peau (acné), des maux de tête, des troubles de l'appétit... Sur le plan psychologique, ce syndrome est principalement responsable d'une tension nerveuse, d'une sensation de malaise et de troubles de l'humeur.

• **Le traitement classique.** Le plus souvent, il consiste en un traitement hormonal (en général progestatif), parfois associé à un traitement des troubles veineux (veinotoniques).

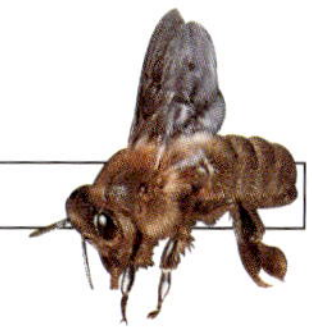

• **Le traitement homéopathique.** De nombreux remèdes homéopathiques sont susceptibles de traiter le syndrome prémenstruel. Il est donc indispensable, pour faire le choix du bon remède, de dégager les caractéristiques particulières de la patiente. S'il s'agit, par exemple, de troubles de l'humeur, est-ce de la tristesse, de violentes colères ou des crises de jalousie injustifiées ? La patiente souffre-t-elle d'autres troubles avant ses règles (hémorroïdes, sueurs, vertiges ?) Éprouve-t-elle le besoin de maintenir fermement sa poitrine dans un soutien-gorge pour soulager les douleurs qu'elle ressent dans les seins, ou ne supporte-t-elle pas d'en porter un ? Dans quelle position se sent-elle le plus à l'aise ? Éprouve-t-elle un soulagement réel dès l'arrivée des règles, ou les troubles se prolongent-ils pendant ou après ?

Les fibromes

Ce sont des tumeurs bénignes de l'utérus, fréquentes chez les femmes autour de la quarantaine. Les fibromes tendent à disparaître spontanément après la ménopause. Ils peuvent passer inaperçus, mais sont parfois responsables de saignements ou, lorsqu'ils sont volumineux, de différents signes traduisant une compression des organes voisins.

Le traitement classique

Il fait appel, selon le cas, à la chirurgie ou à l'administration d'hormones progestatives.

Le traitement homéopathique

La recherche d'un remède approprié nécessite une prise en compte des symptômes dont le fibrome est responsable et du mode de réaction propre à la patiente : il s'agira de trouver le médicament qui correspond à la patiente présentant « ce » fibrome particulier. Une consultation médicale est donc indispensable.

L'endométriose

C'est une maladie caractérisée par la présence anormale, dans le péritoine (membrane qui tapisse les parois de l'abdomen et la surface des viscères) ou dans d'autres endroits du corps, d'endomètre, tissu muqueux de l'utérus. L'endométriose peut être responsable de douleurs pendant les règles ou de kystes de l'ovaire. Elle peut aussi passer inaperçue, et être découverte en raison d'une des complications qu'elle occasionne, comme une infertilité ou une grossesse extra-utérine. Le diagnostic d'une endométriose fait appel à des examens endoscopiques (cœlioscopie), qui permettent d'évaluer l'extension de la maladie.

Le traitement classique

Outre un éventuel traitement chirurgical (suppression de kystes ou d'adhérences par cœlioscopie), il repose sur l'administration d'hormones.

Le traitement homéopathique

Il peut permettre de suppléer le traitement hormonal, lourd et parfois mal supporté par la patiente ou, le cas échéant, être associé à un traitement allopathique.

Les kystes de l'ovaire

Ce sont des cavités, souvent emplies de liquide, limitées par une paroi qui leur est propre, qui se développent à l'intérieur du tissu de l'ovaire. Des examens complémentaires sont nécessaires pour en déterminer la cause. En effet, il existe des kystes dits « fonctionnels », qui résultent d'un dysfonctionnement hormonal et sont toujours bénins et susceptibles de disparaître d'un cycle à l'autre, et des kystes dits « organiques », de cause inconnue, permanents, qui peuvent grossir ou dégénérer.

Deux exemples de traitement du syndrome prémenstruel

Ces deux patientes consultent toutes deux pour irritabilité, douleurs mammaires et prise de poids avant les règles. La première révèle qu'elle ne supporte ni la solitude ni la présence de ceux qui l'approchent, qu'elle a une phobie des oiseaux, des douleurs dans le bas du dos et des œdèmes des paupières supérieures : l'ensemble de ces caractéristiques fait prescrire **Kalium carbonicum.** La seconde patiente précise que, avant ses règles, elle devient « folle de jalousie », qu'elle ne supporte pas de porter des vêtements trop serrés, qu'elle saigne du nez et ressent un réel soulagement quand surviennent ses règles ; on lui prescrit **Lachesis mutus.**

Les infections génitales

Fréquentes chez les femmes en période d'activité sexuelle, les infections génitales peuvent être provoqués par des virus, des champignons microscopiques ou des bactéries. Elles prennent des formes variées : herpès génital, mycoses, inflammations de la vessie (cystites) à répétition, condylomes (variété de verrues), etc. Très souvent, ces infections ont été contractées lors d'un rapport sexuel (maladies sexuellement transmissibles). Ces infections se traduisent selon le cas par des pertes blanches, des irritations, des démangeaisons ou des douleurs. Dans tous les cas, des examens complémentaires sont nécessaires (prélèvements vaginaux, examen biologique du sang…) pour déterminer le germe en cause et éliminer la possibilité d'une maladie pouvant induire une complication (par exemple, infection à *Chlamydiae*, qui peut être responsable de stérilité). Le traitement classique, fondé sur l'administration de médicaments destinés à éradiquer le germe en cause, apporte un soulagement rapide, mais ne permet généralement pas d'éviter les rechutes. À l'inverse, l'homéopathie, souvent insuffisante pour traiter les crises aiguës, est plus efficace dans la prévention des récidives, en opérant un rééquilibrage du terrain.

Certains kystes n'entraînent aucune gêne ; d'autres peuvent entraîner des troubles des règles, des douleurs abdominales spontanées ou pendant les rapports sexuels, ou encore une gêne à la miction. Ils peuvent se compliquer en se tordant ou en se rompant, ce qui entraîne de violentes douleurs et nécessite une consultation médicale en urgence.

Le traitement classique

Le traitement des kystes fonctionnels fait appel à un traitement hormonal. Les kystes organiques sont traités par ablation chirurgicale (le plus souvent sous cœlioscopie) ; enfin, la torsion d'un kyste nécessite son ablation chirurgicale en urgence.

Le traitement homéopathique

L'homéopathie est très efficace dans le traitement des kystes fonctionnels, seule ou, le cas échéant, en association avec un traitement classique ; elle permet d'éviter les récidives. En revanche, le traitement homéopathique des kystes organiques ne peut être envisagé qu'avec prudence et sous stricte surveillance, un traitement chirurgical pouvant être indispensable.

La cystite

C'est une inflammation de la muqueuse de la vessie, souvent liée à une infection bactérienne, qui se manifeste par une douleur dans le bas-ventre, des brûlures lors de l'émission d'urine (laquelle peut être sanglante) et des besoins d'uriner fréquents et douloureux. Dans de nombreux cas, elle tend à récidiver, ce qui peut constituer un véritable handicap.

Le diagnostic et le traitement classique

Les microbes en cause sont identifiés par un examen de laboratoire sur un échantillon d'urine. Le traitement repose généralement sur l'administration de médicaments antibiotiques. Dans certains cas, des cures répétées d'antibiotiques pendant plusieurs mois sont nécessaires pour venir à bout des récidives. Pour prévenir celles-ci, on préconise de boire abondamment, d'aller uriner dès que l'envie s'en fait sentir et d'uriner après chaque rapport sexuel.

Le traitement homéopathique

En cas de crise aiguë de cystite, l'homéopathie peut rapidement soulager les symptômes si les caractéristiques de la crise sont correctement précisées. Dans certains cas (infection importante), le traitement homéopathique est insuffisant et il devra être associé à des médicaments antibiotiques. Le tableau ci-contre mentionne quelques exemples de remèdes, à n'utiliser qu'en dépannage, en cas de crise ponctuelle.
Le caractère récidivant des crises traduit un trouble de terrain : seule la prise en compte de tous les antécédents et des réactions personnelles de la patiente permettra de déterminer le remède susceptible de rééquilibrer son terrain, et ainsi de prévenir les récidives.

Les troubles de la libido

Hormis des causes hormonales ou, plus rarement, organiques, les troubles de la libido (diminution du désir sexuel, impossibilité de connaître le plaisir sexuel ou l'orgasme) sont

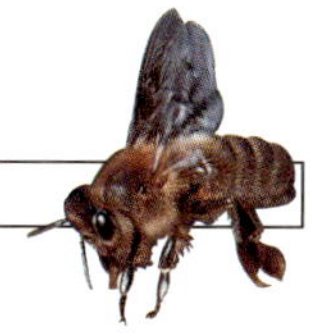

l'expression d'un mal-être plus général, qui peut trouver son origine dans des causes variées. Plus encore que pour les autres troubles, la consultation homéopathique permettra à la patiente d'exprimer sa problématique profonde, et de se sentir entendue et reconnue.

• **Le traitement homéopathique.** Le choix du remède découle du contexte général : trouble passager lié à une dépression, problème relationnel avec le partenaire (ressentiment, déception), difficulté relationnelle plus générale, expérience ancienne mal vécue, conditionnement lié à l'éducation ou à l'histoire familiale... Il existe une infinité de cas, auxquels correspondent autant de remèdes spécifiques.

La stérilité

On ne parle généralement de stérilité qu'après un an de tentatives régulières infructueuses pour obtenir une grossesse. La stérilité nécessite une exploration méthodique, qui repose sur l'examen clinique du couple et sur des examens complémentaires pratiqués par un spécialiste. La stérilité peut être d'origine féminine ou masculine et, dans le cas d'une origine féminine, avoir des causes nombreuses : infectieuses (obturation des trompes à la suite d'une infection génitale), mécaniques (malformations), fonctionnelles (troubles de l'ovulation ou de la glaire cervicale), psychogène (aucune cause objective n'est découverte)...

• **Les traitements classiques.** Ils dépendent de la cause de la stérilité : rétablissement chirurgical de la perméabilité des trompes, traitement hormonal en cas de trouble de l'ovulation... Dans certains cas, une insémination artificielle ou une fécondation *in vitro* peuvent être proposées.

• **Le traitement homéopathique.** Il peut être proposé en cas de stérilité d'origine fonctionnelle ou psychogène. L'homéopathie est inopérante dans les autres cas.

La ménopause

C'est l'interruption physiologique des cycles menstruels, due à l'arrêt de l'activité hormonale des ovaires. La ménopause survient autour de la

LA CYSTITE AIGUË

Symptômes	Remèdes
◗ Douleurs violentes, brûlantes, avant et après la miction. Mictions impérieuses, mais évacuation de quelques gouttes d'urine seulement, parfois sanguinolente. Symptômes parfois associés à des envies pressantes de déféquer et à une excitation sexuelle.	**Cantharis vesicatoria**
◗ Urines brûlantes, volontiers sanglantes, émises goutte à goutte. Douleurs violentes, accompagnées de tension douloureuse de la vessie et du rectum. Dans certains cas, diarrhée.	**Mercurius corrosivus**
◗ Douleurs ressenties en fin de miction, accompagnées de frissons. Douleurs aggravées pendant la journée. Pour uriner sans douleur, la patiente doit se mettre debout.	**Sarsaparilla officinalis**
◗ Douleurs survenant souvent après les rapports sexuels, surtout au début de la sexualité, persistant longtemps après la miction, avec l'impression qu'il reste encore de l'urine dans la vessie et l'urètre. La patiente reste assise très longtemps aux toilettes.	**Staphysagria**
◗ Constants besoins d'uriner, efforts violents nécessaires pour évacuer l'urine. Douleur irradiant le long des cuisses et s'aggravant la nuit. La position accroupie rend les mictions plus faciles.	**Pareira brava**

Ces remèdes sont à prendre en dilution 7CH, 3 granules toutes les heures. Espacer les prises dès qu'une amélioration se fait sentir. Si les troubles persistent au-delà de la 5e prise, consultez un médecin : un prélèvement urinaire s'impose afin de déterminer le germe en cause et le traitement le plus adapté. N'hésitez pas à vous reporter à la partie « Connaître les médicaments » pour vérifier si le médicament choisi correspond bien à vos symptômes.

Parallèlement à un traitement homéopathique, une bonne hygiène de vie (nécessité d'une pratique sportive régulière, d'une alimentation équilibrée riche en calcium) et l'attention à soi peuvent aider à vivre sereinement la mutation que constitue la ménopause.

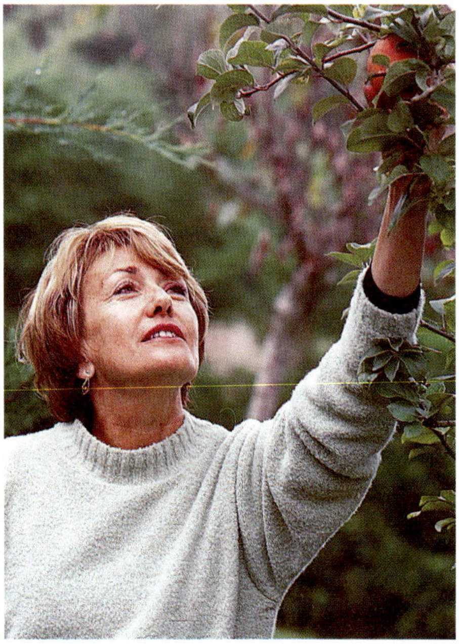

cinquantaine et s'installe le plus souvent progressivement. Dans un premier temps, les sécrétions hormonales se réduisent, entraînant des troubles des règles (préménopause), puis elles s'interrompent, et les règles disparaissent : c'est la ménopause proprement dite, qui peut s'accompagner de troubles divers parfois très gênants – bouffées de chaleur, prise de poids, ostéoporose, troubles de la libido… Une surveillance gynécologique est indispensable à cette époque de la vie.

Un exemple de traitement de la prise de poids liée à la ménopause

Cette patiente a pris 15 kg depuis la ménopause. Celle-ci s'est installée progressivement : règles de plus en plus rares, de moins en moins abondantes, avec de petits caillots. À chaque fois, ses règles étaient épuisantes et accompagnées d'importantes démangeaisons à la vulve, de pertes blanches abondantes et d'un enrouement.

La patiente ne parvient plus à éliminer : elle est constipée, et ne transpire pas même pendant les bouffées de chaleur. Son comportement s'est modifié : elle est encore plus hésitante que d'habitude, et mentionne une sensibilité particulière à la musique, qui la fait pleurer. Cet ensemble de caractéristiques oriente vers Graphites, parmi tous les remèdes susceptibles de traiter une prise de poids survenue à la ménopause.

Le point de vue de la médecine classique

En l'absence de contre-indications, la médecine classique actuelle tend à proposer, quasi systématiquement, un traitement hormonal de substitution afin de prévenir les troubles (notamment l'ostéoporose et les bouffées de chaleur).

Le point de vue de l'homéopathe

Du point de vue homéopathique, la ménopause est une étape physiologique de la vie de la femme. À mesure que les sécrétions ovariennes se tarissent, l'organisme met en place des mécanismes compensateurs qui viennent pallier en partie le déficit hormonal. Il est donc possible de vivre cette mutation sans troubles majeurs. Le traitement homéopathique tiendra compte des réactions individuelles de chaque patiente, son but étant de l'accompagner vers un nouvel équilibre, en prenant appui sur les possibilités d'adaptation de son organisme. Les résultats sont d'autant plus probants que le traitement est entrepris précocement. Dans les cas où la patiente réagit insuffisamment au traitement homéopathique, celui-ci peut être associé à un traitement hormonal de substitution.

• **Deux exemples de traitements homéopathiques.** Ces exemples illustrent la méthode selon laquelle le médecin dégage les éléments permettant de choisir un remède adapté.

La patiente **Glonoïnum** se reconnaît à sa tendance générale à la congestion et à l'expansion : bouffées de chaleur extrêmement violentes, qui débutent au niveau du thorax et donnent l'impression que la tête va éclater, pulsations ressenties dans tout le corps et jusqu'au bout des doigts, visibles au niveau du cou par le battement des vaisseaux sanguins ; survenue possible de vertiges et parfois tendance à l'hypertension artérielle, et intolérance au soleil.

La patiente **Sepia officinalis** souffre de bouffées de chaleur qui semblent provenir du bas-ventre, accompagnées de frissons, de palpitations et d'une sensation de malaise général pouvant aller jusqu'à l'évanouissement. Les bouffées empirent le soir et la nuit ; la patiente est déprimée depuis la ménopause, sa libido a diminué, et elle ressent une pesanteur extrême dans le bas-ventre et dans le bas du dos.

Grossesse et accouchement

L'homéopathie permet de prévenir et de traiter les divers petits maux de la grossesse, aide à se préparer à l'accouchement et peut faciliter les suites de couches.

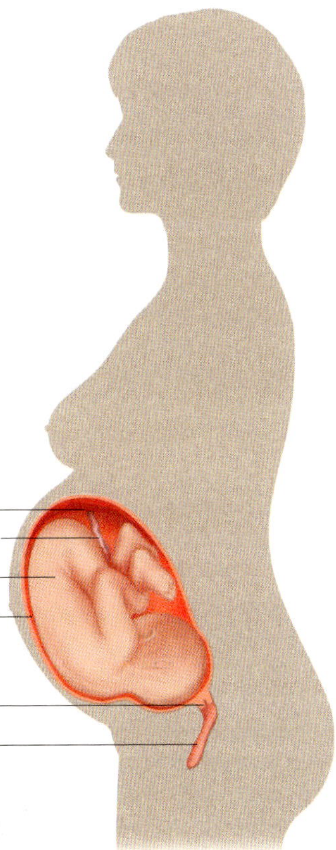

La grossesse est une période de transformation générale du corps de la femme, liée à une sécrétion massive d'hormones indispensables au bon déroulement de la gestation.
Outre différentes affections obstétricales, qui ne seront pas abordées ici – et dont la prévention justifie un suivi rigoureux par un médecin spécialisé –, la grossesse s'accompagne fréquemment de différentes manifestations bénignes mais parfois très gênantes, qui peuvent être efficacement combattues par l'homéopathie. Celle-ci peut également contribuer à une bonne préparation à l'accouchement, et faciliter les suites de couches et l'allaitement.

Le traitement homéopathique

La démarche est la même pour une femme consultant un médecin homéopathe pour une grossesse ou pour tout autre motif : seul un interrogatoire approfondi de la patiente permettra de déterminer ses symptômes les plus personnels, et ainsi de choisir un remède efficace. Seule spécificité, l'accent est particulièrement mis sur toutes les modifications survenues depuis le début de la grossesse (changements du comportement, envies, dégoûts alimentaires caractéristiques, etc.).

Pendant la grossesse

L'homéopathie – qui a l'avantage d'être dénuée de tout risque toxique pour le fœtus – peut facilement soulager de nombreux troubles mineurs et fréquents : nausées, fatigue, douleurs des jambes, hémorroïdes, constipation... À titre d'exemple, on peut citer **Collinsonia canadensis**, **Aesculus hippocastanum** ou **Lachesis mutus**, pour soulager les hémorroïdes, ou **Colchicum autumnale**, l'un des nombreux remèdes possibles contre la nausée, prescrit lorsque l'odeur ou même la simple pensée des aliments déclenche des nausées, si le moindre mouvement les aggrave et si la patiente a des désirs variés d'aliments qui se transforment en dégoût dès qu'elle les sent.
Les contractions prématurées peuvent également faire l'objet d'un traitement homéopathique, parallèlement à une surveillance obstétricale et à un traitement classique.

MISE EN GARDE
Certaines manifestations survenant au cours de la grossesse (saignements, forte prise de poids subite révélant une rétention d'eau, maux de tête, contractions...) peuvent être le signe d'une affection grave, susceptible de menacer la vie de l'enfant à naître et parfois même celle de sa mère. Toute manifestation anormale doit vous conduire à consulter un obstétricien sans délai. Pour le traitement des affections graves de la grossesse, l'homéopathie n'est préconisée qu'en association avec un traitement classique.

La préparation à l'accouchement et la facilitation du travail

Bien traiter une femme pendant sa grossesse peut lui permettre d'aborder l'accouchement de façon sereine. Du point de vue de l'homéopathe, l'idéal est de prescrire, à titre préventif, un remède spécifique à la patiente, son « similimum », peu de temps avant l'accouchement, pendant l'accouchement lorsque le besoin s'en fait sentir et dans les suites de couches.

Le tableau ci-dessous mentionne différents remèdes qui pourront vous être utiles pendant l'accouchement si vous présentez les symptômes décrits, à défaut d'avoir déterminé un « similimum » vous correspondant.

Les suites de couches et l'allaitement

L'homéopathie peut accompagner la jeune mère dans la période parfois délicate des suites de couches, pour l'aider à passer le cap du *baby blues* (dépression passagère survenant fréquemment dans la période qui suit la naissance de l'enfant) ou lorsqu'elle se remet mal de sa grossesse ou de son accouchement. Quant à l'allaitement, de nombreux remèdes favorisent la sécrétion lactée (**Lac caninum**, **Urtica urens**, **Zincum metallicum**...), tandis que d'autres peuvent traiter différents incidents tels que les crevasses du mamelon (**Graphites**, par exemple) ou les montées laiteuses douloureuses.

Soigner l'enfant à naître

Par ailleurs, les perturbations émotionnelles d'une femme enceinte sont ressenties par le bébé qu'elle porte. Il est donc possible de soigner un enfant à naître en administrant un remède homéopathique à sa mère.

D'ailleurs, lorsqu'on soigne un nourrisson, on interroge toujours les parents sur les circonstances de la grossesse pour trouver le remède de l'enfant.

LA FACILITATION DU TRAVAIL

Symptômes	Remèdes
« Faux travail » : les contractions sont inefficaces sur la dilatation du col, très rigide. La patiente est faible et assoiffée.	**Caulophyllum thalictroides**
« Faux travail » auquel s'ajoutent des frissons nerveux et une grande faiblesse musculaire. La patiente n'a pas soif ; son visage est pourpre.	**Gelsemium sempervirens**
Douleurs extrêmement violentes ressenties dans le dos, s'accompagnant de crampes dans les mollets, d'une envie de déféquer et d'uriner, éventuellement d'évanouissements. La patiente est très irritable.	**Nux vomica**
Douleurs ressenties dans le dos, irradiant vers les fesses. La patiente a besoin d'une pression sur le dos ; elle a la sensation que son corps est creux. Éructations fréquentes.	**Kalium carbonicum**
Remède peu spécifique, éventuellement indiqué à titre préventif en début de travail, pour soutenir l'effort musculaire de l'accouchement, ou pour faciliter la délivrance et assurer une bonne récupération après celle-ci.	**Arnica montana**
Facilite le travail s'il existe des douleurs rhumatismales (notamment aux hanches et sous le sein gauche), en fin de grossesse ou pendant les contractions. Préconisé en cas de contractions accompagnées de crampes, de frissons nerveux, d'une grande excitation, avec dilatation irrégulière du col utérin.	**Cimicifuga racemosa**

Les remèdes doivent être pris en dilution 7CH, 3 granules toutes les demi-heures en début de travail. Espacer les prises dès qu'une amélioration se fait sentir. N'hésitez pas à vous reporter à la partie « Connaître les médicaments » pour vérifier si le médicament choisi correspond bien à vos symptômes.

La médecine du sport

L'homéopathie se révèle remarquablement efficace sur différentes affections survenues dans le cadre de la pratique sportive, et peut améliorer l'état psychologique du sportif.

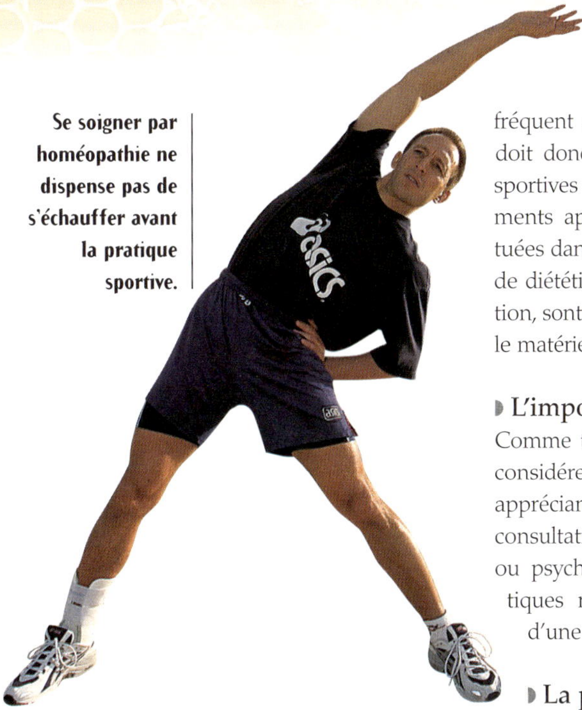

Se soigner par homéopathie ne dispense pas de s'échauffer avant la pratique sportive.

La médecine du sport est, en homéopathie, l'apanage de médecins ayant de bonnes connaissances pratiques et théoriques en matière de pratique sportive, ainsi qu'une réelle compréhension du « milieu » sportif, c'est-à-dire des comportements physiques, psychomoteurs, sociaux et affectifs propres aux sportifs.

L'approche homéopathique

Elle concerne tous les sportifs : enfants et adolescents suivant des cours dans le cadre scolaire, personnes s'adonnant à une pratique récréative, à des sports de compétition...

Les conditions de l'efficacité

Le traitement homéopathique ne saurait suppléer à certaines règles élémentaires qui, lorsqu'elles ne sont pas respectées, sont un motif fréquent de troubles. Le médecin homéopathe doit donc pouvoir s'assurer que les pratiques sportives de ses patients, musculation ou étirements après l'effort, par exemple, sont effectuées dans de bonnes conditions, que les règles de diététique sportive, en particulier d'hydratation, sont bien connues et appliquées, enfin que le matériel utilisé est de bonne qualité.

L'importance de la globalité

Comme toujours, il s'agit pour le praticien de considérer son patient dans sa totalité, tout en appréciant le problème médical qui motive la consultation. Il retient les symptômes physiques ou psychiques qui présentent des caractéristiques rares, curieuses, survenant en dépit d'une préparation convenable à l'effort.

La part du psychologique

De par son approche globale, l'homéopathie est particulièrement indiquée pour traiter les troubles psychologiques survenant dans le cadre de la pratique sportive. Il peut s'agir des phénomènes de résistance, ou d'affections physiques découlant directement d'un état mental, tel que la fixation sur un échec récent ou ancien, par exemple. Toujours grâce à son approche globale, l'homéopathie peut aider le patient à mieux « écouter son corps », et ainsi à mieux prévenir incidents et échecs.

La consultation homéopathique

Elle repose avant tout, comme toute consultation homéopathique, sur un entretien poussé avec le patient et sur un examen clinique, suivis le cas échéant par des examens complémentaires (radiographie, prise de sang...).

HOMÉOPATHIE ET DOPAGE

De nombreuses substances, supposées améliorer les performances sportives, sont légalement interdites lors des compétitions. Sont concernées par la loi les substances « de nature à modifier artificiellement les capacités de l'organisme » et « les procédés de nature à masquer l'emploi de substances ayant cette propriété ». Les remèdes homéopathiques n'entrent nullement dans ce cadre, et peuvent donc être administrés à tout moment, y compris en période de compétition.

Deux exemples de traitement

Un patient de 38 ans se prépare pour un marathon. Après quelques semaines d'entraînement, il ressent une douleur à la face interne du tibia droit, sous le genou; la radiographie met en évidence un début de calcification d'un tendon musculaire. La prescription de **Phosphoricum acidum**, un remède adapté au traitement de certaines tendinites chez le sportif, résout le problème en quelques jours.

Un boxeur semi-professionnel de 31 ans consulte pour une vive douleur au mollet droit, survenue à la fin de sa première semaine d'entraînement. L'examen clinique et le mécanisme de survenue évoquent une contracture de défense. En fait, le patient reprend une année « un peu dans le doute » après une saison en demi-teinte, dont une défaite marquante au titre de champion de France, qu'il vise encore secrètement. La prescription d'**Ignatia amara**, dont l'une des indications est le traitement d'un traumatisme physique survenant dans un contexte d'émotions rentrées, fait totalement disparaître la douleur après la deuxième prise.

• **L'interrogatoire du patient.** Son but est d'individualiser les symptômes « homéopathiques », qui permettront de déterminer le bon remède. Cet interrogatoire n'est pas cantonné à la pratique sportive actuelle du patient, mais porte également sur ses antécédents pathologiques éventuels, quels qu'ils soient, même s'ils n'ont pas de rapport apparent avec le sujet qui motive la consultation. Il est en effet courant de retrouver chez un même patient l'association de différentes affections, liées ou non à la pratique d'un sport, l'une pouvant expliquer l'autre ou permettre de prévoir une vulnérabilité particulière et globale du sportif.

• **L'automédication et ses limites.** Il est possible, dans certains cas, de s'auto-administrer un remède homéopathique, sans consulter un médecin homéopathe, pour soigner une lésion occasionnée lors de la pratique d'un sport (hématome ou élongation, par exemple). L'automédication peut donner des résultats appréciables, notamment dans la pratique courante du sport. Toutefois, il faut savoir qu'un tel traitement n'engendre qu'un résultat ponctuel. La précision (similitude entre le remède et la pathologie) est réduite. L'obtention d'une guérison durable et profonde relève d'un abord plus professionnel de la méthodologie.

Le tableau ci-dessous mentionne quelques-uns des remèdes homéopathiques les plus souvent administrés en automédication en médecine du sport.

PROBLÈMES CHEZ LE SPORTIF

Trouble/lésion	Remède
◗ Hématome, traumatisme important, épuisement après compétition.	**Arnica montana** 1 dose en 15 ou 30CH (1 seule prise).
◗ Grande frayeur subite consécutive à un accident survenu pendant une pratique sportive, quelles qu'en soient les conséquences.	**Aconitum napellus** 1 dose en 30CH (1 seule prise).
◗ Entorse, élongation musculaire, courbatures d'effort dans le cadre d'un entraînement excessif.	**Rhus toxicodendron** 1 dose en 7CH (1 seule prise).
◗ Crampes.	**Arnica montana** 3 granules en 7CH à prendre dès que survient la crampe, puis 5 minutes plus tard. **Cuprum metallicum** 3 granules en 7CH préventivement avant l'effort.

Sans amélioration au bout de 24 à 48 heures, consultez un médecin. Par ailleurs, n'hésitez pas à vous reporter à la partie « Connaître les médicaments » pour vérifier si le médicament choisi correspond bien à vos symptômes.

Les aléas des voyages

Emporter une petite trousse d'urgence d'homéopathie permet de débuter un traitement au plus vite, ou d'attendre dans de meilleures conditions la consultation médicale.

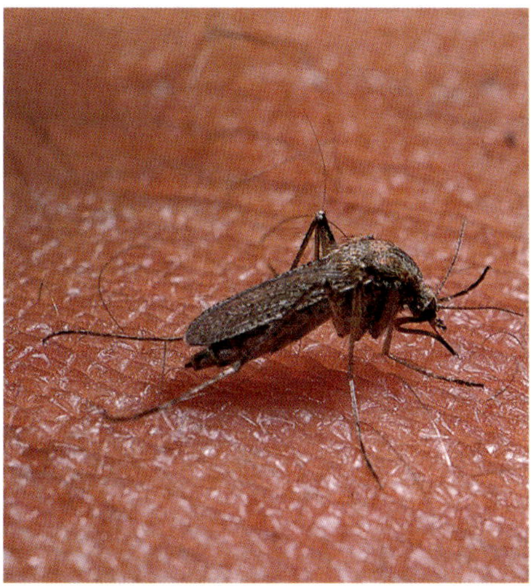

Les piqûres d'insectes (ici, un moustique), peuvent être soulagées par homéopathie.

Comment utiliser votre trousse

En cas de troubles aigus, la prise du médicament doit tout d'abord être répétée, puis espacée dès qu'une amélioration survient. Si l'amélioration s'interrompt, vous devez répéter la prise du médicament dans la dynamisation supérieure (par exemple 9CH au lieu de 7CH), le rythme des répétitions étant fonction de l'intensité du trouble. L'amélioration doit être très rapide (dans les heures suivant la prise du remède). Si ce n'est pas le cas, c'est que le remède ne convient pas.

Votre trousse d'homéopathie doit être adaptée au type de voyage que vous projetez ; en fonction de votre terrain, votre homéopathe pourra vous indiquer les médicaments à emporter.

Coups de soleil et insolation

Les coups de soleil, brûlures du premier ou du deuxième degré, sont à distinguer de l'insolation, qui se traduit notamment par une fièvre importante et des maux de tête. Le traitement classique des coups de soleil repose sur l'application de crèmes contre les brûlures et la prise de calmants. En cas d'insolation, on préconise des boissons fraîches, le repos, parfois une hospitalisation.

Le traitement homéopathique

Parmi les remèdes prescrits pour soulager les coups de soleil, on peut citer **Cantharis vesicatoria** (cloques qui s'aggravent au moindre contact, personne agitée) et **Arsenicum album** (si la douleur ne s'apaise pas rapidement). Contre l'insolation, on prescrit notamment **Belladonna** (personne abattue, prostrée, prise de maux de tête souvent battants, à la peau rouge surtout au niveau du visage, avec sensation de chaleur irradiante) ou **Glonoïnum** (personne au visage le plus souvent rouge, aux vaisseaux gonflés, prise de maux de tête violents et battants). Ces remèdes sont à prendre en dilution 7CH, 3 granules par prise (renouveler si nécessaire). Contre les coups de soleil, on peut également recourir à l'homéopathie en application locale : utiliser **Calendula officinalis** en crème ou en teinture-mère (diluer un volume de teinture-mère dans 5 volumes d'eau).

La prévention

Pour prévenir les coups de soleil, l'exposition au soleil doit être progressive et la peau, protégée

DES MÉDICAMENTS ALLOPATHIQUES INDISPENSABLES

En dehors des quelques remèdes homéopathiques proposés dans ces quelques pages, n'oubliez pas d'emporter par précaution dans votre trousse médicale de l'aspirine, une solution désinfectante pour les petites plaies, quelques pansements, une crème solaire et, si vous voyagez dans un pays chaud, des médicaments anti-diarrhéiques.

par des crèmes photoprotectrices (avec un coefficient de protection adapté à votre peau). L'application doit être renouvelée toutes les deux heures et après chaque baignade. En outre, et en particulier pour les enfants, le port d'un chapeau, de lunettes de soleil et d'un tee-shirt est vivement conseillé.

Les piqûres d'insectes

Le tableau ci-dessous mentionne quelques remèdes susceptibles de soulager une piqûre. Toutefois, n'hésitez pas à consulter un médecin en cas d'œdème important.

Le mal des transports

Ce sont essentiellement des nausées et/ou vomissements, qui affectent certaines personnes lorsqu'elles se déplacent, particulièrement en voiture. Contre le mal des transports, on prescrit en médecine classique certains médicaments antihistaminiques et antiémétiques (contre les vomissements).

Le traitement homéopathique

L'homéopathie peut prévenir ou soulager le mal des transports. Le tableau ci-dessous mentionne quelques remèdes.

LES PIQÛRES D'INSECTES

Symptômes	Facteurs d'amélioration et d'aggravation	Remèdes
Œdème rose pâle et douleur de type piqûre.	Symptômes améliorés par l'application locale de froid.	**Apis mellifica**
Œdème associé à des brûlures et à des démangeaisons comme par des piqûres d'orties.	Symptômes aggravés par le bain et par la chaleur.	**Urtica urens**
Plaie froide, marbrée, élancements, douleur longue à disparaître.	Douleur estompée par les applications froides, aggravée par la chaleur locale.	**Ledum palustre**

Les remèdes sont à prendre en dilution 7CH, 3 granules à chaque prise, renouveler la prise si nécessaire.

LE MAL DES TRANSPORTS

Symptômes	Facteurs d'amélioration et d'aggravation	Remèdes
Vertiges et nausées accompagnés de sueurs froides et de salivation excessive, parfois de vomissements.	Amélioration lorsque la personne se penche en avant, aggravation lorsqu'elle regarde vers le haut.	**Petroleum**
Vertiges et nausées à la limite de l'évanouissement, parfois vomissement. La personne reste immobile sans parler.	Aggravation par tout mouvement, par l'odeur du tabac et de la nourriture.	**Cocculus indicus**
Vertiges et nausées accompagnés de sueurs froides, parfois de vomissements.	Amélioration au grand air et en se découvrant, aggravation par les mouvements.	**Tabacum**
Nausées à la limite de l'évanouissement, salivation excessive et bouffées de chaleur. La personne est presque incapable de vomir.	Amélioration en position couchée.	**Nux vomica**

Les remèdes sont à prendre en dilution 5CH, 3 granules à chaque prise, renouveler la prise si nécessaire.

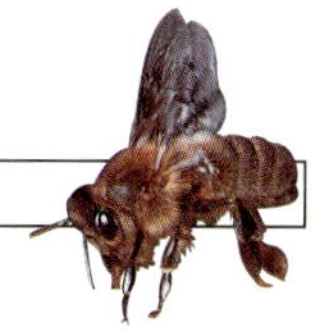

Le mal des montagnes

C'est un ensemble de troubles (maux de tête, bourdonnements d'oreille, palpitations, essoufflement, insomnie...) survenant à l'arrivée dans une région située en altitude. Liés à une mauvaise adaptation de l'organisme à la raréfaction de l'oxygène, ils disparaissent dans la plupart des cas après quelques jours d'adaptation.

Le traitement homéopathique

En traitement « de secours », vous pouvez prendre **Coca** (dilution 7CH, répéter les prises si nécessaire).

La turista

C'est une diarrhée de courte durée, qui survient lors d'un déplacement lointain. La turista trouve pratiquement toujours son origine dans une infection microbienne. De nombreux médicaments homéopathiques peuvent être indiqués pour la soulager ; le tableau ci-dessous en mentionne quelques-uns. Par ailleurs, il est conseillé de boire abondamment pour éviter la déshydratation.

• **La prévention.** En général, le respect de quelques règles d'hygiène est suffisant pour prévenir la plupart des cas : manger les aliments cuits, les fruits pelés, ne consommer que des boissons capsulées ou bouillies.

Les autres troubles

Parmi les nombreux autres troubles susceptibles de survenir en voyage, et pouvant être prévenus ou soulagés par un remède homéopathique, on peut citer :

La peur de l'avion

Parmi les remèdes homéopathiques possibles, citons **Aconitum napellus**, **Argentum nitricum**, **Borax veneta**, **Calcarea carbonica**, **Phosphorus**. Reportez-vous au chapitre « Connaître les médicaments » pour déterminer quel remède vous convient.

Une fièvre ou un refroidissement

Lorsqu'ils surviennent pendant un voyage, en particulier lors du passage d'un air chaud à un air froid et sec (air climatisé d'un avion, par exemple), et s'associent à une laryngite soudaine et à une certaine agitation, l'homéopathe conseille la prise de trois granules d'**Aconitum napellus** 7CH (répéter les prises si nécessaire).

Le jet-lag

C'est une fatigue associée à une insomnie, qui survient après avoir subi un décalage horaire important. Pour prévenir le jet-lag, l'homéopathe préconise la prise d'une dose de **Nux vomica**, en dilution 9CH, à la descente d'avion.

LA TURISTA

Symptômes	Facteurs d'amélioration et d'aggravation	Remèdes
Diarrhée avec vomissements soudains, selles abondantes et jaillissantes non malodorantes, hoquet après les vomissements, associés à une froideur du corps et à des sueurs froides, parfois à une grande faiblesse.	Soif d'eau fraîche, vomie dès qu'elle est avalée.	**Veratrum album**
Diarrhée brûlante, corrosive, associée à une soif intense, à une grande faiblesse, à une grande anxiété et à des sueurs froides.	Diarrhée tendant à disparaître lorsque la personne se couvre chaudement, aggravée après minuit.	**Arsenicum album**
Diarrhée abondante, très malodorante, non douloureuse, jaillissante, précédée de gargouillements dans les intestins.	Selles changeant d'apparence selon les moments.	**Podophyllum peltatum**

Les remèdes sont à prendre en dilution 7CH, 3 granules à chaque prise, renouveler la prise si nécessaire.

Les traumatismes

L'homéopathie peut apporter un soulagement, en général rapide, aux multiples petits traumatismes qui émaillent la vie quotidienne (chocs, brûlures, piqûres, etc.).

QUAND CONSULTER
La prise d'un remède homéopathique ne doit jamais dispenser de faire appel, au moindre doute, à une consultation médicale spécialisée. Par ailleurs, si vous vous administrez un remède en automédication, rappelons qu'il est déconseillé d'en renouveler la prise si une amélioration se fait sentir. De même, si aucune amélioration n'est ressentie au bout de trois ou quatre prises, c'est que le remède ne convient pas.

En homéopathie, le domaine des traumatismes est un peu particulier. En effet, la cause initiale – le traumatisme – est parfaitement définie et entraîne souvent les mêmes symptômes chez tous les individus. La loi de similitude s'applique aux caractéristiques de la lésion, en fonction du type de traumatisme, sans qu'il soit nécessaire de toujours faire un interrogatoire complet. Dans un second temps, on peut toutefois analyser la réaction de chacun pour trouver un remède plus spécifique.

Le traitement homéopathique

Le tableau ci-contre donne le traitement homéopathique de quelques traumatismes courants.

Quelques conseils

– Les plaies : préalablement à tout traitement, les désinfecter et éliminer tout risque de tétanos (mise à jour du vaccin antitétanique).

– Les traumatismes de l'œil : même si le remède homéopathique s'est révélé efficace, il est indispensable de s'assurer auprès d'un ophtalmologiste que le choc n'a eu sur l'œil aucune conséquence grave.

– Les brûlures. Les brûlures au premier degré peuvent être soulagées par homéopathie. Une brûlure plus grave nécessite un traitement hospitalier ; dans ce cas, le traitement homéopathique peut être pris en association avec les soins médicaux.

– Il est parfois indiqué de prendre en alternance plusieurs médicaments, chacun exerçant une action spécifique : **Arnica montana** résorbe les hématomes ; **Rhus toxicodendron** exerce une action sur les tendons et les articulations ; **Ruta graveolens**, sur la douleur osseuse ; **Calendula officinalis** cicatrise la plaie, etc.

– Piqûres d'insectes. Certaines réactions allergiques, comme l'œdème généralisé, constituent une urgence médicale pouvant nécessiter une hospitalisation dans un service spécialisé.

Les traumatismes psychiques

Le domaine des traumatismes englobe les traumatismes aussi bien physiques que psychiques. **Arnica montana** ou **Natrum sulfuricum**, par exemple, qui sont des remèdes utilisés après un traumatisme physique, sont aussi prescrits par les homéopathes dans certains cas de traumatismes psychologiques et pour traiter les conséquences de traumatismes.

Ainsi, **Arnica montana** pourra être recommandé dans des cas de suites opératoires ou d'antécédents traumatiques répétés ayant laissé leur « empreinte » chez le patient.

Le soulagement d'une fracture d'orteil

Une patiente s'est fracturé un orteil en dansant, par écrasement. La douleur, très localisée, est aiguë, avec une sensation de brûlure, et rend la marche insupportable. L'orteil est violet.

En général, ce type de fracture n'est pas grave : pour tout traitement, on consolide sommairement l'orteil cassé avec du sparadrap. Toutefois, la douleur empêche la personne de marcher normalement pendant un ou deux mois. Il a été prescrit à cette patiente **Hypericum perforatum** 30CH (ou 10 000K), à raison de trois granules toutes les 4 heures en espaçant dès amélioration. Celle-ci est survenue en 24 heures. En reprenant trois granules ponctuellement lorsque les douleurs ressurgissaient, la patiente a pu se remettre à marcher en l'espace de deux jours.

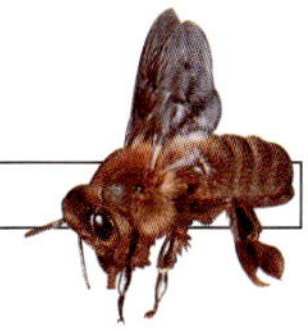

LES TRAUMATISMES

Type de traumatisme/symptômes	Remèdes
Brûlure au premier degré.	**Cantharis vesicatoria** par voie orale et en application. **Arsenicum album** si la douleur ne s'apaise pas rapidement.
Chute sur le coccyx.	**Hypericum perforatum** et, éventuellement, **Silicea.**
Coup, chute sans plaie ouverte.	**Arnica montana,** pommade ou compresses de solution diluée au 1/10 de teinture-mère.
Coup, chute avec plaie légère.	Compresses de **Calendula officinalis** solution diluée au 1/10 de teinture-mère.
Coup, chute avec hématome et sensation de meurtrissure.	**Arnica montana**
Coupure par instrument tranchant ou après une intervention chirurgicale.	**Staphysagria**
Douleurs postopératoires en chirurgie abdominale.	**Hamamelis virginiana**
Entorse.	**Arnica montana** en alternance avec **Rhus toxicodendron** puis **Calcarea carbonica**, éventuellement.
Plaie avec peau déchiquetée.	**Calendula officinalis**
Plaie par objet pointu (clous, morceaux de verre, seringue, etc.).	**Ledum palustre**
Tendinite des petits tendons des mains, poignets et pieds.	**Ruta graveolens**
Traumatisme des parties molles profondes (viscères, région génitale, etc.).	**Bellis perennis**
Traumatisme de régions riches en terminaisons nerveuses. Élancements très douloureux.	**Hypericum perforatum,** une seule dose en 30CH est souvent suffisante.
Traumatisme oculaire avec œil « au beurre noir ». Douleur soulagée par les applications froides, accentuée par les applications chaudes.	**Ledum palustre** Faire vérifier l'absence de gravité par un spécialiste.
Traumatisme oculaire sans hématome (suite d'un coup de ballon, par exemple). Douleur se déclenchant au toucher.	**Symphytum officinale** Faire vérifier l'absence de gravité par un spécialiste.
Traumatisme des os et du périoste (membrane qui gaine l'os).	**Ruta graveolens**, puis **Symphytum officinale** ou **Calcarea phosphorica** en cas de fracture.
Saignement.	**China officinalis** Consultez si le saignement est important.

Sauf indication contraire, les remèdes sont à prendre en dilution 5 ou 7CH. Répéter en fonction de l'importance du traumatisme et de la nécessité, en espaçant les prises à mesure que l'état s'améliore, sans dépasser 36 heures.

Les urgences médicales

Quelle que soit notre conception de la santé, nous risquons tous, un jour, d'avoir à intervenir pour aider une personne en danger. Voici donc quelques conseils indispensables.

QU'EST-CE QU'UNE URGENCE ?
On définit une urgence médicale comme une situation dont le traitement ne peut être différé. Parmi les urgences, on distingue celles qui mettent la vie en danger, dites « urgences vitales », de celles qui menacent une fonction, comme la vue, la marche ou l'usage de la main, dites « urgences fonctionnelles ».

Tout au long de la gestion d'un événement dramatique, le plus important est de montrer le maximum de maîtrise de soi et de faire vite sans s'agiter. La formation aux gestes de secourisme (et sa mise à jour périodique) est vivement recommandée, car des gestes simples peuvent sauver. Il va sans dire qu'il ne saurait ici être question de remèdes homéopathiques.

Les notions de base

Trois notions sont importantes :

• **Protéger.** Cela s'applique dans un ordre précis : se protéger d'abord soi-même de l'accident, puis protéger les autres, enfin protéger la victime en la soustrayant à la cause de l'accident, si celle-ci est clairement identifiée. De telles mesures permettent par exemple d'éviter une électrocution en chaîne.

• **Alerter.** Une fois diagnostiqué le caractère urgent de l'affection, l'appel au service spécialisé le plus proche (médecin généraliste, centre hospitalier, pompiers...) doit être fait sans délai.

• **Secourir.** Il faut surtout alors s'abstenir de tout geste non indispensable.

Quelques notions utiles

• **La position.** Si la victime ou le malade est conscient, il indiquera lui-même la position qui lui convient le mieux. Chez un nourrisson ou un patient inconscient, on préférera, sauf cas particulier, la position allongée sur le côté pour prévenir l'inhalation d'un éventuel vomissement. Par ailleurs, il est préférable d'asseoir un cardiaque conscient, ou une personne ayant du mal à respirer, et d'allonger un brûlé.

• **Donner à boire ou à manger.** Cela est en général déconseillé, sauf pour donner un traitement en cas d'affection connue du patient, ou du sucre en cas de malaise hypoglycémique.

• **Les brûlures.** On conseille d'arroser la zone brûlée d'eau froide pendant dix minutes, sans déshabiller la personne blessée.

• **Les étouffements.** Il est indispensable de calmer un insuffisant respiratoire en lui prodiguant des paroles apaisantes ; en effet, sa consommation d'oxygène est comptée, et augmente avec l'agitation. En cas d'inhalation d'un corps étranger, un geste de sauvetage (manœuvre de Heimlich, consistant à comprimer brutalement le haut de l'abdomen du sujet, ce qui provoque une brusque ascension du diaphragme) ne doit être appliqué que si la victime s'asphyxie. En cas de simple gêne respiratoire, elle respire habituellement en bougeant le moins possible : il convient de la conduire sans tarder en service spécialisé.

• **Les malaises.** Ce sont les causes les plus fréquentes d'appel des services d'urgences. Il est utile de savoir reconnaître :

– La crise de spasmophilie, qui résulte d'une modification de la contraction musculaire, le plus souvent sous l'influence d'une augmentation de la ventilation, et se traduit par une sensation de tête qui tourne, puis par des contractions musculaires. Il convient de faire respirer le patient dans un sac en plastique pendant quelques minutes pour diminuer l'oxygénation.

– Le malaise hypoglycémique. Si la personne est diabétique, lui donner du sucre blanc à manger en attendant le médecin.

– L'épilepsie. En attendant l'arrivée du médecin, il faut éviter que le malade ne se heurte dans sa chute ou ne se blesse lors des violents mouvements qui caractérisent les accès d'épilepsie.

Les maladies graves

Est-il possible de soigner par homéopathie des maladies graves ? La réponse à cette question complexe mérite d'être nuancée, notamment en fonction de l'affection en cause.

En homéopathie, on considère qu'un organisme ne bascule pas brutalement par hasard dans la maladie. Celle-ci est considérée comme l'exacerbation aiguë d'un état de dysharmonie interne profond. C'est, en quelque sorte, la seule parade qu'un organisme trouve pour réagir à une modification de son énergie vitale.

L'objectif du traitement

Le médecin homéopathe cherche le remède capable d'aider l'organisme à rétablir une situation d'équilibre qui lui permettra d'imposer ses défenses face aux agressions extérieures.

Lorsqu'il s'agit de maladies chroniques handicapantes (polyarthrite rhumatoïde, asthme, etc.), la médecine homéopathique a des possibilités insoupçonnées. En revanche, dans le cas d'affections mettant en péril la vie à relativement court terme (cancer, sida...), la place de l'homéopathie est plus difficile à définir.

Les cancers

Une thérapeutique d'appoint

Le plus souvent, l'homéopathie est associée au traitement classique. Elle propose en effet des remèdes qui peuvent avoir une action sur certains symptômes du cancer, sur la douleur, ou sur les effets secondaires d'un traitement classique (nausées dans les chimiothérapies...).

Un traitement excluant les autres

La possibilité de traiter un cancer par homéopathie existe, mais à la condition qu'aucune autre thérapeutique risquant d'interférer avec ce traitement homéopathique ne soit mise en œuvre parallèlement. Un patient sous chimiothérapie, par exemple, aurait peu de chance de voir un remède homéopathique profond agir, étant donné l'action néfaste de ce type de traitement sur son énergie vitale.

• **Un choix exceptionnel.** De fait, peu de gens et très peu de médecins homéopathes prennent le risque de s'en remettre totalement à l'homéopathie. La réussite d'un traitement anticancéreux classique n'est certes pas totale, mais la personne qui s'y soumet a la conviction de suivre la voie de la sagesse et de l'espoir. En outre, certains traitements anticancéreux allopathiques sont aujourd'hui tout à fait efficaces.

• **La prévention des récidives.** Lorsque l'on parvient, grâce aux traitements allopathiques, à une guérison, l'organisme risque, selon la conception homéopathique, de reproduire une lésion cancéreuse, la cause pour laquelle il a produit un cancer n'ayant pas été prise en compte. L'homéopathie peut traiter ce déséquilibre interne et ainsi éviter des récidives.

Le sida

Du point de vue homéopathique, la loi de guérison étant unique, le raisonnement à suivre serait, pour le sida, le même que pour toute autre maladie. Les progrès thérapeutiques de la médecine classique sont porteurs d'espoir. Mais, comme pour les cancers, l'homéopathie peut participer au traitement.

Découvrir le bon remède

Le sida provoquant un effondrement des défenses immunitaires, le médecin homéopathe va chercher à découvrir le remède pouvant non pas supprimer la séropositivité, mais stimuler les défenses du patient afin de l'aider à recouvrer un certain équilibre.

UNE MÉDECINE PRÉVENTIVE

L'objectif du médecin homéopathe est de trouver le médicament apte à soulager son patient des maux ayant motivé la consultation, mais aussi, par un médicament constitutionnel, de prévenir tout déséquilibre ultérieur grave. De ce fait, mieux le médecin connaît son patient, plus il peut intervenir efficacement. L'homéopathie est en ce sens une véritable médecine préventive.

Connaître

MODE D'EMPLOI

Vous trouverez ici 24 remèdes souvent prescrits par les médecins homéopathes, suivis d'un dictionnaire de 156 remèdes, eux aussi parmi les plus utilisés. Pour chaque remède, vous découvrirez une présentation schématique de la personne à laquelle il correspond : sa personnalité et son comportement, ses troubles… Bien entendu, personne n'est susceptible d'avoir tous les troubles cités : il ne s'agit que de tendances et de particularités individuelles…

les médicaments

Après avoir expérimenté le quinquina, Hahnemann et ses disciples ont poursuivi leurs recherches sur de très nombreuses substances, décrivant précisément les troubles que chacune peut provoquer et donc, selon la loi de similitude, les troubles que chacune peut soigner. C'est ainsi que s'est constituée la Matière médicale homéopathique, référence de tous les médecins homéopathes. Une partie de cette somme vous est présentée ici sous une forme simplifiée, pour vous permettre de comprendre la démarche de cette médecine.

Quelques notions fondamentales...

Dans leur pratique quotidienne, les médecins homéopathes utilisent des recueils appelés Matières médicales élaborés à partir d'observations expérimentales bien spécifiques. Vous en découvrirez ici une version simplifiée et abrégée, avec quelques 180 remèdes couramment prescrits, dont 24 « Principaux médicaments », et un « Dictionnaire des autres médicaments ».

Les expérimentations, ou pathogénésies

L'homéopathie est basée sur l'expérimentation, sur des individus sains, de substances d'origine minérale, végétale et animale, afin de déterminer les différents symptômes qu'elles peuvent provoquer.

La première expérimentation

En 1790, Samuel Hahnemann effectua la toute première expérimentation (ou pathogénésie) en expérimentant sur lui-même les effets du quinquina, et posa ainsi les principes fondateurs de l'homéopathie... Dans les années qui suivirent, aidé par ses disciples, il étendit ces expérimentations à un nombre de substances croissant... travail poursuivi et enrichi jusqu'à aujourd'hui.

Rechercher les informations complémentaires

Voici, si vous souhaitez en savoir plus, quelques indications d'ouvrages classiques utilisés par les médecins homéopathes :
***Études de Matière médicale homéopathique* de J. A. Lathoud, Éditions Boiron, France, 1994 ; *Matière médicale du praticien homéopathe* par le docteur Henri Voisin, Maloine 1989 ; *Précis de Matière médicale homéopathique* de Léon Vannier et Jean Poirier, Éditions Boiron, France, 1992 ; *Matière médicale* de William Boericke, traduit par G. Gueniot, Éditions Similia ; *Symptômes clés et traits principaux de la Matière médicale* de A. Von Lippe, Éditions E.L.H. (Belgique) ; *Homéopathie pédiatrique* de J. Lamothe, Éditions Similia, 1996.**

Les méthodes actuelles

Depuis le XIXe siècle, les techniques d'expérimentation sont bien sûr devenues d'une plus grande rigueur scientifique. Leur principe consiste à donner, selon un protocole précis, une substance diluée et dynamisée à des individus dont on a au préalable observé l'état de santé. Tous les symptômes de chaque expérimentateur sont observés et recueillis avec précision (troubles apparus avec leurs modalités, sensations nouvelles, symptômes existants guéris, manifestations mentales, rêves, etc.). En fin d'étude, ces données sont publiées dans un recueil complet appelé *Matière médicale.*

Les Matières médicales

Le praticien homéopathe consulte quotidiennement ces ouvrages pour chercher parmi plus de 3 000 remèdes expérimentés celui qui correspond le mieux aux symptômes de son malade.

De véritables sommes

Ces Matières médicales présentent des descriptions très détaillées de chaque remède : la plus complète, celle de Timothy F. Allen, a plus de 7 000 pages... et la description du remède Sulfur peut atteindre plus de 140 pages... Pour rendre ces Matières médicales accessibles et utilisables par tous, il était indispensable d'en présenter un résumé très synthétique.

La connaissance des remèdes

De par sa connaisance des Matières médicales, l'homéopathe utilise, selon les cas, l'un ou l'autre des divers niveaux de similitude existant entre un patient et une substance.

Du superficiel au plus profond

Ainsi, superficiellement, il tiendra uniquement compte de la maladie locale (une gastrite, par exemple) ; un peu plus profondément, il soignera un terrain perturbé (digestif par exemple) ; enfin, de façon profonde, il cherchera un remède « similimum » (ou traitement « constitutionnel ») de haut niveau englobant les troubles locaux, le terrain perturbé, mais aussi les caractéristiques psychologiques et émotionnelles de la personne... Il obtiendra alors une action beaucoup plus profonde et curative qu'avec un remède de similitude superficielle.

Les principaux médicaments

D'*Argentum nitricum* à *Sulfur*, vingt-quatre grands remèdes homéopathiques, sélectionnés parce que très bien connus et fréquemment prescrits, vous sont présentés ici de façon globale.

Les raisons de cette sélection

Ces 24 médicaments, très fréquemment utilisés par les médecins homéopathes, sont utiles à connaître pour un lecteur novice. Il s'agit de remèdes particulièrement bien expérimentés et donc très bien connus. Vous en trouverez une description générale, avec notamment une illustration symbolisant la personne à laquelle chacun d'eux correspond. Cette sélection ne signifie en aucun cas que les autres remèdes sont moins importants.

MODE D'EMPLOI DE « CONNAÎTRE LES MÉDICAMENTS »

Cette partie est destinée à vous aider à mieux comprendre une prescription de votre médecin et à vous permettre de traiter des petits maux courants.

Les informations présentées

Pour chaque médicament, vous trouverez :

- Des informations générales (traits caractéristiques ou actions principales, nom commun, origine).
- Ses emplois usuels (utilisations courantes ou très spécifiques, utiles à connaître).
- Une rubrique « À qui convient ce remède ? », avec, dans « Personnalité et comportement », les traits caractéristiques de la personne à laquelle ce remède correspond, et, dans « Troubles généraux », ses caractéristiques principales.
- Une rubrique « Troubles locaux », avec quelques troubles et affections que la personne est susceptible de développer.

Pour vous soigner vous-même

Après avoir cherché comment soigner une affection bénigne (dans « Se soigner avec l'homéopathie » ou, en fin d'ouvrage, dans « Des symptômes aux traitements »), il est important que vous contrôliez en lisant sa description si l'image du remède sélectionné semble vous correspondre. Si vous hésitez entre plusieurs médicaments, votre lecture vous permettra d'ailleurs peut-être de trancher. Pour une utilisation très spécifique (proposée dans un tableau ou sous la rubrique « Indications usuelles » d'un descriptif de remède), il est possible que cette image ne concorde pas : en effet, on utilise parfois l'action superficielle d'un remède (dans une faible dilution) pour traiter un trouble aigu...

Apprendre à faire le tri

Personne (fort heureusement !) ne présente jamais l'ensemble des symptômes et troubles décrit pour un remède : vous vous reconnaîtrez dans quelques symptômes, mais sûrement pas dans tous...
Il s'agit de tendances et prédispositions générales. En outre, chaque descriptif de remède ayant été résumé, il peut arriver que, bien qu'un remède vous ait été prescrit, vos troubles ne soient pas cités...

[arg.-n.]

Argentum nitricum

Ce remède correspond à des personnes impulsives. Elles sont toujours pressées, vivent dans une perpétuelle fuite en avant et sont peu sûres de leur réussite.

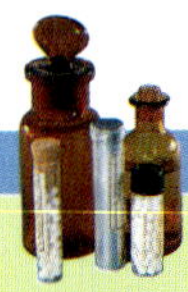

FICHE TECHNIQUE

NOM COMMUN
Nitrate d'argent.

ORIGINE
Le nitrate d'argent n'existe pas à l'état naturel. On le prépare par action d'acide nitrique sur de l'argent. Puis, la préparation du remède se fait par dilution.

EMPLOIS USUELS
Ce médicament est prescrit en cas d'anxiété d'anticipation (trac) avant un examen, une épreuve, un rendez-vous ou un événement importants, ainsi qu'en cas de diarrhée d'origine émotionnelle. Il peut être comparé à *Gelsemium sempervirens, Lycopodium clavatum, Phosphoricum acidum* et *Aethusa cynapium.*

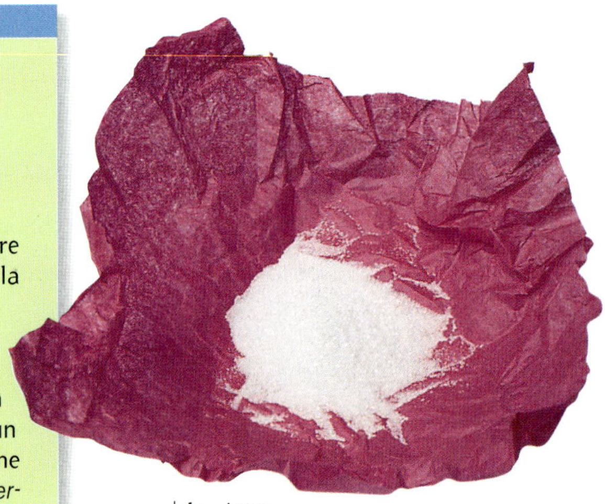

Le nitrate d'argent se présente sous la forme de cristaux transparents.

À QUI CONVIENT CE REMÈDE ?

Personnalité et comportement

La précipitation. La personne a la sensation que le temps passe trop lentement. Elle est impulsive, souvent agitée, et souhaite que les choses se fassent vite. Elle court plus qu'elle ne marche, presse les autres, se hâte, pleine d'anxiété, pour arriver à l'heure à un rendez-vous ou pour prendre un train, tout en faisant mille choses au dernier moment.

L'anxiété. Elle est anxieuse de sa santé. Elle vit par anticipation, et montre par exemple un trac important avant un examen ou un entretien. Elle a peur de l'échec.

Les peurs. Elle a souvent le sentiment d'être abandonnée, délaissée. Elle ressent alors le besoin de parler à quelqu'un par peur d'être seule ou, à l'inverse, devient indifférente en compagnie. Elle craint parfois de perdre sa présence d'esprit. Elle a le vertige, notamment en montagne, et même parfois en haut d'une échelle ; elle peut avoir l'impulsion irraisonnée de se jeter d'une hauteur, d'une fenêtre ou sous un train. Elle peut aussi, lorsqu'elle passe devant des immeubles hauts ou dans une rue étroite, avoir la sensation que tout va s'écrouler sur elle. Elle peut ressentir un malaise dans les tunnels, les ascenseurs, les parkings souterrains (claustrophobie), et dans les grands espaces vides ou les lieux publics (agoraphobie).

Troubles généraux

- Faiblesse avec tremblements.
- Sensations diverses de gonflement.
- Douleurs creusantes, piquantes comme une écharde ou de surpression interne.
- Symptômes du côté gauche.

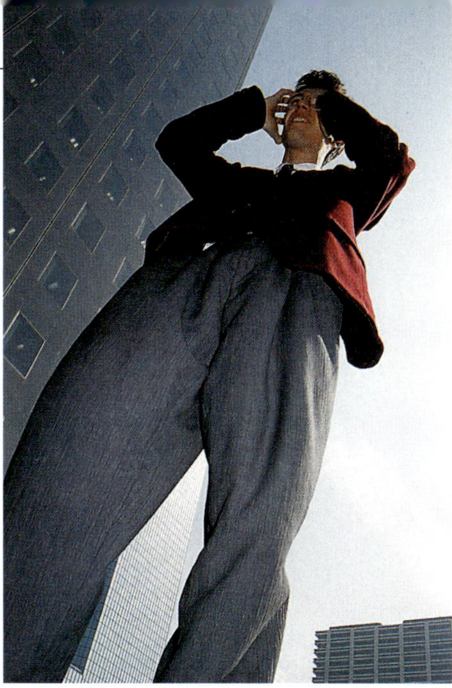

La personne peut se sentir comme écrasée en circulant sous de hauts immeubles ou dans des rues étroites.

Variation des symptômes

Facteurs d'aggravation : l'anxiété, l'émotion, la frayeur, les endroits fermés, la pression extérieure, la foule, la chaleur sous toutes ses formes, les vêtements serrés, les sucreries, avant minuit, au début des règles ou pendant.

Facteurs d'amélioration : l'air frais, le grand air, le mouvement, les éructations, un bain froid.

Préférences alimentaires

Désir intense de sucreries (parfois même de morceaux de sucre), de boissons fraîches, de sel, de fromage, même fort, ou, au contraire, aversion pour ces mêmes sucreries ou fromage.

Troubles locaux

La tête • Impression d'expansion, de congestion de la tête, accompagnée de pulsations obligeant à détacher le col ou la cravate • Maux de tête améliorés par un bandeau serré.

Le visage • Visage creusé, donnant une apparence sénile.

Les yeux • Conjonctivite purulente, en particulier chez le jeune enfant.

La gorge • Mal de gorge avec sensation d'écharde plantée en avalant • Impression de serrement • Crampe œsophagienne • Enrouement chronique • Laryngite chronique des chanteurs • Extinction de voix.

L'appareil respiratoire • Toux suffocante, comme s'il y avait un cheveu dans la gorge • Toux aggravée en riant, en se penchant, en montant les escaliers, avant les règles • Besoin extrême d'air frais.

Le cœur • Palpitations aggravées en se couchant sur le côté droit • Anxiété accompagnée de palpitations et de pulsations dans tout le corps.

L'estomac • Beaucoup de troubles gastriques accompagnés de renvois • Gonflement douloureux au creux de l'estomac, accompagné d'une grande anxiété • Ulcère d'estomac avec douleur irradiant vers la poitrine, les épaules et le ventre. • Besoin de roter, mais difficulté à le faire.

Les intestins • Coliques accompagnées de ballonnements et de flatulences, avec sensation que le ventre va exploser • La personne ne supporte pas d'avoir le ventre serré par un vêtement • Diarrhée chronique, souvent due à des troubles émotionnels • Diarrhée d'anticipation (avant un examen, une entrevue, etc.).

L'appareil urinaire • Douleurs brûlantes pendant et après la miction avec l'urètre à vif, laissant difficilement passer les dernières gouttes d'urine, comme s'il y avait une écharde.

L'appareil génital féminin • Prolapsus • Saignements en dehors du cycle lors de troubles émotionnels dus à un changement de vie • Règles irrégulières, trop fréquentes, tardives ou ne durant qu'une journée.

Le dos • Douleurs vertébrales pendant la nuit • Lourdeur du sacrum s'étendant vers les hanches comme un tiraillement • Envie de s'étirer et de marcher.

Les membres • Tremblements avec faiblesse générale • Tremblements des mains au point qu'il n'arrive plus à écrire.

Le sommeil • Insomnies dues à un excès de pensées imaginaires.

La fièvre • Frissons accompagnés de nausées • Frissons lorsqu'on est découvert, mais étouffement en se couvrant • Fièvres sans soif.

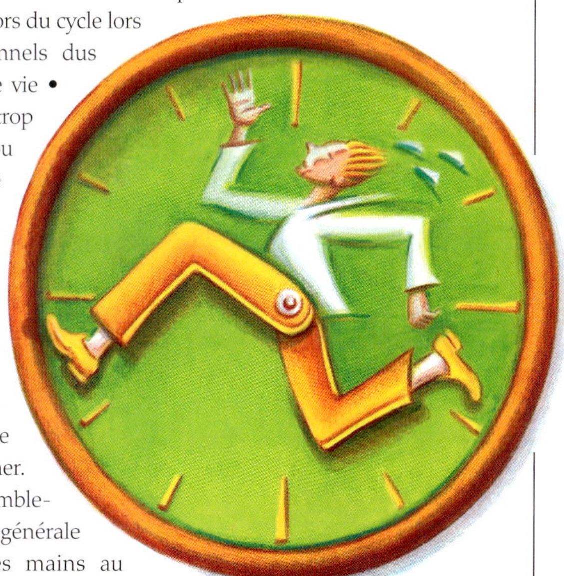

La personne *Argentum nitricum* se dépêche tout le temps, de peur d'arriver en retard.

[arn.]

Arnica montana

Ce médicament, souvent prescrit pour traiter les suites de traumatisme, peut aussi être un remède constitutionnel.

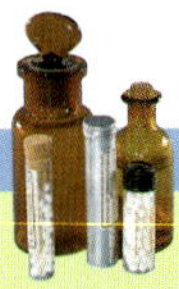

FICHE TECHNIQUE

NOMS COMMUNS
Arnique des montagnes, arnica.

ORIGINE
L'*Arnica montana* est une plante herbacée de la famille des Composées, ou Astéracées. La teinture-mère est préparée avec la plante entière, récoltée pendant la floraison estivale.

EMPLOIS USUELS
Ce médicament est prescrit en cas de bleus (ecchymoses), d'hématomes dus à un traumatisme, de courbatures liées à un effort musculaire excessif. Il est aussi indiqué lors de troubles infectieux accompagnés de sensations de meurtrissures et de caractéristiques mentales spécifiques, ainsi qu'à la suite de frayeurs ou de colères.

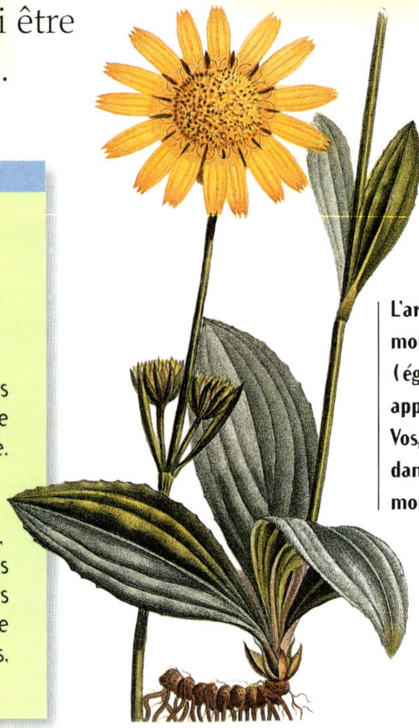

L'arnique des montagnes (également appelée tabac des Vosges) pousse dans les régions montagneuses.

À QUI CONVIENT CE REMÈDE ?

Personnalité et comportement

L'anxiété. La personne a des peurs assez variées. Il lui arrive de craindre une mort soudaine. Elle se réveille parfois en pleine nuit avec l'angoisse d'un infarctus, alors que son état physique est bon. Elle a tendance à faire des discours pendant son sommeil.

Les relations aux autres et à l'environnement. Elle n'aime pas beaucoup parler, mais peut, parfois, se révéler très bavarde. Elle craint d'être touchée, voire même approchée, lorsqu'elle est malade. Ce peut être un « dictateur domestique », empêchant les autres d'agir et faisant tout à leur place. Très travailleuse, la personne *Arnica montana* a besoin d'être utile et même de se sentir indispensable. Elle a parfois la phobie des grands espaces.

Les réactions à la maladie. Après un traumatisme physique ou au cours d'une maladie aiguë, la personne est d'humeur morose et pessimiste. Indifférente, elle répond à peine aux questions et tend à se renfermer sur elle-même. Elle présente parfois une agitation physique contrastant avec cette apathie. En cas de délire lié à de la fièvre, elle a souvent des visions de cimetières ou de personnes mortes. Même si elle va mal, elle refuse de voir son médecin ou de se faire aider, arguant qu'elle va bien.

Troubles généraux

- Courbatures après un traumatisme ou lors d'une infection.
- Agitation physique, car aucune position ne semble confortable.
- Les éructations, l'haleine et les gaz peuvent avoir une odeur d'œuf pourri.

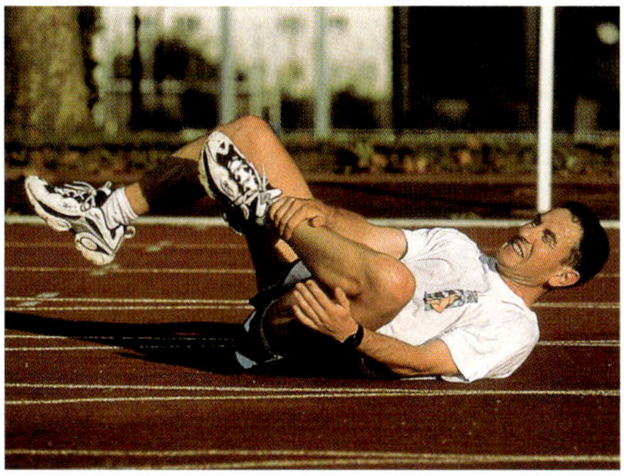

Arnica montana est souvent prescrit pour traiter les traumatismes musculaires.

• Les troubles se manifestent souvent de façon bilatérale et symétrique.
• La tête est chaude alors que le corps et les membres sont froids.
• Tendance à saigner facilement et à présenter des bleus (ecchymoses).

Variation des symptômes

Facteurs d'aggravation : le fait d'être touché, de parler, d'être couché sur le côté gauche.
Facteurs d'amélioration : le soir, un bain froid, le fait d'être allongé avec la tête basse.

Préférences alimentaires

Désir de bière, de whisky, d'aliments acides. Aversion pour la viande, la soupe, le lait, le tabac (y compris chez les fumeurs).

Troubles locaux

Le visage • Visage rouge, congestionné • Rougeur d'une seule joue.
Le nez • Bout du nez froid • Saignements après un accès de toux.
La bouche • Mauvaise haleine.
La gorge • Brûlures • Enrouement après avoir beaucoup parlé et après une exposition au froid humide.
L'appareil respiratoire • Toux sèche et irritante • L'enfant pleure avant et pendant la toux. Il se tient la poitrine en toussant, il tousse la nuit sans se réveiller.
Le cœur et la circulation • Impression que les battements du cœur secouent le corps • Douleur soudaine, comme si le cœur était serré.
L'estomac • Sensations de compression de l'estomac • Douleurs en mangeant • Vomissements fétides, avec éructation au goût d'œuf pourri • Faim impérieuse le soir • Soif constante, sans envie de boisson précise.
Les intestins • Selles irritantes, parfois involontaires • Inflammation de l'intestin (entérite) l'été, accompagnée de problèmes urinaires • Fausses envies incessantes pendant une diarrhée • Nécessité de s'allonger après chaque selle.
L'appareil génital féminin • Règles en avance et abondantes.
La grossesse • Mouvements du futur bébé réveillant la nuit, provoquant un état nauséeux • Travail faible, peu efficace pendant l'accouchement • Douleurs génitales après l'accouchement.
Les membres • Douleurs après un exercice intense ou un temps humide, commençant au bas du corps, puis remontant • Impression d'entorse ou de luxation dans les articulations • Le lit paraît trop dur.
La peau • Ecchymoses après le moindre choc.
Le sommeil • Fréquents bâillements le soir, sans sommeil • Insomnie agitée en cas de fatigue intense • Cauchemars.
La fièvre • Frissons comme si de l'eau froide parcourait le corps • Le visage est rouge et chaud tandis que le corps ou les extrémités sont froids • Perception de chaleur interne • Transpiration forte la nuit.

La personne *Arnica montana* a besoin de se sentir indispensable.

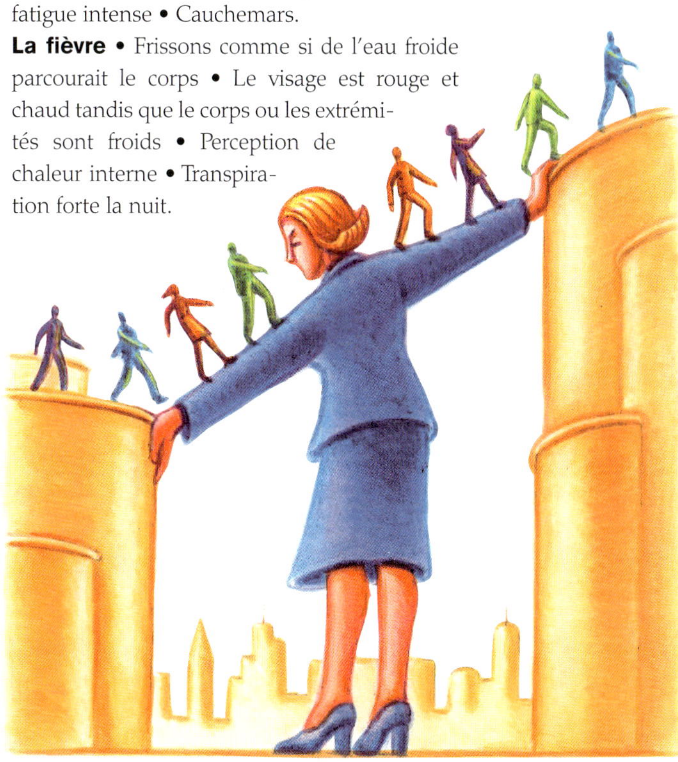

[ars.]

Arsenicum album

Ce remède correspond à des personnes anxieuses et assez maniaques, désirant tout contrôler. Elles sont frileuses, et fragiles sur le plan digestif.

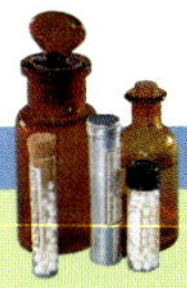

FICHE TECHNIQUE

NOMS COMMUNS
Arsenic blanc, anhydride arsénieux.

ORIGINE
L'anhydride arsénieux est fabriqué à partir d'un minerai. Il se présente sous la forme d'une poudre cristallisée blanche. Il est très toxique.

EMPLOIS USUELS
Ce médicament est prescrit en cas de plaie lacérée avec risque de gangrène, en cas de gelures, après une intoxication alimentaire et pour traiter une gastroentérite aiguë avec affaiblissement général et symptômes caractéristiques. Il est également utilisé dans certains types d'anxiété et pour traiter divers états infectieux.

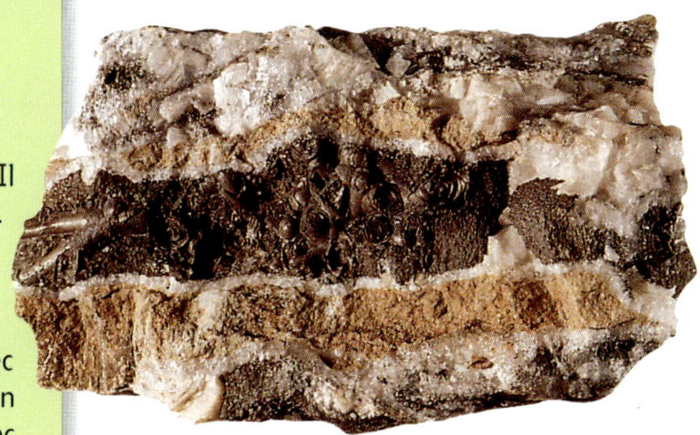

L'anhydride arsénieux n'existant pas à l'état libre, on le prépare à partir d'un minerai arsénifère.

À QUI CONVIENT CE REMÈDE ?

Personnalité et comportement

L'agitation anxieuse. La personne a besoin de s'activer. Elle ne peut se reposer tant que tout n'est pas fait ou rangé. Elle a un grand sens de l'organisation. Elle craint la mort.

Les peurs. La personne n'aime pas être seule, s'angoissant de tout et de rien. Elle se lave souvent les mains. Elle s'inquiète pour sa santé et celle de ses proches. Son pessimisme la rend facilement triste et explique une certaine avarice.

Le sentiment de culpabilité. La personne se sent vite en faute ou coupable à la place des autres.

Troubles généraux

- Faiblesse importante après le moindre effort et lors d'une diarrhée.
- Tendance à une baisse rapide de la température du corps (hypothermie).
- Sensation de froid ou de chaud dans les vaisseaux sanguins.
- Gonflement des zones enflammées.
- Tremblements et tressautements musculaires.
- Sécrétions acides et brûlantes. Parfois, écoulements de pus.
- Douleurs brûlantes et piquantes.
- Symptômes souvent accompagnés d'agitation et de soif intense.
- Les symptômes peuvent apparaître de façon périodique.

Variation des symptômes

Facteurs d'aggravation : le froid et le temps humide, la mer, la pleine lune, de 1 à 2 h du matin et de 13 à 14 h, au réveil, la colère, l'anxiété, le tabac, le fait de boire (surtout de

l'alcool), de manger vite, le fait d'être couché sur le côté douloureux, de s'étirer, d'être allongé la tête basse, après l'effort et le mouvement, en montant ; pendant la selle, après la transpiration.
Facteurs d'amélioration : le chaud, le mouvement rapide et violent, le fait d'être allongé la tête relevée, de se lever, d'être assis la tête et les bras sur les genoux, de descendre, de manger à satiété.

Préférences alimentaires

Désir de boissons chaudes, de moutarde, d'aliments piquants, de fruits acides. Aversion pour les sucreries, les fruits, les boissons froides. Aggravation des symptômes par le fromage, les fruits, la glace, les aliments gras, la nourriture froide ou crue.

Troubles locaux

La tête • Frilosité pendant les maux de tête, lesquels sont améliorés en ayant la tête au froid et le corps au chaud.

Le visage • Expression anxieuse et souffreteuse, cernes bleuâtres et lèvres pâles • Transpiration froide.

Les yeux • Larmes acides provoquant des brûlures • Paupières gonflées • Sensibilité des yeux à la lumière vive.

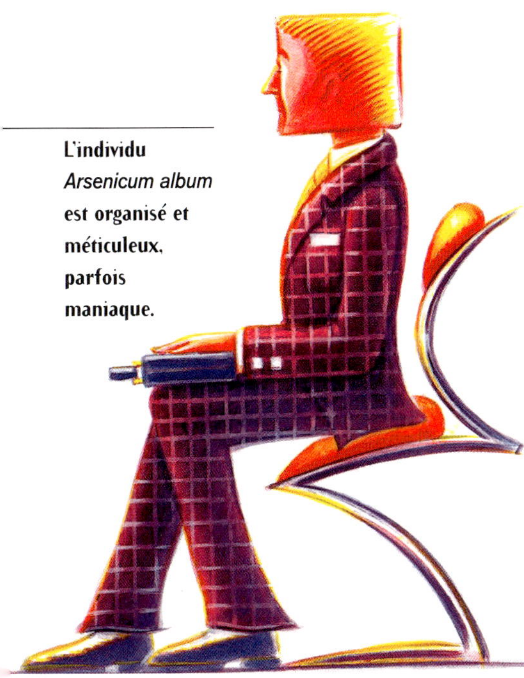

L'individu *Arsenicum album* est organisé et méticuleux, parfois maniaque.

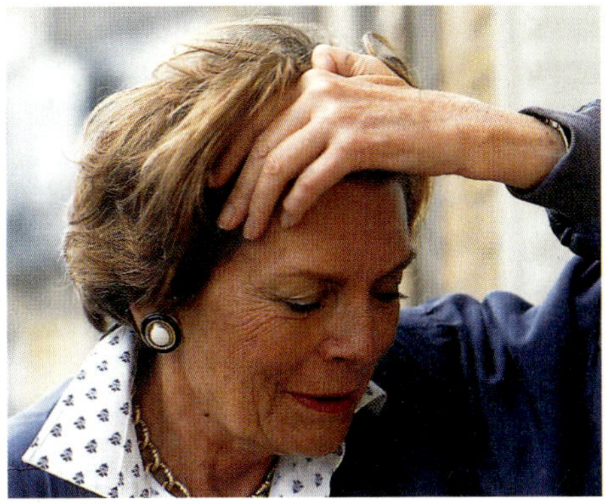

La personne appréhende les événements à venir et devient anxieuse dès que l'on attend quelque chose d'elle.

Le nez • Bout du nez froid • Narines dilatées • Rhume dès qu'il fait froid, amélioré en se calfeutrant • Rhume des foins avec asthme • Sécheresse des muqueuses (présence de croûtes, nez à vif) ou écoulement acide • Sensibilité à l'odeur des aliments.

La bouche • Brûlure de la langue ou de toute la bouche • Grincement de dents en dormant.

La gorge • Brûlures améliorées par des boissons chaudes.

L'appareil respiratoire • Respiration difficile, améliorée en se penchant en avant • Asthme après minuit • Toux le soir obligeant la personne à se redresser dans son lit, et disparaissant en buvant chaud.

Le cœur et la circulation • Palpitations après 3 heures du matin, après une selle ou pendant la fièvre.

L'estomac • Estomac noué et nausées la nuit • • Éructations brûlantes et remontées acides • Soif intense étanchée par des petites gorgées • Appétit augmenté ou dégoût de la nourriture.

Les intestins • Douleurs en étant couché sur le dos • Diarrhées avec selles acides.

Le dos • Sensations d'air chaud remontant le long des vertèbres • Brûlures.

Les membres • Ongles ridés, crevassés • Peau dure, notamment au niveau de la plante des pieds • Sciatique brûlante, surtout la nuit, aggravée par le froid, améliorée par la chaleur et par le fait de fléchir la jambe.

La peau • Tendance aux abcès, aux ulcères et à l'eczéma • Démangeaisons sans éruption.

Le sommeil • Insomnies par anxiété • Rêves d'accidents, de personnes disparues, d'eau.

La fièvre • Faiblesse • Chaleur brûlante et sèche avec frilosité importante et anxiété la nuit.

[bry.]

Bryonia alba

Ce remède correspond à des personnes affairées ayant un grand besoin de sécurité et de repères stables pour conserver leur équilibre.

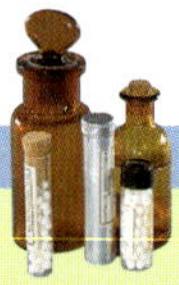

FICHE TECHNIQUE

NOM COMMUN
Bryone blanche.

ORIGINE
Parfois appelée couleuvrée ou navet du diable, la bryone blanche est une plante grimpante de la famille des Cucurbitacées. Le médicament est préparé avec la racine fraîche.

EMPLOIS USUELS
Ce remède est utile pour traiter les états grippaux lorsque les symptômes caractéristiques de *Bryonia alba* sont présents, surtout la soif et l'aggravation des troubles au moindre mouvement. Il est aussi prescrit dans des états inflammatoires divers, notamment des poumons et de la plèvre.

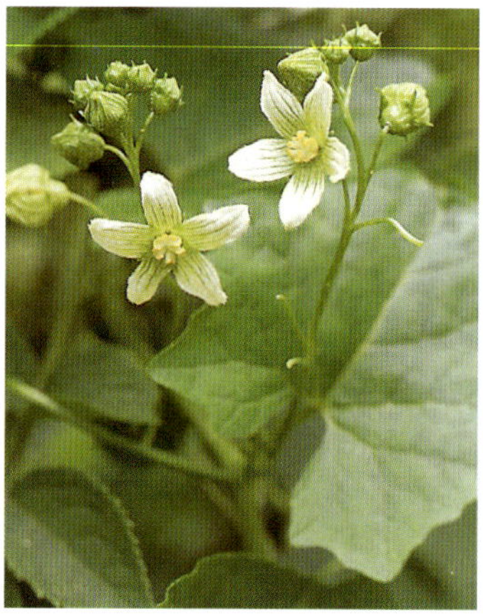

Originaire d'Europe méridionale, la bryone blanche pousse surtout dans les haies et les bois.

À QUI CONVIENT CE REMÈDE ?

Personnalité et comportement

L'anxiété. L'individu *Bryonia* ressent une insécurité permanente, liée à son appréhension de l'avenir. Il s'inquiète pour ses affaires, parle sans cesse de son travail et a besoin d'être toujours actif. Lorsqu'il est malade, il craint de ne jamais guérir.

La peur de manquer. Il craint la pauvreté. Très attaché aux biens matériels, l'individu a tendance à accumuler de peur de manquer. Il rêve souvent qu'il est affamé. Malade, il peut avoir l'impression d'être loin de chez lui et vouloir y retourner.

L'irritabilité. Il est facilement irritable, et ses colères peuvent être intenses au point de le faire frissonner. La personne *Bryonia alba* déteste être touchée.

Troubles généraux

- Incapacité ou bien refus de faire le moindre mouvement.
- Douleurs ressemblant à des piqûres ou à des éclatements.

Variation des symptômes

Facteurs d'aggravation : la chaleur (temps chaud, pièce chaude), le mouvement, même léger, l'exercice physique, le toucher.

Facteurs d'amélioration : l'air frais, un temps nuageux, la pression sur les zones douloureuses, le fait de se coucher sur le côté douloureux, les repas, la transpiration.

Préférences alimentaires

Soif de grandes quantités d'eau froide ou de liquides chauds à de longs intervalles. Désir de café fort, d'huîtres, d'aliments étranges.

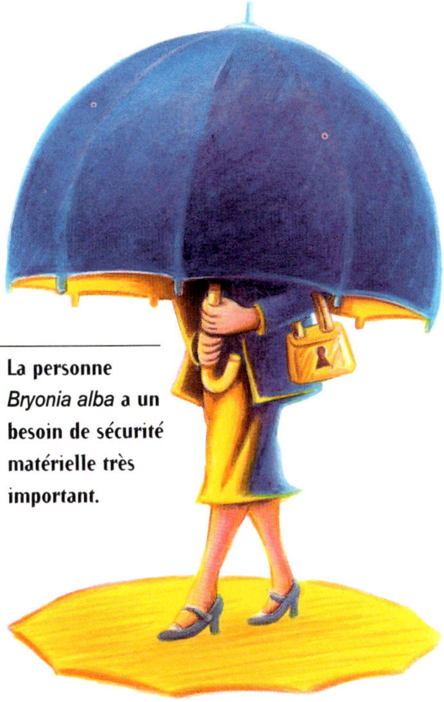

La personne *Bryonia alba* a un besoin de sécurité matérielle très important.

Troubles locaux

La tête • Mal de tête débutant le matin au moment où la personne ouvre les yeux • Après les repas ou à la suite d'un mouvement brusque, mal de tête avec sensations d'éclatement et d'élancement • Douleurs dans la tête irradiant vers la nuque, voire dans tout le corps • Sensibilité du cuir chevelu.

Le visage • Visage chaud, rouge et gonflé par moments.

Les yeux • Sensibilité des yeux au toucher et au mouvement • Douleur derrière les globes oculaires.

Les oreilles • Intolérance au bruit.

Le nez • Saignements de nez à la place des règles chez la femme.

La bouche • Sécheresse de la bouche, de la langue et de la gorge avec soif • Mal de dents irradiant vers le cou, amélioré par l'eau froide.

La gorge • Gorge sèche qui donne l'impression de coller en avalant • Sensation de gonflement au fond de la gorge : la personne a alors du mal à avaler des aliments solides • Douleurs au niveau du larynx aggravées en parlant.

L'appareil respiratoire • Toux sèche et douloureuse la nuit, due à une irritation de la trachée, obligeant la personne à s'asseoir • Oppression de la partie droite de la poitrine avec respiration accélérée • Douleur comme une piqûre, aggravée par la toux ou au moindre mouvement respiratoire.

L'abdomen • Douleurs piquantes et brûlantes aggravées en respirant fort ou quand on le touche • Tension des muscles de l'abdomen.

L'estomac • Nausées en se levant le matin, au moindre mouvement et après avoir bu • Douleurs à l'estomac, « comme une pierre », après les repas • Faim anormale et soif de grandes quantités d'eau à de longs intervalles.

Les intestins • Sensation qu'une diarrhée va débuter • Constipation avec selles dures, surtout par temps chaud • Diarrhée d'odeur forte provoquant une douleur cuisante de l'anus.

L'appareil génital féminin • Règles en avance, abondantes, avec douleurs dans les jambes • Absence de règles en cas de forte chaleur • Seins durs avant les règles.

L'allaitement • Seins durs, douloureux et chauds pendant l'allaitement.

Le dos • Raideur douloureuse de la nuque et du bas du dos aggravée en bougeant.

Les membres • Articulations rouges, gonflées et chaudes, avec douleur au moindre mouvement • Lourdeur, faiblesse et raideur de tous les membres • Douleurs de sciatique améliorées lorsque la personne est allongée sur le côté douloureux • Courbatures aggravées par le mouvement.

La peau • Peau chaude et sensible • Cheveux gras • Dans les fièvres éruptives comme la rougeole, l'éruption ne sort pas.

Le sommeil • Réveils brusques dus à une envie d'aller à la selle • Insomnie avec agitation, bouffées de chaleur et soif • Rêve de travail.

La fièvre • Frissons commençant aux lèvres et aux doigts • Chaleur sèche, puis transpiration • Soif intense • État de prostration.

Les vertiges • Vertiges en se levant (du lit, d'un siège) et au moindre mouvement, avec nausées et sensation d'évanouissement.

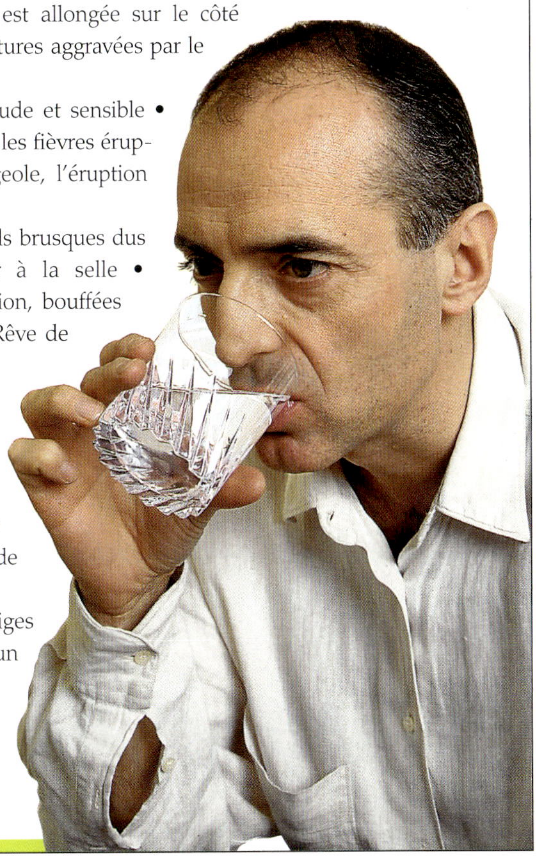

L'individu présente souvent une soif intense.

[calc.]

Calcarea carbonica

Ce remède correspond à des personnes ressentant une insécurité permanente. Celle-ci entraîne une lenteur, un repli sur soi et un comportement plutôt casanier.

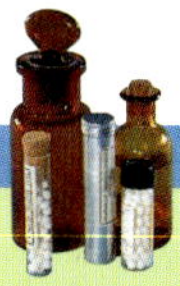

FICHE TECHNIQUE

NOM COMMUN
Carbonate de calcium.

ORIGINE
Ce médicament homéopathique est extrait du calcaire prélevé dans la couche moyenne de la coquille d'huître. On effectue les trois premières dynamisations par trituration.

EMPLOIS USUELS
Calcarea carbonica peut être utile après une entorse si l'articulation reste fragile ; en cas d'allaitement, lorsque la montée de lait ne se fait pas ou, au contraire, lorsqu'il y a trop de lait (à comparer alors à *Zincum metallicum*, *Bryonia alba*, *Belladonna*). C'est un remède de retard de croissance ou de propension à l'infection chez l'enfant.

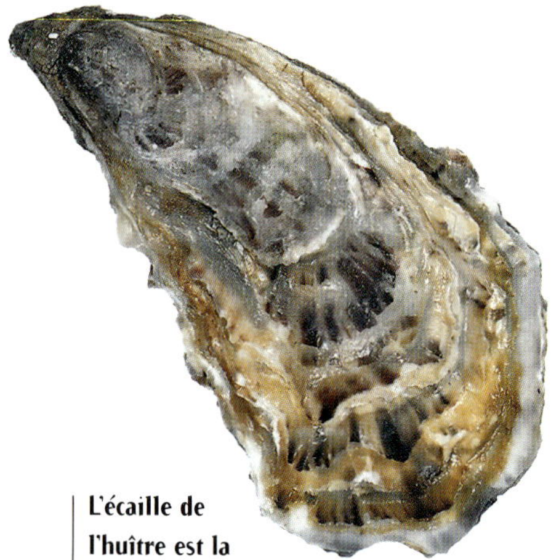

L'écaille de l'huître est la matière première de ce remède.

À QUI CONVIENT CE REMÈDE ?

Personnalité et comportement

La lenteur et la timidité. La personne agit lentement et calmement. C'est souvent une grande travailleuse, bien que l'effort intellectuel puisse l'épuiser. Elle se méfie de l'ironie et craint que les autres ne remarquent son mauvais état. Elle est attachée à sa maison et à ses habitudes.

Les peurs. Elles sont multiples : peur d'être ruiné, de manquer (d'où le besoin d'épargne), de la maladie, de la mort, de perdre la raison, du noir.

Le travail. Discipliné et persévérant, voire entêté, l'individu a une grande capacité de travail.

Troubles généraux

- Surcharge pondérale ou, au contraire, maigreur chez le jeune enfant.
- Gonflement des ganglions.
- Retard à la marche et à la dentition.
- Troubles de la nutrition, de la croissance et de la structure osseuse liés à un mauvais fonctionnement du métabolisme calcique.
- Frilosité.

Variation des symptômes

Facteurs d'aggravation : le froid, le changement de temps, l'effort physique (monter des escaliers, par exemple), le réveil, le bain, la pression des vêtements, le lait, après les repas, après les rapports sexuels, la puberté, la ménopause.
Facteurs d'amélioration : un climat sec, la chaleur, en étant allongé, en se couchant sur le côté douloureux, en desserrant les vêtements.

Préférences alimentaires

Désir de boissons fraîches, de glaces, de friandises, d'aliments salés, acides ou farineux, d'œufs, d'huîtres. Difficulté à digérer les flageolets, les aliments secs, les œufs, les nourritures très chaudes, le lait, la salade. Aversion pour le café, le pain, la viande, le tabac. L'enfant refuse le lait maternel.

Troubles locaux

La tête • Sensation de poids • Mal de tête avec nausées lors d'un effort intellectuel • Transpiration abondante, même la nuit.

Le visage • Pâleur • Transpiration.

Les oreilles • Écoulements d'oreille associés à un gonflement des ganglions • Douleurs à l'éternuement et à la toux.

Le nez • Nez bouché sec ou avec écoulement jaunâtre • Respiration nasale bruyante • Rhume à chaque changement de temps.

La bouche • Dents fragiles et sensibles au froid, surtout chez la femme lors d'une grossesse ou pendant l'allaitement • Grincements de dents • Caries dès la première enfance.

La gorge • Gonflement des ganglions et des amygdales • Douleurs irradiant vers les oreilles.

L'appareil respiratoire • Essoufflement à la plus petite montée d'escalier • Besoin de prendre de grandes inspirations.

L'abdomen • Sensibilité à la moindre pression • Ballonnement important • Inflammation des ganglions de l'aine • Hernie ombilicale.

L'estomac • Perte d'appétit en cas de fatigue • Appétit accru après avoir mangé • Brûlures d'estomac irradiant jusqu'à la gorge.

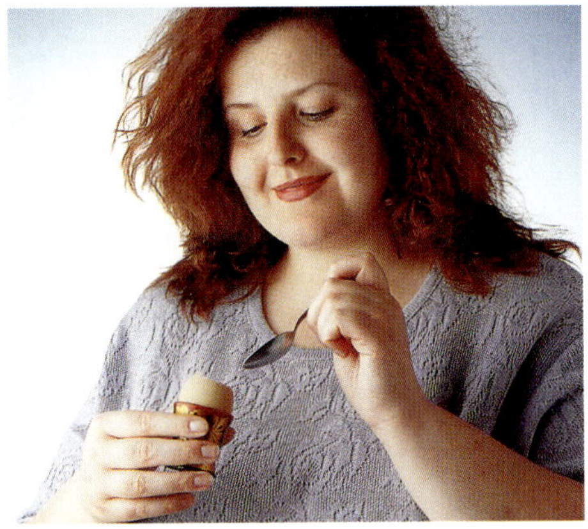

Parmi les préférences alimentaires, on note souvent un penchant pour les œufs.

Les intestins • Constipation avec première selle dure puis selle liquide • Selles avec aliments non digérés • Diarrhée en prenant froid • Parasites fréquents • Chez l'enfant, diarrhées aigres pendant la dentition.

L'appareil génital féminin • Règles précoces, douloureuses le premier jour, abondantes, longues.

L'allaitement • Absence de lait maternel, lait épais et insuffisant, ou encore trop abondant.

Le dos • Déformations de la colonne vertébrale.

Les membres • Douleurs rhumatismales aggravées par l'humidité • Pieds froids et humides • Crampes dans les mollets la nuit • Entorses répétées de la cheville • Chutes fréquentes et fatigue à la moindre marche • Mains moites et molles.

La peau • Peau fragile – les plus petites blessures ne guérissant pas • Peau froide, surtout au niveau de la nuque, de la tête, des mains, des genoux, des pieds, des parties malades.

Le sommeil • Pensées permanentes empêchant le sommeil • Terreurs nocturnes.

La fièvre • Frissons à 14 heures démarrant à l'estomac • Sensations glacées en différents points du corps • Chaleur interne et froideur externe avec transpiration.

Les vertiges • Vertiges en tournant brusquement la tête et en hauteur.

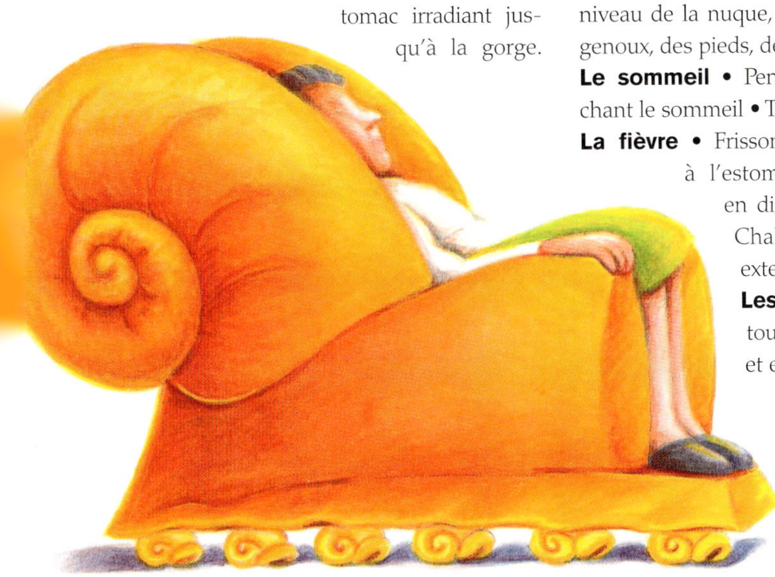

Malgré sa nonchalance et un mode de vie casanier, la personne *Calcarea carbonica* peut s'investir totalement dans un travail.

[calc-p.]

Calcarea phosphorica

Ce remède correspond à des individus présentant une ossature longiligne et fragile. Ce sont des personnes vives, dynamiques et en général sympathiques.

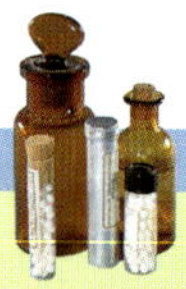

FICHE TECHNIQUE

NOMS COMMUNS
Phosphate de chaux, phosphate tricalcique.

ORIGINE
Très répandu dans la nature, ce sel compose certains de nos tissus, en particulier les os. Il est employé en médecine, notamment comme médicament reminéralisateur. En homéopathie, c'est Hering qui l'expérimenta le premier. Les trois premières dynamisations se font par trituration.

EMPLOIS USUELS
Calcarea phosphorica est souvent indiqué en cas de troubles liés à la nutrition et à la croissance chez le bébé et l'adolescent. Par ailleurs, ce médicament est prescrit pour aider à la consolidation de certaines fractures.

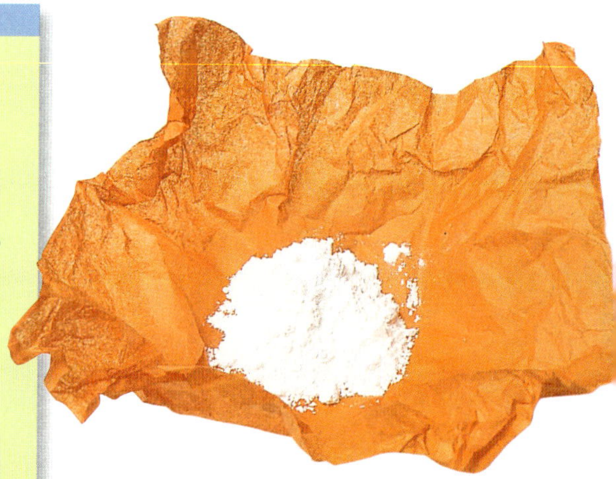

Une fois purifié, le phosphate de chaux a l'aspect d'une poudre blanche.

À QUI CONVIENT CE REMÈDE ?

Personnalité et comportement

Le besoin de changement. Souvent insatisfaite là où elle se trouve, la personne désire tour à tour voyager et rentrer chez elle, pour souhaiter en repartir aussitôt.

La faiblesse intellectuelle. Les enfants ont souvent des difficultés d'apprentissage : ils oublient rapidement ce qu'on leur enseigne, font des fautes en répétant les mots et présentent un retard de langage.

La tristesse. Elle est causée par des mauvaises nouvelles et aggravée par la consolation. Un épisode de tristesse est courant chez l'enfant avant la puberté.

L'indignation et l'irritabilité. La personne s'indigne facilement et se montre très sensible aux malheurs des autres (altruisme). Elle s'énerve au moindre désagrément, surtout si on cherche à la consoler. Elle est parfois méfiante à l'égard de son entourage.

Troubles généraux

- Retard du développement osseux (les fontanelles restent ouvertes longtemps chez le bébé) ; l'acquisition de la marche est tardive ; la croissance est perturbée (elle est précoce ou trop rapide, accompagnée alors de douleurs ou, au contraire, arrêtée) ; les os peuvent présenter diverses pathologies, etc.
- Faiblesse avec sensation de mollesse, amaigrissement parfois malgré un appétit féroce, épuisement par perte de liquides organiques (par exemple les règles ou l'allaitement).
- Engourdissement, tremblements et secousses dans les muscles.
- Douleurs sur des zones très délimitées.

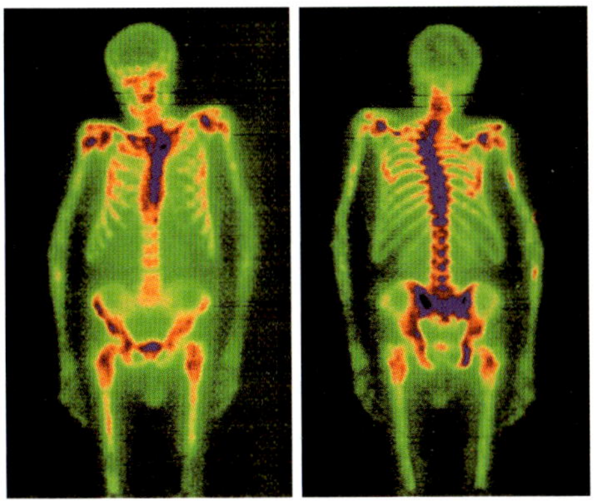

Une croissance trop rapide peut entraîner une scoliose.

Variation des symptômes

Facteurs d'aggravation : la nuit, le froid, le changement de temps, l'humidité, le mouvement, l'exercice physique, le matin en se levant et après avoir mangé, le chagrin et les vexations, la période qui précède les règles et l'allaitement chez la femme.

Facteurs d'amélioration : le temps chaud et sec, un lit chaud.

Préférences alimentaires

Désir d'aliments gras et indigestes (bacon, gras du jambon, lard, etc.), de viande fumée, de saucisses, de pommes de terre, d'aliments rafraîchissants, de tabac. Aversion des bébés pour le lait maternel en raison de son goût salé.

Troubles locaux

La tête • Transpiration du cuir chevelu pendant le sommeil • Maux de tête au changement de temps, au froid et chez la femme pendant les règles • Chez le nourrisson, les os du crâne sont mous et minces • Maux de tête chez les écoliers ou à la puberté.

Les yeux • Sensation de froid derrière les yeux • Sensibilité à la lumière artificielle.

Les oreilles • Sensation de froid dans les oreilles • Bourdonnements d'oreille après être allé à la selle.

Le nez • Bout du nez froid • Présence de tumeurs bénignes (polypes) et ulcérations des muqueuses • Nez qui coule lorsqu'il fait froid, nez bouché lorsqu'il fait chaud.

La bouche • Fragilité des dents (nombreuses caries) • Chez l'enfant, poussées dentaires retardées.

La gorge • Gonflement douloureux des amygdales • Enrouements fréquents : la personne doit se racler la gorge avant de pouvoir parler.

L'appareil respiratoire • Sensibilité aux courants d'air • Soupirs involontaires • Respiration difficile le soir, améliorée en position allongée, aggravée en se levant • Chez le bébé, toux pendant les poussées dentaires améliorée en position allongée.

L'estomac • Appétit et soif, surtout en milieu d'après-midi • Gonflement de l'estomac avec sensation de vide et de faiblesse • Chez l'écolier : mal de ventre avec ou sans diarrhée.

Les intestins • Douleurs en mangeant des glaces, des fruits ou en buvant de l'eau froide, améliorées par l'émission de gaz. Diarrhée après l'absorption de jus de fruit ou de cidre • Abcès et furoncles autour de l'anus • Hémorroïdes • Chez l'enfant, diarrhée pendant les poussées dentaires.

L'appareil génital féminin • Faiblesse des organes génitaux avec tendance au prolapsus • Règles précoces, excessives et claires, ou retardées et noires • Règles douloureuses, accompagnées de maux de tête • Troubles de la puberté.

La grossesse et l'allaitement • Grande faiblesse.

Le dos • Finesse et faiblesse du cou • Colonne vertébrale courbée vers la gauche • Douleurs sous les omoplates • Douleurs cervicales au moindre courant d'air.

Les membres • Froideur et engourdissements des jambes, obligeant à bouger constamment • Crampes des mollets en marchant • Tremblements des bras et des mains • Douleurs des os, des articulations et des tendons • Rhumatismes au froid et à l'humidité • Douleur à la racine des ongles • Chez l'enfant, faiblesse osseuse qui retarde la marche.

Le sommeil • Besoin de s'étirer et de bâiller • Pleurs • Difficultés à se réveiller tôt.

La fièvre • Besoin de s'étirer.

Les vertiges • Vertiges pendant les périodes de constipation et, chez la femme, avant les règles.

La personne *Calcarea phosphorica* est vive et aime voyager à la découverte du monde qui l'entoure.

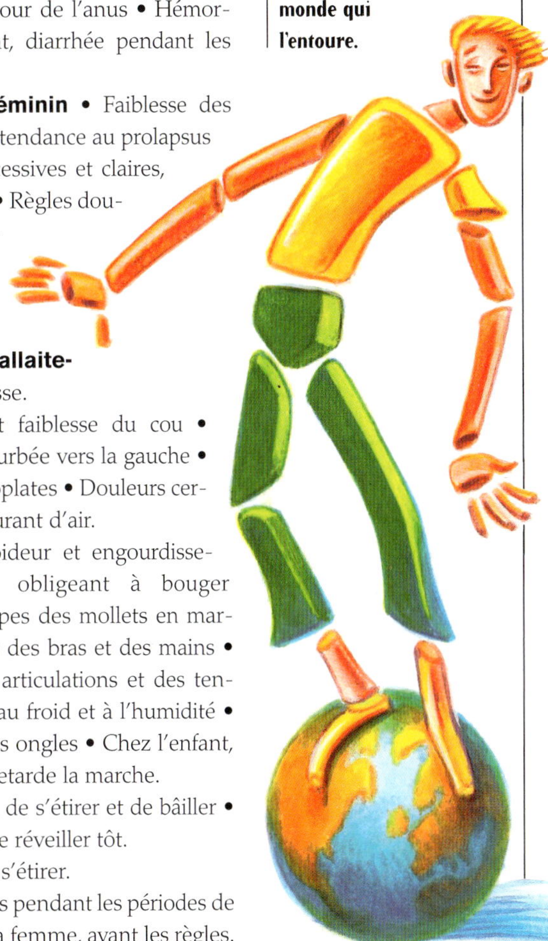

[cham.] Chamomilla vulgaris

Ce remède correspond à des personnes réagissant de façon excessive aux difficultés de la vie ainsi qu'à tous leurs troubles physiques.

FICHE TECHNIQUE

NOMS COMMUNS
Matricaire, camomille commune, camomille allemande.

ORIGINE
Cette plante annuelle de la famille des Composées, ou Astéracées, pousse dans presque toute l'Europe sur des terrains plutôt secs et sablonneux. La teinture-mère est préparée avec la plante entière fraîche, récoltée pendant sa floraison.

EMPLOIS USUELS
Ce remède est prescrit en cas de douleur intolérable, quelle qu'en soit la cause, si les troubles du caractère et du comportement sont présents. Il est également indiqué chez l'enfant pour traiter des troubles de la dentition, le plus souvent accompagnés de fièvre, de diarrhée ou de bronchite.

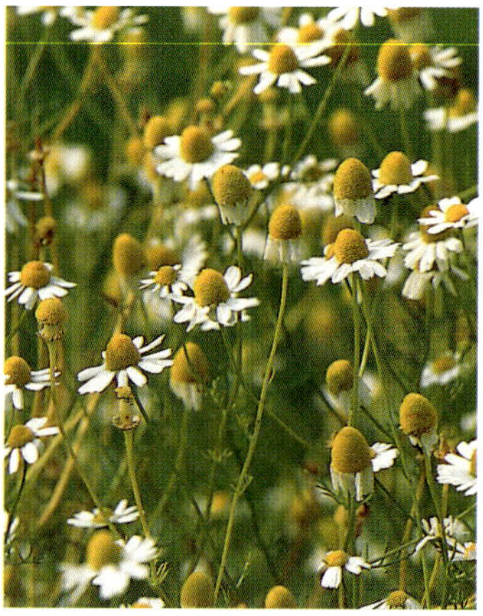

La camomille commune présente des fleurs jaunes et blanches au parfum agréable.

À QUI CONVIENT CE REMÈDE ?

Personnalité et comportement

Impatient et coléreux. Souvent très autoritaire, l'individu réagit à tout par de la colère. C'est un grand râleur. Il peut devenir méchant, voire grossier, pour des choses sans importance (parce qu'on l'interrompt, par exemple). Même s'il reconnaît volontiers ses défauts, il est incapable de se dominer. L'enfant *Chamomilla* est capricieux : il réclame quelque chose, et le refuse dès qu'on lui présente. Ses cris et ses pleurs ne sont calmés que s'il est porté dans les bras et promené.

Une grande sensibilité à la douleur. L'individu se plaint constamment et de façon disproportionnée. Il ressent de manière excessive et douloureuse aussi bien les troubles physiologiques que les vicissitudes de la vie.

Troubles généraux

• Douleurs comme des tiraillements, des élancements ou des crampes, accompagnées ou suivies d'un engourdissement.
• Sensation de froid à un endroit du corps et de chaleur à un autre.
• Tendance à s'évanouir (après une colère ou à la suite d'un choc physique, par exemple).

Variation des symptômes

Facteurs d'aggravation : la chaleur (uniquement pour les douleurs dentaires car, d'une manière générale, *Chamomilla* est un frileux amélioré par la chaleur), le plein air, le vent, le café, de 21 heures à minuit, la colère.
Facteurs d'amélioration : la chaleur et l'humidité, en transpirant, en jeûnant. Chez les jeunes enfants, en étant promené dans les bras ou en voiture.

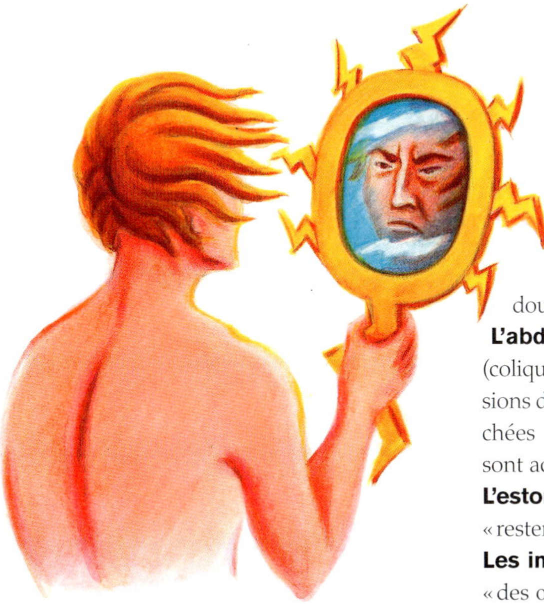

À la moindre contrariété, l'individu *Chamomilla vulgaris* devient irritable et coléreux.

Préférences alimentaires

Désir de grandes quantités d'eau froide et de boissons acides. Aversion pour les boissons chaudes, telles que le bouillon. Aversion ou au contraire grand désir de café.

Troubles locaux

La tête • Sueurs chaudes sur le front et le cuir chevelu • Douleurs avec sensations de battement, d'éclatement ou de pression dans la tête • Parfois, migraine d'un seul côté, tiraillante, lancinante, avec rougeur de la joue située du même côté.

Les yeux • Sensation de chaleur au niveau des globes oculaires.

Les oreilles • Douleurs déchirantes par accès • Bourdonnements avec impression d'oreilles bouchées.

Le nez • Écoulement liquide avec sensation que le nez est bouché.

La bouche • Bouche et langue sèches avec soif • Douleurs dentaires lancinantes, aggravées par l'absorption de nourriture et de boissons chaudes, améliorées par les boissons froides.

La gorge • Sensation douloureuse de serrement de la gorge, avec impossibilité d'avaler des aliments solides • Inflammation et gonflement des glandes salivaires • Enrouement • Sensation de chatouillement de la gorge provoquant une toux sèche et irritante.

L'appareil respiratoire • Prédisposition aux bronchites.

Le cœur et la circulation • Palpitations avec anxiété, tremblements et douleurs comme si on écrasait le cœur.

L'abdomen • Abdomen ballonné • Douleurs (coliques) avec gargouillements et petites émissions de gaz ne soulageant pas • Parfois déclenchées par une colère, les crises douloureuses sont accompagnées d'anxiété et de nausées.

L'estomac • Crampes à l'estomac (les aliments « restent sur l'estomac »).

Les intestins • Diarrhée avec selles évoquant « des œufs brouillés mélangés à des épinards », fréquente chez l'enfant au moment des poussées dentaires ou après un coup de froid.

L'appareil génital féminin • Règles en avance et abondantes, avec sang noir contenant des caillots • Règles souvent accompagnées de douleurs abdominales violentes ainsi que de colères.

L'accouchement • Accouchements difficiles : col rigide, douleurs de travail intolérables, commençant dans le dos, puis se dirigeant vers la face interne des cuisses.

Le dos • Violentes douleurs dans le dos : la personne est agitée et énervée à l'excès.

Le sommeil • Somnolences le jour, mais insomnies la nuit, ou sommeil agité avec des cris, des gémissements, des réveils en sursaut • Rêves angoissants, effrayants • L'enfant dort souvent avec les yeux à moitié ouverts.

La fièvre • Alternance de chaleur et de frissons : les frissons sont aggravés quand la personne se découvre • Lors des phases de chaleur, une joue est rouge et chaude, l'autre pâle et froide.

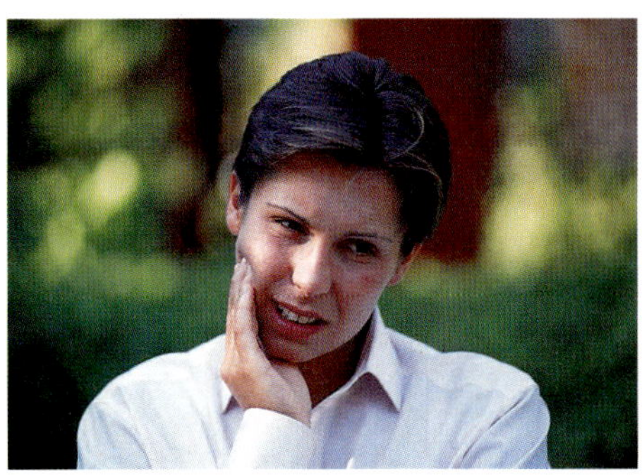

L'une des indications habituelles de *Chamomilla vulgaris* concerne les maux de dents.

[chin.]

China officinalis

Utile pour traiter les troubles consécutifs à des pertes de liquides organiques (saignements, diarrhées, etc.), ce médicament est également un grand remède de terrain.

FICHE TECHNIQUE

NOM COMMUN
Quinquina.

ORIGINE
China est fabriqué à partir de l'écorce d'un arbre de la famille des Rubiacées, le quinquina jaune, originaire d'Amérique du Sud. La teinture-mère peut être obtenue par macération ou par trituration.

EMPLOIS USUELS
China officinalis est surtout prescrit en cas de trouble (grande faiblesse notamment) consécutif à une perte de liquide organique (particulièrement après des saignements importants) ou lorsqu'une affection apparaît avec une grande périodicité.

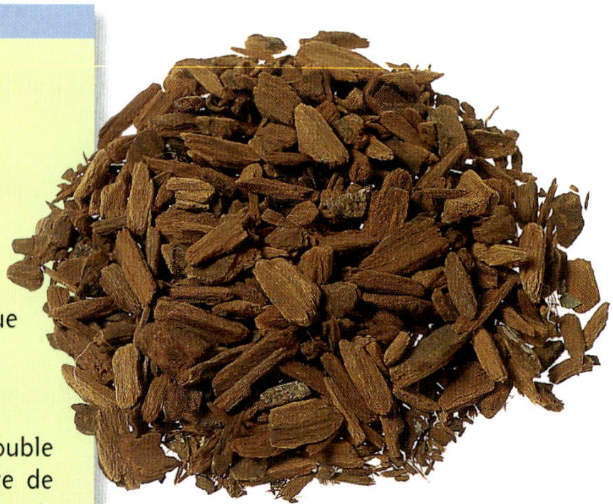

Seule l'écorce de quinquina est utilisée dans la fabrication de *China officinalis*.

À QUI CONVIENT CE REMÈDE ?

Personnalité et comportement

Une humeur fluctuante. La personnalité *China* est caractérisée par la succession de phases d'exaltation et de déprime.

L'exaltation. La personne est « sur les nerfs », avec une sensibilité « à fleur de peau ». La moindre stimulation extérieure est vécue comme quelque chose d'agressif. Les odeurs, les bruits, les sollicitations visuelles, les contacts physiques même légers (frôlement, caresse), le froid, etc., sont ressentis de façon excessive. Cette phase d'exaltation s'accompagne d'une imagination et d'une activité mentale débordantes, surtout le soir et la nuit : l'individu a plein de projets, il construit des « châteaux en Espagne ».

L'état dépressif. La personne *China* a souvent le sentiment d'être persécutée, entravée et malheureuse. Elle fait des erreurs en lisant ou en écrivant. Cet état dépressif conduit parfois à une vraie anxiété et à des pensées de suicide.

La difficulté à communiquer. En dépit d'une vie intérieure très riche, l'individu *China* a du mal à exprimer ses pensées ou ses sentiments, ce qui lui donne une apparence fermée. En phase dépressive, ces difficultés de communication s'aggravent : s'il parle, ce n'est plus qu'en termes de reproches.

Les peurs. Son sentiment d'agressivité du monde extérieur s'accompagne d'une peur des animaux, surtout des chiens et des chats.

Troubles généraux

• Grande fatigue et faiblesse dues à la perte de liquides organiques (saignements, allaitement prolongé, diarrhées, transpiration profuse, vomissements abondants, etc.).

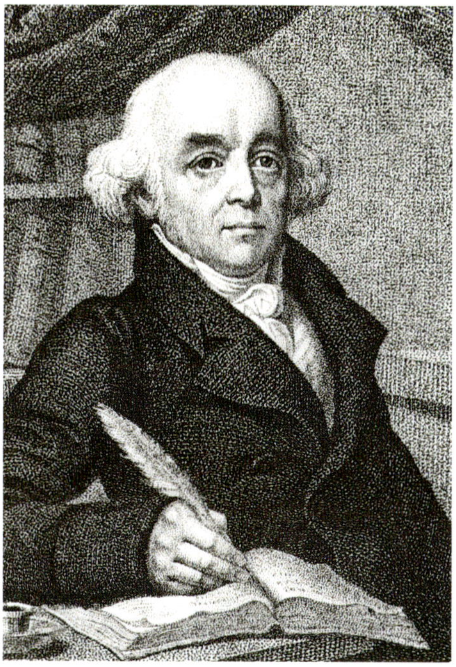

Le quinquina est la première substance expérimentée par Samuel Hahnemann sur lui-même.

• Tendance à saigner facilement, à souffrir d'anémie.
• Paludisme ancien.
• Troubles (maux de tête, fièvres, insomnie, etc.) se manifestant de façon périodique : chaque jour à la même heure, tous les 2, 7 ou 14 jours.
• L'appétit peut être démesuré, notamment la nuit, ou absent. Quelquefois, l'appétit ne revient qu'en mangeant.

Variation des symptômes

Facteurs d'aggravation : le froid, les courants d'air, le toucher léger, les secousses, après avoir mangé, après avoir arrêté la transpiration.
Facteurs d'amélioration : la chaleur, la pression forte.

Préférences alimentaires

Désir de sucreries, d'aliments acides, d'épices, de vin, de boissons froides. Aversion pour les plats chauds, le café, la bière, le pain, le beurre. Aggravation des symptômes par les fruits.

Troubles locaux

La tête • Sensibilité du cuir chevelu • Mal de tête (impression que « le crâne va éclater ») amélioré par les mouvements de montée ou de descente.

Le visage • Chaleur du visage, surtout lorsque la personne passe du grand air à l'atmosphère confinée d'une pièce • En cas de faiblesse due à une perte de liquides organiques, le visage est pâle, jaunâtre ou terreux, sauf les joues et les lobes des oreilles qui sont rouges, et les yeux sont enfoncés.
Le nez • Saignements fréquents.
L'abdomen • Gonflement dû à l'accumulation de gaz, surtout après une consommation excessive de fruits ou de thé • Douleurs abdominales avant l'émission de gaz.
L'estomac • Les vomissements ont tendance à être abondants et fréquents.
Les intestins • Diarrhées abondantes, parfois déclenchées par l'absorption de certains aliments et boissons (lait, fruits, bière, par exemple).
L'appareil génital féminin • Règles très abondantes et/ou trop rapprochées.
L'allaitement • Quantité de lait importante ou impossibilité d'allaiter longtemps.
Le dos • Douleurs musculaires obligeant la personne à changer constamment de position.
Les membres • Sensation que la jambe est serrée dans une jarretière et s'engourdit • Gonflement des articulations, qui sont sensibles au froid et au frôlement.
Le sommeil • Somnolence le jour, notamment l'après-midi • Difficultés à s'endormir le soir et insomnies après 3 heures du matin, souvent accompagnées d'une sensation de faim.
La fièvre • La fièvre passe souvent par quatre stades successifs : les signes annonciateurs (palpitations, éternuements, agitation, soif, boulimie) ; une phase de frissons intenses avec claquements de dents, tremblements du corps et absence de soif ; une phase de chaleur intense, avec visage rouge, pendant laquelle le patient a chaud mais frissonne dès qu'il se découvre ; enfin, la fièvre entraîne une forte soif et des sueurs froides abondantes qui épuisent le malade.

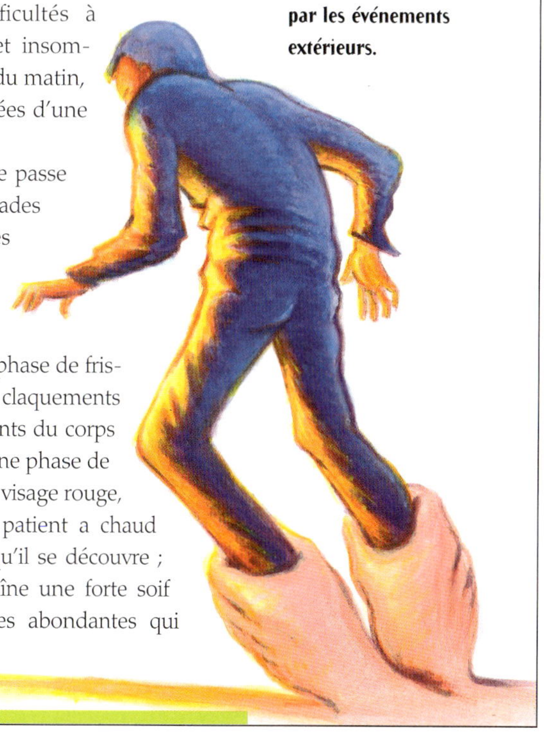

La personne *China officinalis* a l'impression que chacune de ses actions est entravée par les événements extérieurs.

[gels.]

Gelsemium sempervirens

Ce remède correspond particulièrement à des personnes inquiètes, qu'une émotion forte (peur, mauvaise nouvelle, examen, etc.) peut faire trembler et même paralyser.

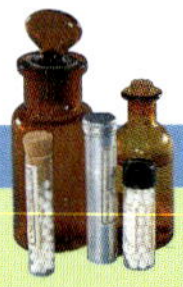

FICHE TECHNIQUE

NOMS COMMUNS
Jasmin jaune, jasmin de Virginie.

ORIGINE
Le jasmin jaune est une plante grimpante de la famille des Loganiacées. La teinture-mère est préparée à partir de la racine fraîche ou par trituration avec la racine sèche.

EMPLOIS USUELS
Gelsemium sempervirens est conseillé avant un examen ou une épreuve si la personne est paralysée de peur devant l'échéance qui s'approche, surtout si elle n'a pas suffisamment travaillé et craint d'être prise en défaut. Il est également prescrit pour lutter contre la grippe lorsque les symptômes correspondent.

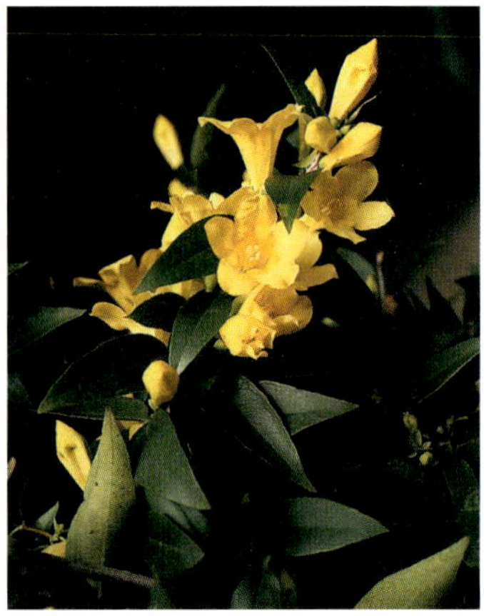

Le jasmin jaune est une plante vivace, aux fleurs jaunes parfumées au printemps et en été.

À QUI CONVIENT CE REMÈDE ?

Personnalité et comportement

La crainte de l'avenir. La personne est toujours sur le qui-vive. Elle craint d'être surprise par un événement et de ne pas être capable de s'adapter à cet imprévu. Son mécanisme de défense la conduit à essayer d'anticiper l'avenir, mais, si un incident survient, elle se trouve paralysée, incapable de réagir.

Les peurs. La vie quotidienne est marquée par des craintes multiples dues à une appréhension permanente : anxiété avant un rendez-vous ou une obligation quelconque, peur d'apparaître en public ou même d'avoir quelqu'un à côté d'elle, phobie des grands espaces (agoraphobie), vertige, peur de l'orage. Les actes les plus anodins se teintent de cette anxiété, qui finit par inhiber et par paralyser l'individu.

Troubles généraux

- Faiblesse psychologique et physique s'accompagnant de tremblements et d'une incapacité à bouger.
- Sensations de pesanteur, d'engourdissement.
- Faiblesse musculaire se traduisant par une mauvaise coordination des membres.

Variation des symptômes

Facteurs d'aggravation : le temps humide, le brouillard, avant un orage, à 10 heures du matin, en se fixant sur ses maux, par les émotions et les mauvaises nouvelles.

Facteurs d'amélioration : après la transpiration, après avoir uriné abondamment, par le mouvement continu.

Préférences alimentaires

Aucune particularité.

Troubles locaux

La tête • Maux de tête fréquents et variés, les plus caractéristiques étant une impression de lourdeur, surtout à l'arrière de la tête, ou une sensation de pression, comme par un bandeau. Ils s'améliorent par une miction abondante.

Le visage • En cas de fièvre forte, visage rouge et inexpressif, tremblements du menton ou des lèvres.

Les yeux • Paupières lourdes, avec difficultés à les lever • Vision double ou trouble, comme à travers de la brume • Douleur névralgique dans les orbites.

Le nez • Rhume apparaissant progressivement et accompagné de maux de tête • Rhume des foins au début du printemps.

La bouche • Langue engourdie et tremblante.

La gorge • Déglutition difficile avec sensation d'avoir un bloc impossible à avaler • La déglutition provoque une douleur dans l'oreille • Extinction de voix après une frayeur.

L'appareil respiratoire • Toux au printemps • Blocage respiratoire ou même crise d'asthme suite à une émotion • Oppression par le simple fait de penser à son cœur.

Le cœur et la circulation • Pouls trop lent mais qui s'accélère quand l'individu est en mouvement • Sensation de devoir rester en mouvement pour cette raison.

L'estomac • Hoquet violent • Crampes d'estomac apaisées en roulant en voiture.

Les intestins • Diarrhées provoquées par l'appréhension d'un événement, par une émotion forte, une frayeur ou une mauvaise nouvelle.

Ce remède est souvent utile dans les épidémies de grippe.

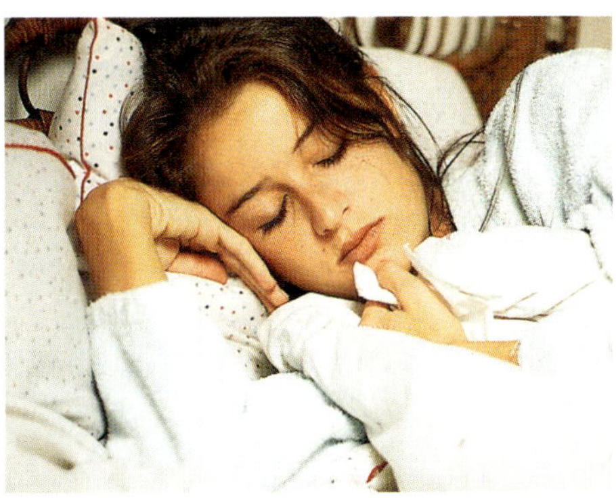

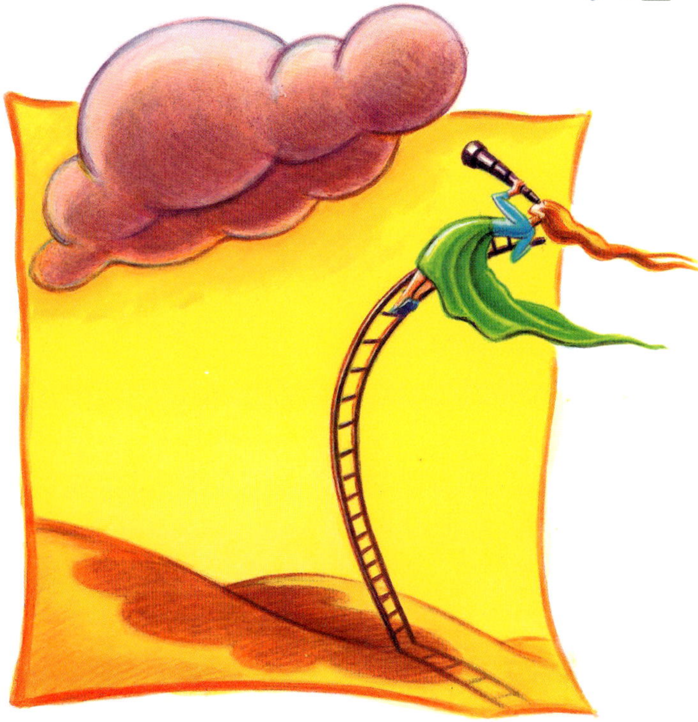

L'appareil urinaire • Miction abondante et claire • Tendance à la rétention urinaire ou à une miction faible (goutte à goutte) en raison d'une faiblesse de la vessie • Miction involontaire.

L'appareil génital féminin • Disparition des règles ou, chez la femme enceinte, menace d'avortement spontané en cas de frayeur.

L'accouchement • Rigidité du col de l'utérus pendant l'accouchement ou atonie complète de l'utérus au stade de dilatation complète.

Le dos • Douleurs cervicales irradiant dans toute la tête.

Les membres • Tremblement et faiblesse des membres • Perte du contrôle musculaire.

Le sommeil • Insomnie due à l'épuisement ou à l'abondance des idées • Pensées folles au moment de s'endormir.

La fièvre • Apparaît par temps humide, souvent progressivement • S'accompagne de douleurs musculaires, des maux de tête caractéristiques du remède et d'un état de grand abattement • La soif et la transpiration sont couramment absentes • La tête peut être chaude et les pieds glacés.

Les vertiges • Au mouvement rapide de la tête • Pendant la grossesse • L'enfant s'agrippe à sa mère lorsqu'elle le porte.

La personne *Gelsemium sempervirens* cherche toujours à prévoir ce qui pourrait se produire.

[graph.]

Graphites

Ce remède correspond à des personnes ayant, par anxiété, un tempérament plutôt inerte et hésitant. Elles souffrent en général de problèmes cutanés chroniques.

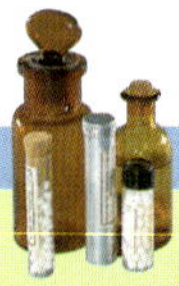

FICHE TECHNIQUE

NOMS COMMUNS
Graphite, plumbago, plombagine.

ORIGINE
Le graphite est un charbon presque pur. Il est constitué essentiellement de carbone et renferme quelques traces de fer. Les trois premières dynamisations sont obtenues par trituration.

EMPLOIS USUELS
Graphites est prescrit dans certaines affections cutanées chroniques telles que l'eczéma, lorsque le profil correspond. Il est également conseillé dans certaines convalescences difficiles, après un accouchement, par exemple, ou pour traiter des cicatrices chéloïdes (en relief et indurées).

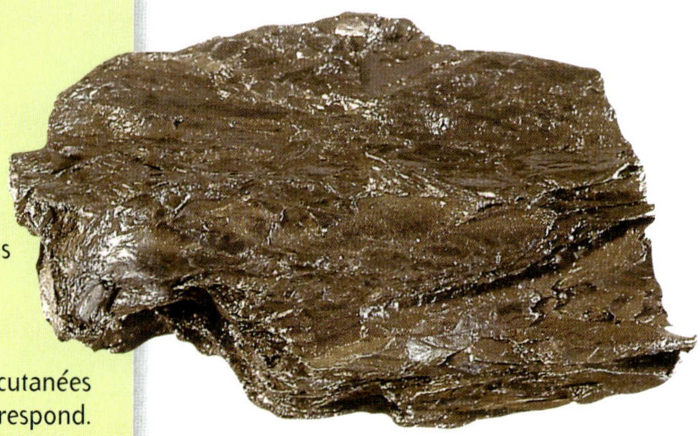

Noir avec des reflets métalliques, luisant, le graphite est presque gras au toucher.

À QUI CONVIENT CE REMÈDE ?

Personnalité et comportement

La lenteur. Elle ne concerne pas tous les aspects de la personnalité et présente différents degrés. Chez certaines personnes, la lenteur ne se manifeste que lors du passage à l'action ou lors de changements : difficultés à commencer sa journée, à s'engager dans une nouvelle activité, à s'acclimater à un environnement inconnu. Chez d'autres, la lenteur est permanente : la personne semble indolente, voire même inerte.

Le doute et l'irrésolution. Ils compliquent et expliquent tout à la fois cette lenteur. Tatillon, l'individu a tendance à se perdre dans les détails, il a du mal à accorder à chaque chose son importance réelle, il hésite et tergiverse avant de prendre ses décisions.

La passivité. Attaché à ses habitudes et ne s'en libérant qu'avec peine, il peut se fermer au monde extérieur, se replier passivement sur un mode de vie routinier, laissant à d'autres (institutions, famille, etc.) le soin de décider.

Enjouée et sensible. Lorsqu'elle est stimulée et mise en confiance, la personne *Graphites* trouve un équilibre qui lui permet de s'ouvrir aux autres et de révéler sa gaieté et sa grande sensibilité. Elle exprime alors pleinement toutes les qualités de son esprit pénétrant.

Troubles généraux

- Amaigrissement des parties affectées.
- Indurations glandulaires et ganglionnaires.
- Symptômes se manifestant plutôt du côté gauche ou de façon croisée (région supérieure droite et inférieure gauche).
- La faim favorise l'apparition des symptômes.

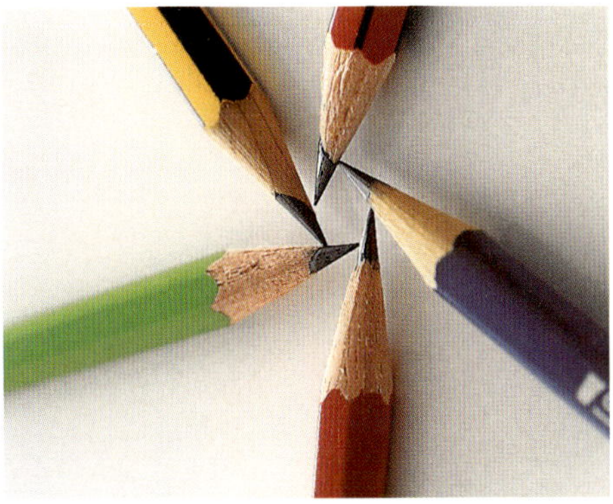

Le graphite est utilisé dans la fabrication des mines de crayon. Graphite vient du mot grec *graphein*, qui signifie « écrire ».

Variation des symptômes

Facteurs d'aggravation : le matin et le soir, la chaleur, le froid, le vent, le mouvement et l'effort physique, chez la femme : pendant et après les règles, en automne.

Facteurs d'amélioration : le fait d'être couché, la pression sur la zone douloureuse.

Préférences alimentaires

Aversion pour le poisson, le sel et les sucreries.

Troubles locaux

La tête • Éruptions croûteuses • Pellicules • Kystes (loupes) dans le cuir chevelu • Mal de tête brûlant au sommet du crâne • Sensation de tension à l'arrière de la tête.

Le visage • Éruptions sèches ou humides localisées aux coins ou autour de la bouche, sur le nez et sur le menton (eczéma, herpès, impétigo, acné, etc.) • Fissures aux lèvres.

Les oreilles • Éruptions suintantes derrière les oreilles • Crevasses à l'intérieur et derrière les oreilles • Prédisposition aux otites purulentes.

Le nez • Croûtes ou crevasses dans les narines • Odorat très sensible.

La bouche • Salivation importante le matin ou en se penchant en avant • Ulcérations sous la langue.

La gorge • Enrouement permanent, ou pendant les règles chez la femme.

L'appareil respiratoire • Asthme la nuit (après minuit), parfois amélioré en mangeant.

L'estomac • Sensation de brûlure et de resserrement au niveau de l'estomac, provoquant une faim • Douleur améliorée de façon transitoire quand la personne mange ou absorbe des boissons froides.

Les intestins • Sensation de gonflement au point que la personne est obligée de desserrer ses vêtements • Fréquents parasites intestinaux (ténia) • Constipation avec selles dures et grosses, aggravée chez la femme pendant les règles • Diarrhée faite de liquide brunâtre et de substances non digérées • Fragilité de l'anus (fissures, hémorroïdes).

L'appareil génital masculin • Éruption sur le pénis ou sur les bourses.

L'appareil génital féminin • Rhumes (avec toux et enrouement) juste avant les règles • Mamelons crevassés.

Le dos • Tendance au lumbago • Colonne vertébrale sensible à la moindre secousse.

Les membres • Ongles épais et parfois effrités ou déformés • Ongles incarnés • Sensation de constriction des os et des articulations • Épaississement (callosités) de la peau des mains et des orteils • Tendance aux varices.

La peau • Dure, rêche et sèche, elle est souvent malsaine • Éruptions sèches ou croûteuses et fissurées, notamment au niveau des plis du corps, avec suintement gluant comme du miel • Les gerçures, les fissures, les kystes sébacés et les verrues sont courants • Prédisposition à l'impétigo, à l'eczéma et au psoriasis.

Le sommeil • Insomnies fréquentes dues au ressassement d'une idée obsédante.

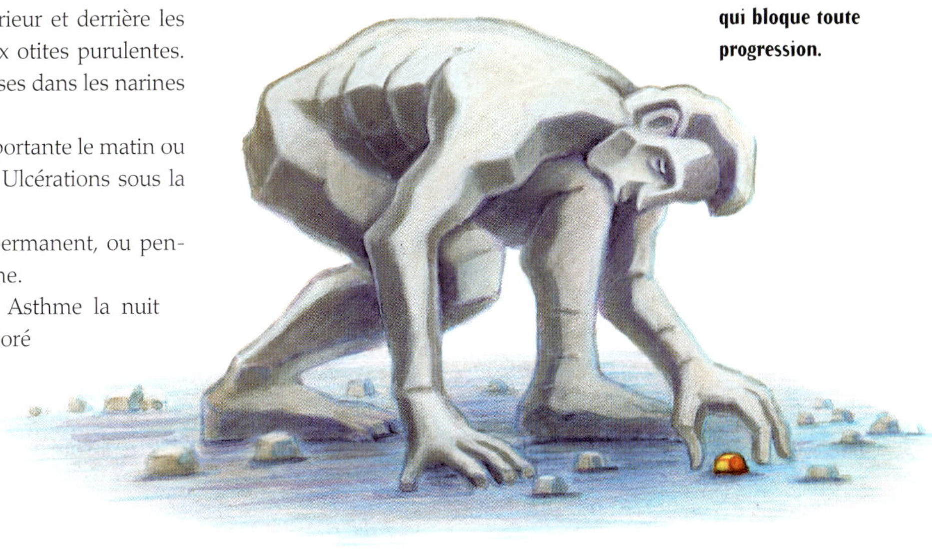

La difficulté à agir de l'individu *Graphites* peut se traduire par un souci du détail qui bloque toute progression.

[hep.]

Hepar sulfur

Ce remède correspond à des individus trop réactifs, tant sur le plan physique (sensibilité à la douleur, au froid, etc.) que sur le plan psychologique (susceptibilité, irritabilité).

FICHE TECHNIQUE

NOMS COMMUNS
Foie de soufre calcaire, sulfure de chaux.

ORIGINE
Hepar sulfur (ou *Hepar sulfuris calcareum*) est préparé en faisant calciner en vase clos un mélange en quantités égales de fleur de soufre très pure et de calcaire d'huître.

EMPLOIS USUELS
Hepar sulfur est conseillé pour éliminer un corps étranger de la peau (écharde, par exemple). Il est aussi prescrit contre certaines laryngites, et permet de traiter des débuts d'abcès (sous surveillance médicale). Attention : ne jamais utiliser *Hepar* lorsqu'il n'y a pas d'élimination facile vers l'extérieur (lorsqu'on soupçonne un abcès interne, par exemple).

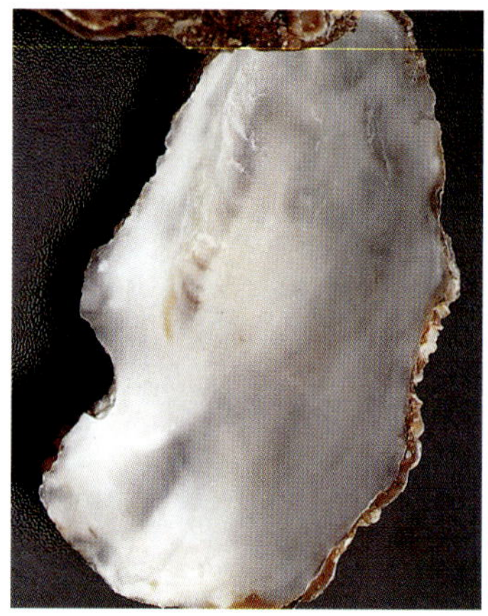

Du calcaire d'huître est mélangé à de la fleur de soufre pour fabriquer ce remède.

À QUI CONVIENT CE REMÈDE ?

Personnalité et comportement

L'hypersensibilité. La personne est très irritable, susceptible, toujours mécontente d'elle-même et des autres. La moindre contrariété la fait souffrir.

La colère, les impulsions. Le comportement général témoigne d'un manque de maîtrise : la personne se met en colère à la moindre offense. Sur le qui-vive, elle parle vite, sans réfléchir, cherche à contredire ses interlocuteurs. Il est difficile de s'entendre avec elle.

La dépression, l'anxiété. L'individu peut connaître des épisodes de tristesse et d'abattement. Il est angoissé, surtout le soir et la nuit, avec parfois des idées de suicide. Il est inquiet pour sa santé (hypocondrie) et celle de ses proches.

Troubles généraux

- Hypersensibilité à la douleur.
- Frilosité extrême : l'individu a besoin d'être chaudement couvert, même en été.
- Douleurs piquantes, avec sensations d'échardes.
- Transpiration fréquente et abondante.
- Tous les écoulements sont abondants, d'odeur sûre ou de vieux fromage.
- Tendance très marquée à la suppuration.

Variation des symptômes

Facteurs d'aggravation : l'hiver, l'air froid et sec, le vent froid, le fait de se découvrir, le courant d'air, le toucher, en se couchant sur la partie douloureuse, le bruit, les efforts, la nuit, les aliments ou les liquides froids. Aggravation périodique des symptômes (à telle heure, toutes les 4 semaines ou tous les 4 mois).

Facteurs d'amélioration : la chaleur, les enveloppements chauds (surtout de la tête), la chaleur humide, le temps humide, après avoir mangé.

Préférences alimentaires

Désir de saveurs acides, de vinaigre, de vin, d'aliments épicés et de stimulants. Envie et en même temps aversion pour les aliments gras.

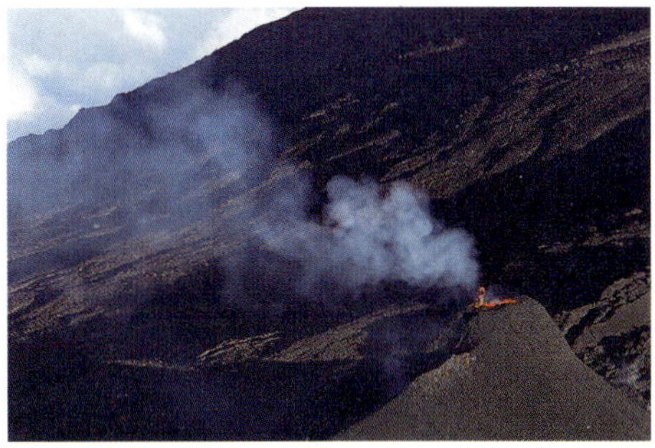

L'individu *Hepar sulfur* a un tempérament volcanique.

Troubles locaux

La tête • Le matin, douleurs au niveau de la tempe droite et de la racine du nez, comme si un clou y était enfoncé ; ces douleurs sont soulagées par le port d'un bandeau serré • Cuir chevelu sensible et même douloureux.

Le visage • Névralgie sur le côté droit du visage, irradiant vers l'oreille, la tempe et la lèvre, suite à un vent froid.

Les yeux • Cernes bleuâtres autour des yeux • Inflammation (conjonctivite) avec œil et paupière rouges, écoulement abondant, sensibilité au toucher • Ulcérations de la cornée • Douleurs à la lumière vive du jour et en bougeant les yeux.

Les oreilles • Lors d'une otite, la douleur va d'une oreille à l'autre et est calmée par un enveloppement chaud.

Le nez • Rhume après une exposition au froid • Les os du nez et la racine du nez sont douloureux.

La bouche • Abcès à la racine de dents traitées.

La gorge • Sensation en avalant d'avoir une arête de poisson dans la gorge • Sensibilité au refroidissement • Prédisposition aux angines • Extinction de voix après une exposition au vent froid • Laryngite ou trachéite avec toux sèche, rauque et aboyante le matin et le soir avant minuit, aggravée en mettant la main ou le pied hors du lit.

L'appareil respiratoire • Asthme aggravé par le froid sec, amélioré à l'air humide.

L'abdomen • Sensations de piqûres dans la région du foie.

L'estomac • La personne boit et mange goulûment • Régurgitations acides dans la gorge.

Les intestins • Selles argileuses • Difficultés à expulser les selles, même molles • Diarrhée après avoir bu de l'eau froide.

L'appareil urinaire • Émission lente et faible des urines, avec sensation que la vessie ne se vide pas • Inflammation de l'urètre avec brûlures.

L'appareil génital féminin • Règles en retard et peu importantes • Pertes blanches (leucorrhées) abondantes • Saignements entre les règles • Tendance à souffrir de prolapsus • Rapports sexuels parfois douloureux.

Les membres • Gonflement des articulations des doigts, des genoux, des chevilles et des pieds • Luxation fréquente des doigts.

La peau • Peau fragile (la moindre blessure suppure) • Crevasses profondes aux mains et aux pieds • Tendance à l'herpès • Abcès, furoncles et panaris douloureux • Urticaire chronique, eczéma, éruptions humides de la peau au niveau des plis • Verrues saignant et suppurant facilement.

Le sommeil • Insomnies avec afflux de pensées, surtout après minuit • Sursauts en s'endormant ou encore réveils brutaux avec sensation d'étouffer • Cauchemars d'incendies.

La fièvre • Frissons avec aggravation des douleurs et besoin d'être très couvert • Transpiration aigre, abondante la nuit.

La personne *Hepar sulfur* ne maîtrise pas ses impulsions : elle explose de colère à la moindre contrariété.

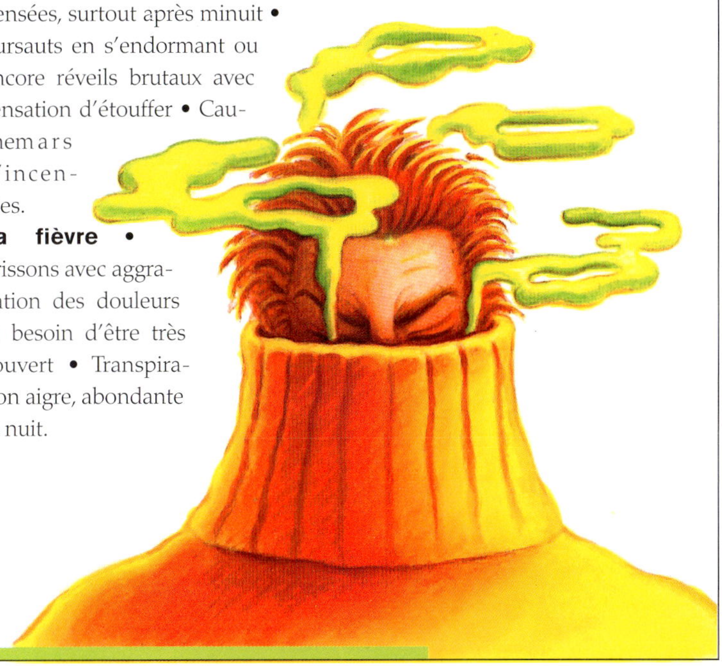

[ign.]

Ignatia amara

Ce remède correspond à des individus pleins de contradictions, nerveux, émotifs et secrets, dont le comportement est marqué par une humeur changeante.

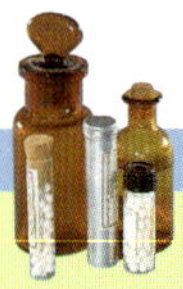

FICHE TECHNIQUE

NOMS COMMUNS
Fève de Saint-Ignace, noix Igasur.

ORIGINE
Ignatia amara est obtenu à partir des graines contenues dans le fruit de *Strychnos ignatii*, un arbuste de la famille des Loganiacées, qui pousse aux Philippines et dans tout l'Extrême-Orient.

EMPLOIS USUELS
Si les symptômes concordent, *Ignatia* est prescrit en cas de trouble psychosomatique consécutif à une émotion, à une appréhension, à une déception amoureuse, à la perte d'un être cher ou à une colère non exprimée. Ce médicament est également indiqué pour lutter contre certaines angines.

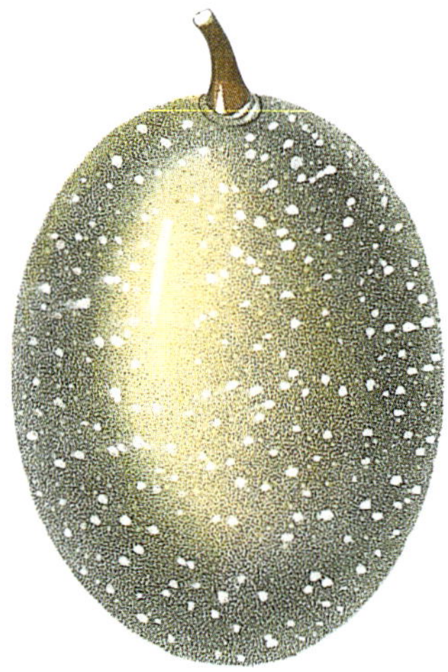

Ce remède est fabriqué à partir des graines d'un fruit exotique, la fève de Saint-Ignace.

À QUI CONVIENT CE REMÈDE ?

Personnalité et comportement

L'humeur changeante. Douce, gentille et aimable quand elle se sent bien, la personne *Ignatia amara* peut vite devenir morose sous l'effet d'une émotion ou d'une contrariété, même infime. Elle se renferme sur elle-même, ressasse sa peine en silence, pleure et soupire. Ses réactions sont imprévisibles : elle éclate de rire alors que le contexte n'a rien de joyeux puis, sans transition, devient maussade et silencieuse. Son état s'aggrave si on la console.

La nervosité. Elle est vive, agitée. Elle ne supporte pas qu'on lui fasse des remarques ou qu'on la contredise, et se comporte parfois de façon capricieuse.

Les scrupules. Elle a des difficultés à faire des choix et à trancher. Elle a l'impression d'avoir mal agi, de faillir à son devoir et à ses engagements. Elle se fait beaucoup de reproches, ce qui l'empêche de bien dormir.

Les peurs. Elle a peur des voleurs et des contacts avec les autres, et craint de ne plus pouvoir dormir.

Troubles généraux

- Symptômes changeant constamment.
- Symptômes contradictoires : la sensation de vide au creux de l'estomac n'est pas améliorée en mangeant, le mal de gorge est soulagé en avalant, etc.
- Troubles apparaissant à la suite d'émotions.
- Sensibilité exagérée des organes des sens, difficultés à supporter la douleur.
- Spasmes, sursauts, tremblements.
- Tendance à s'évanouir facilement, dans une foule par exemple.

Variation des symptômes

Facteurs d'aggravation : le matin après le réveil, le soir après s'être allongé, la station debout et la marche, en se penchant en avant, le toucher léger, les émotions, les soucis, les odeurs, le café, le tabac.

Facteurs d'amélioration : en étant près d'une source de chaleur, le changement de position, la pression forte, la respiration profonde, en mangeant, en ayant une activité distrayante.

Préférences alimentaires

Désir de plats indigestes, d'aliments acides, froids ou crus, de fromage, de quelque chose sans savoir vraiment quoi. Aversion pour les plats chauds, le lait, les fruits, l'alcool, le tabac.

Troubles locaux

La tête • Douleur localisée en un point, comme si un clou y était enfoncé • Le mal de tête s'achève par des vomissements et par des bâillements.

Le visage • Tressaillements musculaires des paupières et des lèvres • Rougeur du visage lors des émotions • Transpiration en mangeant.

Les yeux • Douleurs autour des yeux.

Le nez • Crises d'éternuements • Rhumes avec démangeaisons dans les narines • Nez froid.

La bouche • Tendance à se mordre l'intérieur des joues ou la langue en parlant ou en mastiquant • Lèvres sèches et craquelées.

La gorge • Sensation de boule dans la gorge • Tendance à s'étrangler • Douleur piquante améliorée après avoir dégluti • Tendance à parler en chuchotant.

L'appareil respiratoire • Accès de toux sèche : plus la personne tousse plus elle a envie de tousser • Oppression respiratoire • Tendance à soupirer et à prendre de grandes inspirations.

L'estomac • Sensation de vide au creux de l'estomac, améliorée en prenant une grande inspiration • Nausées et vomissements paradoxalement améliorés en mangeant des aliments indigestes • Crampes d'estomac aggravées par le toucher, même léger • Hoquet.

Les intestins • Crampes • Diarrhée provoquée par des émotions (peur, chagrin) • Hémorroïdes et spasmes de l'anus.

L'appareil génital féminin • Règles de sang noir contenant des caillots • Suppression des règles en cas de chagrin.

Le dos • Raideur de la nuque.

Les membres • Secousses musculaires, fourmillements, engourdissements • Tremblements.

La peau • Urticaire sur tout le corps • Démangeaisons changeant de place en se grattant.

Le sommeil • Secousses des membres en s'endormant • Insomnies provoquées par le chagrin et les soucis • Bâillements violents.

La fièvre • Pendant la phase de frissons : soif, visage rouge, absence d'amélioration par la chaleur • Pendant la phase de chaleur : absence de soif, urticaire, refus de se découvrir.

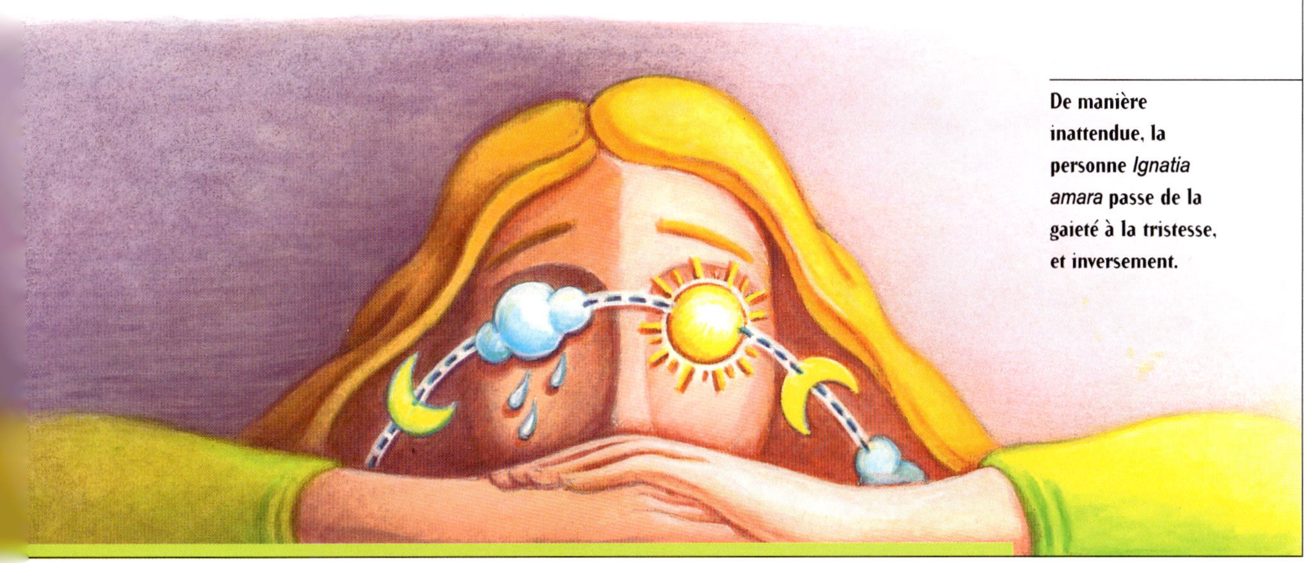

De manière inattendue, la personne *Ignatia amara* passe de la gaieté à la tristesse, et inversement.

[lach.]

Lachesis mutus

Ce remède correspond à des personnes dotées d'un amour propre développé, doublé d'un besoin d'être appréciées. Elles sont souvent bavardes et extraverties en société.

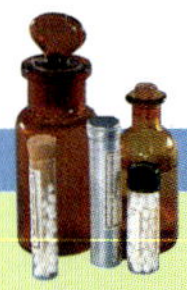

FICHE TECHNIQUE

NOMS COMMUNS
Lachésis muet, surucucu.

ORIGINE
Ce remède est fabriqué à partir du venin d'un serpent très venimeux d'Amérique du Sud : le *Lachesis trigonocephalus*.

EMPLOIS USUELS
Lachesis mutus est indiqué pour traiter les plaies et blessures provoquant un saignement important et donnant une coloration bleuâtre ou noirâtre à la zone touchée (plaies déchiquetées des doigts, morsures de chien, etc.). Il est également prescrit pour soigner certaines angines et des troubles apparaissant à la suite d'une humiliation, d'un abandon ou d'une crise de jalousie.

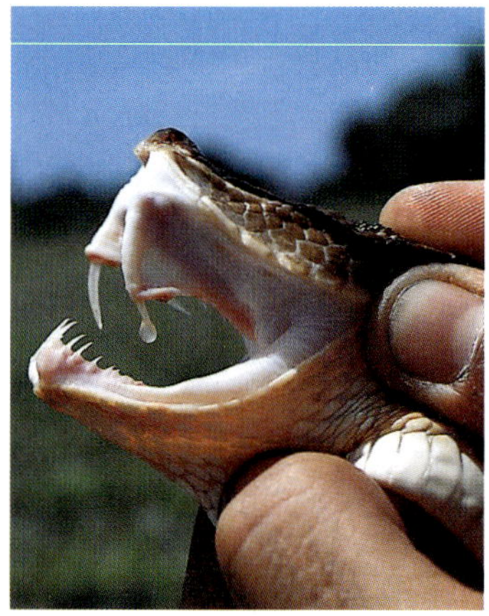

Le lachésis muet peut atteindre jusqu'à deux mètres et demi de long. Son venin est extrêmement toxique.

À QUI CONVIENT CE REMÈDE ?

Personnalité et comportement

L'égocentrisme. L'individu a besoin d'être aimé et admiré à tout moment. Il paraît à l'aise en société, où il est considéré comme quelqu'un de brillant et de charismatique, même si, en réalité, l'anxiété le tenaille. Il tient son auditoire par des monologues où il passe du coq à l'âne par associations d'idées. Son égocentrisme ne l'empêche pas d'être clairvoyant et intuitif.

La jalousie. Envieux, il peut devenir excessivement jaloux dans certaines circonstances. Il a tendance à médire et à se montrer soupçonneux à l'égard de son entourage. Ce comportement irrationnel s'accompagne parfois de penchants mystiques.

La mélancolie. Conséquence logique de l'égocentrisme, la personne *Lachesis mutus* devient triste et déprimée lorsqu'elle se sent mal aimée, rejetée ou abandonnée. Elle est vite bouleversée par les événements extérieurs.

Troubles généraux

- Chaque sensation est exacerbée.
- Les troubles débutent ou se manifestent souvent du côté gauche.

Variation des symptômes

Facteurs d'aggravation : le printemps, la chaleur, le matin au réveil, la contrainte des vêtements, surtout autour du cou, la pression légère, les boissons chaudes (café, notamment), les émotions, les offenses, la période de la ménopause chez la femme.

Facteurs d'amélioration : les éliminations corporelles (selles, urines, règles), l'air frais, la pression forte.

Préférences alimentaires

Désir d'aliments indigestes ou acides, d'alcool et d'huîtres.

Troubles locaux

La tête • Maux de tête (céphalées) avec sensations d'éclatement et de pulsations généralisées ; le cuir chevelu est très sensible au contact léger, alors que la pression forte est agréable.

Le visage • Il peut être bouffi, rouge et marbré.

Les yeux • Hypersensibilité à la lumière et au toucher.

Les oreilles • Excès de sensibilité de l'audition.

Le nez • Saignements fréquents • Hypersensibilité aux odeurs, aux parfums surtout • Éternuements fréquents, prédisposition aux inflammations (rhinite) d'origine allergique • Rhume des foins dès le mois d'avril.

La bouche • Gencives saignant facilement.

La gorge • Angine débutant plutôt du côté gauche pour passer ensuite du côté droit • La douleur est intense (alors que la gorge paraît quasiment normale) et aggravée par l'absorption de boissons chaudes • Ulcérations dans la gorge, présence d'aphtes.

L'appareil respiratoire • Nécessité de prendre de grandes inspirations • Toux sèche et saccadée, surtout au réveil, déclenchée en touchant le cou ou le conduit auditif • Besoin d'être éventé, mais de loin • Difficultés respiratoires (asthme, par exemple), améliorées en étant assis et penché en avant.

Le cœur • Palpitations • Sensation de resserrement (constriction), surtout lorsque la personne se trouve dans une pièce chaude, provoquant des palpitations et de l'anxiété.

L'estomac • Brûlures après avoir bu ou mangé chaud • Sensation de pression améliorée temporairement en mangeant • Ne supporte aucun vêtement serré sur l'estomac.

Les intestins • Gonflement dû à la présence de gaz, provoquant une gêne importante (la personne ne supporte même pas le contact des draps, par exemple) • Constipation • Hémorroïdes importantes de couleur bleuâtre • Diarrhée après la consommation de fruits acides et, chez la femme, avant les règles ou durant la ménopause.

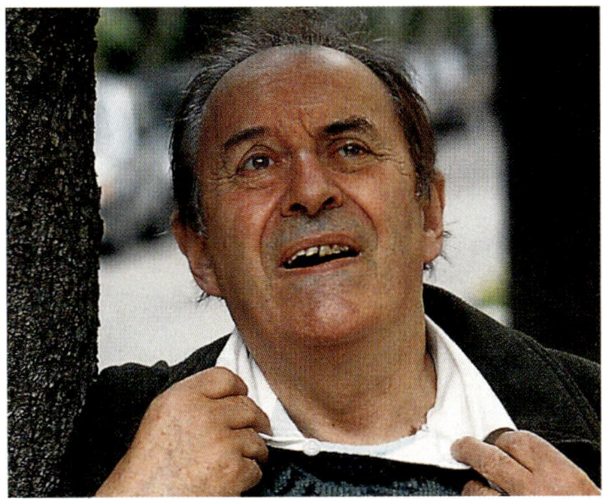

La personne *Lachesis mutus* a souvent l'impression de suffoquer.

L'appareil urinaire • Besoins fréquents et inefficaces d'uriner (sensation que la vessie n'est pas vidée).

L'appareil génital masculin • Désir sexuel intense, avec parfois absence d'éjaculation.

L'appareil génital féminin • Règles irrégulières, de courte durée ou de faible volume • Amélioration de l'ensemble des troubles au déclenchement des règles ou à la fin de celles-ci • Troubles de la ménopause avec bouffées de chaleur accompagnées ou non de transpiration • Libido importante.

Le dos • Douleurs (névralgies) en bas de la colonne vertébrale (au niveau du coccyx et du sacrum) aggravées en se relevant d'un siège.

Les membres • Jambes gonflées • Varices enflammées provoquant des ulcères.

La peau • Peau d'aspect bleuâtre et marbré • Transpiration chaude.

Le sommeil • Insomnies fréquentes • Rêves angoissants d'être assassiné • Réveils effrayés au moindre bruit.

La fièvre • Frissons débutant au bas du dos • Transpiration chaude par vagues • Chaleur importante des extrémités empêchant le sommeil.

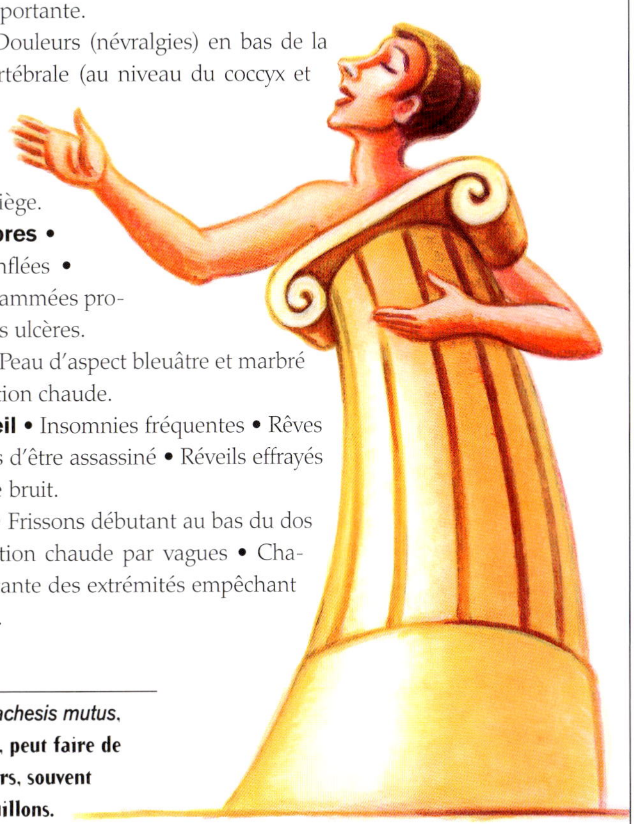

L'individu *Lachesis mutus*, très loquace, peut faire de longs discours, souvent un peu brouillons.

[lyc.]

Lycopodium clavatum

Ce remède correspond à des personnes directives, ayant tendance à donner des conseils ou à prendre en charge une situation.

FICHE TECHNIQUE

NOMS COMMUNS
Lycopode officinal, pied-de-loup.

ORIGINE
Cette plante de la famille des Lycopodiacées pousse dans les régions tempérées et froides. La teinture-mère est préparée par macération de poudre de lycopode ou par trituration.

EMPLOIS USUELS
Lycopodium est prescrit en cas d'intoxication par des huîtres. Lorsque les symptômes digestifs correspondent, ce remède soulage également les douleurs d'estomac consécutives à un repas copieux ou à l'absorption de fruits ou de lait. Il est également conseillé chez les personnes présentant un certain type de surmenage intellectuel.

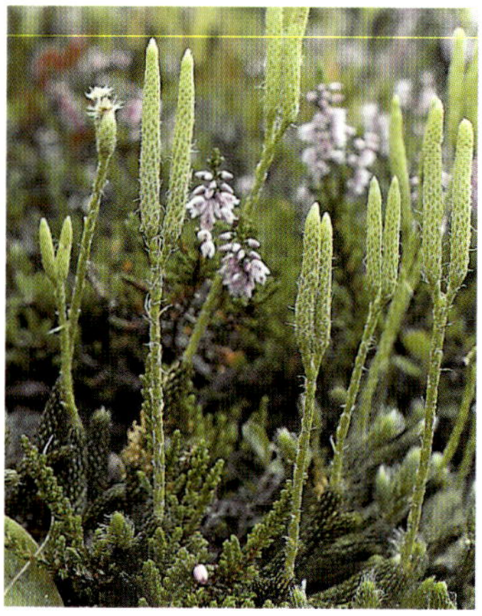

Le pied-de-loup est une plante vivace à tiges rampantes donnant naissance à des épis.

À QUI CONVIENT CE REMÈDE ?

Personnalité et comportement

L'autorité et la confiance en soi. L'individu a tendance à vouloir tout régenter et à mal supporter la contradiction. S'il lui arrive de manquer d'assurance, il le cache généralement bien, tant son besoin de se surpasser est grand.

La confusion de l'esprit. Elle se manifeste dans la vie quotidienne par des troubles dans l'expression orale ou écrite (inversion de syllabes, mots impropres, etc.) et par des trous de mémoire, qui contrastent avec le sérieux de la personne et sa maîtrise des sujets abstraits.

La tristesse et le sérieux. L'individu se réveille souvent triste, notamment la femme avant les règles. L'enfant pleure parfois quand on lui fait des reproches, plus par orgueil que par chagrin.

L'irritabilité. La personne se réveille souvent énervée et impatiente sans raison précise. L'enfant donne des coups de pied.

Troubles généraux

- Faiblesse physique avec signes de vieillissement précoce.
- Sensibilité aux odeurs, aux bruits et à la douleur.
- Symptômes se manifestant de façon périodique ou en alternance, touchant d'abord le côté droit du corps, puis évoluant de droite à gauche et de haut en bas.

Variation des symptômes

Facteurs d'aggravation : la chaleur, l'humidité et l'orage, le matin au réveil et l'après-midi à partir de 16 heures, la pression des vêtements, les repas, avant les règles chez la femme.

Facteurs d'amélioration : le soir et après minuit, le mouvement, se promener au grand air, les applications froides et les boissons chaudes, les éructations, la miction.

Préférences alimentaires

Désir de sucreries, d'huîtres, de plats chauds et d'alcool. Aversion pour le pain, les aliments froids, le café et le tabac. Troubles à la suite de l'absorption de flageolets, de chou ou de carottes.

Troubles locaux

La tête • Chute de cheveux et cheveux gris précoces • Éruptions sur le cuir chevelu et derrière les oreilles.

Le visage • Rides profondes sur le front, tendance à froncer les sourcils • Douleurs osseuses • Sensibilité des ganglions maxillaires.

Les yeux • Inflammation de la conjonctive (conjonctivite) avec paupières collées le matin • À l'inverse, les yeux peuvent être très secs le matin avec des larmes acides.

Les oreilles • Tendance à présenter de l'eczéma.

Le nez • Battements des ailes du nez en cas de maladie respiratoire • Écoulement faible avec sécheresse des narines.

La bouche • Herpès au coin des lèvres • Hypersensibilité du goût • Jaunissement des dents.

La gorge • Maux de gorge, surtout du côté droit, améliorés par les boissons chaudes • Angines à répétition.

L'appareil respiratoire • Oppression améliorée par des rots • Respiration courte • Chez les jeunes enfants et les personnes âgées, tendance à présenter des bronchites ou des pneumonies du côté droit.

Le cœur • Palpitations la nuit, favorisées par une mauvaise digestion • Pouls rapide après les repas, avec visage et pieds froids.

L'estomac • Grand appétit ou au contraire satiété rapide • Faim pendant la nuit • Éructations pénibles • Nausées avant le petit déjeuner • Douleurs d'estomac améliorées par l'air frais, les éructations et les massages du ventre.

Les intestins • Ballonnements et flatulences après les repas • Diarrhée aggravée par les boissons froides et le lait • Constipation en voyage, à la puberté ou en fin de grossesse • Chez le bébé, coliques le soir.

L'appareil génital masculin • Augmentation de volume (hypertrophie) de la prostate • Tendance à présenter des lésions d'origine virale (condylomes) • Fluctuations du désir sexuel.

L'appareil génital féminin • Douleurs de l'ovaire droit • Apparition tardive des règles à la puberté • Règles douloureuses, longues et abondantes • Faible intérêt pour la sexualité.

La grossesse • Le fœtus bouge violemment.

Le dos • Brûlures entre les omoplates, surtout en été • Montées de chaleur survenant par vagues • Douleurs lombaires en étant assis droit, le matin en se levant, pendant les règles chez la femme.

Les membres • Articulations gonflées (doigts surtout) • Douleurs osseuses • Sciatique du côté droit améliorée à la marche • Sécheresse des paumes des mains • Callosités douloureuses sur la plante des pieds • Crevasses au niveau du talon.

La peau • Abcès aggravés par la chaleur • Acné et furoncles périodiques • Taches brunes sur le corps • Transpiration malsaine des pieds et des aisselles.

Le sommeil • Sommeil peu réparateur : difficultés à trouver une position confortable, réveils fréquents entre autres par la faim, sursauts en dormant, rêves anxieux • Mauvaise humeur au réveil.

La fièvre • Frissons l'après-midi et après le premier sommeil • Fatigue, douleurs dans les jambes, bouffées de chaleur et rougeur du visage.

Les vertiges • Vertiges, comme si la personne allait s'écrouler.

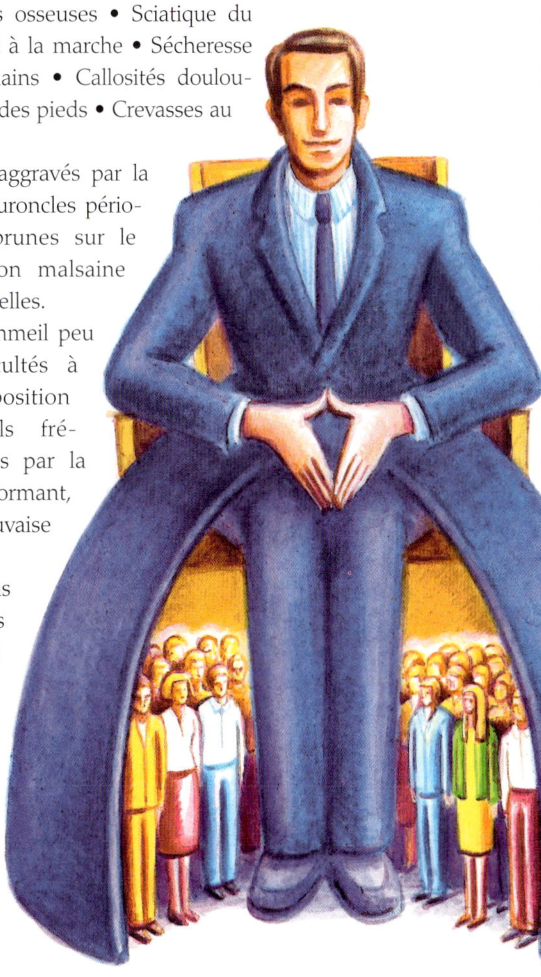

La personne *Lycopodium clavatum* est plutôt autoritaire et se montre en général assez paternaliste.

[merc.]

Mercurius solubilis

Ce remède correspond à des personnes angoissées, vives dans leurs réactions et leurs humeurs. Ce sont des individualistes à l'esprit autant constructeur que destructeur.

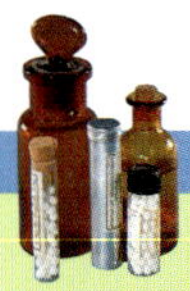

FICHE TECHNIQUE

NOM COMMUN
Mercure soluble d'Hahnemann.

ORIGINE
C'est Hahnemann qui en donna le mode de préparation original et relativement complexe. Une fois préparé, *Mercurius solubilis* se présente sous la forme d'une poudre noire grisâtre au goût métallique. Les trois premières dynamisations sont obtenues par trituration.

EMPLOIS USUELS
Mercurius est souvent conseillé pour traiter un abcès débutant. Ce médicament est également utilisé pour soigner divers troubles des gencives et des dents, ainsi que des maladies liées à un refroidissement.

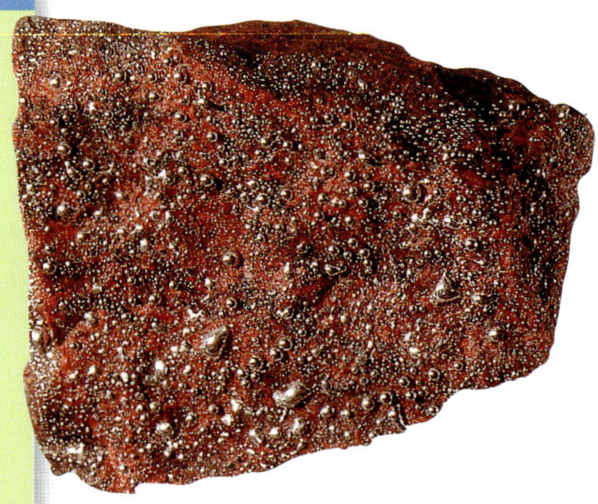

Le mercure, rare à l'état natif, se rencontre surtout sous forme de sulfure rouge (cinabre).

À QUI CONVIENT CE REMÈDE ?

Personnalité et comportement

L'angoisse. La personnalité *Mercurius solubilis* est dominée par l'angoisse et par l'appréhension : l'individu a l'impression qu'un malheur est imminent, il a peur de perdre la raison et se sent facilement coupable sans fondement précis. Cette angoisse lui fait craindre la solitude et fuir sa maison.

L'agressivité. L'individu est souvent de mauvaise humeur, hargneux. Méfiant et querelleur, il a parfois l'impression d'être entouré d'ennemis. Il est impulsif, coléreux, voire violent, et se comporte de façon dictatoriale avec sa famille ou ses collaborateurs.

L'instabilité. La personne *Mercurius solubilis* est tantôt pressée et agitée, tantôt abattue, découragée et sans volonté. Dans sa vie professionnelle, elle peut aussi bien s'atteler à des projets difficiles qu'être paresseuse, distraite, instable dans son comportement comme dans ses idées. Elle éprouve souvent le besoin inconscient de détruire pour ensuite reconstruire. Cette tendance mène l'individu à des conduites autodestructrices tant sur le plan de la santé que sur celui de la vie familiale et professionnelle.

Troubles généraux

- Prédisposition aux troubles inflammatoires de zones profondes, comme les os.
- Tendance aux ulcérations (perte de substance au niveau de la peau ou des muqueuses).
- Abondance des sécrétions (acides et brûlantes) et des écoulements (salivation, transpiration, formation de pus, etc.).
- Agitation motrice avec tremblements divers.

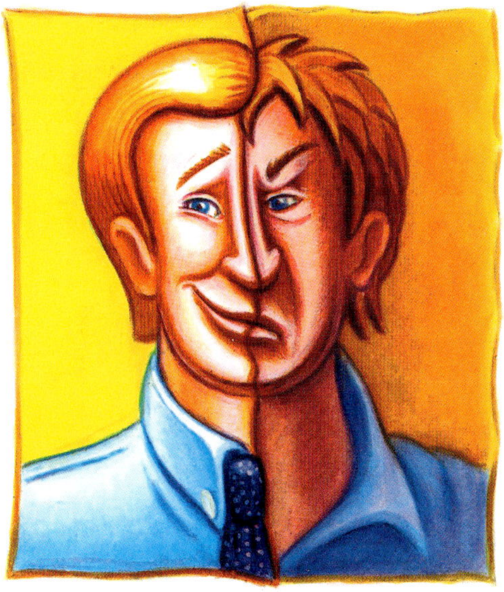

La personne *Mercurius solubilis* peut être sympathique ou dure et autoritaire.

Variation des symptômes

Facteurs d'aggravation : les températures extrêmes (la chaleur comme le froid), l'humidité et la pluie, la nuit, la chaleur du lit, en se couchant sur le côté droit, la transpiration.

Facteurs d'amélioration : une atmosphère tempérée et sèche, le repos au lit.

Préférences alimentaires

Désir de lait, de tartines de beurre, de sucreries (qui sont cependant mal supportées), grande soif. Aversion pour la viande, la graisse, le vin.

Troubles locaux

La tête • Transpiration grasse sur le cuir chevelu • Chez l'enfant : eczéma humide, éruptions mettant la peau à vif.

Les yeux • Inflammations des paupières (blépharite).

Les oreilles • Fréquence des otites avec douleurs surtout la nuit, à la chaleur du lit • Furoncles dans le conduit auditif externe.

Le nez • Rhumes marqués par des éternuements fréquents, de la fièvre et un écoulement liquide corrosif ou purulent.

La bouche • Mauvaise haleine • Langue gardant l'empreinte des dents • Salivation très abondante, s'écoulant de la bouche et mouillant l'oreiller pendant le sommeil • Abcès et saignements des gencives • Déchaussements dentaires.

La gorge • Fréquence des angines : la personne prend froid par la gorge. L'inflammation est le plus souvent située à droite. Elle empire la nuit au lit, en avalant même à vide, et elle irradie aux oreilles.

L'appareil respiratoire • Toux grasse avec expectoration de mucus ou bien toux sèche et rauque.

Le cœur et la circulation • Palpitations au moindre mouvement ou survenant la nuit et réveillant l'individu.

L'abdomen • Douleurs (coliques) violentes dans l'abdomen • Sensation de froid dans le ventre.

L'estomac • Grande faim ou, au contraire, manque d'appétit • Soif pour des boissons froides • Sensation d'avoir une pierre dans l'estomac • Régurgitations fréquemment accompagnées de nausées.

Les intestins • Tendance à avoir des hémorroïdes • Besoins fréquents et impérieux d'aller à la selle avec douleurs au niveau du côlon et de l'anus et impression d'insatisfaction.

L'appareil génital féminin • Tendance à présenter des inflammations et des ulcérations • Démangeaisons et sensations de brûlure • Règles abondantes avec sang noir et caillots volumineux.

Les membres • Tremblements des extrémités, surtout des mains • Rhumatisme articulaire inflammatoire • Douleurs s'aggravant généralement la nuit et lors des mouvements.

La peau • Transpiration abondante, visqueuse et à odeur forte, surtout la nuit • Irritation de la peau, qui devient rouge et sensible au froid et à la chaleur • Démangeaisons aggravées par la chaleur du lit.

Le sommeil • Somnolence le jour et difficultés à s'endormir le soir avec sueurs abondantes • Sommeil agité, avec sursauts et rêves terrifiants provoquant des réveils fréquents.

La fièvre • Frissonnements à fleur de peau constituant souvent le premier symptôme d'un rhume, d'une angine, d'une bronchite ou d'une pneumonie • Sueurs abondantes et étendues à tout le corps • Alternance de frissons et de bouffées de chaleur.

Souvent recommandé pour soigner les angines, *Mercurius* ne s'avère efficace que si les troubles locaux caractéristiques du remède sont présents.

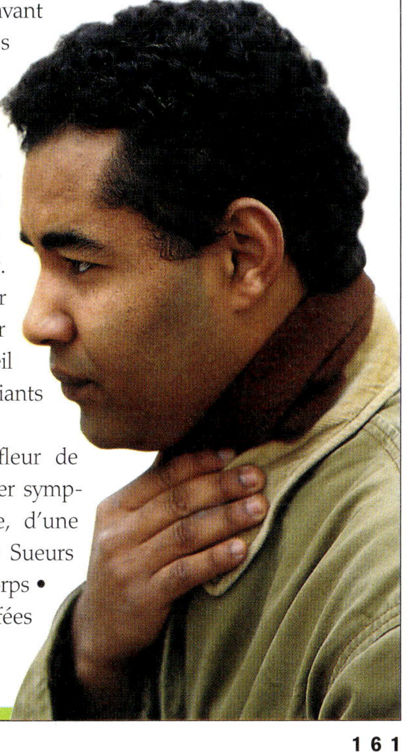

[nat-m.]

Natrum muriaticum

Ce remède convient à des personnes plutôt minces, pudiques dans leurs émotions et leurs sentiments, ayant un grand besoin d'indépendance et d'autonomie.

FICHE TECHNIQUE

NOMS COMMUNS
Chlorure de sodium, sel marin.

ORIGINE
Le chlorure de sodium est abondant dans la nature, en solution dans la mer (il est très soluble dans l'eau) ou sous forme de roche (sel gemme). Les trois premières dynamisations se font par trituration.

EMPLOIS USUELS
Natrum muriaticum est utile pour traiter certaines anémies et d'anciennes blessures ou cicatrices qui se rouvrent. Il est aussi prescrit en cas de dépression faisant suite à un choc émotionnel, même ancien. Il peut alors être comparé à *Ignatia amara*, en fonction des symptômes présentés par le patient.

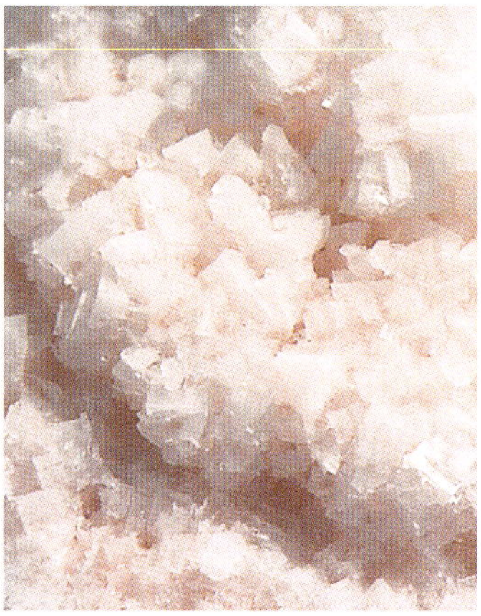

Le médicament *Natrum muriaticum* est fabriqué avec des cristaux de sel (chlorure de sodium).

À QUI CONVIENT CE REMÈDE ?

Personnalité et comportement

L'introversion. Très réservée, la personne *Natrum muriaticum* cache ses états d'âme et essaye dans la mesure du possible de toujours garder le contrôle d'elle-même. Peu démonstrative, elle a tendance à refuser les marques de sympathie de son entourage lorsqu'elle a un problème. Elle est sensible au bruit et ne supporte pas la grossièreté des autres. Les enfants mettent du temps à apprendre à parler.

L'émotivité. Très vulnérable, elle est profondément affectée par l'annonce d'une mauvaise nouvelle, rumine beaucoup et pleure les événements douloureux de son passé avec une tendance à l'autocompassion. Elle est hantée par des pensées désagréables qui l'empêchent de dormir. Le chagrin, la peur, la colère ou les déceptions amoureuses la perturbent au point de la rendre malade. Elle ne pardonne pas facilement. Elle a tendance à tomber amoureuse de personnes inaccessibles et en souffre intensément. Elle est très sensible à la musique.

Le besoin d'indépendance. Elle fait preuve d'un besoin extrême d'autonomie et souffre lorsqu'elle se sent affectivement dépendante de quelqu'un.

Les peurs. Les enfants du type *Natrum muriaticum* craignent les voleurs (l'enfant regarde sous son lit pour vérifier qu'il n'y en a pas).

Troubles généraux

- Amaigrissement malgré un solide appétit.
- Soif pour de grandes quantités d'eau.
- Frilosité, avec une tendance à prendre froid et à s'enrhumer facilement.
- Sécheresse générale (peau, muqueuses, etc.).

Variation des symptômes

Facteurs d'aggravation : la chaleur du soleil, l'été, l'humidité, le sel et l'air marin (qui peut aussi être un facteur d'amélioration), le matin de 9 à 11 heures, le travail intellectuel, les aliments gras et acides, le pain, avant ou après les règles chez la femme, la puberté.

Facteurs d'amélioration : le plein air et l'air marin, les bains froids, les repas, la transpiration, les inspirations profondes.

Préférences alimentaires

Désir de sel, de féculents, d'aliments acides ou amers, d'huîtres. Aversion pour le pain, les aliments gluants, la nourriture trop riche.

Troubles locaux

La tête • Douleurs déclenchées par la colère, l'air froid, un début de rhume • Éruptions à la racine des cheveux.

Les yeux • Sensation de sable dans les yeux, surtout le matin • Larmoiements en toussant, en éternuant et en riant • Chez l'enfant, fatigue oculaire due au travail scolaire.

Le nez • Rhumes fréquents avec écoulement abondant, éternuements, perte du goût et de l'odorat • L'intérieur des narines est à vif.

La bouche • Herpès autour de la bouche et inflammation aux coins des lèvres (perlèche) • Lèvre supérieure craquelée ou fendue.

La gorge • Voix rauque le matin, en raison d'une accumulation de mucosités.

L'appareil respiratoire • Toux avec sensation d'éclatement dans le crâne et palpitations • Quintes de toux accompagnées de larmoiement.

Le cœur • Palpitations provoquées par les émotions, l'exercice physique (montée d'escalier, par exemple) • Sensation de froid dans le cœur en cas de surmenage.

L'abdomen • Gonflement douloureux de l'abdomen • Faiblesse des muscles abdominaux.

Les intestins • Constipation avec petites selles dures blessant l'anus, aggravée par l'inactivité.

L'appareil urinaire • Urines involontaires en marchant, en toussant, en éternuant, en riant ou en s'asseyant • Mictions abondantes.

L'appareil génital masculin • Après un rapport sexuel : faiblesse des jambes, maux de dos et état dépressif.

L'appareil génital féminin • Règles irrégulières ou abondantes avec sensation de lourdeur des organes génitaux • Sécheresse et douleurs vaginales perturbant la sexualité.

Le dos • Douleurs soulagées quand la personne s'appuie sur un plan dur.

La peau • Luisante et grasse ou très sèche.

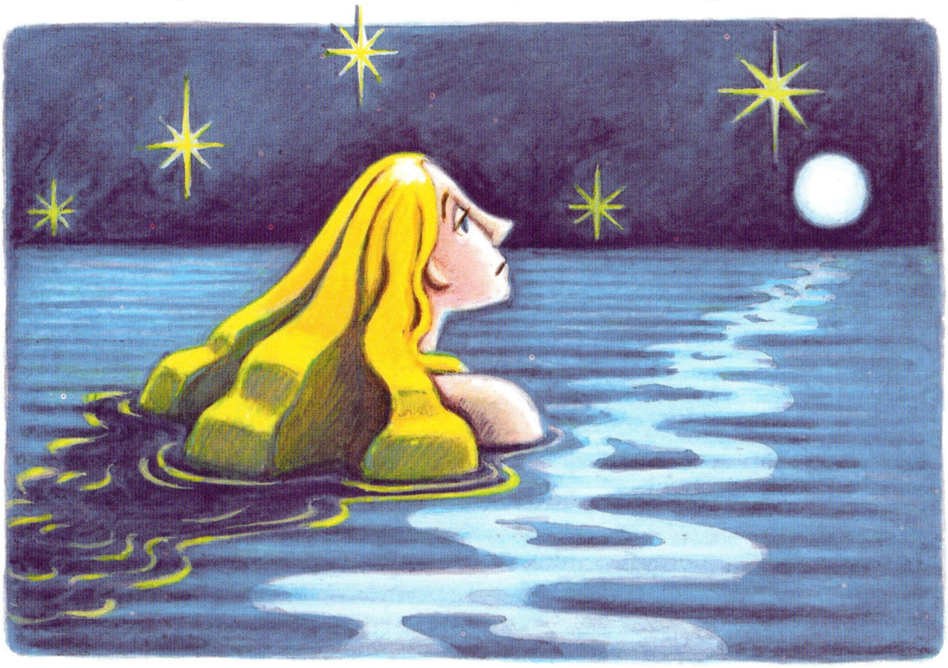

La personne *Natrum muriaticum* est émotive et plutôt solitaire.

[nux-v.]

Nux vomica

Ce remède correspond à des personnes qui réagissent vivement au monde extérieur, qu'il s'agisse de leur environnement physique ou psychologique.

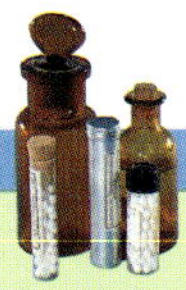

FICHE TECHNIQUE

NOM COMMUN
Noix vomique.

ORIGINE
Nux vomica provient de la graine râpée d'un arbre de la famille des Loganiacées, le vomiquier, qui croît aux Indes et à Ceylan. Elle contient divers alcaloïdes (dont la brucine et la strychnine). On prépare le remède soit à partir d'une teinture-mère, soit par trituration.

EMPLOIS USUELS
Nux vomica peut être prescrit en cas de désordres digestifs liés à un état de stress ou consécutifs à un repas trop copieux ou trop arrosé. Ce médicament est également précieux pour limiter les effets du décalage horaire.

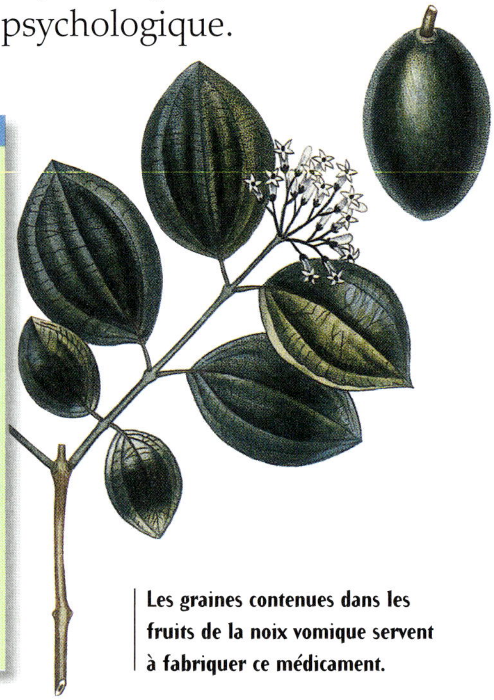

Les graines contenues dans les fruits de la noix vomique servent à fabriquer ce médicament.

À QUI CONVIENT CE REMÈDE ?

Personnalité et comportement

Le dynamisme. Très active, rapide et souvent impatiente, la personne aime les défis et la compétition (son entourage dit souvent d'elle qu'elle ne sait pas se reposer). Autonome et audacieuse, elle n'hésite pas à prendre des risques pour faire aboutir ses projets. Fréquemment appelée à exercer des postes de responsabilité (au sein d'une entreprise, d'une association, d'un syndicat, etc.), elle impose son autorité (plus qu'un réel autoritarisme) par son sens du management humain. Très sensible à l'injustice et sujette à de grandes indignations, elle peut vouloir changer le monde. Elle aime les situations claires et nettes, ce qui la conduit parfois à manquer de nuance dans ses opinions (c'est noir ou blanc) et à être cassante.

La résistance à l'effort. Pour être efficace, l'individu est prêt à endurer beaucoup. Pour lui, tout problème a une solution dès lors qu'on exerce les efforts suffisants. Il a du mal à accepter ses limites et celles de ses collaborateurs. Pour tenir la distance, il n'hésite pas à prendre des stimulants (café, tabac) et des tranquillisants (alcool, somnifères), même s'il les supporte mal : il néglige la plus élémentaire hygiène de vie, malgré les conseils de son médecin.

L'irritabilité. Souvent surmené, il peut avoir de brusques et brefs accès de colère, révélateurs d'une violence sous-jacente.

Troubles généraux

- Hypersensibilité au bruit, aux odeurs, à la lumière, au toucher, à la douleur.
- Frilosité et intolérance aux courants d'air.
- Survenue des symptômes tous les 28 jours.

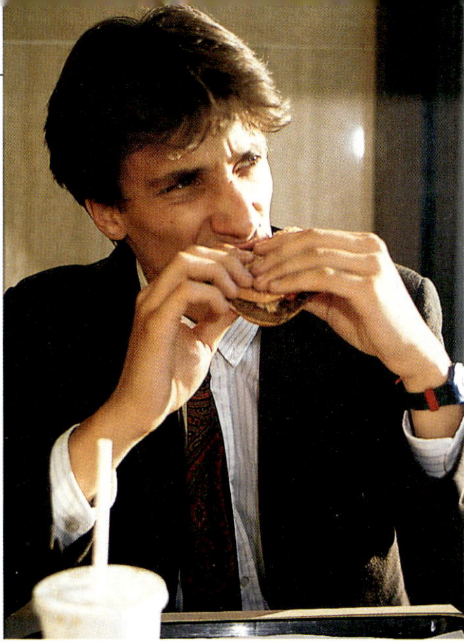

Nux vomica est parfois bien utile en cas de digestion difficile après un repas pris trop rapidement.

Variation des symptômes

Facteurs d'aggravation : le grand air, le froid et l'hiver, les excès de toute sorte.

Facteurs d'amélioration : un sommeil court, la chaleur (sauf en cas de rhume), être au calme et au chaud à l'intérieur.

Préférences alimentaires

Désir d'aliments assaisonnés, d'aliments gras et d'alcool. Aversion pour le pain et l'eau. Troubles liés à la consommation de thé, de café, de lait, de vin, de bière.

Troubles locaux

La tête • Hypersensibilité à l'air froid • Maux de tête liés à des déséquilibres alimentaires, à des perturbations émotionnelles ou à des changements climatiques.

Le visage • Névralgies aggravées par les courants d'air ou le bruit.

Les oreilles • Perception exacerbée des sons.

Le nez • Rhumes d'origine infectieuse ou allergique, avec ou sans écoulement • Le nez est parfois obstrué la nuit • Éternuements violents par crises • Odorat hypersensible (aux fleurs, au tabac, etc.).

La gorge • Douleurs piquantes irradiant dans les oreilles en avalant • Enrouement survenant périodiquement.

L'appareil respiratoire • Toux spasmodique, suffocante, déclenchée par un chatouillement dans le larynx ou la trachée • Anxiété ressentie dans la poitrine.

Le cœur • Palpitations après avoir consommé du café, du vin ou du tabac, à la suite d'émotions fortes ou de vexations, en étant couché.

L'estomac • Aigreurs d'estomac, avec sensation de ballonnement, de boule, de descente d'estomac • Crampes d'estomac • Nausées en voiture, en bateau, en fumant et chez la femme enceinte • Prédisposition aux ulcères.

Les intestins • Sensation de pesanteur • Douleurs ressemblant à des crampes • Tendance à présenter des hernies inguinale ou ombilicale • Constipation fréquente avec faux besoin d'aller à la selle • Diarrhée après des excès alimentaires • Parfois, présence d'hémorroïdes.

L'appareil génital masculin • Épanchement de liquide au niveau des testicules (hydrocèle).

L'appareil génital féminin • Crampes au niveau de l'utérus pendant les règles • Règles en avance, abondantes ou de longue durée.

L'accouchement • Douleurs avec un besoin d'aller à la selle • Rigidité du col de l'utérus.

Le dos • Douleur en bas du dos aggravées de 3 à 4 heures du matin, nécessitant de s'asseoir pour se retourner dans son lit.

La peau • Éruptions diverses : acné, urticaire ou furoncles, par exemple.

Le sommeil • Insomnie après 3 heures du matin due à l'abondance des idées et à des abus.

La fièvre • Frissons importants • La personne a besoin d'être couverte.

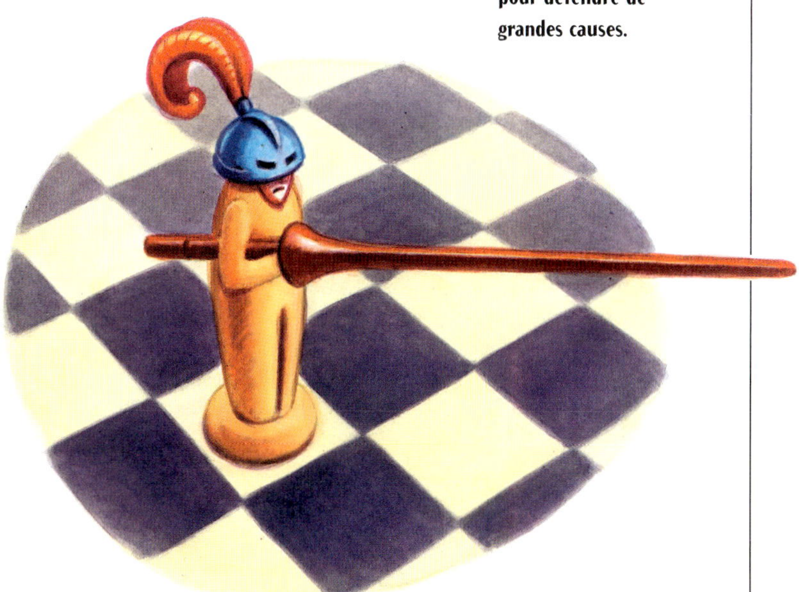

L'individu *Nux vomica* n'hésite pas à s'investir pour défendre de grandes causes.

[phos.]

Phosphorus

Ce remède correspond à des individus sensibles aux autres, possédant un idéal d'amour universel. Ils s'enflamment souvent pour une cause, au risque d'épuiser leur énergie.

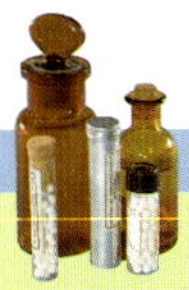

FICHE TECHNIQUE

NOM COMMUN
Phosphore blanc.

ORIGINE
Ce métalloïde a la propriété d'être lumineux dans l'obscurité. Il existe dans la nature à l'état de phosphates. On le trouve également dans les tissus vivants (surtout les os et les dents). La préparation du remède se fait par dilution avec de la glycérine associée à de l'alcool.

EMPLOIS USUELS
Phosphorus est prescrit dans des troubles variés accompagnés de saignements, en cas de vomissements après une opération et pour traiter des affections respiratoires de diverses natures.

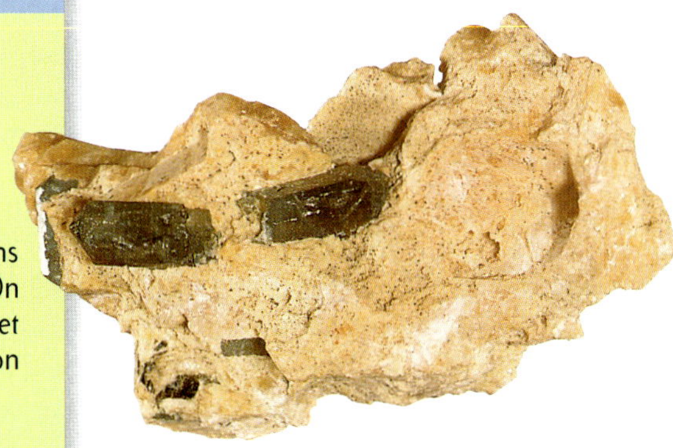

Le phosphore (du grec *phôs*, « lumière », et *phoros*, « qui porte ») doit son nom à la lumière qu'il émet dans l'obscurité à la température ordinaire (ici, un spécimen d'apatite).

À QUI CONVIENT CE REMÈDE ?

Personnalité et comportement

L'affectivité. La personne *Phosphorus* a besoin d'être aimée. Elle s'attache rapidement aux gens et s'émeut des souffrances d'autrui. Très intuitive, elle ressent fortement l'ambiance, bonne ou mauvaise, qui peut régner au sein d'un groupe. Elle aime les contacts et ne supporte pas la solitude. Professionnellement, elle optera de préférence pour un travail en équipe.

L'énergie. L'individu déborde d'énergie au point qu'il finit par user ses forces et s'épuiser. Il devient alors apathique, indifférent, et rechigne à travailler. Mais après un temps de repos, il retrouve sa vigueur et son enthousiasme.

Les peurs. Il est anxieux quand il est seul, craint qu'il n'arrive quelque chose de grave. Imaginatif, il s'invente parfois des histoires horribles. Dans le fond, il a surtout peur de voir s'éteindre la flamme qui l'anime, ce qui traduit une grande peur de la mort, souvent exprimée par la crainte de la maladie.

Troubles généraux

- État de faiblesse pouvant aller jusqu'à l'épuisement, se manifestant par des tremblements et divers troubles fonctionnels.
- Surmenage intellectuel.
- Saignements fréquents de toute nature.
- Les douleurs, quelle que soit la partie du corps concernée, évoquent le plus souvent une sensation de brûlure.

Variation des symptômes

Facteurs d'aggravation : la chaleur au niveau de la tête et le froid sur le reste du corps, l'orage, la solitude.

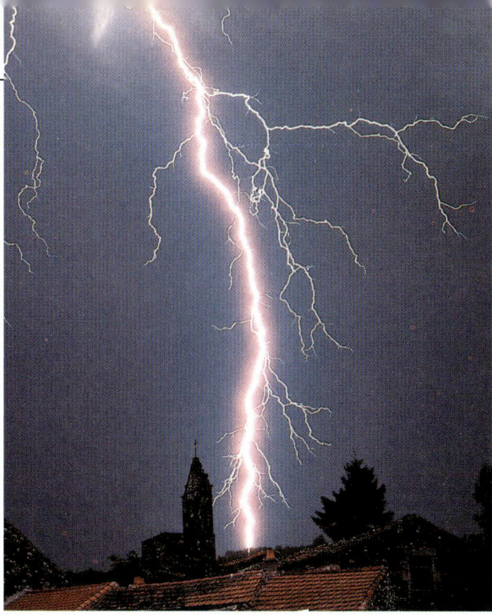

L'individu *Phosphorus* déteste l'orage et les coups de tonnerre.

Facteurs d'amélioration : le froid au niveau de la tête et la chaleur sur le reste du corps, les boissons glacées, le massage.

Préférences alimentaires

Désir de boissons glacées, d'aliments piquants, salés ou rafraîchissants. Aversion pour les sucreries, le lait chaud, la bière, le thé et le café.

Troubles locaux

La tête • Maux de tête avec sensations de battements et de brûlures, aggravées par la chaleur, le bruit et la lumière • Chute des cheveux par plaques.

Le visage • Teint pâle et terreux donnant un aspect maladif.

Les yeux • Douleurs comme des brûlures • Gonflement des yeux amélioré par des applications froides.

Les oreilles • Troubles de l'audition, surtout la perception des voix humaines.

Le nez • Inflammation des muqueuses du nez • Saignements de nez fréquents.

La gorge • Inflammation de la gorge, avec difficultés à avaler toute nourriture solide ou liquide liées à une sensation de resserrement de l'œsophage • Irritation provoquant des enrouements, surtout en cas de fatigue vocale.

L'appareil respiratoire • Faiblesse respiratoire et sensation d'oppression • Toux sèche déclenchée par l'air froid et aggravée par la fatigue vocale • Diverses affections pulmonaires.

L'abdomen • Sensibilité de l'abdomen • Prédisposition aux hépatites.

L'estomac • Faim intense, même peu de temps après avoir pris un repas ; la personne se réveille parfois la nuit pour manger • Soif violente pour des boissons glacées • Inflammation de la muqueuse de l'estomac (gastrite) soulagée par l'absorption de boissons froides • Lors d'une gastro-entérite, soif intense et vomissements dès que l'eau est réchauffée dans l'estomac • Régurgitations d'aliments.

Les intestins • Douleurs intestinales intenses • Selles fréquentes et abondantes • Brûlures du rectum pendant la selle • Tendance aux hémorroïdes qui saignent facilement.

L'appareil urinaire • Calculs rénaux.

L'appareil génital masculin • Désir sexuel intense avec érections fréquentes.

L'appareil génital féminin • Règles abondantes de sang rouge vif ou contenant des caillots, surtout après un accouchement ou à l'arrivée de la ménopause • Fort désir sexuel.

La peau • Éruptions écailleuses • Psoriasis au niveau des sourcils, des coudes et des genoux • Les blessures saignent facilement, ont tendance à mal cicatriser • Taches rouges (purpura) sur la peau.

Le sommeil • Sursauts en dormant • Somnambulisme.

Les vertiges • Vertiges dus à une fatigue oculaire, à une perte de liquides organiques (transpiration abondante, par exemple), à une atmosphère parfumée (odeur de fleurs notamment) ou chaude (pièce surchauffée).

Idéaliste et affectueuse, la personne *Phosphorus* déborde d'attentions à l'égard des autres.

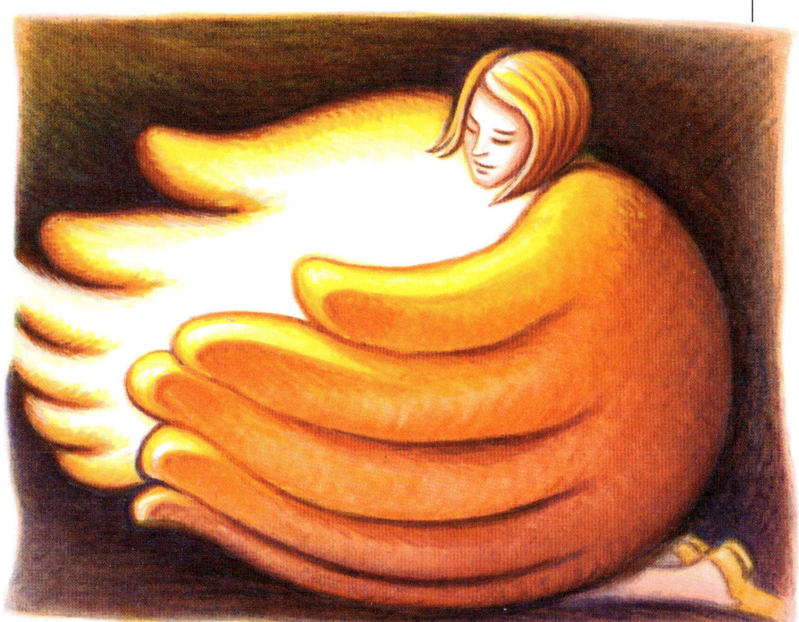

[puls.]

Pulsatilla

Ce médicament convient à des personnes au tempérament doux et affectueux, dont le comportement, très changeant et parfois contradictoire, est guidé par une forte émotivité.

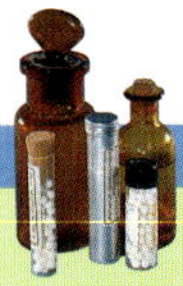

FICHE TECHNIQUE

NOMS COMMUNS
Anémone pulsatille, coquelourde.

ORIGINE
La totalité de cette plante de la famille des Renonculacées, récoltée à sa floraison, est utilisée pour préparer le remède.

EMPLOIS USUELS
Indispensable dans la pharmacie familiale, ce médicament est recommandé en cas de fièvre ou d'affection des oreilles, du nez ou de la gorge chez un enfant présentant des symptômes du type *Pulsatilla* : absence de soif, amélioration de l'état général à l'air frais, aggravation à la chaleur, plaintes et besoin d'être dans les bras. Il est aussi prescrit pour traiter certains troubles d'origine vésiculaire.

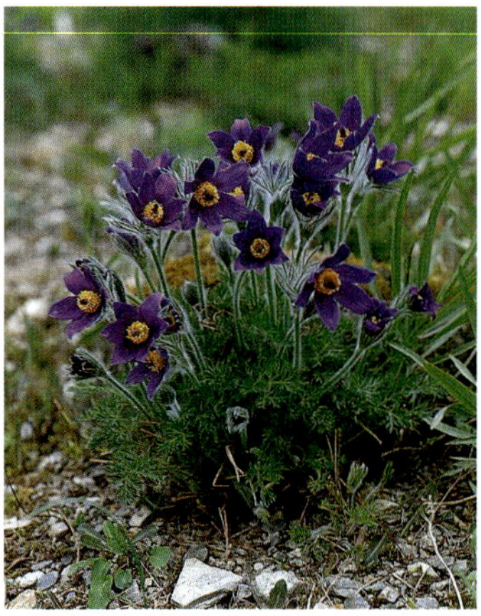

L'anémone pulsatille affectionne particulièrement les coteaux ensoleillés.

À QUI CONVIENT CE REMÈDE ?

Personnalité et comportement

L'humeur changeante. *Pulsatilla* est une personne émotive, qui peut passer rapidement du rire aux larmes, et inversement. Elle est vite effrayée et timide (l'enfant cherche par exemple à se cacher en présence d'inconnus) tout en étant extravertie.

L'affectivité. Très affectueuse, la personne a besoin de contacts. Elle aime être écoutée, réconfortée, protégée (elle-même est protectrice). Cependant, elle craint le sexe opposé (elle redoute le mariage). Elle appréhende les séparations et peut se révéler très jalouse et susceptible, à l'égard de son partenaire comme de son entourage amical.

L'anxiété. Elle est anxieuse, surtout le soir et quand elle est seule, car elle s'imagine alors abandonnée de tous, seule au monde. Elle a peur de l'obscurité. Son sens aigu du devoir la conduit souvent à se reprocher de ne pas en avoir fait assez.

Troubles généraux

• Les symptômes sont très variables (la personne ressent rarement deux fois la même douleur, etc.) et souvent assez contradictoires.

Variation des symptômes

Facteurs d'aggravation : la chaleur (de l'air, d'une pièce, du lit, des vêtements), après avoir mangé, au crépuscule, au moment de la puberté, pendant les règles et lors d'une grossesse chez la femme.

Facteurs d'amélioration : le froid, l'air frais, en marchant au grand air, à la campagne, le mouvement lent, après avoir pleuré.

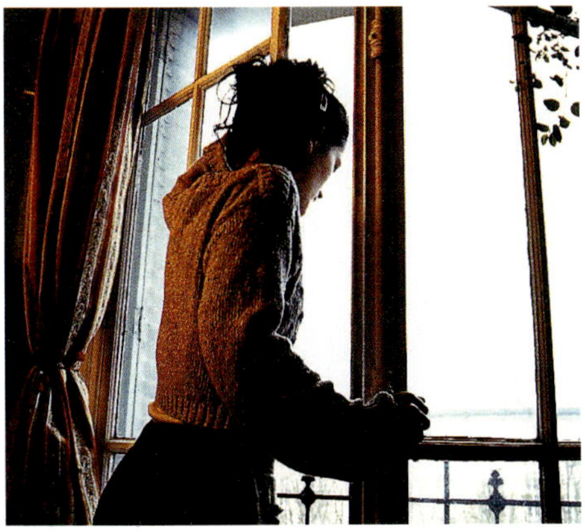

L'air frais est indispensable à la personne *Pulsatilla.*

Préférences alimentaires

Aversion pour les aliments gras, les boissons et les plats chauds, l'eau, le lait, qui sont mal supportés. Absence de soif en toute occasion. Désir d'aliments froids, d'œufs, de harengs, de thé.

Troubles locaux

La tête • Maux de tête dus au surmenage ou à un repas trop riche • Chez l'adolescente, maux de tête, améliorés en marchant à l'air frais.

Le visage • Douleurs du côté droit du visage avec larmoiement et frissons.

Les yeux • Sensation de voile sur les yeux (la personne se frotte souvent les yeux) • Nodule (chalazion) sur la paupière supérieure • Démangeaisons et brûlures des paupières.

Les oreilles • Douleurs surtout la nuit, irradiant sur tout le visage et soulagées par des applications froides • Écoulements épais et odorants • Rougeur et gonflement du pavillon de l'oreille • Sensation que l'oreille est bouchée.

Le nez • Écoulement transparent puis jaune-vert, avec éternuements, irritation des narines, frissons, maux de tête localisés au front et diminution de l'odorat.

La bouche • Mauvais goût dans la bouche donnant une saveur amère aux aliments.

La gorge • Gorge sèche et à vif • Chatouillements du larynx provoquant une toux et un larmoiement.

L'appareil respiratoire • Toux sèche la nuit, soulagée en position assise • Toux grasse le matin, avec expectoration de mucosités épaisses, jaunâtres • Après avoir eu trop chaud : essoufflement, toux sèche avec sécheresse des voies respiratoires • Chez l'enfant, toux à la suite d'une rougeole.

Le cœur • Palpitations dues à des émotions et aggravées lorsque la personne est couchée sur le côté gauche • Sensation d'oppression améliorée en marchant.

L'estomac • Forte sensation de faim puis, après un repas même léger, impression d'avoir trop mangé • Nausées persistantes accompagnant de nombreux symptômes.

Les intestins • Douleurs coupantes accompagnées de frissons • Sensation de poids sur les intestins • Jamais deux selles semblables.

L'appareil urinaire • Urines involontaires en toussant, en éternuant, en riant, après une émotion forte.

L'appareil génital masculin • Prédisposition aux infections de la prostate (prostatite) et des testicules (orchite).

L'appareil génital féminin • Règles supprimées en cas de forte nervosité • Chez l'adolescente : puberté tardive, règles irrégulières accompagnées de frissons et de nausées.

L'allaitement • Absence de montée de lait ou écoulement de lait longtemps après le sevrage.

Le dos • Sensation d'eau froide.

Les membres • Mains et pieds froids • Tendance aux engelures • Tendance à se mettre pieds nus ou, la nuit, à sortir les pieds du lit par sensation de chaleur • Varices sur les jambes et sur les pieds.

La peau • Démangeaisons en cas d'exposition au soleil.

Le sommeil • Sommeil agité avec sensation de chaleur • Rêves effrayants durant lesquels la personne parle, geint ou pleure.

La fièvre • Frissons, puis chaleur brûlante sur tout le corps avec besoin de fraîcheur • Nausées • Maux de tête • Sensation d'oppression • Absence de soif • Gémissements.

Très affectueuse, la personne *Pulsatilla* aime les marques de tendresse.

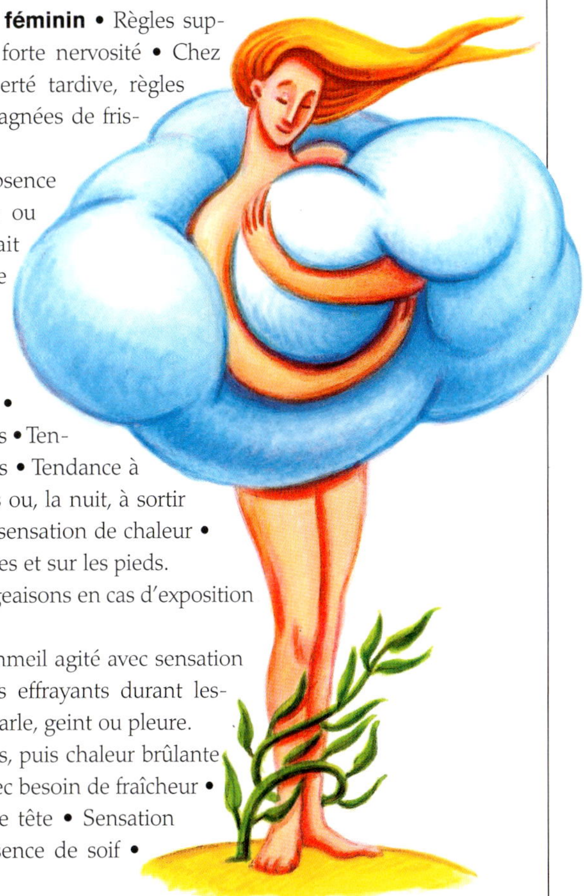

[rhus-t.]

Rhus toxicodendron

Ce médicament correspond à des personnes toujours en mouvement, sensibles au froid humide, souffrant d'affections musculaires, tendineuses ou articulaires.

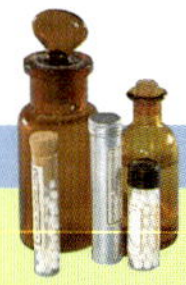

FICHE TECHNIQUE

NOM COMMUN
Sumac vénéneux.

ORIGINE
Ce médicament est fabriqué à partir des feuilles d'un arbuste de la famille des Térébinthacées, ou Anacardiacées, originaire des forêts nord-américaines.

EMPLOIS USUELS
Rhus toxicodendron est prescrit dans les épidémies de grippe, lorsque les principales caractéristiques de ce remède sont constatées. Il est aussi conseillé dans certaines maladies rhumatismales, pour accélérer la guérison des entorses et autres atteintes des ligaments et, enfin, pour lutter contre certaines maladies cutanées, comme l'herpès, le zona ou l'urticaire.

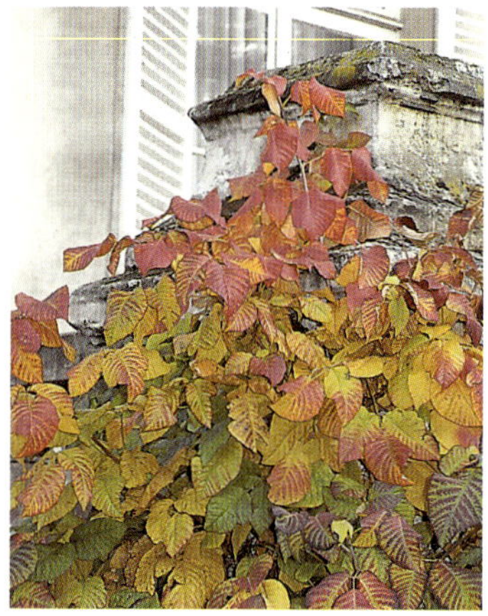

Le sumac vénéneux renferme un suc brun jaunâtre à l'odeur pénétrante très agressif pour la peau.

À QUI CONVIENT CE REMÈDE ?

Personnalité et comportement

L'agitation extrême. L'individu a besoin de bouger et de s'activer en permanence, ne serait-ce que pour changer de position ou marcher au grand air. Il ne peut rester chez lui trop longtemps, et devient vite morose et irritable s'il est contraint à l'immobilité.

Les idées noires. La personne *Rhus toxicodendron* appréhende la nuit, associée à l'absence de vie et de mouvement. Elle ne supporte pas de rester au lit, car des idées noires (pensées suicidaires, peur d'être empoisonné, etc.) l'empêchent de trouver le repos.

Troubles généraux

- Éruptions fréquentes sur la peau et les muqueuses (vésicules) avec gonflement, brûlures, démangeaisons et picotements. Ces éruptions accompagnent souvent d'autres affections.
- Raideurs douloureuses au niveau des tendons, des ligaments et des muscles.
- Troubles après avoir été mouillé, après s'être refroidi en pleine sueur, après avoir bu de l'eau glacée ou après des excès sportifs.

Variation des symptômes

Facteurs d'aggravation : l'immobilité (à l'inverse de *Bryonia*) ou la reprise du mouvement, le temps froid et humide, la nuit, en étant couché sur le côté douloureux.
Facteurs d'amélioration : le mouvement, le temps sec et chaud, les applications chaudes.

Préférences alimentaires

Désir d'huîtres, de lait (surtout s'il est froid). Aversion pour la viande et les spiritueux.

Troubles locaux

La tête • Éruptions humides (croûtes de lait, par exemple) et démangeaisons sur le cuir chevelu • Tête lourde • Mal de tête comme si le cerveau était ballotté.

Les yeux • Inflammation fréquente de la conjonctive (conjonctivite).

Le nez • Herpès autour des narines provoquant des démangeaisons et des brûlures • Rhume avec écoulement abondant et irritant.

La bouche • Langue sèche recouverte d'un épais mucus sauf à la pointe • Présence de crevasses douloureuses.

La gorge • Inflammation avec difficultés à avaler les aliments solides • Sensation de chaleur, de cuisson et d'écorchure au niveau du larynx • Enrouement après avoir forcé la voix, se manifestant surtout quand la personne commence à parler pour disparaître ensuite peu à peu.

L'appareil respiratoire • Toux provoquée par une sensation de chatouillement, notamment si la personne frissonne ou se découvre un peu.

L'abdomen • Ballonnements avec douleurs pinçantes, tranchantes, soulagées en se couchant sur le dos et en remontant les jambes.

L'estomac • Soif très marquée, avec une grande sécheresse de la bouche • Faim sans appétit ou, à l'inverse, appétit excessif avec tendance à régurgiter • Nausées et douleurs après avoir bu très froid.

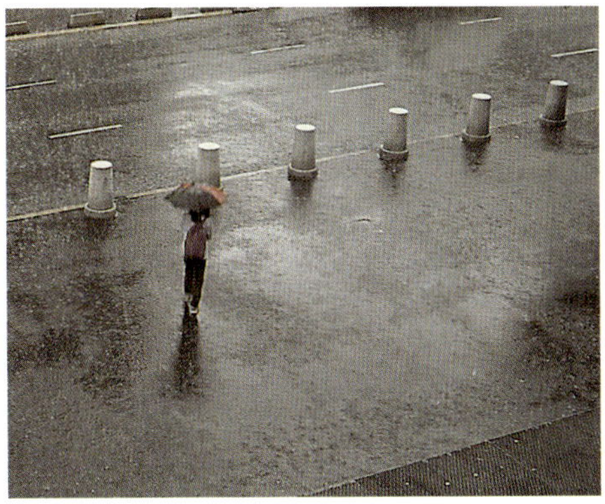

Le froid et l'humidité sont très mal supportés par les individus *Rhus toxicodendron*.

Les intestins • Diarrhée avec selles parfois involontaires, de consistance glaireuse • Sensation de brûlure dans le rectum avant la selle.

L'appareil urinaire • Faiblesse de la vessie se traduisant par une lenteur à l'émission d'urine • Chez l'homme, envies d'uriner accompagnées de douleurs dans la région de la prostate provoquant le désir d'aller à la selle.

Les organes génitaux masculins • Inflammation des bourses avec démangeaisons.

Les organes génitaux féminins • Inflammation et fortes démangeaisons des organes génitaux externes • Règles en avance, abondantes et longues.

Les membres • Sensation de raideur musculaire douloureuse soulagée par le mouvement • Entorses fréquentes.

La peau • Éruptions de vésicules d'herpès accompagnées d'un gonflement (œdème), de brûlures et d'une démangeaison intense, qui n'est pas soulagée par le grattage • Zona • Urticaire.

Le sommeil • Insomnie au début de la nuit, puis sommeil agité et peu réparateur • La personne rêve d'efforts physiques fatigants ou de son travail.

La fièvre • Abattement avec agitation et tremblements • La langue est sèche, la pointe est rouge vif • Grande soif, surtout de lait froid • Frissons avec sensation d'être arrosé d'eau froide.

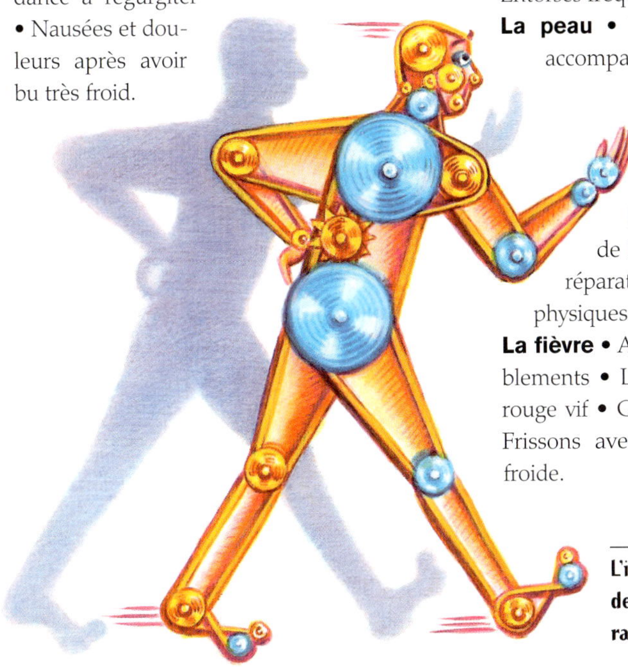

L'individu *Rhus toxicodendron* a besoin de bouger en permanence, tant pour des raisons physiques que psychologiques.

[sep.]

Sepia officinalis

Ce médicament correspond à des personnes très actives physiquement et intellectuellement, ayant grand mal à manifester leurs émotions.

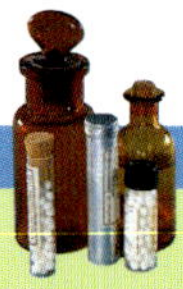

FICHE TECHNIQUE

NOM COMMUN
Encre de seiche.

ORIGINE
Ce remède est fabriqué à partir d'un liquide brun noirâtre (l'encre) sécrété par la seiche, un mollusque céphalopode proche du calamar. La préparation se fait par macération ou par trituration.

EMPLOIS USUELS
Lorsque les symptômes caractéristiques sont présents, *Sepia* est souvent prescrit durant des périodes délicates de la vie : grossesse et ménopause chez la femme, surmenage professionnel, difficultés diverses, etc. Il est également utile dans certains états dépressifs.

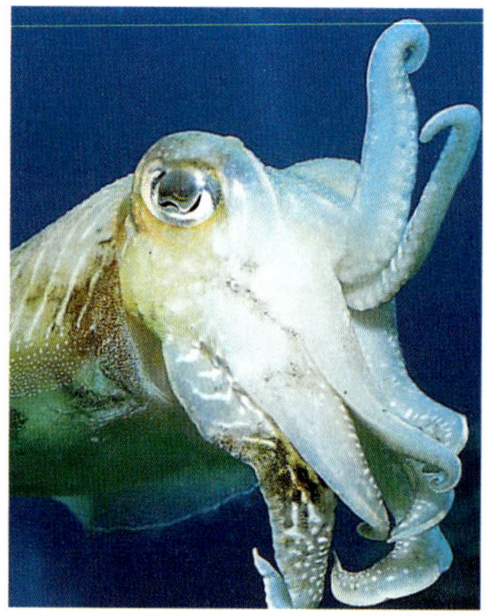

La seiche sécrète son encre pour obscurcir l'eau afin de saisir une proie ou d'échapper à un prédateur.

À QUI CONVIENT CE REMÈDE ?

Personnalité et comportement

Le goût de l'effort et la curiosité intellectuelle. La personne a un besoin important d'activités de toute nature, autant qu'un grand désir de connaissance.

Le caractère changeant et contradictoire. Pleine d'émotions non exprimées, la personne peut être irritable lorsqu'on la contredit, et impatiente. Elle n'aime pas trop parler ou se lasse vite de la compagnie, mais a en même temps peur d'être seule. Ses contradictions se retrouvent dans ses actes et ses paroles : elle entreprend ou dit parfois des choses qui sont à l'opposé de ses intentions réelles.

La dépression. Lorsque son surinvestissement dans le travail ou le sport trouve sa limite, l'individu *Sepia officinalis* peut sombrer dans une profonde dépression. Il devient alors indifférent à tout et surtout à tous, même ses plus proches, finissant par pleurer sans raison et refusant tout réconfort.

Troubles généraux

- Sensation soudaine de faiblesse générale et de vide ou de creux dans différents organes.
- Sensation de pesanteur de certains organes.
- Prédisposition aux syncopes et aux bouffées de chaleur.
- Troubles se manifestant de façon périodique.

Variation des symptômes

Facteurs d'aggravation : le froid, l'humidité, le matin et le soir après le premier sommeil, les positions debout, à genoux ou penchée, chez la femme, la période qui précède les règles et pendant la grossesse.

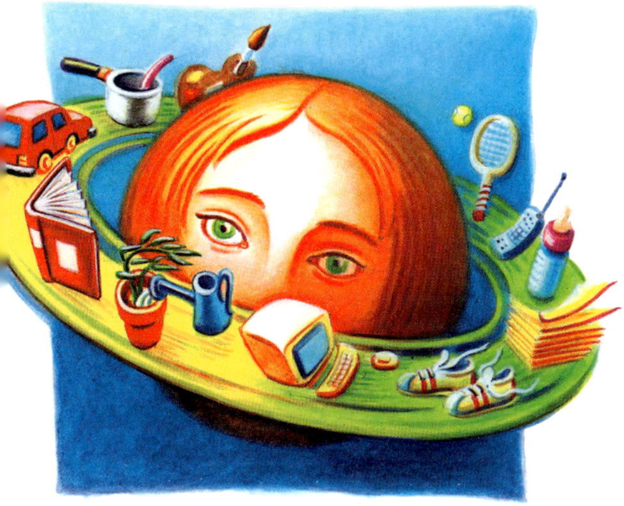

L'individu *Sepia officinalis* s'intéresse à mille choses et vit sans temps mort.

Facteurs d'amélioration : la chaleur ou l'air frais, les applications chaudes, la pression, l'exercice physique intense, l'occupation.

Préférences alimentaires

Désir d'aliments acides (cornichons, citron, vinaigre, etc.), de sel, de fromage. Aversion pour la viande, le lait, les aliments gras.

Troubles locaux

La tête • Maux de tête comme des piqûres ou des élancements • Pendant les maux de tête, nausées et état dépressif • Diminution des douleurs après avoir mangé, en plein air, par la pression • Sensibilité des racines des cheveux • Chute de cheveux chez la femme après la grossesse et à la ménopause • Chez le bébé, la fontanelle reste longtemps ouverte.

Le visage • Teint pâle • Taches jaunâtres au travers des joues.

Les yeux • Cernes noirâtres • Irritation des yeux au contact du vent froid, avec sensation d'avoir du sable dans l'œil • Tendance à présenter des petites lésions sur les paupières (orgelets chalazions, verrues).

Le nez • Inflammation chronique des muqueuses (catarrhe) avec écoulement de mucosités dans la gorge • Sensibilité désagréable aux odeurs.

La bouche • Lèvre inférieure fendue • Mauvais goût dans la bouche • Caries fréquentes et douleurs dentaires lors de la grossesse.

La gorge • Douleurs, comme si la gorge était à vif • Rejets de mucosités grasses le matin.

L'appareil respiratoire • Toux sèche, comme provenant de l'estomac, surtout aux changements de température • Sensation de vide dans la poitrine.

Le cœur et la circulation • Palpitations au lit, le soir ou au réveil.

L'abdomen • Sensation de pesanteur ou de vide • Douleurs améliorées en marchant ou en croisant les jambes.

L'estomac • Nausées à la vue ou à la pensée de la nourriture • Nausées en voiture.

Les intestins • Sensation de présence dans le rectum, subsistant après la selle, due à un début de prolapsus.

L'appareil urinaire • Mictions involontaires en toussant, en éternuant, en riant, en entendant un bruit fort, après une peur.

L'appareil génital masculin • Épuisement après les rapports sexuels.

L'appareil génital féminin • Sensation de pesanteur et de descente des organes génitaux • Règles précoces et abondantes ou bien tardives et faibles • Sécheresse vaginale • Bouffées de chaleur avec transpiration, sensation de faiblesse et anxiété.

Le dos • Douleur entre les omoplates ou en bas du dos avec raideur, soulagée en marchant • Besoin d'une pression sur la région douloureuse.

Les membres • Impatiences dans les jambes le soir • Transpiration froide des extrémités.

La peau • Peau marbrée, rêche, épaisse et fissurée • Éruptions herpétiques dans les endroits les plus divers • Verrues et excroissances diverses.

Le sommeil • Agité.

La fièvre • Sensation de froid sur des zones localisées (sur les pieds ou entre les omoplates, par exemple), puis montée de la chaleur comme si de l'eau chaude était versée sur le corps • Bouffées de chaleur au niveau de la tête • Transpiration le matin au réveil.

La personne peut devenir dépressive lorsqu'une grande activité n'est plus possible.

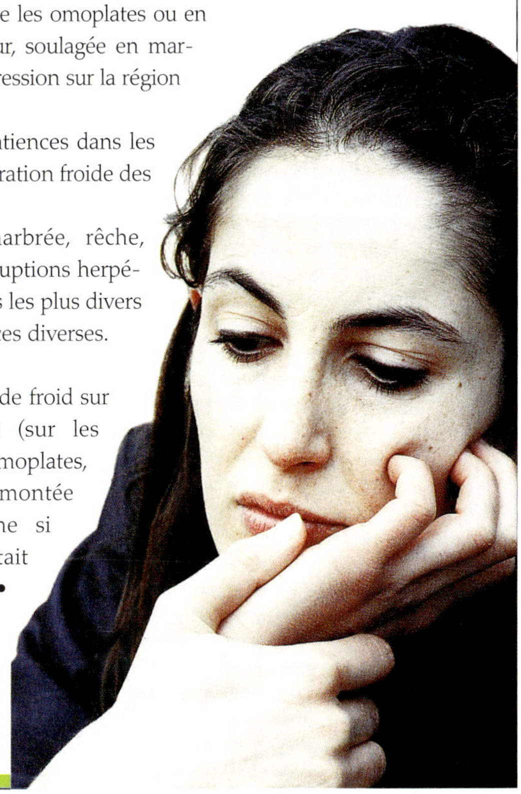

[sil.]

Silicea

Ce médicament correspond à des personnes qui manquent de confiance en elles, craignent le regard des autres et ont un sentiment de fragilité.

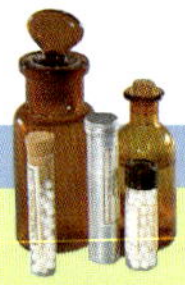

FICHE TECHNIQUE

NOM COMMUN
Silice.

ORIGINE
La silice est un composé oxygéné du silicium. Les trois premières dynamisations se font par trituration.

EMPLOIS USUELS
Silicea peut aider l'organisme à évacuer un corps étranger ayant pénétré sous la peau (écharde, épine, etc.). En cas de plaie avec présence de pus, il est souvent prescrit après *Hepar* ou *Calcarea sulfurica* (qui accélèrent l'évacuation du pus), car il active la cicatrisation. Il est utile quelquefois pour traiter des maladies infectieuses hivernales récurrentes et divers troubles de la mère pendant l'allaitement.

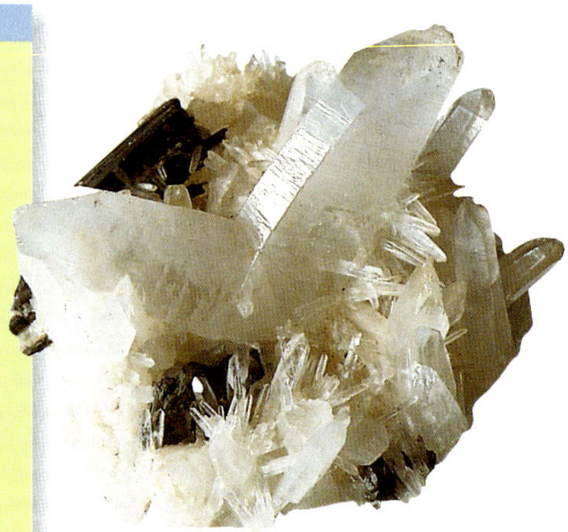

On trouve de la silice dans de nombreuses variétés minérales (ici, du quartz).

À QUI CONVIENT CE REMÈDE ?

Personnalité et comportement

La vulnérabilité. La personnalité et le comportement des individus *Silicea* s'expliquent en grande partie par une sensation profonde, parfois inconsciente, de manquer d'énergie comme de solidité physique et intellectuelle. Dans le domaine social, cela se traduit par une sensibilité au regard des autres, une grande timidité, un manque de confiance en soi. Toute situation nouvelle risque de déstabiliser la personne en révélant sa fragilité. À l'image des deux matières qui contiennent de la silice, les individus *Silicea* se ressentent « sable » alors qu'ils aspirent à être « silex ».

La douceur. Dans la vie courante, ces personnes sont plutôt gentilles, discrètes, s'attirant de cette façon l'affection et la protection des autres. Elles ont souvent du mal à affirmer leur opinion, à s'imposer. Elles font pourtant preuve d'opiniâtreté dans diverses circonstances. Ainsi, dans leur travail, elles sont souvent méticuleuses sinon perfectionnistes.

Le repli sur soi. Le manque de confiance en soi ou la crainte de souffrir peuvent conduire la personne à s'enfermer dans une attitude de repli et de passivité soumise. Chez l'enfant, cela peut se traduire par un ralentissement du développement physique ou psychoaffectif.

Troubles généraux

- Fragilité des os et prédisposition aux affections osseuses.
- Troubles de l'assimilation.
- Troubles de la dentition.
- Tendance aux fistules.
- Tendance aux refroidissements.

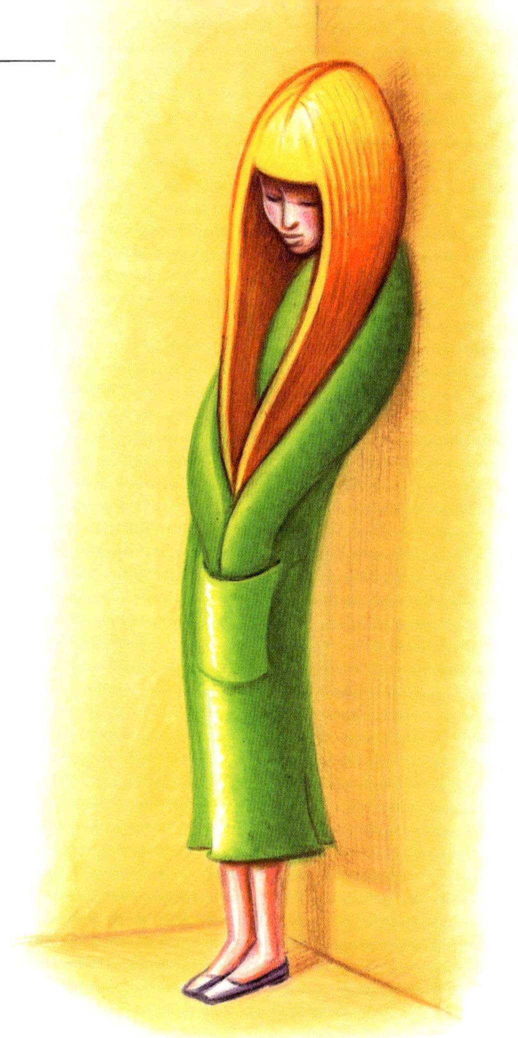

Discrète et réservée, la personne *Silicea* n'a pas confiance en elle.

Variation des symptômes

Facteurs d'aggravation : l'hiver, le froid, l'humidité, les courants d'air, en ayant les pieds mouillés ou froid à la tête, pendant les règles chez la femme, pendant la dentition chez l'enfant.

Facteurs d'amélioration : l'été, en s'enveloppant chaudement, spécialement la tête.

Préférences alimentaires

Désir de crème glacée, d'aliments gras. Aversion pour les aliments chauds, le fromage.

Troubles locaux

La tête • Éruptions humides, eczéma • Transpiration de la tête, particulièrement en s'endormant • Douleurs à l'arrière de la tête remontant en casque au-dessus des yeux ; douleurs soulagées en s'enveloppant chaudement la tête.

Le visage • Transpiration du visage • Expression souffrante.

Les oreilles • Écoulement (otorrhée) malodorant, épais ou grumeleux.

Le nez • Écoulement nasal malodorant • Polypes dans les fosses nasales • Tendance à la sinusite.

La bouche • Lèvres gercées • Altération de l'émail des dents • Chez l'enfant, dentition difficile et caries précoces.

La gorge • Angines à répétition • Gonflement des ganglions cervicaux et des amygdales.

L'appareil respiratoire • Fréquence des bronchites, notamment par temps humide ou neigeux et quand la personne se refroidit après avoir eu trop chaud.

L'estomac • Dégoût pour la nourriture après les premières bouchées • Vomissements après avoir bu du lait • Chez le nourrisson, aversion pour le lait maternel.

Les intestins • Gastro-entérites après une exposition au froid • Les selles remontent au lieu d'être évacuées • Diarrhée chronique avec mauvaise absorption des aliments, amaigrissement et intolérance au lait • Terrain favorable aux vers intestinaux.

L'appareil génital masculin • Retard pubertaire.

L'appareil génital féminin • Constipation pendant les règles • Pertes blanches (leucorrhée) importantes d'aspect laiteux.

Le dos • La personne se tient souvent voûtée • Scoliose dorsale, douloureuse • Chez l'enfant, retard de croissance.

Les membres • Tremblements des mains en les utilisant • Transpiration des paumes des mains • Transpiration froide des pieds • Taches blanches sur les ongles • Ongles incarnés.

La peau • Cicatrisation lente • Prédisposition aux infections (impétigo, furoncles, panaris, notamment) • Fréquence des abcès.

Le sommeil • Insomnies après un effort physique ou mental.

La personne *Silicea* a tendance à mal supporter le froid.

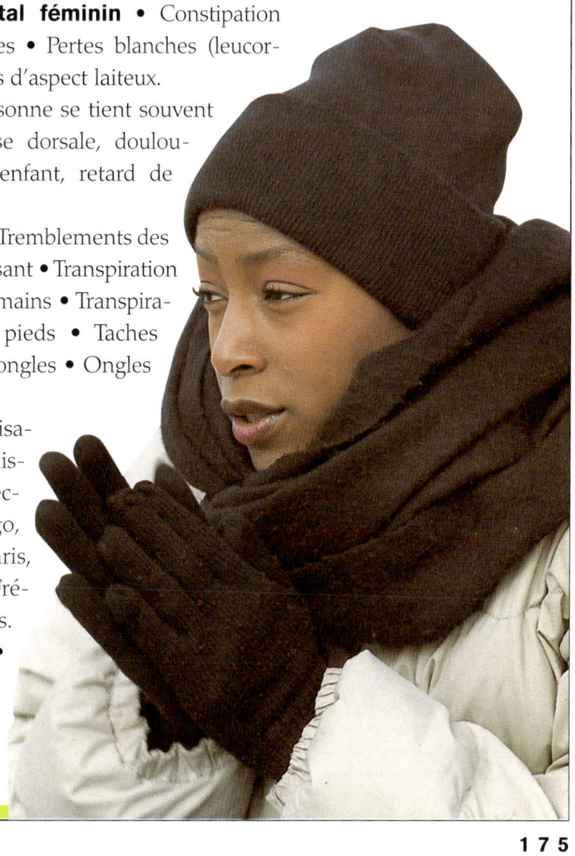

[staph.]

Staphysagria

Ce remède correspond à des personnes susceptibles et coléreuses. Facilement indignées, elles ont un sens de l'honneur et un amour-propre très développés.

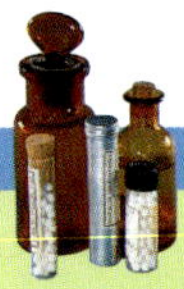

FICHE TECHNIQUE

NOMS COMMUNS
Staphysaigre, herbe aux poux.

ORIGINE
Cette plante appartient à la famille des Renonculacées. Le médicament est préparé avec les semences sèches, en faisant une teinture-mère ou en procédant par trituration.

EMPLOIS USUELS
Staphysagria est prescrit en cas de plaie due à un instrument tranchant et pour soulager les douleurs cicatricielles après une opération. Il est également utile pour faire disparaître des nodosités (chalazions) des paupières, pour traiter des problèmes dentaires et diverses affections psychosomatiques de suites d'humiliation et de colère.

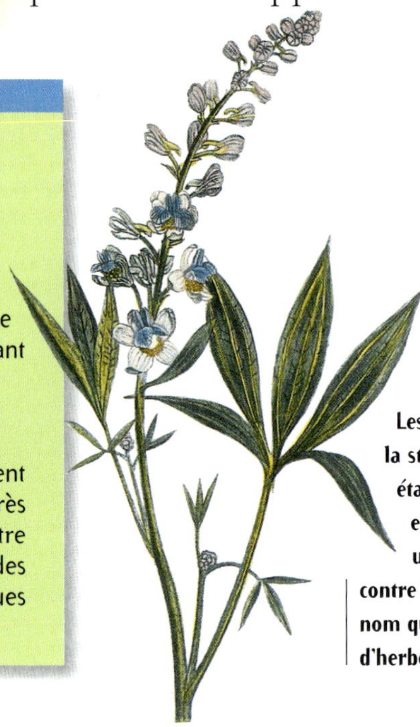

Les graines de la staphysaigre étaient autrefois employées en usage externe contre les poux, d'où le nom qui lui est resté d'herbe aux poux.

À QUI CONVIENT CE REMÈDE ?

Personnalité et comportement

La colère, l'indignation. Impulsif et irritable, l'individu peut entrer dans de violentes colères, parfois même suite à ses propres erreurs. Il s'indigne facilement et est très sensible à l'injustice, qu'elle le concerne ou qu'elle s'applique aux autres. Mais il s'efforce de rester digne et de maîtriser ses émotions.

La susceptibilité. La personne est sensible à l'opinion des autres : le moindre reproche la blesse et suffit pour qu'elle se ferme.

L'anxiété. L'individu a peur de perdre son contrôle, mais, à force de refouler ses sentiments, il finit par souffrir de troubles psychosomatiques (tremblements, etc.). L'avenir le préoccupe, tant sur le plan professionnel (il craint de perdre sa situation) que sentimental (il craint une séparation). Il a un sens très aigu de ses responsabilités. Il est sujet au vertige.

Troubles généraux

- Hypersensibilité à la douleur, comme au toucher, aux odeurs, au bruit, au goût : les perceptions sont elles-mêmes souvent ressenties comme douloureuses.
- Faiblesse générale et sensation de fatigue dans les articulations et les muscles.
- Douleurs piquantes, cuisantes comme des coupures.
- Affections diverses à la suite d'une colère refoulée.

Variation des symptômes

Facteurs d'aggravation : le temps brumeux, le fait d'être à jeun, après la sieste, le mouvement, le toucher, le tabac, la perte de

liquides organiques, les contrariétés, l'humiliation, l'indignation, les disputes.
Facteurs d'amélioration : la chaleur, le repos, le petit déjeuner, les rapports sexuels.

Préférences alimentaires

Désir d'aliments stimulants, de tabac, de riz nature, de sucre, de viande, de lait froid. Aversion pour le fromage, les aliments solides, l'eau.

Troubles locaux

La tête • Démangeaisons et sensibilité du cuir chevelu • Maux de tête après une émotion ou une colère • Sensation qu'une balle de plomb est bloquée dans le front • Chute des cheveux autour des oreilles et à l'arrière de la tête.
Le visage • Teint maladif, avec cernes bleuâtres • Névralgies améliorées la nuit.
Les yeux • Orgelets, chalazions.
La bouche • Dents noires et mobiles, ayant tendance à s'effriter • Caries lors d'une grossesse et dès la sortie des dents chez l'enfant • Douleurs dentaires pendant les règles • Gencives enflammées, saignant facilement.
La gorge • Durcissement et augmentation de volume des amygdales • Propension constante à déglutir, surtout en parlant.

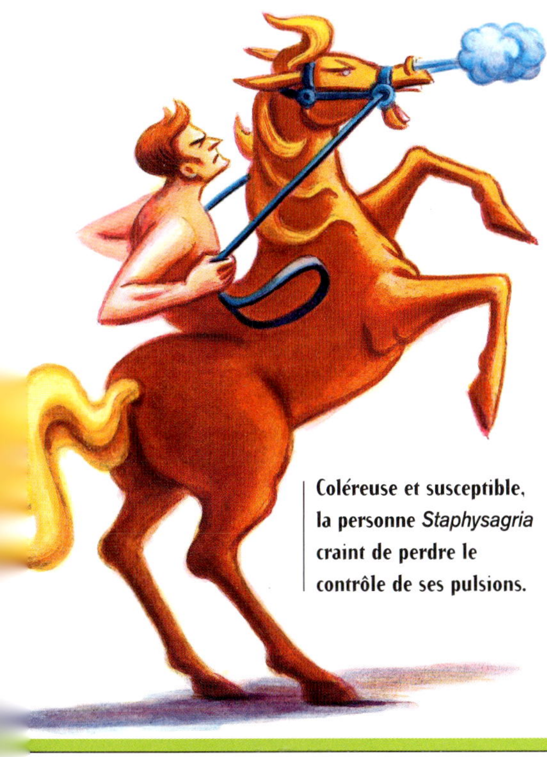

Coléreuse et susceptible, la personne *Staphysagria* craint de perdre le contrôle de ses pulsions.

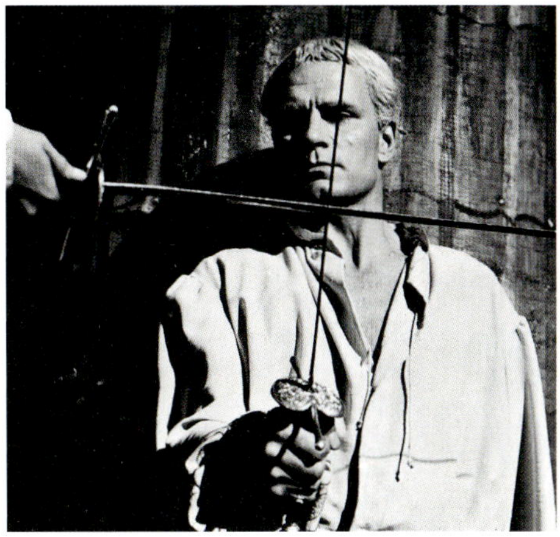

Pour la personne *Staphysagria*, toute blessure d'orgueil demande réparation.

L'appareil respiratoire • Tendance à tousser à la suite d'une colère.
Le cœur et la circulation • Palpitations provoquées par l'effort mental ou par les émotions.
L'abdomen • Sensation de relâchement.
L'estomac • Faim intense même après les repas • Sensation de relâchement de l'estomac.
Les intestins • Crampes après une colère • Diarrhées après un chagrin ou une indignation.
L'appareil urinaire • Sensation qu'une goutte d'urine coule continuellement le long de l'urètre • Chez la femme, cystite après les premiers rapports sexuels et pendant la grossesse.
L'appareil génital masculin • Prédisposition aux infections de la prostate et des testicules • Désir sexuel important.
L'appareil génital féminin • Démangeaisons des organes génitaux • Règles reprenant après s'être arrêtées • Absence de règles à la suite de contrariétés • Désir sexuel important.
Les membres • Lésions dures (nodosités) d'origine arthritique aux articulations des doigts • Engourdissement du bout des doigts.
La peau • Peau malsaine, cicatrisant difficilement • Eczéma sec ou suintant sur la tête, les oreilles et le pourtour des yeux, avec démangeaisons ; après avoir été calmées par le grattage, les démangeaisons apparaissent à un autre endroit du corps.
Le sommeil • Somnolence le jour et insomnie la nuit • Rêves de combats.
La fièvre • Frissons sans soif, précédés d'une faim inhabituelle, puis chaleur avec soif, sueurs profuses et besoin de se découvrir • Parfois, absence de sueur.

[sulph.]

Sulfur

La personne souffre périodiquement de troubles de la peau et des muqueuses. Selon les difficultés de la vie, elle passe par des phases d'abattement et d'imagination constructive.

FICHE TECHNIQUE

NOM COMMUN
Soufre.

ORIGINE
Le soufre est un corps simple de la famille des Métalloïdes très répandu dans la nature. Il se présente comme un corps solide, de couleur jaune citron, insipide et sans odeur. Les deux premières dynamisations se font par trituration à partir du soufre lavé.

EMPLOIS USUELS
Sulfur est prescrit dans des affections chroniques à composante constitutionnelle, comme l'eczéma, l'asthme, les états allergiques. Il ne doit jamais être utilisé sans avis médical.

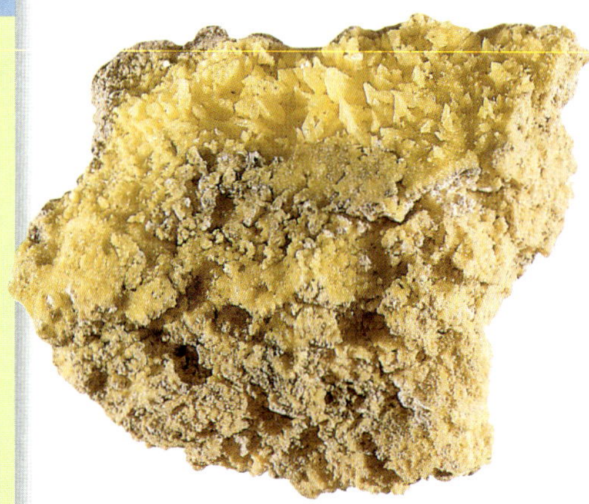

Le soufre est très répandu dans la nature, notamment près de certains volcans.

À QUI CONVIENT CE REMÈDE ?

Personnalité et comportement

L'image de soi. La personne passe facilement de phases d'exagération de sa propre valeur à des phases de dévalorisation. Dans la première, elle se lance volontiers dans de grandes théories philosophiques ou scientifiques, d'où son surnom de « philosophe déguenillé » (on constate un grand laisser-aller vestimentaire). Dans la seconde, prenant conscience de la réalité, elle tombe dans un jugement négatif à l'excès sur elle-même.

L'égocentrisme. Cette vision d'elle-même s'accompagne d'un naturel égoïste. S'il perçoit mal ses compétences réelles, l'individu se fait également des idées fausses sur les autres, ce qui l'empêche de prendre en compte leurs besoins ou leurs sentiments.

Une faible résistance. Actif et optimiste, il devient triste, abattu, irrésolu, irritable et querelleur dès qu'il est fatigué ou malade.

Troubles généraux

- Troubles de la peau et des muqueuses, avec sensation de chaleur vive, de brûlures et de démangeaisons, alternant avec des manifestations internes ou psychiques.
- Troubles périodiques : à 11 heures ou à midi, tous les 8 ou 15 jours, chez la femme à certains moments du cycle menstruel.
- Sécrétions et excrétions irritantes et malodorantes. Rougeur autour des orifices.

Variation des symptômes

Facteurs d'aggravation : les changements atmosphériques (temps couvert, nuageux), la pleine lune, la nuit, l'eau, le bain, le réveil, la station debout, la chaleur de la chambre ou du lit, l'échauffement lié à un exercice physique.

Facteurs d'amélioration : le temps sec, le grand air, le froid, le mouvement, la sueur, les excrétions et sécrétions diverses.

Préférences alimentaires

Désir de sucreries, d'aliments gras, relevés ou crus, d'alcool (bière notamment). Aversion pour la viande, le pain, les fraises.

Troubles locaux

La tête • Sensibilité et démangeaisons du cuir chevelu • Cheveux secs et tombants • Tête chaude et pieds froids • Migraines périodiques tous les 8 ou 15 jours.

Les oreilles • Prédisposition aux otites.

Le nez • Rhumes fréquents • Inflammation chronique des muqueuses du nez (catarrhe).

La gorge • Enrouements et extinctions de voix.

L'appareil respiratoire • Sensation d'oppression : la personne dort fenêtres ouvertes.

Le cœur et la circulation • Congestion du thorax et de la tête • Rougeurs de tous les orifices du corps (lèvres, anus, etc.).

L'abdomen • Gonflement douloureux • Gargouillements, éructations et gaz.

L'estomac • Difficultés à digérer, même les aliments très simples • Faim boulimique ou bien petit appétit et grande soif.

Les intestins • Inflammation de l'anus avec sensations de piqûres et de brûlures • Diarrhées matinales impérieuses (l'individu se lève précipitamment) • Constipation • Hémorroïdes.

L'appareil urinaire • Fréquentes cystites, notamment à la suite d'un coup de froid.

L'appareil génital masculin • Rougeurs, brûlures et démangeaisons de l'urètre • Inflammation du pénis et du gland • Herpès.

L'appareil génital féminin • Démangeaisons, éruptions et sensations de brûlures.

Les membres • Douleurs rhumatismales et articulaires • Brûlures des pieds la nuit, au point de devoir les sortir du lit.

La peau • Peau malsaine d'aspect rugueux • Acné et points noirs • Brûlures et démangeaisons • Transpiration forte • Eczéma.

Le sommeil • Difficultés à s'endormir • Sommeil agité, rêves et cauchemars angoissants (cris en dormant), sommeil lourd non reposant ou sommeil léger avec réveil au moindre bruit • Insomnie à partir de 3-4 heures du matin • Le meilleur repos serait celui de la matinée.

La fièvre • Fièvre avec bouffées de chaleur au visage et frissons sur tout le corps, transpiration abondante.

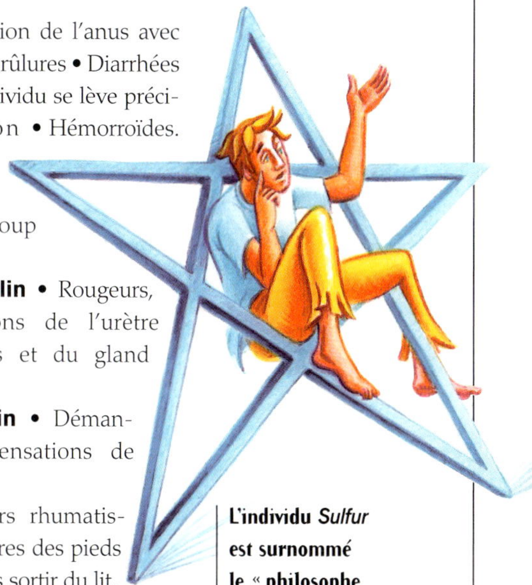

L'individu *Sulfur* est surnommé le « philosophe déguenillé ».

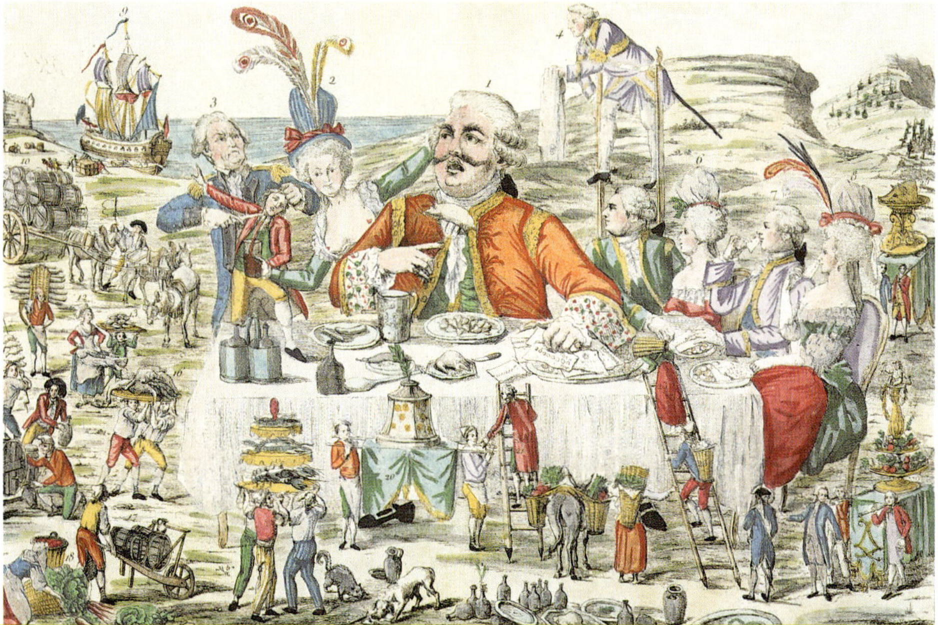

La gourmandise est l'un des « vilains défauts » de l'individu *Sulfur*.

Les autres médicaments

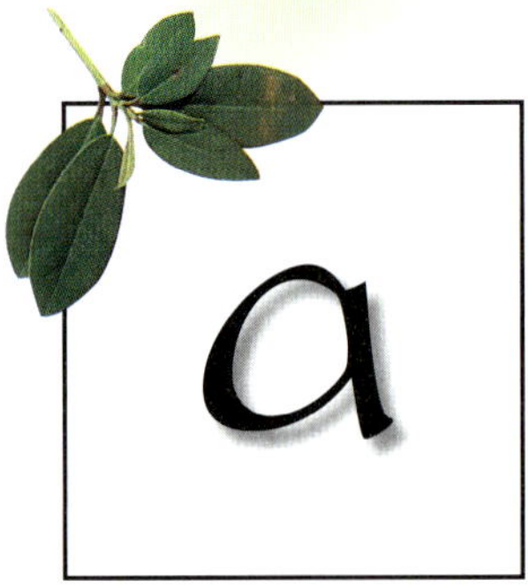

Abrotanum
(Abrot.)

Ce médicament agit surtout sur l'appareil digestif et les petits vaisseaux sanguins (capillaires). Il se montre également efficace contre certains troubles du comportement.

Nom commun :
Aurone mâle, armoise citronnelle.
Origine :
Originaire d'Asie, l'aurone mâle est un semi-arbrisseau de la famille des Astéracées ou Composées. On prépare la teinture-mère avec les feuilles fraîches, récoltées en juillet-août.
Emplois usuels :
Abrotanum est prescrit pour traiter certains états de malnutrition et certains troubles capillaires (angiomes, acné rosacée, engelures…).

À QUI CONVIENT CE REMÈDE ?

Troubles généraux
Alternance de troubles (par exemple, diarrhées et rhumatismes, maux de tête et hémorroïdes, etc.). Alternance de troubles psychologiques et physiques. Malgré un appétit vorace, amaigrissement important (progressant parfois de bas en haut) en raison d'un problème d'assimilation alimentaire. État de faiblesse accompagné de tremblements et d'engourdissements.

Aceticum acidum
(Acet-ac.)

Ce médicament est adapté à certains états ou à certaines affections qui affaiblissent considérablement l'organisme.

Nom commun :
Acide acétique.
Origine :
À l'état libre, cet acide organique est présent dans la sève des plantes et dans le sang et la sueur des êtres vivants. C'est un liquide incolore à l'odeur piquante et pénétrante, volatil.
Emplois usuels :
Aceticum acidum est parfois utile chez la femme après un allaitement prolongé ou peut être une aide dans certains cas de diabète.

À QUI CONVIENT CE REMÈDE ?

Personnalité et comportement
La personne devient irritable lorsqu'elle souffre de maux de tête, de troubles intestinaux ou hépatiques. Elle se cherche des misères et est très anxieuse pour sa famille.

Troubles généraux
Anémie fréquente. Évanouissements fréquents. Écoulements abondants : urine, transpiration, salive, diarrhée, expectorations. Soif intense ou insatiable sauf parfois pendant la fièvre. Vomissements chez certains bébés nourris au sein. Diarrhées dentaires chez les enfants.

Aconitum napellus
(Acon.)

Ce remède correspond à des personnes vivant dans un état de grande anxiété, chez lesquelles les symptômes se manifestent brusquement et très intensément puis disparaissent vite, comme une forte tempête qui s'apaise.

Nom commun :
Aconit napel, également appelé capuchon-de-moine, madriettes ou char-de-Vénus.
Origine :
L'aconit est une plante herbacée vivace de la famille des Renonculacées. Le remède est préparé avec la plante entière, récoltée en août, vers la fin de la floraison.
Emplois usuels :
Ce remède est prescrit en cas de refroidissement avec une fièvre intense d'apparition soudaine, en cas d'insolation et à la suite d'une peur que la personne ne parvient pas à oublier.

À QUI CONVIENT CE REMÈDE ?

Personnalité et comportement

Lorsqu'elle est malade, la personne vit dans un état d'agitation physique ou mentale intense : la moindre perturbation, la moindre frayeur l'angoisse de façon disproportionnée et peut l'épuiser ou la paniquer. Elle a parfois des pressentiments de mort et craint l'avenir. Ses contacts avec les autres sont souvent difficiles : elle se vexe facilement, n'aime pas parler, déteste les contacts physiques (elle évite la foule). Si elle entreprend beaucoup de choses, elle ne persévère en rien. La nuit, l'enfant *Aconitum* ressent ses douleurs comme intolérables et gémit pitoyablement.

Troubles généraux

Fortes fièvres avec une soif intense. Sensations de froid, de picotements et d'engourdissement dans les membres. Tension artérielle parfois élevée. Douleurs déchirantes. Fréquents étourdissements ou vertiges en se levant, accompagnés de nausées. Sensibilité à la lumière et aux bruits (y compris la musique).

Variation des symptômes

- **Facteurs d'aggravation :** la chaleur du soleil, le vent froid et sec, la nuit, le bruit, les émotions violentes.
- **Facteurs d'amélioration :** le grand air, le repos.

Troubles locaux

- **La tête.** Tête brûlante et lourde, comme sous pression. Pulsations ressenties dans la tête et dans les dents.
- **Le visage.** Expression anxieuse. En cas de fièvre, le visage est rouge lorsque la personne est couchée et devient pâle lorsqu'elle se lève.
- **Les yeux.** Inflammations violentes. Larmoiement à la lumière vive. Sécheresse, brûlures et sensibilité à l'air.
- **Le nez.** Odorat particulièrement fin. Nez souvent bouché et sec. Rhumes avec faible écoulement.
- **La gorge.** Gorge rouge et sèche. Prédisposition aux laryngites aiguës, surtout la nuit.
- **L'appareil respiratoire.** Souffle court et respiration difficile. Toux rauque, surtout après minuit.
- **Le cœur et la circulation.** Palpitations en cas d'anxiété ou de fièvre.
- **L'estomac.** Vomissements avec transpiration intense.
- **Les intestins.** Brûlures intestinales avec sensibilité au toucher. Présence de gaz. Émission fréquente et douloureuse de petites selles verdâtres.
- **L'appareil génital féminin.** Absence de règles à la suite d'une peur ou sous l'effet du froid.
- **Le dos.** Sensations de déchirement au niveau de la nuque.
- **Les membres.** Engourdissement et picotements des membres. Mains brûlantes avec rougeurs et pieds glacés.
- **La peau.** Peau brillante.
- **La fièvre.** Soif et agitation. Tête brûlante et douloureuse avec joues rouges. Frissons, surtout le soir. Transpiration due à l'anxiété.

Aesculus hippocastanum (Aesc.)

Ce remède est surtout prescrit aux personnes souffrant de troubles biliaires, gastriques et de congestions hémorroïdaires intenses et douloureuses.

Nom commun :
Marronnier d'Inde.
Origine :
Le fruit du marronnier d'Inde, arbre de la famille des Hippocastanacées, originaire d'Asie, renferme une grosse graine appelée marron d'Inde, que l'on fait macérer dans l'alcool à 90° après l'avoir réduite en pâte, pour préparer le remède.
Emplois usuels :
Ce remède est indiqué chez les personnes présentant des crises hémorroïdaires aiguës.

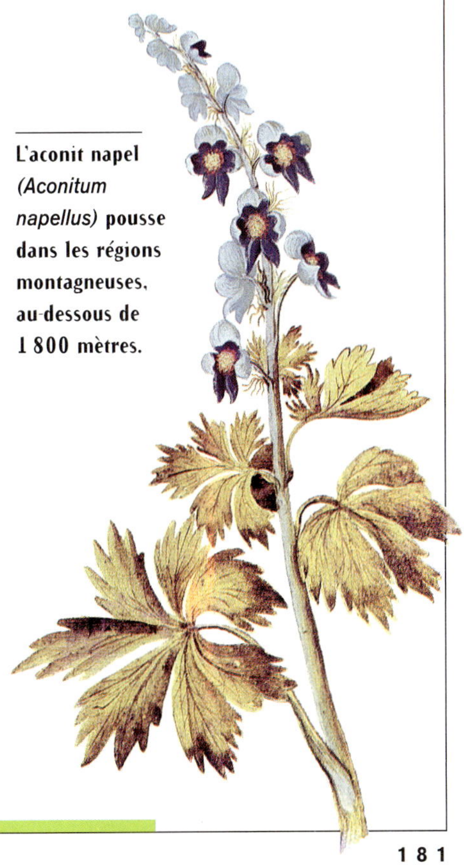

L'aconit napel (*Aconitum napellus*) pousse dans les régions montagneuses, au-dessous de 1 800 mètres.

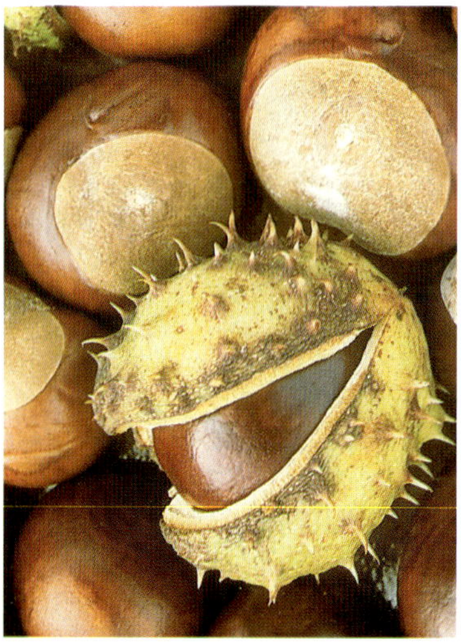

La capsule épineuse du marronnier d'Inde renferme une graine appelée marron d'Inde à partir de laquelle est préparé *Aesculus hippocastanum.*

À QUI CONVIENT CE REMÈDE ?

Troubles généraux
Ralentissement et congestion de l'appareil digestif. Sécheresse et gonflement des muqueuses de la gorge, du nez et de l'anus. Douleurs perçantes dans tout le corps. Faiblesse et manque de contrôle musculaires.

Variation des symptômes
- **Facteurs d'aggravation :** l'hiver, le matin, le fait d'avoir mangé, la marche.
- **Facteurs d'amélioration :** l'été, la fraîcheur.

Troubles locaux
- **La tête.** Douleurs piquantes avec nausées et bouffées de chaleur. Sensibilité du cuir chevelu.
- **Les yeux.** Sensations de brûlure ou de piqûre au niveau des yeux. Pupilles dilatées. Tressautements nerveux des paupières.
- **Le nez.** Sensibilité à l'air avec écoulements abondants.
- **La bouche.** Bouche sèche avec salivation épaisse jaunâtre et goût métallique. Langue comme engourdie.
- **La gorge.** Tendance à avaler fréquemment avec sensations de brûlure ou de piqûre.
- **L'estomac.** Éructations. Envies fréquentes de vomir.
- **Les intestins.** Difficultés à aller à la selle marquées par des efforts inutiles, comme si un corps étranger bloqué devait être évacué. Hémorroïdes externes douloureuses avec sensation de pelote d'épingles.
- **L'appareil génital féminin.** Élancements au niveau du pubis. Troubles de l'utérus accompagnés de maux de dos (particulièrement pendant la grossesse).
- **Les membres.** Jambes lourdes avec parfois des contractures musculaires.

Aethusa cynapium
(Aeth.)

Ce remède convient aux personnes dont les symptômes (vomissements, douleurs, convulsions, etc.) se manifestent avec violence et sont suivis d'un état de prostration (absence de réactions, voire somnolence).

Nom commun :
Petite ciguë, ou faux persil. À ne pas confondre avec la grande ciguë ou la ciguë vireuse, ni avec le persil ou le cerfeuil.
Origine :
Le remède est préparé à partir des sommités fleuries de cette plante de la famille des Ombellifères.
Emplois usuels :
Ce remède est fréquemment prescrit chez les bébés en cas d'intolérance au lait, de régurgitation liée à la chaleur, de poussées dentaires et de trouble estival accompagné de diarrhée. Il est également indiqué chez les personnes âgées présentant des symptômes d'inflammation des muqueuses de l'intestin (entérite).

À QUI CONVIENT CE REMÈDE ?

Personnalité et comportement
Malade, la personne est agitée, a du mal à fixer son attention, surtout après un effort intellectuel. Elle a parfois des accès de fureur et des hallucinations. Elle a parfois peur de s'endormir, par crainte de ne pas se réveiller. Elle se sent différente des autres et a tendance à s'isoler, même si la solitude la fait souffrir. Elle manifeste un amour irraisonné pour les animaux.

Troubles généraux
Troubles gastro-intestinaux et nerveux, souvent concomitants. Faible résistance physique et mentale à la maladie.

Variation des symptômes
- **Facteurs d'aggravation :** le temps chaud, le surmenage, le lait.
- **Facteurs d'amélioration :** l'air frais, la compagnie, la conversation.

Préférences alimentaires
Intolérance au lait sous toutes ses formes.

Troubles locaux
- **La tête.** Douleurs à l'arrière de la tête, avec impression que les cheveux sont tirés.
- **Le visage.** Traits gonflés. Rougeurs et lèvres pâles.
- **Les oreilles.** Impression que les oreilles sont obstruées.
- **Le nez.** Éruption d'herpès sur la pointe du nez.
- **La bouche.** Difficultés à avaler. Problèmes d'élocution.
- **L'estomac.** Brûlures d'estomac et vomissements, avec transpiration et grande faiblesse. Faim après avoir vomi.

Régurgitation une heure environ après les repas ou immédiatement après si la personne a bu du lait.

- **Les intestins.** Fausses envies d'aller à la selle. Selles verdâtres ou blanches avec matières partiellement digérées. Douleurs (coliques) avant d'aller à la selle, épuisement et somnolence après.
- **L'appareil urinaire.** Énurésie.
- **Les membres.** Froids.
- **Le sommeil.** Sursauts pendant le sommeil.
- **La fièvre.** Sensation de chaleur sans soif. Corps froid et moite. Besoin d'être couvert pendant la transpiration qui se produit au moindre effort physique.

Agaricus muscarius (Agar.)

Fabriqué à partir d'un champignon vénéneux, ce remède était particulièrement prescrit au XIXe siècle pour traiter les chorées (affections neurologiques). Aujourd'hui, on le prescrit pour traiter certains troubles neurologiques.

Nom commun :
Amanite tue-mouches, ou fausse oronge.

Origine :
Certaines légendes font de l'amanite tue-mouches un champignon diabolique, surnommé « champignon de fou ». Le remède est fabriqué à partir de ce champignon qui appartient aux Agaricacées.

Emplois usuels :
Ce remède est indiqué pour traiter certaines maladies spasmodiques. Il peut être bénéfique pour résoudre certains retards de langage.

À QUI CONVIENT CE REMÈDE ?

Personnalité et comportement

La personne peut être excessive, exubérante, puis tombe parfois dans un état dépressif. Les enfants sont hyperactifs et téméraires.

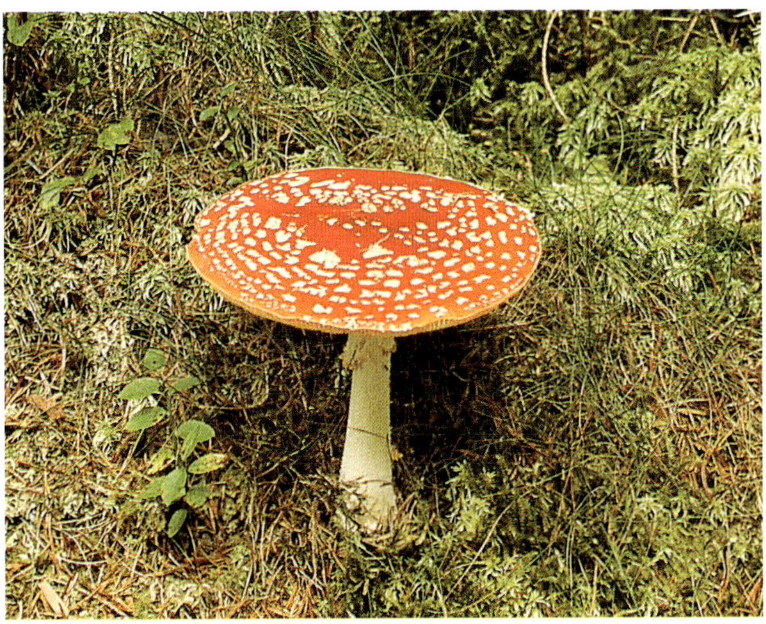

Très vénéneux, l'amanite tue-mouches dégage une odeur désagréable. On l'utilise pour fabriquer *Agaricus muscarius.*

Troubles généraux

Mouvements convulsifs, tremblements, manque de coordination musculaire. Douleurs violentes avec sensation d'être percé par des aiguilles de glace. Sensibilité à l'air froid.

Variation des symptômes

- **Facteurs d'aggravation :** l'air frais, le temps orageux, l'alcool, la pression sur la partie malade.
- **Facteurs d'amélioration :** être au chaud au lit, la marche lente.

Troubles locaux

- **La tête.** Douleurs des deux côtés du front s'étirant jusqu'à la racine du nez.
- **Le visage.** Tics.
- **Les yeux.** Sensibilité à la lumière. Larmoiement dû à la toux et à certaines odeurs.
- **Le nez.** Rhume des foins. Fréquents saignements de nez chez les personnes âgées.
- **L'appareil respiratoire.** Crises de toux finissant en éternuements.
- **L'estomac.** Impression de masse dans l'estomac. Grande soif et faim continuelle, mais sans plaisir de manger.
- **Le dos.** Colonne vertébrale sensible au toucher et à certains mouvements (se pencher). Crispation des muscles du cou.
- **Les membres.** Difficultés à se mouvoir, crampes, tremblements et engourdissements. Démangeaisons des mains et des pieds comme s'ils étaient gelés.
- **Le sommeil.** Crises de bâillements. Sursauts qui réveillent.

Agraphis nutans (Agra.)

Ce médicament est très efficace pour traiter certains cas de gonflement (hypertrophie) des végétations ou des amygdales.

Nom commun :
Endymion penché.
Origine :
Cette plante à bulbe et à fleurs campanulées appartient à la famille des Liliacées.
Emplois usuels :
Agraphis nutans est prescrit en cas de diarrhée provoquée par le froid, l'absorption d'un liquide glacé ou encore faisant suite à un rhume brutalement interrompu par un traitement allopathique.

Allium cepa
(All-c.)

Ce remède est précieux pour soigner certains rhumes et certaines toux occasionnelles.

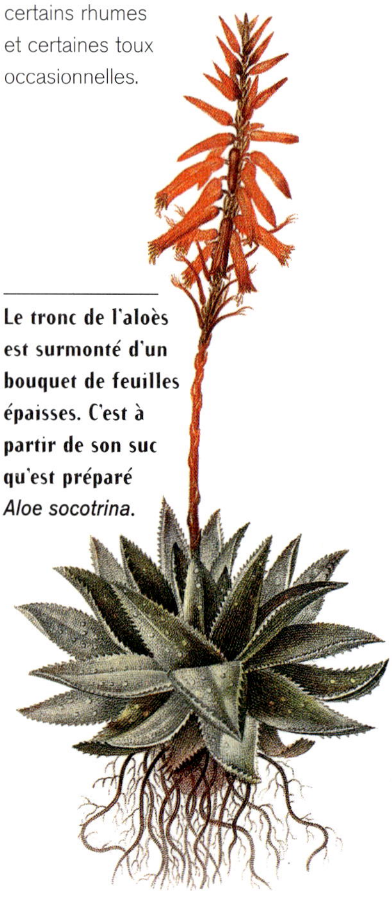

Le tronc de l'aloès est surmonté d'un bouquet de feuilles épaisses. C'est à partir de son suc qu'est préparé *Aloe socotrina*.

Nom commun :
Oignon.
Origine :
Cette plante vivace à bulbe est très commune dans les potagers. Originaire d'Asie, elle appartient à la famille des Liliacées.
Emplois usuels :
Allium cepa traite des rhumes et des toux consécutifs au froid et à l'humidité, ainsi que certains rhumes des foins du printemps ou du mois d'août.

À QUI CONVIENT CE REMÈDE ?

Troubles généraux
Troubles fréquents des muqueuses du nez, des yeux, du larynx et des intestins dus à une augmentation de leurs sécrétions. Sensation de chaleur importante dans différentes parties du corps. Douleurs évoluant du côté gauche vers le côté droit.

Variation des symptômes
- **Facteurs d'aggravation :** le temps humide et froid, les vents du nord-est, une pièce chaude, le soir, le fait d'avoir les pieds humides.
- **Facteurs d'amélioration :** l'air frais, le mouvement.

Préférences alimentaires
Désir d'oignons crus. Aversion pour les concombres.

Troubles locaux
- **La tête.** Impression que la tête est lourde et que des impulsions électriques la traversent. Douleurs s'aggravant en fermant les yeux.
- **Les yeux.** Sensibilité à la lumière. Brûlure et larmoiement picotant comme s'il y avait de la fumée. Rougeur des yeux. Vision dansante.
- **Les oreilles.** Sensation d'oreilles bouchées (inflammation de la trompe d'Eustache).
- **Le nez.** Écoulement nasal liquide abondant et continuel, irritant le nez et la lèvre supérieure, avec forts éternuements surtout le matin. Sensation de brûlure dans le nez. La narine gauche est particulièrement affectée. Évolution rapide des rhumes en inflammation du larynx (laryngite) ou des bronches (bronchite).
- **La bouche.** Sécheresse de la bouche avec sensation de brûlures. Jaunissement des dents.
- **La gorge.** Sensation de brûlure. Tendance aux inflammations. Toux hachée et douloureuse en inspirant de l'air froid. Lors de la toux, impression que le larynx va se déchirer (la personne met ses mains contre sa gorge lorsqu'elle tousse). Voix rauque en raison d'une inflammation continuelle du larynx.
- **L'appareil respiratoire.** Respiration oppressée avec sensation de poids sur la poitrine. Sécrétion abondante de mucosités.
- **L'estomac.** Faim et soif intenses. Nausées, hoquet et éructations.
- **Les membres.** Prédisposition aux infections des doigts (panaris).
- **La peau.** Sensation de brûlure.

Aloe socotrina
(Aloe)

Ce remède est surtout prescrit pour traiter des troubles de la région rectale et anale. Il correspond à des personnalités difficiles à satisfaire, ayant du mal à trouver leur place dans la société.

Nom commun :
Aloès.
Origine :
L'aloès est une plante de la famille des Liliacées, qui pousse dans les régions chaudes et désertiques. La teinture-mère est préparée avec son suc épais.

Emplois usuels :
Aloe socotrina est prescrit pour traiter certaines gastro-entérites aiguës, si les symptômes correspondant à ce remède sont présents. Il est notamment efficace chez les personnes sédentaires ayant une mauvaise hygiène de vie.

À QUI CONVIENT CE REMÈDE ?

Personnalité et comportement
Malade, la personne devient mécontente d'elle-même et ressent la vie comme un fardeau. Elle est alors de mauvaise humeur, rejette la compagnie et supporte mal la contradiction. Délaissant tout travail intellectuel, elle se sent fatiguée et abattue.

Troubles généraux
Mauvaise circulation veineuse se traduisant par une accumulation de sang (congestion) au niveau du rectum, du foie et du côlon et provoquant une sensation de pesanteur sur tout le bassin. État d'abattement accompagné d'une transpiration intense. Impression de chaleur interne et externe.

Variation des symptômes
- **Facteurs d'aggravation :** le temps chaud et humide, l'été, après avoir mangé ou bu.
- **Facteurs d'amélioration :** l'air frais, les applications d'eau froide, fermer les yeux, prendre du thé ou des stimulants.

Préférences alimentaires
Désir de jus de fruits et de fruits (pommes surtout). Aversion pour la viande.

Troubles locaux
- **Le nez.** Saignements de nez le matin au réveil.
- **La bouche.** Lèvres craquelées et sèches, saignant facilement.
- **La gorge.** Démangeaisons du larynx. Voix enrouée.
- **L'abdomen.** Impression de gonflement et de lourdeur de l'abdomen. Douleurs abdominales soulagées par l'émission de gaz. Sensation de malaise dans la région du foie.
- **L'estomac.** Estomac dilaté, avec envie de vomir. Faim lors de diarrhées.
- **Les intestins.** Sentiment d'insécurité permanente, lié à un mauvais fonctionnement du sphincter anal. Impression de faiblesse comme avant une diarrhée. Désir précipité d'aller à la selle le matin au réveil et après avoir mangé ou bu, sans savoir s'il s'agit de selles ou de gaz. Miction toujours associée à l'émission de selles. Sensation que le rectum ne se vide pas complètement. Brûlures au niveau de l'anus et du rectum. État de faiblesse et d'abattement après avoir déféqué. Hémorroïdes qui font saillie et ont tendance à saigner.
- **L'appareil urinaire.** Envies soudaines et pressantes d'uriner.
- **La peau.** Démangeaisons à l'approche de l'hiver.

Alumina
(Alum.)

Ce remède correspond à des personnes qui manquent d'énergie vitale et qui ont du mal à ressentir l'unité du corps et de l'esprit. C'est donc un remède d'affection chronique.

Nom commun :
Alumine.
Origine :
L'alumine est un oxyde d'aluminium répandu dans la nature. C'est une poudre blanche, fine, sans odeur ni saveur, insoluble dans l'eau.
Emplois usuels :
Ce remède est prescrit dans certains cas de convalescence difficile.

À QUI CONVIENT CE REMÈDE ?

Personnalité et comportement
Peu actif, l'individu se sent souvent faible au point d'avoir besoin de s'allonger un moment. Il fait preuve d'une grande lenteur dans ses gestes et ses actions comme dans ses réponses. Il se réveille souvent déprimé et irritable – tout lui semble alors insurmontable –, puis son humeur s'améliore au fil de la journée. Il fait souvent des erreurs en parlant et en écrivant. Il s'interroge parfois sur son identité, car il lui arrive d'avoir une impression de dépersonnalisation : il se voit agir ou parler comme s'il était une autre personne.

Troubles généraux
Troubles de la coordination. Faiblesse musculaire, avec sensation d'épuisement au moindre effort. Tremblements et mouvements spasmodiques. Sécheresse de la peau et des muqueuses. Symptômes se manifestant souvent de façon périodique (un jour sur deux généralement), avec des vagues d'amélioration puis de rechute sans cause apparente. Impression générale de resserrement des organes. Tendance à l'hypoglycémie.

Variation des symptômes
- **Facteurs d'aggravation :** la chaleur, le temps sec, le matin en se réveillant, le fait de parler.
- **Facteurs d'amélioration :** le soir, l'air frais, l'exercice modéré à l'extérieur.

Préférences alimentaires
Désir d'aliments secs, comme le riz, et de café. Soif toute la journée.

Troubles locaux
- **La tête.** Impression d'être tiré par les cheveux ou d'avoir une calotte sur le crâne.
- **Le visage.** Pâleur.

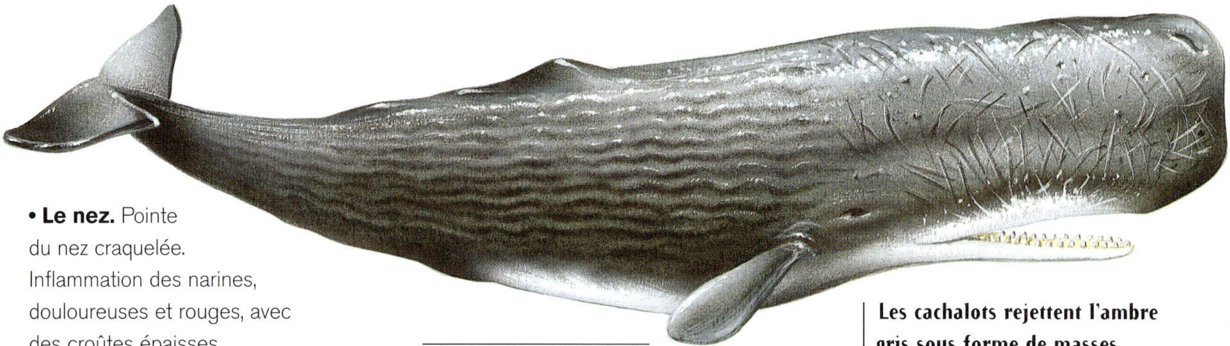

Les cachalots rejettent l'ambre gris sous forme de masses poreuses qui flottent à la surface de la mer. On l'utilise pour fabriquer *Ambra grisea*.

• **Le nez.** Pointe du nez craquelée. Inflammation des narines, douloureuses et rouges, avec des croûtes épaisses.

• **La gorge.** Sécheresse de la gorge avec impression d'avoir un bouchon qui ne permet d'avaler que de petites quantités à la fois. Le passage des aliments est ressenti dans l'œsophage. La personne doit souvent s'éclaircir la gorge le soir.

• **L'appareil respiratoire.** Difficultés respiratoires dues à une toux sèche continue, associée à une envie de vomir.

• **Les intestins.** Difficultés d'évacuation des selles, qui sont souvent petites et dures. Constipation chez la femme, surtout si son mode de vie est trop sédentaire. Prédisposition aux fissures anales.

• **L'appareil génital féminin.** Pertes blanches importantes.

• **Les membres.** Bras et jambes engourdis. Fourmis dans les jambes. Démarche lente et chancelante. Ongles cassants.

• **La peau.** Peau gercée et sèche. Démangeaisons intenses à la chaleur du lit.

Ambra grisea
(Ambr.)

Ce remède correspond à des personnes réservées ou même timides. Il est surtout prescrit aux deux périodes extrêmes de la vie que sont l'enfance et le grand âge, mais s'avère également efficace chez les personnes surmenées.

Nom commun :
Ambre gris.

Origine :
L'ambre gris est une concrétion intestinale du cachalot, que l'on récolte à la surface de la mer.

Emplois usuels :
Ce remède est surtout prescrit chez les personnes âgées affaiblies, sensibles au froid, dont les fonctions sont ralenties. Il est également utile à la suite de certains échecs professionnels ou problèmes personnels (deuil…).

À QUI CONVIENT CE REMÈDE ?

Personnalité et comportement

Bileuse et impressionnable, la personne est souvent mal à l'aise en compagnie, ayant vite l'impression d'être jugée. La conversation la rend agitée, elle perd le fil de ses idées et a tendance à sauter d'un sujet à l'autre. Rêveuse, elle est aussi émotive : la musique peut la faire pleurer. Sa mémoire est parfois déficiente et sa compréhension peut devenir lente.

Troubles généraux

Engourdissement de tout le corps. Faiblesse le matin en se réveillant. Variations soudaines de la localisation des symptômes.

Variation des symptômes

• **Facteurs d'aggravation :** la chaleur, l'agitation, la présence d'autrui, le grand âge, la musique.

• **Facteurs d'amélioration :** l'air frais, l'exercice léger en plein air, le fait de se coucher sur la partie douloureuse.

Troubles locaux

• **La tête.** Douleur déchirante dans la moitié supérieure de la tête, surtout au réveil.

• **Les yeux.** Vision diminuée, comme à travers un brouillard.

• **Les oreilles.** Baisse de l'audition.

• **La bouche.** Goût amer au réveil. Tiraillements dans les dents.

• **La gorge.** Difficulté à avaler due à la sensation que la gorge est écorchée et obstruée par un bouchon. Voix rauque due à l'accumulation de mucus.

• **L'appareil respiratoire.** Sensation d'oppression. Toux nerveuse et spasmodique venant du bas de la poitrine et coupant le souffle.

• **L'abdomen.** Sensation de froid.

• **L'estomac.** Aigreurs d'estomac. Éructations accompagnées d'une toux violente et spasmodique.

• **Les intestins.** Constipation chez l'enfant lorsqu'il ne peut pas s'isoler.

• **Les membres.** Bras lourds et engourdis. Les objets tombent des mains. Crampes dans les mains.

• **La peau.** Démangeaisons au bas du dos et près des organes génitaux.

• **Les vertiges.** Particulièrement chez les personnes âgées.

Ammonium carbonicum
(Am-c.)

Ce remède correspond à des personnes tout en retenue, tant sur le plan des manifestations physiques que psychiques.

Nom commun :
Carbonate d'ammonium, ou sel volatil d'Angleterre.
Origine :
Ce carbonate se prépare en chauffant du sulfate d'ammoniaque et de la craie.
Emplois usuels :
Ce remède est utile dans certains cas de troubles circulatoires liés à une baisse de la vitalité générale.

À QUI CONVIENT CE REMÈDE ?

Personnalité et comportement
L'individu est sombre, triste, souvent de mauvaise humeur et irritable. Il a tendance à ressasser des reproches à l'égard de son entourage et n'aime pas parler. S'il est plutôt actif, il est vite épuisé et se révèle très étourdi (il fait des fautes en parlant, en écrivant, en calculant, etc.). Il a une hypersensibilité de tous les sens et déteste l'eau. L'enfant *Ammonium carbonicum* est peu obéissant et refuse de se laver.

Troubles généraux
Périodes de grande faiblesse avec absence de réaction générale. Sensation de lourdeur de tous les organes. Le cœur et la circulation sont ralentis. Sensibilité à l'air froid.

Variation des symptômes
- **Facteurs d'aggravation :** le froid et l'humidité, entre 3 heures et 4 heures du matin, pendant les règles.
- **Facteurs d'amélioration :** la pression, se coucher sur la zone douloureuse.

Troubles locaux
- **Le visage.** Pâleur et traits boursouflés. Joues gonflées.
- **Les oreilles.** Hypersensibilité aux bruits forts, mais difficultés à entendre les sons normaux.
- **Le nez.** Rhume chronique avec nez bouché la nuit. Saignements de nez fréquents après les repas ou après s'être lavé.
- **La bouche.** Lèvres craquelées et brûlantes.
- **Le cœur et la circulation.** Palpitations au réveil, comme si le cœur allait éclater.
- **L'abdomen.** Contractions soudaines et douloureuses.
- **L'estomac.** Aigreurs d'estomac. Grand appétit et soif constante.
- **La peau.** Inflammation de la peau chez les personnes âgées. Eczéma au niveau des plis du corps.
- **Le sommeil.** Somnolence dans la journée. Cauchemars la nuit.
- **La fièvre.** Froid et transpiration.
- **Les vertiges.** Vertiges fréquents, avec sensation que l'environnement tourne dans un cercle.

Anacardium orientale
(Anac.)

Ce remède correspond à des personnes constamment tiraillées entre deux volontés contraires : on dit d'elles qu'elles portent un ange sur une épaule et le diable sur l'autre !

Nom commun :
Anacarde d'Orient.
Origine :
L'anacarde d'Orient, de la famille des Thérébinthacées, est un arbre des vieilles forêts de l'Inde. C'est à partir du fruit, en forme de cœur d'oiseau, que l'on prépare le remède.
Emplois usuels :
Anacardium orientale est prescrit pour traiter les traumatismes des tendons. Il est également précieux en cas de surmenage intellectuel, si les autres symptômes correspondent bien à ceux caractérisant ce remède.

À QUI CONVIENT CE REMÈDE ?

Personnalité et comportement
La personne a l'impression d'abriter deux individualités qui s'opposent, l'une voulant ce que l'autre refuse. Cette dualité entraîne des impulsions contraires, se manifestant par une indécision, un manque de confiance en soi, une distraction et un surmenage psychique. L'individu est parfois irritable et coléreux, la moindre offense pouvant alors provoquer des propos injurieux.

Troubles généraux
Symptômes intermittents par vagues de quelques jours, évoluant de droite à gauche et du dedans vers le dehors. Quelquefois, sensation de bouchon bloqué dans différentes parties du corps. Tremblements au moindre effort, surtout aux genoux et aux bras. Faiblesse obligeant à s'asseoir ou à se coucher, ou, au contraire, forte agitation avec impossibilité de tenir en place. Sensibilité aux courants d'air.

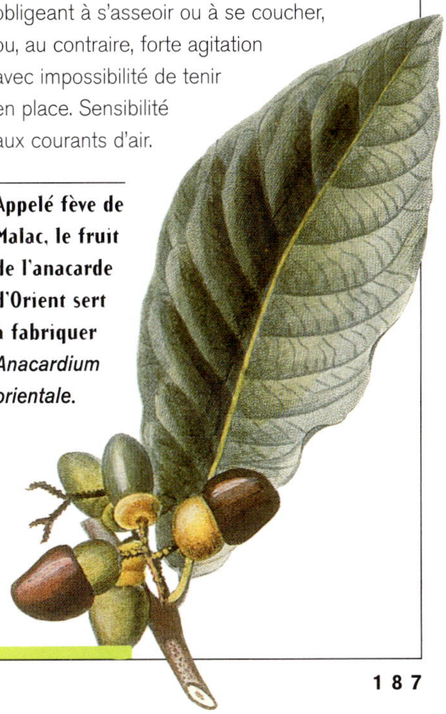

Appelé fève de Malac, le fruit de l'anacarde d'Orient sert à fabriquer *Anacardium orientale*.

Variation des symptômes

- **Facteurs d'aggravation :** le froid, les courants d'air, le travail intellectuel, la colère, les émotions, la peur, le mouvement.
- **Facteurs d'amélioration :** la chaleur, le fait de manger.

Troubles locaux

- **La tête.** Maux de tête d'origine gastrique ou nerveuse.
- **Le visage.** Pâleur, yeux enfoncés et cernes bleutés.
- **Les oreilles.** Pression contre le tympan. Mauvaise audition.
- **Le nez.** Odorat perturbé par des illusions olfactives.
- **La bouche.** Langue blanche et gonflée, gênant la parole. Salivation importante. Mauvaise haleine.
- **L'appareil respiratoire.** Crises d'asthme. Toux provoquée par la colère.
- **Le cœur.** Perception des battements dans les vaisseaux sanguins.
- **L'estomac.** Sensation de creux dans l'estomac. Digestion pénible, avec éructations, nausées, vomissements et hoquet.
- **Les intestins.** Fausse envie d'aller à la selle. Impression d'avoir un bouchon dans le rectum. Démangeaisons et suintements anaux.
- **La peau.** Eczéma, surtout au niveau du visage. Peau parfois insensible.
- **La fièvre.** Sensation de chaleur interne de la partie supérieure du corps et pieds froids.

Antimonium crudum (Ant-c.)

Ce remède correspond à des personnes qui présentent simultanément une perturbation psychologique, des troubles de la peau et des problèmes digestifs.

Nom commun :
Antimoine cru, ou sulfure noir d'antimoine.

Origine :
Il s'agit du trisulfure d'antimoine ou stibine. Son utilisation comme remède remonte à la plus haute antiquité, mais c'est surtout Paracelse qui le mit en valeur.

Emplois usuels :
Antimonium crudum peut être pris pour faciliter la digestion à la suite d'un repas trop copieux.

À QUI CONVIENT CE REMÈDE ?

Personnalité et comportement

Cet individu est un grand sentimental, qui rêve d'un amour idéal. Son avenir l'angoisse, au point qu'il peut parfois songer au suicide. Il n'aime pas être touché ou regardé. Il est méfiant, facilement agacé et se vexe sans raison.

Troubles généraux

Tendance à manger énormément et n'importe quoi, ce qui entraîne des troubles digestifs et un poids excessif. Difficultés à supporter la chaleur radiante du soleil ou d'un chauffage. Somnolence. Fragilité des muqueuses, entraînant la formation de fissures aux coins des yeux, de la bouche ou sur les narines. Forte tendance à produire beaucoup de corne sur les mains et les pieds.

Variation des symptômes

- **Facteurs d'aggravation :** le froid et l'humidité froide, la chaleur excessive, les trop bons repas, l'abus d'alcool.
- **Facteurs d'amélioration :** un bain chaud, le grand air, le repos.

Préférences alimentaires

Désir d'aliments acides (vinaigre, cornichons, etc.), de concombre.

Troubles locaux

- **La tête.** Maux de tête violents.
- **Le visage.** Visage congestionné après avoir mangé.
- **Le nez.** Narines gercées et croûteuses. Saignements de nez. Eczéma au niveau des narines.
- **La bouche.** Gerçures au coin des lèvres. Langue chargée d'un enduit blanc.
- **La gorge.** Mucus épais et jaune. Inflammation du larynx à l'origine d'une voix rauque et éraillée. Spasmes comme si la gorge contenait un bouchon qui se rétrécit et s'élargit alternativement
- **L'appareil respiratoire.** Respiration profonde, avec des soupirs. Toux en entrant dans une pièce trop chauffée.
- **Le cœur et la circulation.** Palpitations violentes.
- **L'abdomen.** Douleurs tranchantes et impression de gonflement de l'abdomen.
- **L'estomac.** Douleurs spasmodiques et brûlantes. Renvois fréquents, nausées, vomissement de mucus et de bile. Sensation d'oppression venant de l'estomac. Digestion perturbée par des repas trop copieux.
- **Les intestins.** Diarrhée alternant avec la constipation. Difficultés à évacuer les gaz. Suintement anal.

À l'état naturel, l'antimoine cru est noir, sans odeur ni saveur.

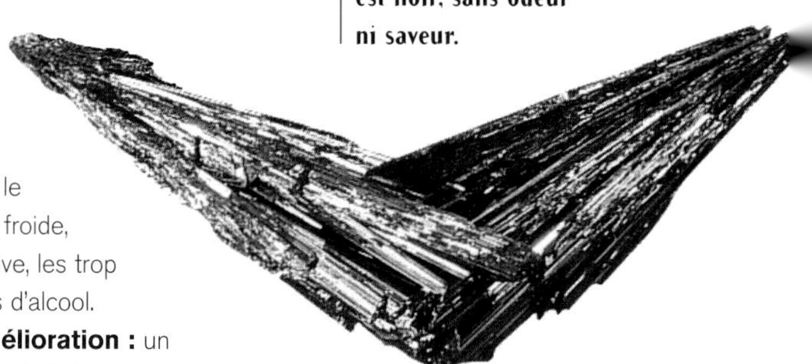

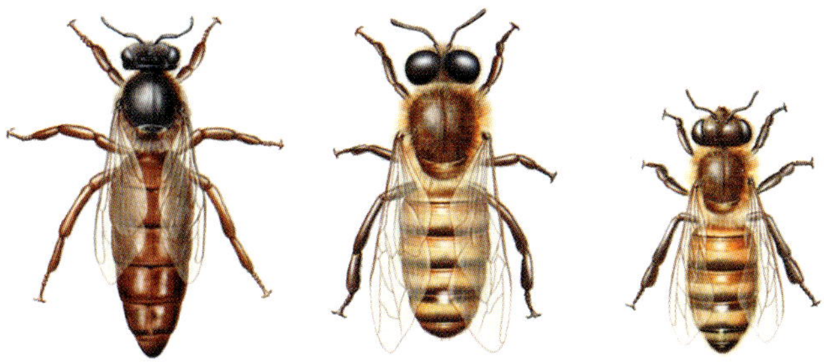

Apis mellifica **est préparé à partir de l'abeille entière, tandis que** *Apisinum* **ou** *Apium virus* **est tiré du seul venin.**

• **Les membres.** Arthrose des doigts. Pieds très sensibles. Ongles cassants et décolorés.
• **La peau.** Lésions fréquentes de type eczéma, urticaire, crevasses, verrues, etc. Formation de corne épaisse sur les pieds (cors, durillons) et sur les mains.
• **La fièvre.** Frissons, même dans une pièce chaude.

Antimonium tartaricum (Ant-t.)

Ce remède est surtout indiqué pour traiter certains troubles respiratoires accompagnés d'une importante accumulation de mucosités.

Nom commun :
Émétique.
Origine :
C'est un tartre double d'antimoine et de potasse qui se présente sous forme de cristaux incolores, tranparents, sans odeur, de saveur âcre très désagréable.
Emplois usuels :
Ce remède traite certains troubles respiratoires avec accumulation de mucosités dans les bronches et les poumons. Ce type de symptômes touche notamment les bébés et les personnes âgées.

À QUI CONVIENT CE REMÈDE ?

Personnalité et comportement
Lorsqu'elle est malade, la personne est très abattue, voire somnolente, et irritable. Elle se plaint beaucoup et refuse d'être examinée ou touchée. L'enfant refuse qu'on le laisse seul.

Troubles généraux
Fréquentes infections des voies respiratoires, avec peu d'expectoration. Contractures des muscles. Frissons. Tremblements touchant surtout la tête et les mains. Coloration bleutée de la peau (cyanose).

Variation des symptômes
• **Facteurs d'aggravation :** la chaleur sous toutes ses formes, la colère, la position couchée.
• **Facteurs d'amélioration :** l'air froid, la position debout, l'expectoration.

Préférences alimentaires
Désir d'aliments acides, de fruits et d'eau fraîche par petites gorgées.

Troubles locaux
• **La tête.** Violents maux de tête apparaissant par vagues successives.
• **Le visage.** Teint pâle. Peau moite et froide. Tremblement de la mâchoire et du menton. Expression désespérée.
• **Le nez.** Narines dilatées ou battements des ailes du nez.
• **L'appareil respiratoire.** Sifflements et râles provenant du larynx et des bronches. Ronflement en respirant ou en toussant. Respiration rapide et courte (halètement) avec suffocation. Difficultés à expectorer les mucosités. Sensation d'oppression. Toux rauque et grasse suivie de bâillements ou de vomissements. Pneumopathies fréquentes.
Chez l'enfant, toux due à la colère.
• **L'estomac.** Nausées, haut-le-cœur et vomissements après les repas et en toussant. Somnolence et sensation d'évanouissement après des vomissements importants.
• **Les membres.** Jambes gonflées.

Apis mellifica (Apis)

Ce remède est prescrit pour traiter certains œdèmes de la peau ou des muqueuses, si les manifestations caractéristiques décrites ici sont présentes.

Nom commun :
Abeille.
Origine :
Il existe deux remèdes tirés de l'abeille, dont *Apis mellifica*, préparé à partir de l'abeille entière.
Emplois usuels :
Lorsque les symptômes caractéristiques de ce remède sont bien présents, *Apis mellifica* est prescrit pour soigner les lésions dues à des piqûres d'insectes, les plaies par objet pointu (couteau, écharde, etc.) et certains traumatismes des doigts. Très utile en cas d'œdème de Quincke (en attendant le médecin).

À QUI CONVIENT CE REMÈDE ?

Personnalité et comportement
La personne peut être soit apathique, soit agitée et très active. Elle est maladroite, distraite, incapable de se concentrer et change sans cesse d'occupation. Elle peut être facilement

jalouse. Elle a tendance à se dire en bonne forme alors qu'elle est très malade.

Troubles généraux

Œdèmes au niveau de la peau et des muqueuses. Les douleurs sont brûlantes et font penser à de violentes piqûres. Difficultés à supporter la chaleur. Sensibilité au moindre effleurement, avec sensation de meurtrissure. Tremblements et engourdissements. Les symptômes évoluent rapidement et touchent plutôt le côté droit.

Variation des symptômes

- **Facteurs d'aggravation :** la chaleur, le matin et la nuit, les pièces fermées, le fait d'être touché, les boissons chaudes.
- **Facteurs d'amélioration :** l'air froid, le fait d'être découvert, la pression sur la zone douloureuse.

Préférences alimentaires

Désir de lait. Absence de soif même quand il fait chaud ou en cas de fièvre.

Troubles locaux

- **Le visage.** Traits boursouflés.
- **Les yeux.** Douleurs perçantes soudaines. Inflammation des conjonctives (conjonctivite) et des paupières, qui sont gonflées. Larmoiement brûlant et abondant. Orgelets sur les paupières. Sensibilité à la lumière.
- **Les oreilles.** Douleurs avec rougeur et gonflement.
- **Le nez.** Rougeur et gonflement douloureux lors d'un rhume.
- **La gorge.** Gorge gonflée, serrée et douloureuse en avalant, comme si une arête coincée gênait la déglutition. Amygdales gonflées et rouges. Larynx douloureux.
- **L'appareil respiratoire.** Respiration oppressante et haletante avec impression de suffoquer.
- **Le cœur et la circulation.** Palpitations violentes.
- **L'abdomen.** Sensibilité au toucher.
- **L'estomac.** Brûlures acides. Crampes d'estomac suivies de vomissement et de diarrhée.
- **Les intestins.** Anus à vif et impression qu'il reste ouvert. Diarrhées nauséabondes involontaires.
- **L'appareil urinaire.** Brûlures pendant la miction.
- **L'appareil génital féminin.** Brûlures piquantes dans la région des ovaires. Prédisposition aux kystes ovariens du côté droit.
- **Le dos.** Faiblesse et douleur au bas de la colonne dorsale.
- **Les membres.** Engourdissement général. Membres froids. Mains bleutées.
- **La peau.** Sécheresse et sensation de meutrissure. Urticaire ressemblant à des piqûres d'abeille (avec œdème, peau brillante et rosée) et fortes démangeaisons la nuit.
- **Le sommeil.** Bâillements fréquents. Tendance à beaucoup dormir, avec un sommeil agité.
- **La fièvre.** Fièvre intermittente. La personne peut être brûlante d'un côté et froide de l'autre.

Argentum metallicum (Arg-m.)

Ce remède est particulièrement approprié pour traiter certaines atteintes des articulations et des ligaments. Par ailleurs, il est utile dans les inflammations des cordes vocales.

Nom commun :
Argent.
Origine :
Disséminé sur toute la surface du globe, l'argent est un métal très blanc, brillant, inaltérable et très ductile, rarement présent à l'état pur.

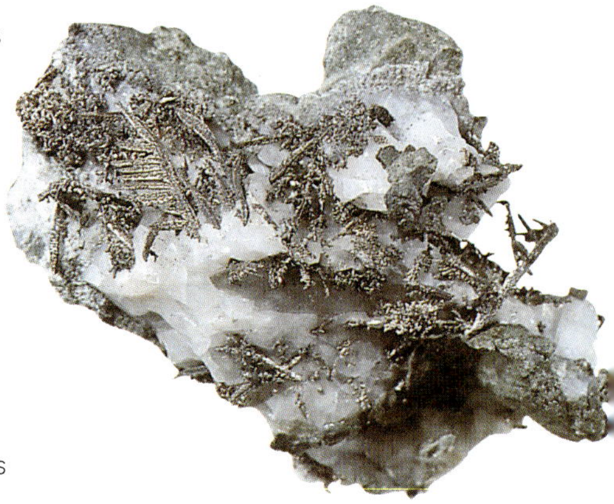

Avec l'or et le cuivre, l'argent est l'un des métaux les plus anciennement connus. Il est utilisé pour la fabrication d'*Argentum metallicum*.

Emplois usuels :
Argentum metallicum agit sur les articulations, les os, les cartilages et les ligaments fragilisés par des troubles de la microcirculation. Il est également efficace dans certaines laryngites et extinctions de voix (chez les chanteurs et les enseignants, par exemple).

À QUI CONVIENT CE REMÈDE ?

Personnalité et comportement

La personne *Argentum metallicum* a souvent l'impression d'être obligée de se presser et de s'agiter, alors qu'elle aspire à un idéal de sérénité et de paix. Plutôt gaie, elle est volontiers bavarde mais peut aussi être distraite et peu concentrée.

Troubles généraux

Sécrétions épaisses des muqueuses. Durcissement des tissus, particulièrement des cartilages. Contractions musculaires. Difficultés respiratoires. Situées plutôt du côté gauche, les douleurs se manifestent brusquement, s'aggravent progressivement, puis cessent brutalement. Impression d'écorchure douloureuse.

Variation des symptômes

• **Facteurs d'aggravation :** une pièce chaude, le surmenage vocal, l'effort intellectuel, de 12 heures à 13 heures.
• **Facteurs d'amélioration :** le grand air, le mouvement, le café.

Troubles locaux

• **Le visage.** Teint pâle ou jaunâtre.
• **Les yeux.** Conjonctivite purulente. Baisses fugaces de la vision.
• **Le nez.** Rhumes épuisants accompagnés d'éternuements.
• **La gorge.** Mucosités abondantes. Douleurs au niveau du larynx en toussant. Altération du timbre de la voix, extinction de voix parfois. Inflammation des cordes vocales chez les chanteurs.
• **L'appareil respiratoire.** Le rire provoque l'apparition de mucosités et déclenche la toux.
• **L'estomac.** Brûlures et aigreurs d'estomac. Appétit excessif, même quand l'estomac est plein.
• **L'appareil génital masculin.** Prédisposition à certaines infections de l'urètre.
• **L'appareil génital féminin.** Prédisposition au prolapsus.

Arum triphyllum (Arum-t.)

Ce remède agit principalement sur les muqueuses de la bouche, de la gorge et du larynx, lorsque des écoulements âcres sont à l'origine de douleurs brûlantes semblables à des écorchures.

Nom commun :
Navet indien, encore appelé gouet à trois feuilles.
Origine :
Cette plante herbacée vivace de Virginie appartient à la famille des Aracées. La teinture-mère est préparée avec les racines fraîches.
Emplois usuels :
Arum triphyllum est prescrit en cas d'inflammation aiguë de la muqueuse buccale (stomatite) ou de la langue (glossite).

À QUI CONVIENT CE REMÈDE ?

Personnalité et comportement

La personne est caractérisée par une nervosité extrême, qui se traduit par des manies (mâchonnement des lèvres et des doigts, ongles rongés, etc.) et par un sommeil agité. Les enfants ont tendance à se curer le nez continuellement.

Troubles généraux

Inflammation douloureuse, brûlante et irritante des muqueuses, avec destruction des tissus. Douleurs fulgurantes par saccades. Démangeaisons violentes, imposant de se gratter malgré l'irritation et la douleur. Chez les enfants, périodes de perte d'appétit et convulsions pendant la dentition.

Variation des symptômes

• **Facteurs d'aggravation :** le froid humide, le fait de parler ou de forcer sur la voix.

Troubles locaux

• **La tête.** Douleurs au niveau du front et des tempes. L'enfant enfouit sa tête dans l'oreiller.
• **Le visage.** Peau et lèvres brûlantes, comme gercées par un vent froid, surtout le matin. Coins de la bouche fendillés et douloureux.
• **Le nez.** Écoulement continuel irritant le nez, surtout du côté gauche. Nez bouché, obligeant à respirer par la bouche.
• **La bouche.** Palais et muqueuses à vif et brûlants. Langue rouge et craquelée, comme si elle avait été brûlée, avec papilles saillantes, rendant l'élocution difficile. Aphtes. Mauvaise haleine. Refus de manger ou de boire à cause des douleurs dans la bouche et la gorge.
• **La gorge.** Gorge à vif, sèche et gonflée, avec sensation de resserrement.
• **L'appareil respiratoire.** Toux sèche, redoutée par le patient tant elle est douloureuse.
• **La peau.** Peau à vif, particulièrement après une maladie éruptive (rougeole, varicelle, etc.). Desquamation importante.

Arundo mauritanica (Arund.)

Ce médicament est adapté au traitement de certains états allergiques, particulièrement au rhume des foins.

Nom commun :
Roseau de Mauritanie.
Origine :
Le roseau de Mauritanie est une plante vivace de la famille des Graminées.
Emplois usuels :
Arundo mauritanica est indiqué en cas de rhume caractéristique du remède.

Les racines du navet indien servent à fabriquer *Arum triphyllum*.

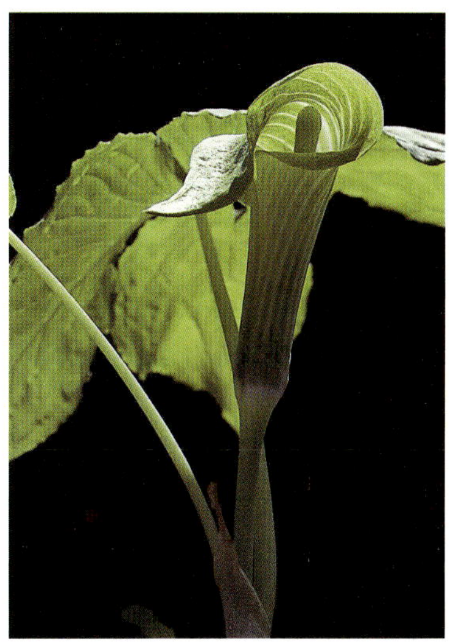

À QUI CONVIENT CE REMÈDE ?

Troubles généraux
Démangeaisons et picotements en différents endroits du corps (tête et visage, front, autour et dans les yeux, narines, intérieur du nez, oreilles, palais, gorge, mamelons, clavicules, reins et vulve). Prédisposition aux rhumes se caractérisant par un écoulement liquide suivi d'un mucus compact, par des éternuements et une forte salivation. Diarrhée constante chez certains bébés nourris au sein ou qui font leurs dents.

Variation des symptômes
- **Facteurs d'aggravation :** la nuit, le fait d'être assis.
- **Facteur d'amélioration :** le mouvement à l'air frais.

Troubles locaux
- **Le cœur et la circulation.** Accès de palpitations liés à une grande excitation psychique.
- **L'estomac.** Aérophagie importante avec contractions spasmodiques de l'estomac et de l'œsophage, accompagnées d'un cheminement des aliments du bas vers le haut (péristaltisme digestif inversé). De ce fait, déglutitions fréquentes par crainte que tout le contenu de l'estomac ne jaillisse par la bouche.
- **L'allaitement.** Production insuffisante de lait.

Asa foetida
(Asaf.)

Ce médicament est surtout connu pour son action sur une certaine forme de spasmes de l'estomac et de l'œsophage accompagnés d'une aérophagie importante.

Nom commun :
Ase fétide.
Origine :
L'ase fétide, dont l'odeur est repoussante, est un produit de sécrétion d'une herbe des régions désertiques d'Asie, *Ferula asa foetida*, de la famille des Ombellifères.
Emplois usuels :
Asa foetida est prescrit dans certains cas d'ulcères cutanés caractéristiques.

À QUI CONVIENT CE REMÈDE ?

Troubles généraux
Ulcérations profondes de la peau et parfois des os. Douleurs profondes irradiant vers l'extérieur. Sentiment de lourdeur générale. Ganglions durs, gonflés, chauds et battants accompagnés d'élancements douloureux. Sensibilité à la douleur.

Aurum metallicum
(Aur.)

Ce remède correspond à des personnes peu sûres de leur valeur, ayant tendance à se sentir coupables et à s'autodétruire tant sur le plan physique que sur le plan psychique.

Nom commun :
Or.
Origine :
Métal précieux, largement dispersé à l'état naturel mais généralement en proportions assez faibles. C'est le plus malléable et le plus ductile de tous les métaux. Il est inaltérable à l'air.
Emplois usuels :
Aurum metallicum peut être indiqué chez les personnes ayant subi une grande déception, sentimentale par exemple, qu'elles n'arrivent pas à surmonter.

À QUI CONVIENT CE REMÈDE ?

Personnalité et comportement
La personne n'a pas confiance en elle : elle a fréquement l'impression de mal faire et d'être inutile. Profondément triste, elle se sent souvent abandonnée, comme si elle avait perdu l'affection de ses amis. Elle sourit ou rit nerveusement et se révèle agressive à la moindre contradiction. Fière et susceptible, elle peut être ambitieuse et travailleuse. Elle est très sensible au bruit et à la douleur, elle craint la mort mais a parfois des idées de suicide.

Troubles généraux
Inflammation des os, douloureuse la nuit. Douleurs évoquant des meurtrissures ou des tiraillements.

Variation des symptômes
- **Facteurs d'aggravation :** le froid, la nuit, le repos, le travail intellectuel.
- **Facteurs d'amélioration :** l'air frais, la musique.

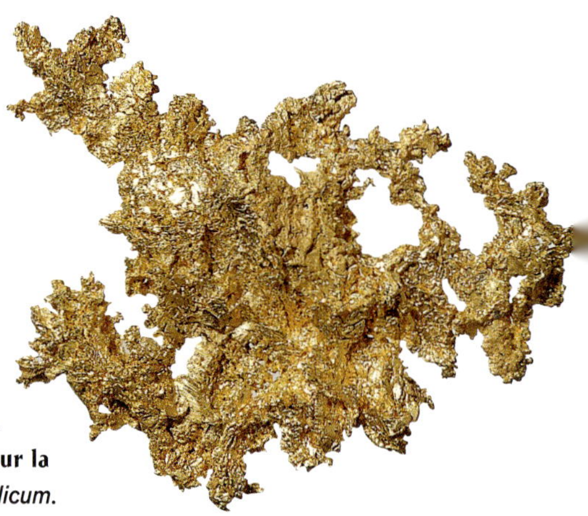

L'Afrique du Sud et la Russie sont les deux principaux producteurs d'or. Ce métal est utilisé pour la fabrication d'*Aurum metallicum*.

Préférences alimentaires

Désir de pain, de friandises, de lait, de café, d'alcool. Aversion pour la viande.

Troubles locaux

- **La tête.** Sensation de chaleur en cas de travail intellectuel. Douleurs des os du crâne, surtout la nuit.
- **Le visage.** Douleurs des os de la face.
- **Les oreilles.** Prédisposition aux inflammations mastoïdiennes (mastoïdites).
- **Le nez.** Atteintes inflammatoires de la cloison nasale.
- **La bouche.** Abcès et ulcères des gencives. Douleurs dentaires aggravées par l'air froid. Déchaussement des dents.
- **La gorge.** Amygdales gonflées et rouges. Inflammation et douleur des glandes salivaires (parotidites).
- **L'appareil respiratoire.** Respiration pénible en marchant au grand air ou la nuit. Crises d'asthme par temps humide.
- **Le cœur et la circulation.** La personne a parfois des problèmes cardiaques. Palpitations anxieuses l'obligeant à interrompre ses activités. Prédisposition à l'hypertension.
- **L'estomac.** Nausées associées à une soif et à un appétit intenses, ou à des maux de tête, et soulagées par des éructations.
- **L'intestin.** Diarrhées alternant avec de la constipation. Prolapsus du rectum pendant les selles. Chez l'enfant, hernie inguinale (saillie d'une partie de l'intestin par le canal inguinal).
- **La peau.** Aspect jaunâtre et taches brunes. Éruptions croûteuses et sèches. Verrues et ulcérations.
- **Le sommeil.** Somnolence juste après le dîner, puis réveil vers 4 heures du matin provoqué par des douleurs osseuses.
- **La fièvre.** Pouls faible et accéléré. Frissons le soir au lit. Transpiration abondante le matin, surtout au niveau de la région génitale.
- **Les vertiges.** Vertiges tournoyants améliorés en se mettant debout.

b

Badiaga
(Bad.)

Ce médicament agit particulièrement sur les glandes et les ganglions, sur les muscles et sur la peau.

Nom commun :
Éponge d'eau douce.
Origine :
L'éponge d'eau douce est un animal aquatique de l'embranchement des Spongiaires.
Emplois usuels :
Badiaga est utile pour traiter des cicatrices en relief (chéloïdes), souvent rougeâtres ou bleuâtres.

À QUI CONVIENT CE REMÈDE ?

Troubles généraux

Endolorissement des muscles et de la peau. Sensibilité au froid. Inflammation, gonflement et durcissement des ganglions et des glandes (thyroïde, seins, glande de Meibonius de l'œil). Parfois, problèmes d'obésité chez l'enfant. Troubles apparaissant souvent soudainement, et pouvant survenir à la suite d'une joie excessive.

Troubles locaux

- **L'appareil respiratoire.**
Inflammation de la trachée et des bronches avec fièvre, soif, rougeur du visage, éternuements, larmoiements. Toux grasse avec expectorations.

Baptisia tinctoria
(Bapt.)

Ce remède est prescrit pour lutter contre certains états infectieux, lorsque la personne est prostrée et présente des douleurs musculaires intenses. C'était autrefois un remède très utilisé contre la typhoïde.

Nom commun :
Variété d'indigo sauvage.
Origine :
L'indigotier est une plante herbacée de la famille des Légumineuses, très anciennement cultivée dans certains pays tropicaux (Inde, Afrique).
Emplois usuels :
Baptisia tinctoria est prescrit lors de certaines épidémies de grippe et chez les jeunes enfants souffrant d'une inflammation aiguë des muqueuses de l'intestin (entérite).

À QUI CONVIENT CE REMÈDE ?

Personnalité et comportement

Lorsqu'elle est malade, la personne est confuse, égarée, un peu délirante, comme après une intoxication. Elle a le sentiment que son corps est sans vie, alors que son esprit est agité. Elle se retourne sans cesse dans son lit comme pour vérifier que son corps n'est pas en morceaux.

Troubles généraux

Endolorissement et lourdeur musculaires : la personne ne supporte aucune pression (le lit ou le dossier d'une chaise semblent trop durs). Elle change sans cesse de position. Sécrétions et excrétions (selles, urine, transpiration, éructations) nauséabondes. Survenue brutale de vomissements, de diarrhée et de fièvre.

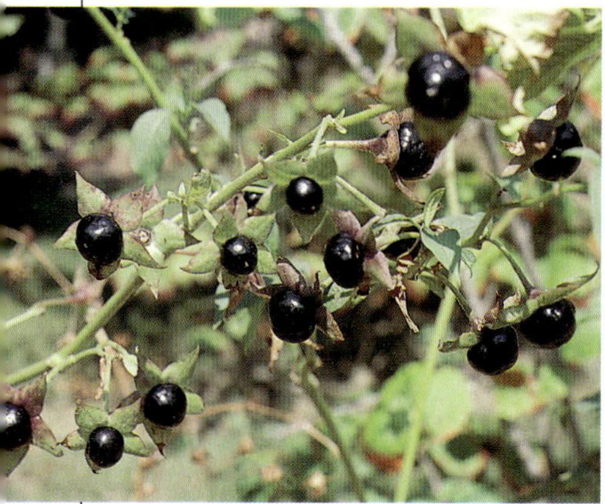

Le remède *Belladona* est fabriqué à partir d'une plante, la belladone, dont les baies sont extrêmement toxiques.

Variation des symptômes

• **Facteurs d'aggravation :** la chaleur humide, le sommeil, l'effort intellectuel.

• **Facteurs d'amélioration :** le grand air, le mouvement, le fait de boire.

Troubles locaux

• **La tête.** Sensation de lourdeur, d'engourdissement et d'endolorissement.

• **Le visage.** En cas de maladie, visage défait.

• **Les yeux.** Globes oculaires douloureux.

• **Le nez.** Illusion olfactive de cuir brûlé. Sensation de gonflement du nez.

• **La bouche.** Langue comme brûlée. Mauvaise haleine.

• **La gorge.** Angine non douloureuse. Sensation de brûlure du larynx, avec voix rauque ou extinction de voix.

• **L'appareil respiratoire.** Respiration difficile et asthmatique. Ronflement.

• **L'estomac.** Contraction de l'œsophage près de l'estomac, avec une impression d'aspiration.

• **Les intestins.** Douleurs intestinales fulgurantes. Selles épuisantes.

• **Le dos.** Courbatures.

• **Le sommeil.** Peur de s'endormir, par crainte de ne plus respirer.

• **La fièvre.** Chaleur, parfois associée à des frissons. Transpiration abondante.

Baryta carbonica
(Bar-c.)

Ce remède est surtout prescrit chez les jeunes enfants présentant un retard de développement et une forte sensibilité au froid. Il convient également aux personnes âgées souffrant de certains troubles vasculaires. De façon générale, *Baryta carbonica* convient aux individus ayant tendance à rechercher la protection d'autrui.

Nom commun :
Carbonate de baryum, ou withérite.
Origine :
Ce carbonate est obtenu en précipitant le chlorure ou le nitrate de baryum par une solution de carbonate alcalin.
Emplois usuels :
Baryta carbonica traite certaines infections répétées des amygdales, accompagnées de gonflements importants des ganglions.

À QUI CONVIENT CE REMÈDE ?

Personnalité et comportement

En période de déséquilibre, la personne est lente et présente des troubles de la mémoire, de la concentration et de l'apprentissage. Elle est indécise et timide, et se comporte même parfois comme un enfant, attachant trop d'importance à des broutilles. Méfiante, elle imagine facilement que les gens la critiquent. Elle est parfois triste, et peut devenir mélancolique lorsqu'elle s'éloigne de chez elle.

Troubles généraux

Sensibilité au froid : angines blanches fréquentes, parfois accompagnées d'une raideur du cou et de diarrhées. Grande fatigue chez les personnes âgées. Retard de croissance chez l'enfant.

Variation des symptômes

Facteurs d'aggravation : le froid humide, la compagnie.

Facteurs d'amélioration : la chaleur et les enveloppements chauds, la marche au grand air.

Troubles locaux

• **La tête.** Tension au niveau des tempes et du front. Perte prématurée des cheveux.

• **Le visage.** Pâleur. Visage froid.

• **Les yeux.** Difficultés à supporter la lumière. Prédisposition à la cataracte. Paupières granuleuses et collées présentant des nodules (chalazions).

• **Les oreilles.** Prédisposition aux otites. Craquements et bourdonnements d'oreilles. Grande sensibilité au bruit.

• **Le nez.** Rhume avec gonflement du nez et de la lèvre supérieure.

• **La bouche.** Langue engourdie chez les personnes âgées, gênant l'élocution.

• **La gorge.** Douleurs cuisantes ou piquantes en avalant, au niveau des amygdales, du pharynx et du larynx. Angines à répétition. Extinctions de voix fréquentes. Chez l'enfant, gonflement douloureux des amygdales et des ganglions cervicaux.

• **L'appareil respiratoire.** Toux sèche, spasmodique et suffocante. Bronchite chronique.

• **Le cœur et la circulation.** Fragilité artérielle.

• **L'abdomen.** Abdomen distendu et dur.

• **L'estomac.** Faim, mais refus de manger car l'absorption d'aliments provoque des spasmes de l'œsophage et des douleurs abdominales (la personne peut seulement avaler des liquides).

• **Les intestins.** Douleurs tranchantes.

• **L'appareil génital masculin.** Augmentation du volume de la prostate.

• **La peau.** Verrues, acné, grosseurs (lipomes, kystes). Les petites blessures s'ulcèrent vite.

Belladonna
(Bell.)

Au XVIe siècle, en Italie, les dames utilisaient le suc de cette plante toxique pour avoir un beau regard, car la belladone (de l'italien *bella donna*, belle dame) a la propriété de dilater les pupilles. Ce remède est souvent prescrit chez les enfants pour combattre les états inflammatoires aigus.

Nom commun :
Belladone.
Origine :
Cette plante vivace appartient à la famille des Solanacées. Elle pousse à l'état sauvage dans presque toute l'Europe. La teinture-mère est préparée à partir de la plante entière, récoltée en juin, au moment de la floraison.
Emplois usuels :
Avant la découverte des antibiotiques, la belladone était un des remèdes de la scarlatine. Aujourd'hui, on la prescrit dans certaines maladies aiguës provoquant un mal de tête violent, une forte fièvre.

À QUI CONVIENT CE REMÈDE ?

Personnalité et comportement
Lorsqu'il est malade, l'individu est excité, avec les sens et l'esprit en alerte. Il peut connaître des périodes de délire au cours desquelles il ignore son entourage et a l'impression que sa tête va éclater. Sa nervosité se traduit par des gestes violents et brusques (coups de pied et grincements de dents pendant le sommeil, agitation, etc.) d'autant plus impressionnants que sa force est décuplée. Il a souvent la phobie des chiens.

Troubles généraux
Quelle que soit l'affection en cause, on constate toujours une forte chaleur, des rougeurs, une douleur battante et un afflux de sang (état congestif) spécialement au niveau de la tête. Symptômes apparaissant et disparaissant brutalement. Yeux brillants. Sécrétions brûlantes et peu abondantes.

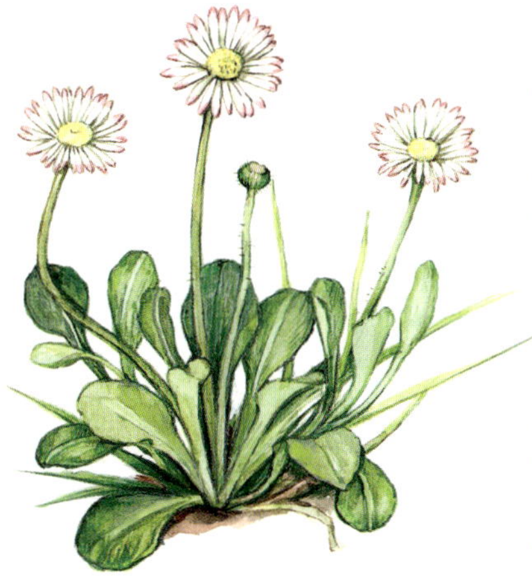

La pâquerette, très courante dans les prés et les pelouses, sert à fabriquer *Bellis perennis*.

Variation des symptômes
- **Facteurs d'aggravation :** les courants d'air au niveau de la tête, le fait d'être touché, le mouvement, après15 heures et après minuit.
- **Facteurs d'amélioration :** le fait de se pencher en arrière, d'être légèrement couvert, le repos au lit.

Troubles locaux
- **La tête.** Maux de tête battants, aggravés par la lumière, le bruit, les secousses ou la position couchée, et améliorés par les applications froides, l'obscurité ou le fait de serrer la tête. Douleurs intenses survenant brutalement et durant des heures.
- **Le visage.** Rougeur et chaleur. Douleurs au niveau des mâchoires.
- **Les yeux.** Douleurs de l'intérieur vers l'extérieur. Regard vague ou fixe. Pupilles dilatées, yeux brillants. Paupières gonflées.
- **Les oreilles.** Douleurs déchirantes. Gonflement inflammatoire de l'oreille.
- **Le nez.** Saignements de nez. Mauvaise odeur dans le nez en cas de rhume.
- **La gorge.** Déglutition difficile, comme si la gorge était trop étroite et à vif. Gorge rouge. Larynx enflammé, gonflé et rétréci. Voix rauque et sifflante. Impression d'étranglement.
- **L'appareil respiratoire.** Toux sèche. Gémissement à chaque inspiration.
- **L'abdomen.** Douleurs coupantes qui viennent et partent rapidement, et sont soulagées en se penchant en avant ou en arrière et en se couchant sur le ventre.
- **L'appareil génital féminin.** Règles en avance et abondantes.
- **Le dos.** Sensation de cassure dans la région lombaire.
- **Les membres.** Bras et jambes glacés.
- **La peau.** Peau rouge et brûlante.
- **Le sommeil.** Envie de dormir sans trouver le sommeil. Sursauts la nuit et rêves de chute.
- **La fièvre.** Tête brûlante, visage rouge et membres froids. Transpiration ou non. Confusion. Pouls rapide.

Bellis perennis
(Bell-p.)

Ce remède, qui agit sur les parois des vaisseaux sanguins, est recommandé en cas de blessure des tissus profonds ou après une opération chirurgicale importante. C'est le remède des travailleurs de force.

Nom commun :
Pâquerette vivace, ou pâquerette des prés.
Origine :
Cette plante herbacée vivace appartient à la famille des Astéracées ou Composées.

Emplois usuels :
Comme *Arnica, Bellis perennis* est un remède des traumatismes avec épanchement de sang. Il est indiqué en cas de contusions, d'ecchymoses ou dans les suites d'une intervention chirurgicale.

À QUI CONVIENT CE REMÈDE ?

Personnalité et comportement
Lorsqu'elle est malade, la personne se sent fatiguée et désire se coucher. L'environnement lui paraît confus.

Troubles généraux
État de grande fatigue après un surmenage physique. Troubles déclenchés par un refroidissement brutal (bain froid, boisson ou aliment glacés) alors que la personne a eu trop chaud. Congestions veineuses localisées et sensations d'endolorissement sont les maîtres mots de ce remède.

Variation des symptômes
- **Facteurs d'aggravation :** le fait d'être touché, un bain froid, le fait de se refroidir après avoir eu trop chaud.
- **Facteur d'amélioration :** le mouvement continu.

Troubles locaux
- **L'estomac.** Digestion douloureuse après avoir absorbé des boissons ou des aliments glacés alors qu'on a trop chaud.
- **Grossesse et accouchement.** Remède de suite de certains accouchements difficiles.
- **Le dos.** Douleurs occasionnées par de longs temps de transport. Chutes sur le coccyx.
- **Les membres.** Douleurs musculaires et articulaires après des efforts physiques trop importants.
- **La peau.** Bleus fréquents accompagnés d'un gonflement.
- **Les vertiges.** Vertiges chez les personnes âgées.

Berberis vulgaris
(Berb.)

Ce remède est prescrit pour traiter des problèmes liés aux reins, à l'appareil urinaire et à la vésicule biliaire. Il est également recommandé dans diverses affections liées à l'arthrite.

Nom commun :
Épine-vinette, ou vinettier.
Origine :
Cet arbrisseau épineux, commun dans les régions tempérées, appartient à la famille des Berbéridacées.
Emplois usuels :
Berberis vulgaris traite les symptômes de certaines coliques néphrétiques.

À QUI CONVIENT CE REMÈDE ?

Troubles généraux
Changements rapides des symptômes, tant dans leurs caractères que dans leur localisation. Douleurs cuisantes et piquantes, irradiant à partir d'un point, avec parfois des élancements dans tout le corps. Sécheresse des muqueuses.

Variation des symptômes
- **Facteurs d'aggravation :** le mouvement, les secousses, le fait de marcher d'un bon pas, pendant la miction.
- **Facteurs d'amélioration :** le grand air, après la miction.

Troubles locaux
- **Les intestins.** Prédisposition aux fistules anales, avec douleurs pointues.
- **L'appareil urinaire.** Douleurs dans les reins s'étendant le long des uretères jusqu'à la vessie et l'urètre, parfois jusqu'aux cuisses. Douleurs violentes au niveau des reins (colique néphrétique) du côté gauche.
- **Les membres.** Affection rhumatismale avec troubles urinaires.

Bismuthum
(Bism.)

Ce médicament agit essentiellement sur l'appareil digestif.

Nom commun :
Bismuth.
Origine :
C'est le sous-nitrate de bismuth lourd que l'on utilise en homéopathie. Il est préparé à partir du bismuth métallique.
Emplois usuels :
Ce remède est utile pour traiter certaines formes de gastro-entérite.

À QUI CONVIENT CE REMÈDE ?

Troubles généraux
Douleurs déchirantes, pinçantes, brûlantes au niveau des yeux, de la tête, de l'estomac, de l'abdomen et, chez

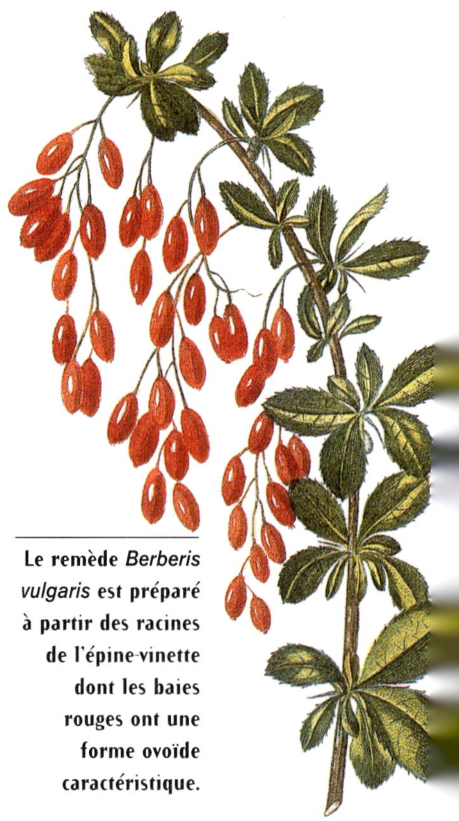

Le remède *Berberis vulgaris* est préparé à partir des racines de l'épine-vinette dont les baies rouges ont une forme ovoïde caractéristique.

l'homme, des testicules. Sensation de lourdeur, prostration. Flux de chaleur à la tête et à la poitrine.

Variation des symptômes

- **Facteur d'aggravation :** le fait de manger.

Troubles locaux

- **La tête.** Migraines accompagnant les maux d'estomac. Mal de tête qui s'étend jusqu'à la racine du nez.
- **L'estomac.** Brûlure et sensation de poids et d'inconfort. Douleurs violentes et soif importante. Désir intense de boissons fraîches, qui sont vomies dès qu'elles atteignent l'estomac ; la nourriture est retenue plus longtemps. Éructations d'air fréquentes et fétides. Vomissements.
- **Les intestins.** Gargouillements de gaz dans le côlon, rarement évacués, mais amélioration lorsque cela est le cas. Diarrhées indolores.

Borax veneta
(Bor.)

Ce remède est traditionnellement utilisé contre les affections des muqueuses, notamment celles de la bouche (aphtes, par exemple), mais il a également une action globale adaptée à la personnalité décrite ici.

Nom commun :
Borate de sodium.
Origine :
Ce sel existe à l'état naturel, mais on le prépare aussi en faisant agir du carbonate de soude sur de l'acide borique.
Emplois usuels :
Borax veneta est prescrit chez les bébés et les jeunes enfants en cas de problèmes de nutrition et lors des poussées dentaires.

À QUI CONVIENT CE REMÈDE ?

Personnalité et comportement

La personne est souvent nerveuse et anxieuse. Un rien l'effraie ou la fait sursauter, un bruit soudain, par exemple. Elle a la phobie des escaliers et des Escalator, car elle déteste les mouvements vers le bas (d'ailleurs ces bébés n'aiment pas être portés dans les escaliers, être bercés ou posés dans le lit). Très remuante, elle passe sans cesse d'une pièce à l'autre, d'un travail à l'autre. Elle craint les infections.

Troubles généraux

Fragilité des muqueuses (aphtes fréquents, sécrétions épaisses, brûlantes et irritantes). Douleurs tiraillantes et piquantes des tissus profonds ou entre les côtes. Agitation et tremblements du corps, surtout des mains, accompagnés de nausées et de faiblesse des genoux.

Variation des symptômes

- **Facteurs d'aggravation :** le mouvement vers le bas ou vers le haut, un bruit soudain.
- **Facteurs d'amélioration :** après 23 heures, la pression.

Troubles locaux

- **Les yeux.** Paupières enflammées. Cils se retournant vers l'intérieur.
- **La bouche.** Aphtes dans la bouche et sur la langue saignant facilement. Herpès autour de la bouche. Chez le bébé, inflammation de la bouche en cas d'allaitement (le bébé crie).
- **L'appareil respiratoire.** Nécessité de prendre de courtes inspirations, due à l'impression d'être continuellement hors d'haleine.
- **L'estomac.** Éructations et nausées. Le bébé refuse le lait maternel.
- **Les intestins.** Diarrhées provoquées par l'absorption de fruits. Chez l'enfant, selles molles et nauséabondes.
- **L'allaitement.** Douleurs dans le sein opposé à celui qui allaite.
- **La peau.** Plaies ayant tendance à suppurer. Peau ridée et sèche.

Bovista gigantea
(Bov.)

Ce remède a un effet marqué sur la peau et la circulation.

Nom commun :
Vesse-de-loup géante.
Origine :
La vesse-de-loup géante est un champignon qui fait partie des Basidiomycètes, de l'ordre des Gastréales.
Emplois usuels :
Ce remède est utilisé pour traiter certaines formes d'urticaire et d'herpès.

À QUI CONVIENT CE REMÈDE ?

Personnalité et comportement

La personne a tendance à tout lâcher, est maladroite en gestes comme en paroles.

Troubles généraux

Sensations diverses de gonflement (entre autres de la tête et du cœur). Sensibilité au toucher. Prédisposition aux saignements. Boursouflure généralisée de la peau (une pression sur la peau laisse une petite dépression). Relâchement des articulations.

Variation des symptômes

- **Facteurs d'aggravation :** avoir trop chaud, avant et pendant les règles.

Troubles locaux

- **Le visage.** Tendance à l'acné, gonflement de la lèvre supérieure.
- **Le nez.** Écoulements filandreux.
- **L'abdomen.** Colique qui s'améliore en mangeant.

• **Les intestins.** Diarrhée, surtout avant et pendant les règles.
• **La peau.** Urticaire lors d'une excitation ou d'une émotion forte. Diverses éruptions avec démangeaisons, suintement et croûtes épaisses. Transpiration axillaire à odeur d'oignon. Éruptions herpétiques, eczéma.

Bromium
(Brom.)

Ce remède agit particulièrement sur les affections du larynx et de la trachée et sur certains troubles glandulaires.

Nom commun :
Brome.
Origine :
Le brome est un métalloïde qui se présente sous la forme d'un liquide rouge-brun très volatil, d'odeur et de saveur très désagréables.
Emplois usuels :
Bromium est prescrit pour traiter certaines affections du larynx et de la trachée s'accompagnant de troubles respiratoires (impression de suffocation). Il est également utilisé en cas de gonflement et de durcissement anormaux des parotides (la principale glande salivaire), de la thyroïde, des ovaires, des seins et des testicules. Enfin, avec *Lycopodium* et *Podophyllum*, c'est l'un des remèdes les plus souvent indiqués contre les intoxications dues aux huîtres.

À QUI CONVIENT CE REMÈDE ?

Personnalité et comportement
Souvent, la personne ne se sent pas bien sans savoir pourquoi. Elle se désintéresse du quotidien, des contingences domestiques, et reste volontiers seule, assise à ne rien faire ni penser. Son humeur est souvent querelleuse.

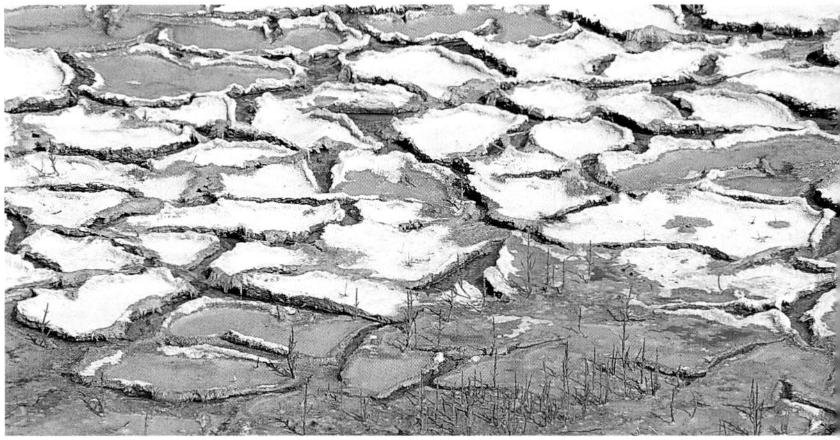

Troubles généraux
Sensibilité aux courants d'air. Les troubles peuvent survenir la nuit après une journée caniculaire ou après s'être confiné dans un lieu surchauffé. Fièvre rare. Sécrétions irritantes. Transpiration abondante. Dureté des tissus des glandes (glandes salivaires, glande thyroïde et ovaires, surtout).

Variation des symptômes
• **Facteurs d'aggravation :** la chaleur humide, l'air froid, les courants d'air, un bain froid, la poussière.
• **Facteurs d'amélioration :** les saignements de nez, le bord de mer (qui peut aussi être un facteur d'aggravation).

Troubles locaux
• **Le visage.** Impression qu'une toile d'araignée est posée sur le visage.
• **Le nez.** Narines irritées. Mouvements des ailes du nez. Nez bouché.
• **La bouche.** Lèvre supérieure irritée.
• **La gorge.** Prédisposition aux angines, surtout à gauche, avec gonflement des ganglions et mal de gorge comme une plaie. Larynx à vif provoquant une toux sèche. Sensation de suffocation due à la présence de mucosités dans le larynx et à la difficulté à expectorer. Voix rauque et profonde, extinction de voix. Dureté des ganglions. Glande salivaire (parotide) enflammée du côté gauche.
• **L'appareil respiratoire.** Impression de froid en inspirant. Toux en cas d'inspiration profonde ou de contact avec de la poussière.

Le brome, utilisé pour la fabrication de *Bromium*, existe à l'état de bromures métalliques dans l'eau de mer, dans certaines sources salées et dans les varechs.

C

Cactus grandiflorus
(Cact.)

Ce remède possède une action spécifique sur le cœur et les artères.

Nom commun :
Cactus à grandes fleurs, ou fleurs du Pérou.
Origine :
Récoltées en juillet, les fleurs et les jeunes tiges de cette plante grasse de la famille des Cactacées servent à préparer le remède.
Emplois usuels :
Cactus grandiflorus était autrefois prescrit chez les personnes souffrant d'angine de poitrine (angor), lorsque les symptômes caractéristiques étaient présents.

À QUI CONVIENT CE REMÈDE ?

Personnalité et comportement

L'individu est taciturne et irritable.
Il supporte parfois mal d'écouter les autres et n'aime pas être consolé.
Il est anxieux et triste, surtout le matin en se réveillant. Il est toujours en retard.
Il appréhende de souffrir un jour d'une maladie cardiaque.

Troubles généraux

Sensations localisées de constriction et de gonflement dans les organes dues à un afflux de sang (congestion).

Variation des symptômes

• **Facteurs d'aggravation :** le fait de se coucher sur le côté gauche, à 11 heures et à 23 heures, le mouvement.
• **Facteurs d'amélioration :** le grand air frais, le repos.

Troubles locaux

• **La tête.** Battements douloureux dès le matin, augmentant au fil de la journée, avec vomissements et intolérance à la lumière. Impression d'un poids sur le haut du crâne.
• **Le visage.** Traits gonflés et visage rouge.
• **La gorge.** Douleurs et sensation de resserrement.
• **L'appareil respiratoire.** Respiration oppressée, obligeant la personne à s'allonger en gardant le buste relevé. Prédisposition à l'asthme. Hoquets violents. Toux spasmodique.
• **Le cœur et la circulation.** Douleurs dans la région cardiaque soulagées lorsque la personne est couchée sur le dos un peu relevée. Sensation de resserrement (constriction comme si les mouvements du cœur étaient entravés).
• **Les intestins.** Sensations de resserrement.
• **L'appareil génital féminin.** Règles douloureuses contenant des caillots. Palpitations à l'approche des règles. Humeur triste avant et pendant les règles.
• **Les membres.** Mains et pieds gonflés.
• **La fièvre.** Variations de la température, avec élévation à 11 heures et 23 heures. Température en dessous de la normale.

Le cactus à grandes fleurs sert à la préparation de *Cactus grandiflorus.*

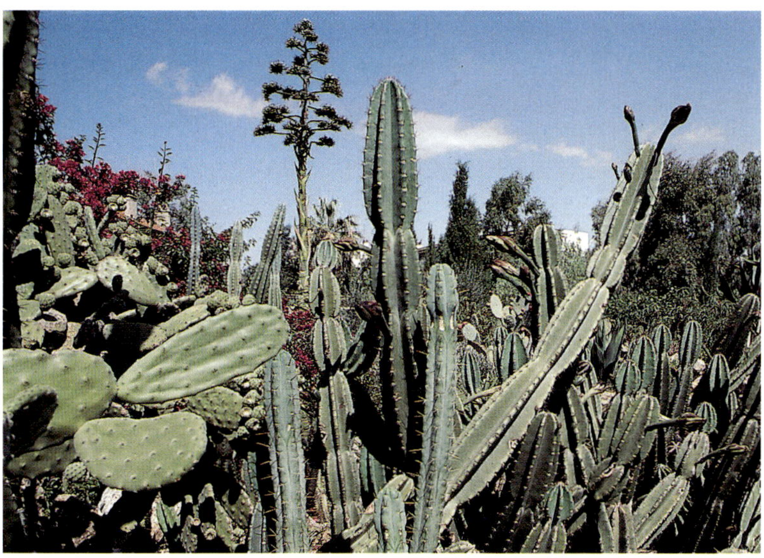

Cadmium sulfuratum (Cadm-s.)

Ce remède agit tout particulièrement sur certaines maladies de l'appareil digestif.

Nom commun :
Sulfure de cadmium.
Origine :
L'une des premières sources de cadmium, la greenockite est de couleur jaune, orange ou brun clair. On peut aussi préparer le sulfure de cadmium, qui se présente alors sous la forme d'un produit cristallin, de couleur jaune d'or ou orange.
Emplois usuels :
Cadmium sulfuratum est utilisé pour traiter certaines formes sévères de gastro-entérites dont les antibiotiques ne viennent pas à bout. Il était autrefois prescrit pour traiter la fièvre jaune et le choléra.

À QUI CONVIENT CE REMÈDE ?

Troubles généraux

Épuisement, extrême prostration, évanouissement en se levant. Froid et frissons même près du feu. Aggravation au moindre mouvement.

Troubles locaux

• **Le visage.** Traits tirés. Transpiration froide pendant les douleurs.
• **Les yeux.** Inflammation des paupières et de la conjonctive précédant l'apparition des troubles digestifs.
• **Le nez.** Tendance aux polypes.
• **L'estomac.** Intense brûlure de l'estomac et de l'œsophage. Nausées violentes. Vomissements noirâtres de matières acides. Éructations au goût salé et rance.
• **Les intestins.** Douleurs tranchantes.

Calcarea fluorica
(Calc-f.)

Ce remède agit sur les tissus profonds du corps dans de multiples affections, notamment osseuses.

Nom commun :
Fluorure de calcium.
Origine :
Ce sel existe à l'état naturel sous forme de cristaux appelés spath fluor ou fluorine. Dans le corps humain, on le trouve dans les os et l'émail des dents.
Emplois usuels :
Calcarea fluorica est indiqué dans des affections osseuses diverses, y compris en cas de fracture, pour accélérer la reconstruction des os.

À QUI CONVIENT CE REMÈDE ?

Personnalité et comportement
L'individu a tendance à ne considérer que le côté négatif des choses. Il craint la pauvreté.

Troubles généraux
Dureté des glandes avec tendance à la production de pus (suppuration). Dureté des parois veineuses (varices). Prédisposition à l'athérosclérose. Fragilité des os et prédisposition aux maladies osseuses. Raideur générale et sentiment de fatigue toute la journée.

Variation des symptômes
- **Facteurs d'aggravation :** le froid, les courants d'air, l'humidité, le début des mouvements.
- **Facteurs d'amélioration :** les applications chaudes, le mouvement continu.

Troubles locaux
- **Les oreilles.** Dépôts calcaires sur les tympans. Sclérose des osselets. Prédisposition aux otites.
- **La bouche.** Inflammation de l'os de la mâchoire inférieure. Fréquentes affections dentaires : déchaussements, dents qui se cassent ou s'émiettent, émail déficient.
- **Le cœur et la circulation.** Maladies valvulaires.
- **L'appareil génital masculin.** Épanchement de liquide dans les testicules (hydrocèle). Testicules durs.
- **L'appareil génital féminin.** Kystes au niveau des seins.
- **Le dos.** Lumbago chronique.
- **Les membres.** Fragilité osseuse. Durcissement des ligaments, des articulations et des tendons. Kystes au niveau de certaines articulations. Infection au niveau des doigts ou des orteils (panaris).
- **La peau.** Peau blanche, fissurée, sèche et dure. Verrues.

Calcarea sulfurica
(Calc-s.)

Ce remède est connu pour son action sur les muqueuses et la peau lorsqu'il y a une tendance marquée à la suppuration.

Nom commun :
Sulfate de calcium.
Origine :
Il s'agit du plâtre (forme hydratée du sulfate de calcium) ou du gypse naturel (forme bihydratée).
Emplois usuels :
Ce médicament traite certains abcès ou ulcères au long cours.

À QUI CONVIENT CE REMÈDE ?

Personnalité et comportement
La personne est parfois irritable et anxieuse, en particulier le soir ou la nuit. Elle a tendance à se plaindre de ne pas être vraiment comprise ou appréciée par les autres, et est souvent jalouse.

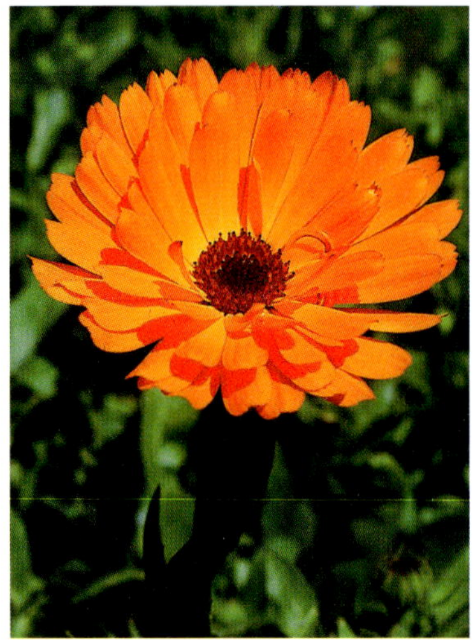

Le remède *Calendula officinalis* est fabriqué à partir des fleurs du souci des jardins.

Troubles généraux
Affections s'accompagnant de suppuration chronique. Tendance aux abcès, furoncles, fistules, ulcères, eczéma, avec inflammations ganglionnaires. Les plaies ont tendance à suppurer et ne cicatrisent pas. Le patient prend froid facilement, mais désire de l'air frais.

Variation des symptômes
- **Facteurs d'aggravation :** les courants d'air.
- **Facteurs d'amélioration :** le grand air, le fait de se baigner.

Préférences alimentaires
Désir d'aliments à la fois acides et salés, de fruits verts.

Troubles locaux
- **Le visage.** Tendance à l'acné purulente.
- **Les yeux.** Enflammés avec écoulement de pus jaune épais.
- **Les oreilles.** Otite chronique avec écoulements.
- **Le nez.** Sécrétions jaunâtres purulentes du côté droit.

• **L'appareil respiratoire.** Bronchite chronique, parfois accompagnée d'asthme.
• **Les intestins.** Abcès douloureux à l'anus.
• **Les membres.** Rhumatismes accompagnant une affection chronique de la peau. Démangeaison brûlante à la plante des pieds.

Calendula officinalis (Calen.)

Cette plante a de nombreuses propriétés, notamment antiseptiques, anti-inflammatoires et cicatrisantes.

Nom commun :
Souci des jardins.
Origine :
Cette plante appartient à la famille des Astéracées ou Composées. Elle fleurit sans discontinuer de l'été jusqu'en automne en donnant de magnifiques capitules orange vif. Le remède est préparé avec les extrémités fleuries.
Emplois usuels :
Calendula officinalis contribue à freiner ou à arrêter les saignements (propriété hémostatique) et favorise la reconstitution de la peau et du tissu conjonctif ainsi que la réparation osseuse. Il aide donc à la guérison des lésions ouvertes, profondes ou superficielles : crevasses, lacérations, brûlures, fistules, ulcères variqueux, interventions chirurgicales, déchirures obstétricales. En outre, *Calendula* aide à lutter contre les infections et la fièvre et est utile en cas d'état de choc après un traumatisme.

À QUI CONVIENT CE REMÈDE ?

Troubles généraux

Les lésions sont caractérisées par une inflammation, une production abondante de pus, des écoulements nauséabonds, une perte de substance (ulcération), un noircissement. Elles sont douloureuses au point de rendre la personne agitée et irritable. Elles s'accompagnent de signes généraux : pâleur, fièvre sans soif, frissons, état de choc, tétanie, courbatures, nausées. Les douleurs sont particulièrement violentes après la pose d'un pansement et quand la personne bouge.

Camphora officinalis (Camph.)

Outre son action de terrain sur certaines maladies chroniques, ce remède est également parfois prescrit par le médecin dans des situations d'urgence (état de choc, etc.).

Nom commun :
Camphre naturel.
Origine :
Cette substance aromatique est obtenue par la distillation de copeaux de bois de deux arbres de la famille des Lauracées : *Laurus camphora* et *Cinnamonum camphora*. Son odeur est forte et pénétrante.
Emplois usuels :
Camphora officinalis est prescrit au tout début d'un refroidissement avec frissons et éternuements.

À QUI CONVIENT CE REMÈDE ?

Personnalité et comportement

La personne se sent parfois isolée et abandonnée de tous dans un monde qu'elle juge froid et sans espoir. Très anxieuse et agitée, elle a tendance à s'accrocher aux autres par peur de rester seule. Lorsqu'elle est malade, tous ses sens peuvent s'émousser. Pour garder le contact avec son environnement, elle a tendance à se concentrer sur ses troubles.

Troubles généraux

Réactions physiques vives en cas de traumatisme : peau froide, visage pâle et lèvres livides, diarrhée, pouls faible, état de prostration, anxiété et épuisement. Corps glacé mais sentiment d'intense chaleur intérieure, ce qui fait que le patient refuse d'être couvert. Sécrétions difficiles, éruptions qui ne sortent pas. Prédisposition à la spasmophilie.

Variation des symptômes

• **Facteurs d'aggravation :** le froid, les courants d'air, la suppression d'un écoulement ou d'une éruption.
• **Facteurs d'amélioration :** les écoulements, la transpiration.

Le camphre, obtenu à partir de copeaux de *Laurus camphora* ou de *Cinnamonum camphora*, est utilisé pour la fabrication de *Camphora officinalis*.

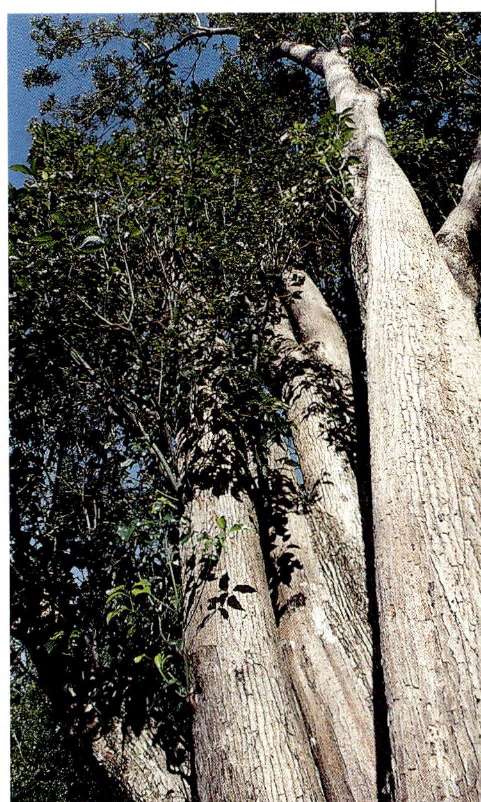

Troubles locaux

- **La tête.** Douleurs fulgurantes.
- **Le visage.** Expression hagarde et anxieuse. Tics nerveux. En alternance, pâleur et rougeur du visage.
- **Les yeux.** Regard fixe, pupilles dilatées ou contractées.
- **Le nez.** Saignements persistants. L'air inhalé semble froid.
- **La bouche.** Impression d'haleine glacée.
- **L'appareil respiratoire.** Impression de suffoquer. Sensation de froid et d'oppression dans la poitrine.
- **L'estomac.** Impression de froid puis de brûlures. Crampes d'estomac, nausées, vomissements, éructations.
- **Le dos.** Impression d'être glacé.
- **Les membres.** Froideur et engourdissement des membres. Tremblements des pieds et des mains lors des mouvements.
- **La peau.** Sensibilité au toucher. Peau froide, livide et sèche.
- **Le sommeil.** Insomnie avec membres glacés.
- **La fièvre.** Alternance rapide de chaleur et de froideur, suivie de prostration. Chair de poule et froid intense. Pâleur. Sensibilité aux courants d'air.
- **Les vertiges.** Tendance à chanceler, à s'évanouir, à ne plus rien ressentir.

Cantharis vesicatoria (Canth.)

Ce remède est traditionnellement prescrit pour traiter les inflammations aiguës de la vessie (cystites), mais il a bien d'autres indications.

Nom commun :
Cantharide.
Origine :
Vers la fin du printemps, on trouve cet insecte coléoptère sur les frênes, les troènes, les lilas ou les chèvrefeuilles dans le midi de la France, en Espagne et en Italie. Hippocrate le prescrivait pour soigner certaines affections. On utilise l'insecte entier pour la fabrication de ce remède.
Emplois usuels :
Outre son action sur les cystites, *Cantharis vesicatoria* est indiqué en cas de brûlure (en s'ébouillantant, par exemple). Son action est quasi immédiate et il permet à la peau de ne pas garder de cicatrices.

À QUI CONVIENT CE REMÈDE ?

Personnalité et comportement

Lorsqu'elle est malade, la personne est très agitée, crie et peut parfois délirer.

Troubles généraux

Inflammations aiguës violentes de localisation variable. Douleurs brûlantes et coupantes. Abcès des organes internes. Soif intense avec peur de boire.

Variation des symptômes

- **Facteurs d'aggravation :** le froid, le fait d'uriner, de boire, le café, le bruit, la vue de l'eau.
- **Facteurs d'amélioration :** la chaleur, les massages.

Troubles locaux

- **La tête.** Sensation d'ébullition.
- **Le visage.** Visage chaud et rouge. En cas de douleurs, expression désespérée avec le regard fixe et brillant.
- **La bouche.** Brûlure dans la bouche. Vésicules sur la langue, qui est gonflée et à vif sur les côtés.
- **La gorge.** Mucosités tenaces. Gorge gonflée et en feu. Aphtes. Déglutition difficile. Inflammation des amygdales.
- **L'estomac.** Brûlures d'estomac, haut-le-cœur, vomissement de bile et de mucosités. Inflammation chronique de la muqueuse de l'estomac (gastrite).
- **Les intestins.** Frissons et tremblements après les selles. Brûlures anales, et fausses envies.
- **L'appareil urinaire.** Douleurs violentes et brûlantes dans la zone des reins et de la vessie. Besoin permanent d'uriner, mais mictions très faibles (goutte à goutte) ou fausses envies.
- **L'appareil génital masculin.** Désir sexuel important.
- **L'appareil génital féminin.** Sensation de brûlure au niveau des ovaires. Règles douloureuses parfois accompagnées d'une incontinence urinaire. Règles en avance avec sensibilité des seins.
- **Le dos.** Contractures obligeant la personne à se plier en avant ou en arrière.
- **La peau.** Éruption de vésicules douloureuses au toucher. Lésions diverses fréquentes (ulcères, eczéma, anthrax, pityriasis, érysipèle).

Capsicum annuum (Caps.)

Ce remède traite des inflammations des muqueuses avec écoulement de pus, que l'on rencontre notamment chez les personnes dont l'énergie vitale est affaiblie.

Nom commun :
Piment des jardins, encore appelé poivre de Cayenne ou corail des jardins.
Origine :
Cette plante herbacée annuelle, originaire des Indes, appartient à la famille des Solanacées. Elle était déjà connue au temps de Pline, qui en fit mention. Le remède est préparé avec les capsules et les graines du piment arrivées à maturité.
Emplois usuels :
Capsicum annuum est utile pour traiter certaines otites aiguës de l'enfant.

À QUI CONVIENT CE REMÈDE ?

Personnalité et comportement
L'individu se considère comme une référence morale. Il aime son pays et les valeurs du passé. Il mène une vie assez routinière, évitant de s'éloigner de chez lui car il a vite le mal du pays. D'humeur changeante, il s'irrite souvent sans raison.

Troubles généraux
Inflammation des muqueuses avec rougeurs et sécrétions parfois sanguinolentes ou malodorantes. Sensation cuisante dans la gorge, comme après avoir absorbé du poivre. Prédisposition aux refroidissements.

Variation des symptômes
- **Facteurs d'aggravation :** le froid, les courants d'air même chauds, le fait de boire.
- **Facteurs d'amélioration :** la chaleur, le mouvement continu.

Préférences alimentaires
Désir de poivre et de café. Grande soif, mais boire entraîne des frissons.

Troubles locaux
- **La tête.** Douleurs comme si le cerveau allait éclater. Lorsqu'il tousse, l'enfant pleure et se tient la tête tant la douleur est forte.
- **Le visage.** Teint rouge mais visage parfois froid.
- **Les oreilles.** Inflammation de l'os situé derrière l'oreille (mastoïdite). Otites aiguës (avec parfois perforation du tympan) ou chroniques.
- **Le nez.** Mucus tenace au fond des narines le matin, qui oblige à des raclements.
- **La bouche.** Sensation de brûlure sur la pointe de la langue. Inflammation des muqueuses de la bouche (stomatite).

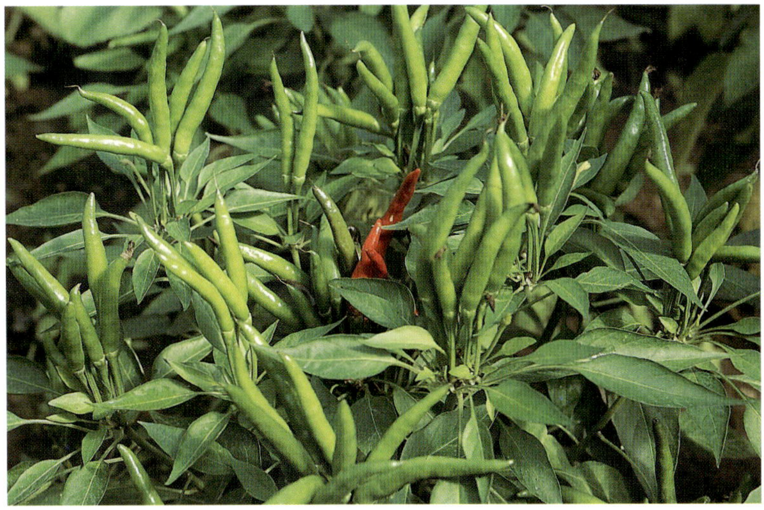

D'abord verts, les piments prennent une coloration rouge éclatante à maturité. Ils servent à fabriquer le remède *Capsicum annuum*.

- **La gorge.** Inflammation douloureuse et sèche, avec sensation de chaleur. Douleur en toussant, avec picotements au niveau du col de la vessie. Brûlures plus vives entre deux déglutitions.
- **L'appareil respiratoire.** Toux explosive avec expulsion d'air nauséabond et brûlant. Douleurs en différentes parties du corps en toussant.
- **L'abdomen.** Douleurs obligeant la personne à se plier en deux.
- **L'estomac.** Sensation d'aspiration de l'estomac vers le bas ou sensation de froid. Vomissements spasmodiques.
- **Les intestins.** Hémorroïdes douloureuses avec brûlures et fausses envies d'aller à la selle et d'uriner.
- **L'appareil urinaire.** Sensation de brûlure le long de l'urètre. Désir répété, mais sans succès, d'uriner.
- **Les membres.** Raideurs douloureuses des articulations en se mettant en mouvement.
- **La fièvre.** Frissons débutant entre les omoplates, avec soif intense, mais le fait de boire amène d'autres frissons. Fièvre à la suite d'une excitation.

Carbo animalis
(Carb-an.)

Ce remède agit surtout sur le système lymphatique et sur certaines muqueuses comme celles de l'estomac et de l'utérus.

Nom commun :
Charbon animal, ou noir animal.
Origine :
C'est Hahnemann qui étudia le premier ce médicament. Il le préparait en faisant brûler un morceau de cuir de bœuf épais, frais et non tanné, sur des charbons ardents. Une fois le charbon animal refroidi et pulvérisé, il préparait les trois premières dynamisations par trituration de la poudre.
Emplois usuels :
Carbo animalis est utile lors d'un épuisement excessif après certains efforts physiques, comme le port de lourdes charges, ou après un allaitement.

À QUI CONVIENT CE REMÈDE ?

Personnalité et comportement
L'individu a tendance à mal supporter la compagnie et à vouloir se retirer seul pour méditer ou réfléchir. C'est un grand nostalgique.

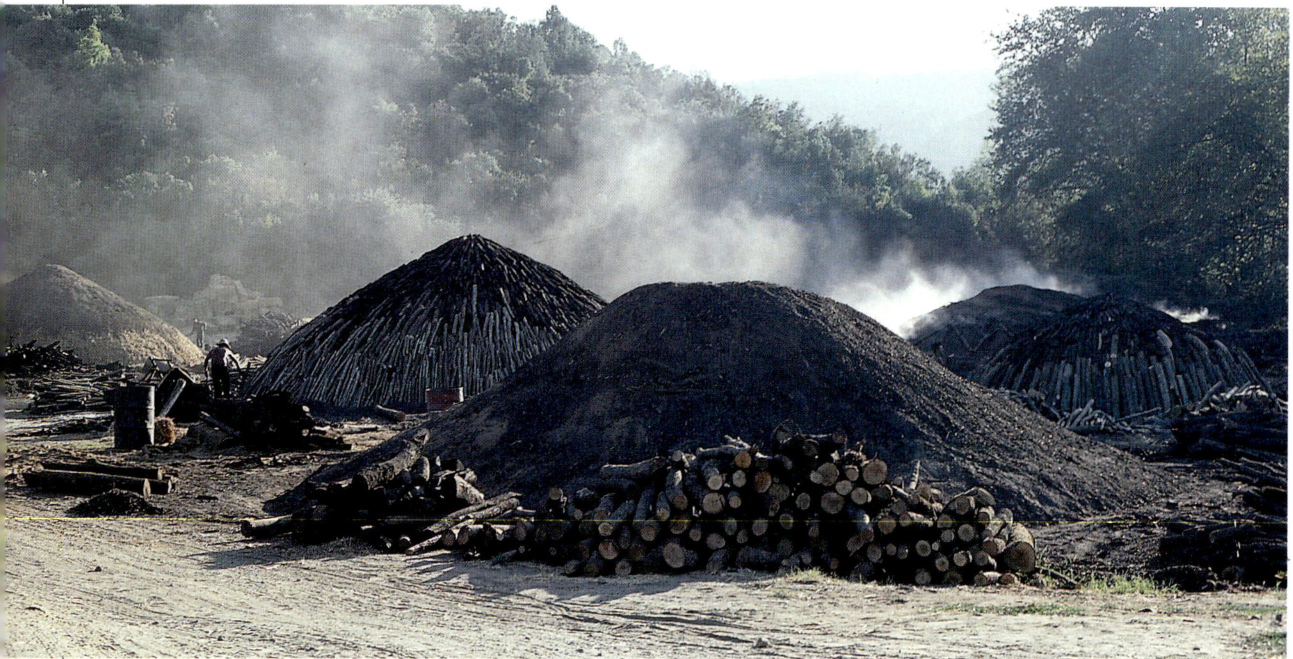

Carbo vegetabilis
(Carb-v.)

Le charbon de bois sert à la fabrication de *Carbo vegetabilis.*

Ce remède correspond à des personnes pleines de bonne volonté, mais plutôt lentes : elles ont besoin d'une motivation ou d'un coup de pouce pour passer à l'action.

Nom commun :
Charbon végétal officinal, ou charbon de bois.

Origine :
Le charbon de bois est préparé à partir de bois blancs (saule, bouleau, peuplier et surtout hêtre) que l'on fait brûler lentement dans des récipients couverts ou sous une bonne épaisseur de terre gazonnée.

Emplois usuels :
Carbo vegetabilis est prescrit après une maladie telle que la rougeole ou la grippe, lorsque le patient se remet difficilement. Il est également indiqué en cas d'épuisement consécutif à la perte de liquides vitaux (hémorragie, accouchement pénible). Par ailleurs, il peut être prescrit pour traiter certains cas d'aérophagie, ou encore d'aérocolie (gaz intestinaux).

À QUI CONVIENT CE REMÈDE ?

Personnalité et comportement
La personne a plutôt un rythme lent et se décourage facilement. Elle répond lentement aux questions, paraît timide, notamment en groupe. Une stimulation extérieure peut toutefois la sortir de cette torpeur et susciter en elle une énergie étonnante. Elle a du mal à se réveiller le matin, car elle se sent lourde et confuse. Elle a peur de se coucher le soir et de se retrouver seule dans son lit. L'individu est facilement effrayé, par exemple au crépuscule ou dans le noir. Son anxiété se traduit par une agitation, des tremblements et une sensation d'oppression.

Troubles généraux
Faiblesse et épuisement permanents. Frilosité et manque d'air au point d'avoir besoin d'être éventé. Engorgement du système veineux.

Variation des symptômes
• **Facteurs d'aggravation :** la chaleur, particulièrement dans une pièce, l'humi-

Troubles généraux
Ganglions enflammés, gonflés, indurés et douloureux. Grand manque d'énergie vitale. États de grande faiblesse, entre autres après la moindre perte de liquides organiques (règles, allaitement…). Affections en général souterraines et au long cours. Prédisposition aux refroidissements et aux entorses. Parties affectées souvent engourdies, comme endormies. Gonflements veineux.

Variation des symptômes
• **Facteurs d'aggravation :** l'air froid et sec, le fait de manger.

Troubles locaux
• **La tête.** Douleurs ressemblant à une tornade dans la tête, avec sensation qu'elle est en mille morceaux et qu'il faut la contenir.
• **Les oreilles.** Difficulté à percevoir d'où vient le son.
• **Le nez.** Saignements de nez le matin, précédés de vertige.
• **L'appareil génital féminin.** Affections du sein. Règles trop longues et fréquentes, suivies d'épuisement.
• **Le dos.** Douleurs brûlantes.
• **La peau.** Bleuâtre. Transpiration fétide la nuit, qui laisse des taches jaunes sur les vêtements.

dité, le froid glacial, la nourriture grasse, le vin, les vêtements trop ajustés.
• **Facteurs d'amélioration :** l'air frais, une position avec les pieds surélevés, les éructations.

Préférences alimentaires
Désir de boissons ou d'aliments stimulants (café, vin, aliments acides ou salés). Aversion pour le lait, la viande et les aliments gras.

Troubles locaux
• **Le visage.** Traits bouffis, avec nez rouge et joues marbrées ou, au contraire, teint livide.
• **Les oreilles.** Prédisposition aux otites, notamment de l'oreille droite.
• **Le nez.** Saignements de nez fréquents, surtout en cas de surmenage.
• **La bouche.** Lèvres craquelées. Enduit blanc sur la langue avec mauvaise haleine. Gencives saignantes.
• **La gorge.** Voix rauque le soir.
• **L'appareil respiratoire.** Sensation d'oppression de la poitrine, avec besoin d'être éventé. Souffle court et respiration sifflante. Difficultés respiratoires dues à des ballonnements abdominaux, soulagées par des éructations.
• **Le cœur et la circulation.** Palpitations accompagnées d'anxiété. Impression de pulsations dans tout le corps.
• **L'abdomen.** Gonflement important de l'abdomen, soulagé par l'émission de gaz.
• **L'estomac.** Aérophagie, surtout après l'absorption de lait ou d'aliments gras. Reflux acides et éructations qui soulagent. Digestion lente, avec brûlures au niveau de l'estomac.
• **Les intestins.** Douleurs causées par la présence de gaz. Sensation d'oppression liée au port de vêtements serrés.
• **L'appareil urinaire.** Rétention d'urine après être resté debout sur un sol froid.
• **L'appareil génital féminin.** Règles en avance et abondantes. Pertes blanches irritantes avant les règles.
• **L'allaitement.** Grande fatigue. Risque d'abcès du sein.
• **Les membres.** Manque d'énergie et courbatures dans les jambes.
• **La peau.** Aspect marbré et bleuâtre. Peau froide et moite. Varices s'ulcérant facilement. Les plaies cicatrisent mal.
• **La fièvre.** Sueurs épuisantes et soif. Peau glacée, mais sensation de chaleur interne intense.

Carboneum sulfuratum
(Carb-s.)

Ce remède agit sur le système nerveux central et périphérique.

Nom commun :
Sulfure de carbone.
Origine :
Volatil et très inflammable, le sulfure de carbone est obtenu par action du soufre sur le carbone porté au rouge. En cas d'intoxication chronique, il provoque des troubles psychiques ; absorbé en quantité importante, il peut être mortel.
Emplois usuels :
Indépendamment de son action générale, *Carboneum sulfuratum* est traditionnellement utilisé pour aider les personnes affaiblies par l'alcool.

À QUI CONVIENT CE REMÈDE ?

Troubles généraux
Troubles de la sensibilité générale du corps, spécialement des mains et des pieds. Troubles de la motricité. Sciatique. Névrite des nerfs périphériques. Tremblements. Certaines formes de rhumatisme chronique. Grande faiblesse. Le corps entier semble gonflé.

Troubles locaux
• **Les yeux.** Tendance aux orgelets.
• **Les oreilles.** Tintements. Maladie de Ménière associée à un fort affaiblissement général.
• **La gorge.** Prédisposition au goitre.
• **La peau.** Éruptions suintantes visqueuses avec démangeaisons.

Caulophyllum thalictroides
(Caul.)

Ce remède a deux indications principales : les troubles de l'utérus et les rhumatismes des petites articulations.

Nom commun :
Cohosh bleu.
Origine :
Cette plante herbacée vivace appartient à la famille des Berbéridacées. La teinture-mère est préparée à partir de la racine séchée.
Emplois usuels :
Caulophyllum thalictroides est prescrit pour faciliter le travail de l'accouchement si les symptômes caractéristiques de ce remède sont présents.

À QUI CONVIENT CE REMÈDE ?

Troubles généraux
Tremblements internes. Épuisement et manque de chaleur vitale. Douleurs vagabondes au niveau des petites articulations. Chez la femme, retard d'apparition des premières règles à la puberté, spasmophilie au moment des règles, troubles de l'utérus liés à un manque de tonicité.

Variation des symptômes
• **Facteurs d'aggravation :** la grossesse, le café.
• **Facteur d'amélioration :** la chaleur.

Troubles locaux

- **L'appareil respiratoire.** Sensation d'oppression de la poitrine, respiration haletante.
- **L'appareil urinaire.** Spasmes de la vessie.
- **L'appareil génital féminin.** Contractions des muscles du vagin (vaginisme). Syndrome prémenstruel avec vertiges, frilosité, digestion difficile, crampes d'estomac, vomissements, douleurs utérines et lombalgies. Troubles des règles : absence de règles avec sensation de congestion de l'utérus, règles douloureuses avec douleurs réflexes dans d'autres parties du corps, faiblesse ou retard des règles. Troubles au moment de la ménopause.
- **La grossesse.** Lors de l'accouchement, rigidité du col avec contractions faibles, irrégulières et inefficaces.
- **Les membres.** Douleurs rhumatismales, surtout aux petites articulations (mains, doigts, poignets, chevilles), erratiques, tiraillantes, avec aggravation nocturne.

Causticum
(Caust.)

Ce remède correspond à des personnes présentant un affaiblissement tant mental que physique, avec, notamment, un ralentissement des fonctions motrices.

Nom commun :
Teinture âcre sans potasse, ou causticum d'Hahnemann.
Origine :
Cette substance chimique complexe résulte de la distillation d'un mélange de chaux fraîchement éteinte et de bisulfate de potassium. Elle a été introduite par Hahnemann.
Emplois usuels :
Causticum est prescrit pour traiter certaines infections ou inflammations du larynx (laryngite) ou de la trachée (trachéite) quand elles provoquent une sensation douloureuse d'écorchure en toussant, un enrouement ou une extinction de voix.

À QUI CONVIENT CE REMÈDE ?

Personnalité et comportement

L'individu a tendance à vouloir aider les autres et à compatir à leurs malheurs par un phénomène d'identification : il ressent à l'égard d'autrui ce qu'il souhaiterait que l'on ressente pour lui. Il ne supporte pas l'injustice et pleure pour un rien. Il est anxieux : il appréhende la survenue d'un événement grave et a souvent l'impression d'avoir oublié quelque chose.

Troubles généraux

Symptômes apparaissant dans des zones précises ou restreintes du corps. Douleurs brûlantes. Faiblesse progressive des cordes vocales, ainsi que des muscles de la déglutition, de la langue, de la vessie et des membres. Sursauts, spasmes et contractions de muscles.

Variation des symptômes

- **Facteurs d'aggravation :** le froid sec, le vent, le soir, après avoir mangé, après avoir bu du café.
- **Facteurs d'amélioration :** la chaleur du lit, les boissons fraîches.

Préférences alimentaires

Désir d'aliments fumés, de sel, de boissons et d'aliments rafraîchissants, de bière.

Troubles locaux

- **Le visage.** Névralgies ou paralysies faciales après une exposition au vent froid et sec. Acné par zones localisées.
- **Les yeux.** Impression brûlante d'avoir du sable dans les yeux. Paupières tombantes. Vision double.
- **Les oreilles.** Les bruits créent un écho sans fin dans l'oreille.
- **Le nez.** Lésions diverses (furoncles, eczéma, verrues). Rhumes accompagnés d'enrouement.
- **La gorge.** Rougeur de la gorge, comme si elle était à vif. Raclements inutiles pour évacuer le mucus. Voix rauque surtout le matin, extinction de voix.
- **L'appareil respiratoire.** Toux sèche, incessante. Sensation de ne pas pouvoir tousser assez pour faire sortir le mucus. Toux améliorée en buvant de l'eau.
- **L'estomac.** Crampes d'estomac.
- **Les intestins.** Hémorroïdes qui rendent la marche insupportable.
- **L'appareil urinaire.** Incontinence en toussant, en éternuant, en se mouchant ou en marchant.
- **L'appareil génital masculin.** Perte continuelle de liquide prostatique.
- **L'appareil génital féminin.** Règles abondantes, mais uniquement le jour.
- **Les membres.** Douleurs rhumatismales. Rétractions des tendons. Arthrite déformante. Tremblements et engourdissements de zones isolées ou de la partie droite du corps.
- **La peau.** Verrues sur les mains, notamment autour des ongles. Fissurations. Urticaire chronique.
- **La fièvre.** Frissonnements suivis par de la transpiration sans aucune chaleur.

Cedron
(Cedr.)

Ce remède permet de traiter certaines affections périodiques comme des névralgies. On l'utilisait autrefois contre les crises de malaria.

Nom commun :
Cédron.
Origine :
Le cédron est un arbre de la famille des Simarubacées, originaire du Brésil. Ses graines sont appelées noix de cédron.
Emplois usuels :
Cedron est utile comme antidote de certaines piqûres d'insecte ou morsures de serpent, et pour traiter certaines algies de la face.

À QUI CONVIENT CE REMÈDE ?

Troubles généraux
Périodicité précise (en particulier tous les jours à la même heure). Tremblements, engourdissements et spasmes divers. Spasmophilie pendant les règles.

Troubles locaux
- **La tête.** Douleurs névralgiques traversant la tête, avec sensation d'engourdissement de tout le corps.
- **Les yeux.** Brûlure terrible. Névralgie périodique, avec irradiation douloureuse tout autour de l'orbite.
- **Les oreilles.** Surdité la nuit.

Chelidonium majus (Chel.)

Ce remède est particulièrement utile chez les personnes souffrant de troubles hépatiques.

Nom commun :
Grande chélidoine, éclaire, felouque ou herbe à l'hirondelle.
Origine :
Cette plante herbacée vivace de la famille des Papavéracées contient un suc jaune qui s'écoule à la moindre incision. La teinture-mère est préparée avec la plante entière fraîche.
Emplois usuels :
Chelidonium majus est prescrit en cas d'hépatite, lorsque les symptômes caractéristiques décrits ci-dessous sont présents.

À QUI CONVIENT CE REMÈDE ?

Personnalité et comportement
Plutôt dominateur et sceptique, l'individu est peu impressionné par l'autorité. Il est anxieux, notamment en raison de nombreux problèmes de conscience.

Troubles généraux
Les douleurs donnent l'impression d'un tiraillement vers l'arrière. Douleurs sous l'omoplate droite. Raideurs au niveau des membres et du cou. Sensation de pesanteur paralysante. Le côté droit est particulièrement affecté. Lassitude physique et mentale.

Variation des symptômes
- **Facteurs d'aggravation :** le changement de temps, à 4 heures du matin, le mouvement, la toux.
- **Facteurs d'amélioration :** après le déjeuner, une nourriture chaude.

Préférences alimentaires
Désir ou au contraire aversion pour le fromage. Ne supporte que les boissons ou les aliments chauds.

Troubles locaux
- **La tête.** Douleurs (névralgie) autour de l'œil droit, accompagnées de larmoiement. Sensation de lourdeur à l'arrière de la tête.
- **Le visage.** Teint jaune et traits tirés.
- **Les oreilles.** Audition diminuée durant les épisodes de toux.
- **Le nez.** Battements des ailes du nez.
- **La bouche.** Langue recouverte d'un épais enduit jaunâtre.
- **L'appareil respiratoire.** Respiration courte et rapide, avec sensation d'oppression améliorée par quelques inspirations profondes. Crises d'asthme la nuit, avec impression de resserrement de la poitrine et du diaphragme. Toux violente et spasmodique, avec impression de poussière dans la gorge.
- **L'abdomen.** Douleur au niveau du foie irradiant vers l'omoplate droite.
- **L'estomac.** Maux d'estomac irradiant tout autour de l'abdomen comme une ceinture, améliorés en se couchant sur le côté gauche avec les jambes ramenées vers soi ou en se penchant vers l'avant. Éructations âcres ou bilieuses. Haut-le-cœur.
- **Les intestins.** Diarrhée alternant avec de la constipation.

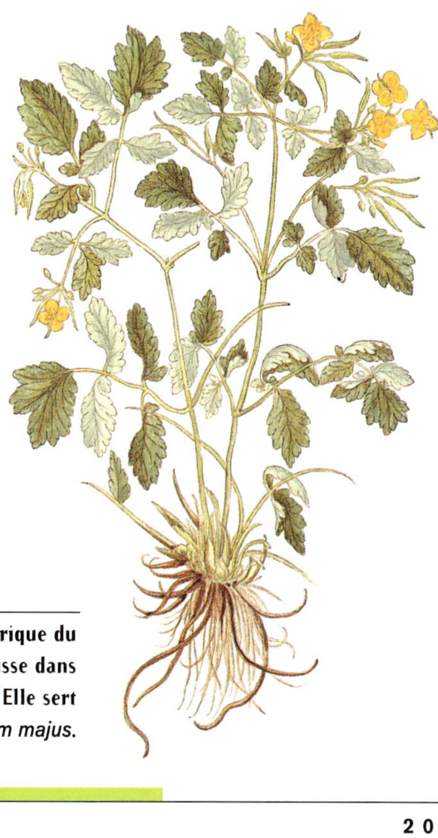

Commune en Europe et en Afrique du Nord, la grande chélidoine pousse dans les murailles et les décombres. Elle sert à la fabrication de *Chelidonium majus*.

• **Le dos.** Douleur fixe sous l'angle inférieur interne de l'omoplate droite.
• **Les membres.** Un pied est froid, tandis que l'autre est chaud.
• **La peau.** Teint jaunâtre.
• **Le sommeil.** Somnolence dans la journée.
• **La fièvre.** Frissons avec sensation de froid, suivis par une impression de chaleur intense surtout au niveau du visage. Anxiété.

Cicuta virosa
(Cic.)

Ce remède a une action particulière sur certains troubles neurologiques et spasmodiques.

Poussant dans les endroits marécageux, les mares et les étangs, la ciguë vireuse, qui sert à fabriquer *Cicuta virosa*, fleurit de juillet à août en dégageant une odeur désagréable.

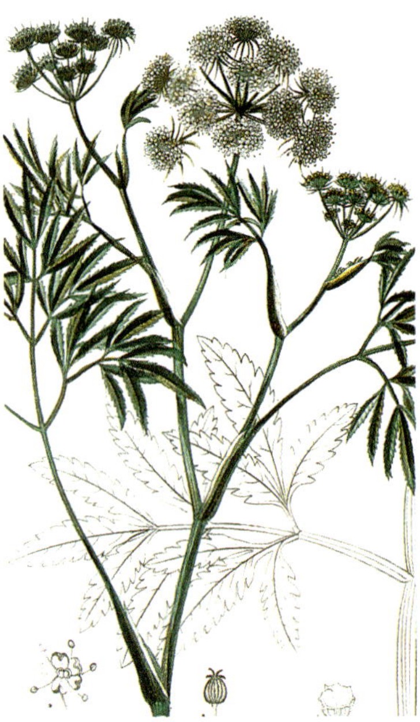

Nom commun :
Ciguë vireuse, encore appelée ciguë d'eau ou persil de marais.
Origine :
Cette plante appartient à la famille des Ombellifères. Sa racine, très vénéneuse, a une saveur qui rappelle celle du persil.
Emplois usuels :
Ce remède est prescrit pour traiter certaines affections spasmodiques ou infectieuses.

À QUI CONVIENT CE REMÈDE ?

Personnalité et comportement
Plutôt pacifique en temps normal, la personne peut subitement changer de comportement et devenir exubérante, infantile ou encore méfiante et triste. Elle s'émeut vite et peut se montrer très compatissante.

Troubles généraux
Soubresauts et épisodes de tétanie. Troubles nerveux à la suite d'un choc physique (accident) ou psychique, d'un écart alimentaire, d'un refroidissement ou de troubles cutanés.

Variation des symptômes
• **Facteurs d'aggravation :** l'air froid, le bruit, les mouvements d'inclinaison et de rotation.
• **Facteurs d'amélioration :** la chaleur, le repos couché.

Troubles locaux
• **La tête.** Maux de tête obligeant à rester droit et immobile. Sensation de décharges électriques s'étendant aux membres.
• **Le visage.** Teint pâle. Tics nerveux.
• **Les yeux.** Difficultés à supporter la lumière forte. Sensation que les objets reculent ou avancent.
• **La bouche.** Grincements de dents. Élocution difficile. Morsure de la langue en dormant.
• **L'appareil respiratoire.** Respiration haletante et bruyante avec sensation d'oppression.
• **L'estomac.** Spasmes douloureux. Hoquet bruyant. Vomissement de bile.
• **Les instestins.** Flatulences. Diarrhée.
• **Le dos.** Spasmes des muscles de la nuque qui tendent le cou vers l'arrière.
• **Les membres.** Secousses, spasmes et tremblements.
• **La peau.** Eczéma avec formation de pus et de croûtes. Démangeaisons brûlantes.

Cimicifuga racemosa
(Cimic.)

Ce remède agit principalement sur le système nerveux et les muscles. Chez la femme, il est également indiqué dans certaines affections de l'utérus et des ovaires.

Nom commun :
Actée à grappes.
Origine :
Cette plante appartient à la famille des Renonculacées. Elle pousse dans certaines régions d'Amérique du Nord. La teinture-mère est préparée avec la racine, récoltée en mai, avant la floraison.
Emplois usuels :
Cimicifuga racemosa est notamment prescrit chez les femmes enceintes pour préparer l'accouchement

---

À QUI CONVIENT CE REMÈDE ?

Personnalité et comportement
Lorsqu'il est malade, l'individu est vite déprimé et abattu, et a alors l'impression que tout autour de lui est sombre et confus, qu'un malheur est imminent. Très sensible, il se montre souvent nerveux, agité et bavard.

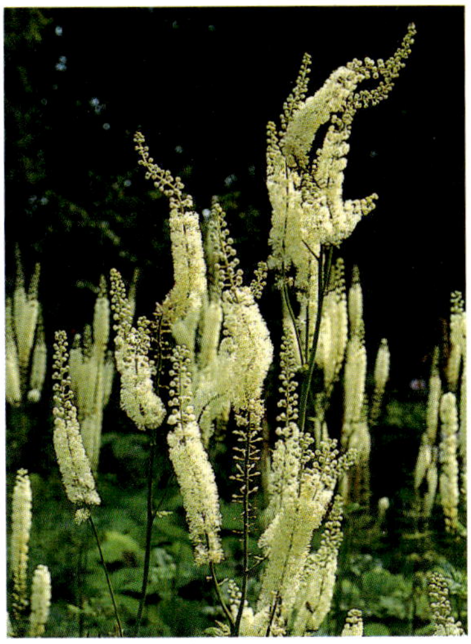

L'actée à grappes, à partir de laquelle est fabriqué *Cimicifuga racemosa*, affectionne les lieux frais et ombragés, ainsi que les régions montagneuses.

Troubles généraux

Agitation et douleurs vagabondes. Symptômes irréguliers, changeants ou alternants. Symptômes psychologiques alternant avec les symptômes physiques. Chez la femme, prédisposition aux affections gynécologiques et rhumatismales, lesquelles sont souvent associées.

Variation des symptômes

- **Facteurs d'aggravation :** l'air froid et humide, les règles chez la femme.
- **Facteur d'amélioration :** le fait d'être chaudement couvert.

Troubles locaux

- **La tête.** Douleurs dans la nuque, à l'arrière et au sommet de la tête, dans les tempes, irradiant aux yeux.
- **Les yeux.** Douleurs intenses irradiant jusqu'au sommet du crâne.
- **La bouche.** Salive épaisse ayant un goût de cuivre.
- **L'appareil respiratoire.** Respiration difficile au moindre effort. Soupirs fréquents. Toux sèche.
- **L'estomac.** Douleurs rongeantes.
- **L'appareil génital féminin.** Sensation de pesanteur au niveau de l'utérus. Douleurs allant d'une hanche à l'autre.
- **La grossesse et l'accouchement.** Anxiété liée à la grossesse. Nausées de grossesse. Spasmes pendant l'accouchement, avec rigidité du col de l'utérus (« faux travail »).
- **Le dos.** Tiraillements et tensions. Raideur et contraction du cou (difficultés à tourner la tête) et du dos.
- **Les membres.** Impression que les membres sont tout à la fois agités et engourdis. Articulations raides le matin. Endolorissement musculaire, avec crampes et secousses.

Cina maritima (Cina)

Ce remède est le plus souvent prescrit aux enfants dont le profil est décrit ci-dessous.

Nom commun :
Semen-contra, *Artemisia maritima*, ou *Artemisia cina*.
Origine :
Semen-contra est l'abréviation de *Semen contra vermis*, qui signifie graine contre les vers. C'est une plante aromatique de la famille des Astéracées ou Composées.
Emplois usuels :
Cina est prescrit chez les enfants souffrant d'infestation par les vers, d'affections intestinales ou de convulsions.

À QUI CONVIENT CE REMÈDE ?

Personnalité et comportement

Malade, l'enfant *Cina maritima* est maussade, peu enclin à jouer et souvent insatisfait (il réclame des choses, puis les rejette). Susceptible et peu sensible aux cajoleries, il n'aime pas être touché et pleure sans raison. Son sommeil est agité, avec des sursauts et des crises durant lesquelles il donne des coups avec les mains et les pieds et triture ses draps. Les bébés aiment être bercés, mais ils se calment difficilement.

Troubles généraux

Prédisposition aux troubles digestifs (irritation intestinale, fréquence des infestations par des vers, etc.). Faim anormale. Grincements de dents, raidissements, cris, secousses nerveuses des mains et des pieds.

Variation des symptômes

- **Facteurs d'aggravation :** la pleine lune, le sommeil, le fait d'être touché ou regardé.
- **Facteur d'amélioration :** le fait d'être couché sur le ventre.

Troubles locaux

- **Le visage.** Yeux cernés, teint pâle, avec les joues parfois très rouges, quelquefois d'un seul côté.
- **Le nez.** Démangeaisons : l'enfant se frotte et se cure le nez continuellement.
- **La bouche.** Langue chargée. Salive écumeuse. Mauvaise haleine.
- **L'appareil respiratoire.** Quintes de toux suffocantes se terminant par un spasme. Avant la toux, l'enfant se raidit et devient pâle.
- **L'abdomen.** Ventre gonflé et dur.
- **L'estomac.** Sensation de ventre creux, de faim importante, même après avoir mangé. Hoquet fréquent. Nausées et vomissements contenant des mucosités.
- **Les intestins.** Douleurs pinçantes et démangeaisons à l'anus, dues à la présence de vers intestinaux.
- **Les membres.** Crispations, secousses et tremblements nerveux. L'enfant bondit brusquement, comme s'il avait mal.
- **La fièvre.** Accès fréquents de forte fièvre. Visage brûlant et joues en feu. Faim et besoin de boisson fraîche.

Clematis erecta
(Clem.)

Ce médicament agit surtout sur la peau et sur les systèmes glandulaire (spécialement les testicules), lymphatique et génito-urinaire.

Nom commun :
Clématite droite.
Origine :
La clématite droite est une plante de la famille des Renonculacées, qui aime les terrains secs, pierreux et ensoleillés. Toute la plante dégage une odeur forte et piquante.
Emplois usuels :
Clematis erecta traite certaines formes de cystites et d'inflammations génito-urinaires.

À QUI CONVIENT CE REMÈDE ?

Personnalité et comportement
La personne a tendance à refuser la compagnie, tout en ayant peur de rester seule. Elle éprouve parfois un sentiment d'ennui lié à une certaine nostalgie. Se laver ou se baigner peut lui être désagréable.

Troubles généraux
Douleurs (névralgies). Affections de certaines muqueuses, comme celles de l'œil et de l'urètre, ou du système glandulaire (seins, ovaires chez la femme, et surtout testicules chez l'homme). Troubles faisant suite à une infection vénérienne, pourtant traitée efficacement par antibiotiques. Inflammations ganglionnaires.

Variation des symptômes
- **Facteurs d'aggravation :** la chaleur du lit, la nuit, se laver à l'eau froide.

Troubles locaux
- **L'abdomen.** Gonflement de l'aine.
- **L'appareil urinaire.** Miction interrompue. Sensation de constriction de l'urètre. L'urine a du mal à venir ou vient goutte à goutte. Brûlure dans l'urètre pendant la miction ou au tout début et à la fin.
- **L'appareil génital masculin.** Inflammation testiculaire (orchite) avec induration, gonflement et douleur intense de contusion.
- **La peau.** Eczéma.

Coca
(Coca)

Ce remède est adapté à certains états d'épuisement, particulièrement en lien avec le système nerveux central.

Nom commun :
Coca.
Origine :
Le cocaïer (ou cocalier) est un petit arbre de la famille des Linacées. Il pousse dans les régions tropicales et subtropicales d'Amérique du Sud. Cultivé depuis très longtemps dans la cordillère des Andes, il était utilisé comme stimulant par les Incas qui mastiquaient ses feuilles. Ces dernières renferment un alcaloïde connu comme stupéfiant, la cocaïne.
Emplois usuels :
Coca peut être très utile pour contrer les effets négatifs d'un séjour en haute altitude.

À QUI CONVIENT CE REMÈDE ?

Personnalité et comportement
En situation de déséquilibre, la personne peut éprouver une immense anxiété, décuplée par le fait de ressentir son impuissance à lutter contre la torpeur qui s'empare d'elle. Elle a parfois une grande vigueur physique et beaucoup d'endurance malgré, par exemple, le manque de nourriture et de sommeil, puis elle est prise d'une extrême lassitude. Par ailleurs, elle est de nature timide.

Troubles généraux
Troubles apparentés à ceux de l'altitude : épuisement, maux de tête, palpitations, essoufflement, étourdissements, besoin de rester couché au lit par faiblesse (certaines convalescences de maladie peuvent créer un état similaire).

Variation des symptômes
- **Facteurs d'amélioration :** le mouvement rapide, le grand air.

Cocculus indicus
(Cocc.)

Ce remède correspond à des personnes dont le système nerveux autonome (non soumis à la volonté) est parfois défaillant. Il en résulte différents problèmes liés à une mauvaise régulation du fonctionnement du corps.

Nom commun :
Coque du Levant.
Origine :
La coque du Levant est le fruit d'une plante ligneuse tropicale *(Anamirta cocculus)* de la famille des Ménispermacées. L'amande blanche que contient ce fruit a une saveur amère et renferme un poison violent, la picrotoxine. La teinture-mère est préparée avec la poudre obtenue en pulvérisant la coque du Levant. On peut également procéder par trituration.
Emplois usuels :
Cocculus indicus est l'un des principaux remèdes contre le mal de mer. Il est également très utile pour les suites de nuit blanche.

À QUI CONVIENT CE REMÈDE ?

Personnalité et comportement

Lorqu'elle est malade, la personne devient lente, intellectuellement comme dans ses réactions physiques. Elle met du temps à comprendre les choses, répond lentement aux questions, ne va pas au bout de son travail et manque de mémoire. Elle est tantôt taciturne, tantôt bavarde, avec une tendance à s'appesantir sur les événements désagréables du passé. Très sentimentale, elle supporte difficilement la rudesse des autres et le stress émotionnel. Elle se montre très préoccupée par la santé d'autrui. Elle est capable de veiller jusqu'à l'épuisement.

Troubles généraux

Lassitude, avec sensation de vide dans la tête, dans la poitrine et dans l'estomac, s'accompagnant d'un état nauséeux, de vertiges, d'une sensation de mal de mer pouvant aller jusqu'à l'évanouissement. Raideur et engourdissement d'un côté du corps.

Variation des symptômes

• **Facteurs d'aggravation :** l'air froid, le manque de sommeil, le surmenage, les déplacements en train, en bateau, en voiture ou le fait de regarder un bateau en mouvement, le fait de parler, de remuer, le bruit, le tabac, le café, la bière, la période des règles chez la femme.
• **Facteurs d'amélioration :** le fait d'être assis ou couché au calme.

Préférences alimentaires

Désir de boissons froides, de bière, de moutarde. Aversion pour les aliments acides.

Troubles locaux

• **La tête.** Confusion. Migraines provoquées par la vue ou l'odeur des aliments.
• **Les oreilles.** Bourdonnements et sensation d'eau qui coule. Sensation intermittente d'oreilles bouchées.
• **La gorge.** Sensation de sécheresse.
• **L'appareil respiratoire.** Sensation de vide dans la poitrine.
• **Le cœur et la circulation.** Palpitations avec une impression d'évanouissement.
• **L'estomac.** Nausées à la vue ou à la simple évocation de la nourriture. Soif sans envie de boire. Hoquet et éructations fréquents. Oppression anxieuse au niveau de l'estomac.
• **Les intestins.** Ballonnements et gaz. Douleurs piquantes.
• **L'appareil génital féminin.** Faiblesse extrême pendant les règles, avec migraine, nausées et vertiges. Règles en avance, avec crampes au niveau de l'utérus et des intestins.
• **Le dos.** Faiblesse de la nuque et du bas du dos, s'étendant au bassin et aux jambes.
• **Les membres.** Articulations raides et douloureuses lorsqu'on les étire. Tremblements et engourdissements des membres.
• **Le sommeil.** Insomnie à la suite de veilles prolongées. Sommeil non réparateur : réveils fréquents, cauchemars, sursauts et cris.
• **Les vertiges.** Vertiges avec sensation d'ivresse, nausées et palpitations, aggravés par les mouvements de l'environnement.

Coccus cacti
(Coc-c.)

Ce remède a pour caractéristiques une hypersécrétion et une irritation des muqueuses respiratoires, génitales et urinaires, avec tendance aux saignements.

Nom commun :
Cochenille du Mexique.
Origine :
Ce remède est préparé à partir d'un insecte hémiptère qui vit sur les feuilles de certains cactus du Mexique.
La teinture-mère est préparée à partir de cochenilles entières.
Emplois usuels :
Coccus cacti permet de traiter certaines toux du type de la coqueluche.

La cochenille du Mexique est la matière première de *Coccus cacti*. Cet insecte servait autrefois à produire le carmin de cochenille.

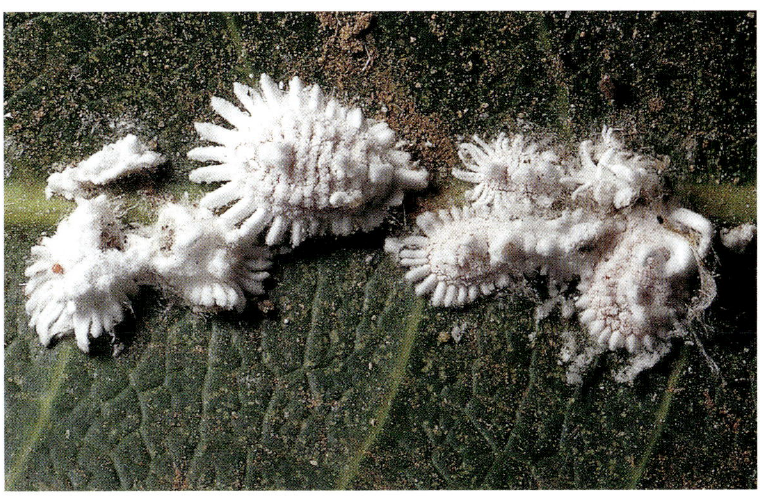

À QUI CONVIENT CE REMÈDE ?

Personnalité et comportement
La personne *Coccus cacti* est dominée par l'anxiété et l'appréhension de l'avenir. Elle a sans cesse l'impression que quelque chose de négatif va survenir.

Troubles généraux
Inflammation, irritation et congestion des voies respiratoires, des organes génitaux et de l'appareil urinaire. Sécrétions épaisses, visqueuses et difficiles à expulser. Démangeaisons internes insupportables. Saignements. Troubles spasmodiques (toux quinteuse, fausses envies d'aller à la selle et d'uriner, spasmes utérins), accompagnés de vomissements. Périodicité des symptômes.

Variation des symptômes
- **Facteurs d'aggravation :** l'hiver, le froid, mais, une fois la maladie déclarée, les modalités s'inversent : les symptômes sont aggravés par la chaleur et améliorés par le froid.
- **Facteur d'amélioration :** les vomissements.

Préférences alimentaires
Désir de bière. Aversion pour la viande.

Troubles locaux
- **Les yeux.** Sensation de corps étranger ou de cheveux entre la paupière supérieure et l'œil.
- **Le nez.** Nez congestionné, bouché et sec. Éternuements fréquents.
- **La gorge.** Toux déclenchée par un chatouillement du larynx, par une boisson ou un aliment chauds, ou dans une pièce chaude (elle est dans ce dernier cas améliorée par le froid). Fatigue des cordes vocales, avec enrouement et muqueuses à vif. Accumulation de mucosités, avec sensation d'étouffement.
- **L'appareil respiratoire.** Sécheresse et irritation des voies respiratoires. Râles bronchiques. Respiration rapide et difficile. Toux sèche douloureuse et épuisante. Quintes spasmodiques cessant dès l'expulsion des mucosités ou après avoir vomi. Accès de toux le matin au réveil, après le déjeuner, avant minuit. Expectoration laborieuse de mucosités blanchâtres.
- **L'estomac.** Appétit vorace, soif intense. Vomissements fréquents.
- **L'appareil urinaire.** Besoins impérieux et fréquents d'uriner, nécessitant de longs efforts. Urines acides et irritantes. Douleurs des reins à la vessie, irradiant vers les jambes.
- **L'appareil génital féminin.** Prédisposition aux infections vaginales. Sensibilité de la vulve. Troubles menstruels : règles longues et abondantes le soir et la nuit, douleurs lombaires pendant les règles. En outre, les règles s'arrêtent parfois brutalement après une exposition au froid.

Coffea cruda
(Coff.)

Ce remède correspond à des personnes présentant une hypersensibilité et une surexcitation physique, émotionnelle et mentale.

Nom commun :
Café cru ou café vert, variété arabica.

Origine :
Le café est le fruit d'un arbre de la famille des Rubiacées, originaire d'Éthiopie et d'Arabie. La teinture-mère est préparée avec des grains non torréfiés.

Emplois usuels :
Ce remède est utile pour apaiser des réactions excessives à des événements surtout joyeux.

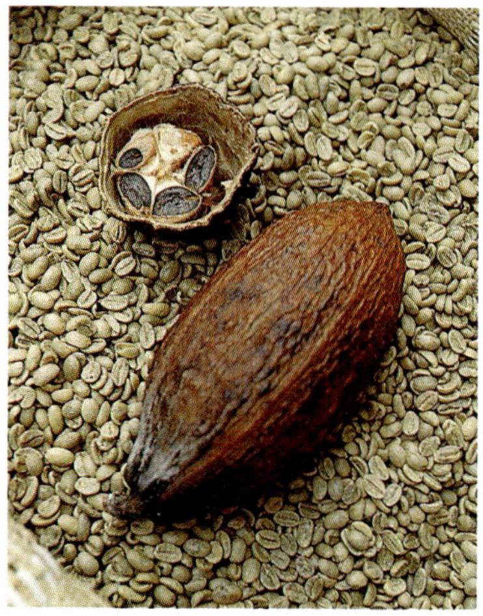

Le fruit du caféier, à partir duquel on fabrique *Coffea cruda*, est une baie oblongue, rouge, grosse comme une cerise.

À QUI CONVIENT CE REMÈDE ?

Personnalité et comportement
La personne est hyperactive. Elle comprend vite, fait preuve d'une excellente mémoire et d'une grande imagination. Elle est pleine d'entrain et n'hésite pas à se lancer dans de grands projets. Cette exaltation conduit parfois à des réactions émotionnelles excessives. Très impressionnable, la personne peut subitement changer d'humeur et connaître des périodes d'abattement et d'anxiété. Ses fonctions sensorielles (la vue, l'audition, le toucher, etc.) sont très développées, et elle réagit fortement à la douleur.

Troubles généraux
Excitation nerveuse et grande sensibilité physique, se traduisant par de l'agitation, des spasmes, et pouvant aboutir à un épuisement physique. Supporte difficilement d'être touché.

Variation des symptômes
- **Facteurs d'aggravation :** le grand air, les mouvements, le bruit, les excitants (café, alcool, tabac, etc.).
- **Facteurs d'amélioration :** la chaleur (sauf pour le visage), le calme.

Troubles locaux

- **Le visage.** Chaleur du visage due à un afflux de sang. Douleurs (névralgies) soulagées par des applications d'eau froide.
- **Les oreilles.** Sensibilité exagérée aux bruits et à la musique.
- **Le nez.** Hypersensibilité olfactive. Saignements de nez fréquents lors d'efforts.
- **La bouche.** Douleurs dentaires soulagées par de l'eau froide. Grincements de dents. Chez l'enfant, troubles de la dentition.
- **L'appareil respiratoire.** Difficultés respiratoires : halètement, suffocation, asthme. Toux sèche et spasmodique.
- **Le cœur et la circulation.** Palpitations. Soudaines montées de tension.
- **Les intestins.** Chez l'enfant, diarrhée au moment de la dentition.
- **L'accouchement.** Contractions irrégulières ou inefficaces pendant l'accouchement.
- **La peau.** Sensibilité presque douloureuse.
- **Le sommeil.** Insomnie avant minuit due à une activité cérébrale excessive. Courts sommeils après 3 heures du matin. Rêves agréables et très animés.

Colchicum autumnale (Colch.)

Ce remède a une action particulière sur les tissus musculaires, sur la membrane qui entoure les os (périoste) et sur celle qui tapisse l'intérieur des articulations (membrane synoviale).

Nom commun :
Colchique d'automne.

Origine :
Cette plante, utilisée depuis très longtemps en médecine, appartient à la famille des Liliacées. Deux principes actifs ont été isolés : la colchicine et la colchicéine. La teinture-mère est préparée avec des bulbes frais ramassés juste avant la floraison de la plante.

Emplois usuels :
Ce remède est utile pour traiter certaines crises de goutte et certaines formes de « crises de foie ».

À QUI CONVIENT CE REMÈDE ?

Personnalité et comportement

L'individu réagit vivement à toute stimulation extérieure et supporte difficilement l'agressivité ou la rudesse des autres. Il n'a pas toujours les idées très claires. Il peut se montrer irritable, voire dépressif.

Troubles généraux

Affaiblissement rapide avec diminution du tonus musculaire et tendance à s'évanouir. Prédisposition à la goutte et à l'arthrite chronique. Douleurs fugitives et paralysantes, surtout le soir et la nuit. Très grande sensibilité des zones atteintes au toucher et au mouvement. Sensibilité aux odeurs, à l'origine de nausées, de vomissements et d'évanouissement. À chaque changement de temps, picotements en divers points du corps, comme s'ils avaient été gelés.

Variation des symptômes

- **Facteurs d'aggravation :** le temps humide et froid, la nuit, le mouvement, le fait d'être touché.
- **Facteur d'amélioration :** la chaleur.

Préférences alimentaires

Difficultés à supporter les odeurs de cuisine (celles de la viande grasse, du poisson ou des œufs, notamment) ou la vue de la nourriture.

Troubles locaux

- **La tête.** Douleur lourde, déchirante et vagabonde dans une moitié de la tête, surtout la nuit.
- **Le nez.** Odorat excessif à l'origine d'états nauséeux.
- **La bouche.** Langue brunâtre.
- **L'abdomen.** Ballonnements et sensibilité au toucher.
- **L'estomac.** Sensation de froid dans l'estomac. Nausées et vomissements fréquents de bile et de glaire.
- **Les intestins.** Prédisposition aux gastro-entérites par temps chaud avec nuits fraîches.
- **Les membres.** Crises d'arthrite, avec grande sensibilité au toucher. Atteintes articulaires devenant souvent chroniques. Articulations rouges, brûlantes et gonflées.
- **La peau.** Peau marbrée et froide. Ongles bleutés.

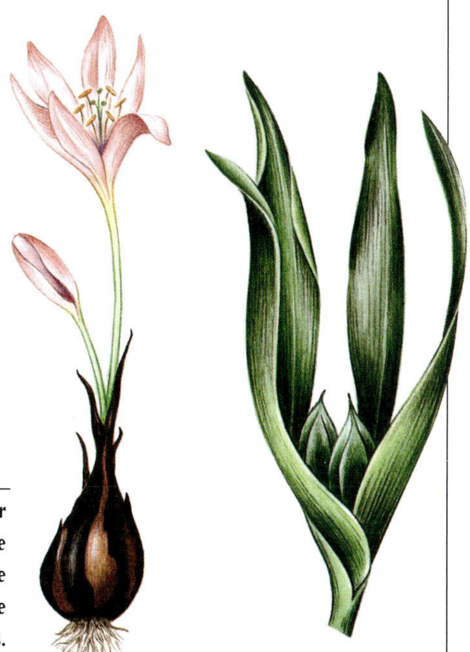

Le colchique d'automne, à partir duquel on fabrique le remède *Colchicum autumnale*, émaille les prairies d'août à octobre de ses fleurs roses ou violettes.

Collinsonia canadensis
(Coll.)

Ce remède a une action particulière sur certains états congestifs du petit bassin, occasionnant hémorroïdes et constipation.

Nom commun :
Collinsonia du Canada.
Origine :
Cette plante, d'une hauteur d'environ un mètre, appartient à la famille des Labiées. On la rencontre dans l'est de l'Amérique du Nord. Le remède homéopathique est préparé à partir du rhizome séché de la plante.
Emplois usuels :
Collinsonia canadensis est utile chez l'enfant pour certaines constipations par paresse intestinale, ou chez la femme enceinte pour certaines formes d'hémorroïdes. C'est aussi un remède à utiliser lorsque l'habitude des laxatifs entraîne une constipation de plus en plus opiniâtre.

À QUI CONVIENT CE REMÈDE ?

Troubles généraux
Atteinte chronique des muqueuses gastriques, nasales et pharyngées. Sensation de grossissement en divers endroits du corps (organes, membres etc.). Troubles liés à la congestion du système porte (grosses veines ramenant le sang au cœur).

Variation des symptômes
• **Facteurs d'aggravation :** la nuit, la grossesse.

Troubles locaux
• **L'appareil respiratoire.** Toux due à un usage excessif de la voix.
• **Les intestins.** Hémorroïdes douloureuses donnant l'impression d'avoir une pelote d'aiguilles dans le rectum, avec sensation de resserrement. Constipation obstinée avec gaz et hémorroïdes. Crises d'hémorroïdes alternant avec des palpitations.

Colocynthis
(Coloc.)

Ce remède agit, d'une part, sur les troubles de l'appareil digestif et, d'autre part, sur des douleurs névralgiques (faciales, sciatiques, ovariennes).

Nom commun :
Coloquinte, encore appelée concombre amer.
Origine :
Cette plante annuelle, appartenant à la famille des Cucurbitacées, est originaire du Japon. La teinture-mère est préparée avec le fruit entier, desséché et pulvérisé finement.
Emplois usuels :
Ce remède est utilisé pour traiter certaines crises de coliques aiguës.

À QUI CONVIENT CE REMÈDE ?

Personnalité et comportement
Très irritable et impatiente, la personne a tendance à se vexer pour des broutilles et à vite se considérer victime d'injustice. Elle se met facilement en colère, surtout lorsqu'elle se sent offensée ou qu'elle estime que son droit ou celui de ses proches n'est pas respecté. De ce fait, on la compare souvent à un hérisson qui sort ses piques.

Troubles généraux
Troubles succédant souvent à une colère ou à une mortification. Douleurs soudaines au niveau de l'abdomen ou d'un nerf, obligeant la personne à se plier en deux et/ou à exercer une pression sur son ventre. Douleurs (névralgies) suivies d'engourdissement. Crampes et secousses nerveuses des muscles. Grande agitation pendant la douleur.

Variation des symptômes
• **Facteurs d'aggravation :** la nuit, le fait de se coucher sur le côté non douloureux, les émotions (vexation, chagrin).
• **Facteurs d'amélioration :** la chaleur, le repos, le mouvement doux et la pression forte, le fait de se plier en deux, le café.

Troubles locaux
• **La tête.** Douleurs déchirantes, surtout en bougeant les yeux.

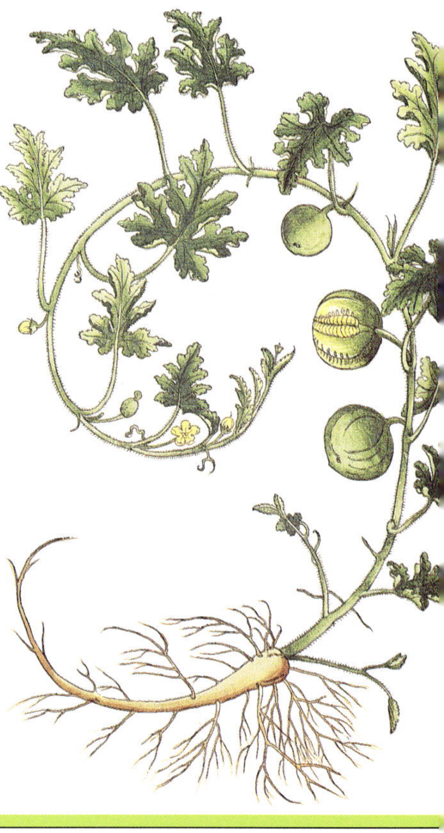

Les tiges rampantes et ramifiées de la coloquinte, à partir de laquelle est fabriqué *Colocynthis*, portent des feuilles alternes, des fleurs jaunâtres et des fruits globuleux.

• **Les yeux.** Douleurs (névralgies), améliorées en appuyant sur les yeux.
• **L'estomac.** Pression et sensation de resserrement de l'estomac. Vomissements amers provoqués par la douleur.
• **Les intestins.** Douleurs intestinales violentes, obligeant la personne à se plier en deux et à faire pression sur son ventre, et provisoirement soulagées par l'émission de selles ou de gaz. Colique en buvant quand il fait chaud ou en mangeant un fruit. Diarrhée ou constipation.
• **L'appareil urinaire.** Douleur dans tout le ventre en urinant.
• **L'appareil génital féminin.** Douleur à l'un des ovaires conduisant la femme à se plier en deux. Prédisposition aux kystes ovariens.
• **Les membres.** Muscles contractés. Sciatique aiguë, surtout du côté droit, irradiant jusqu'au pied, avec sensation que la jambe est prise dans un étau. Douleur de sciatique améliorée par la chaleur ou en se couchant sur le côté atteint.

Conium maculatum (Con.)

Ce remède est traditionnellement prescrit aux personnes âgées pour renforcer leurs fonctions vitales physiques ou cérébrales. Mais il a d'autres indications, correspondant aux caractéristiques spécifiques décrites ici.

Nom commun :
Grande ciguë, ou ciguë officinale.
Origine :
Commune en Europe, cette plante de la famille des Ombellifères est très toxique (c'est le poison qu'absorba Socrate), et sa ressemblance avec le cerfeuil est à l'origine de nombreux accidents.
La teinture-mère est préparée avec les sommités fleuries, récoltées avant la maturité des fruits.
Emplois usuels :
Conium est, entre autres, un remède de suite de coups et de contusions. Il est également utilisé dans certaines crises de vertiges.

À QUI CONVIENT CE REMÈDE ?

Personnalité et comportement
Selon les moments, la personne peut être agitée et querelleuse, ou triste et silencieuse. Elle craint la solitude, mais évite la compagnie et les conversations. Elle est plutôt lente dans ses mouvements et ses pensées, et a parfois des difficultés à soutenir un effort mental. Elle a parfois une sensibilité émoussée et se révèle quelquefois agressive dans ses propos.

Troubles généraux
Troubles hormonaux, notamment chez la femme (affections des seins et des ovaires, troubles au niveau du col de l'utérus), et affections des ganglions (gonflement et durcissement). Faiblesse motrice, manque de coordination musculaire et tremblements. Difficultés d'élocution chez les personnes très âgées. Frustration sexuelle à l'origine de troubles psychosomatiques.

Variation des symptômes
• **Facteurs d'aggravation :** le froid, la nuit, les efforts physiques, ou cérébraux, l'alcool.
• **Facteurs d'amélioration :** le soleil, la marche, l'occupation.

Préférences alimentaires
Désir d'aliments salés et de café.

Troubles locaux
• **Les yeux.** Paupières lourdes. Larmoiement lié à une forte sensibilité à la lumière.

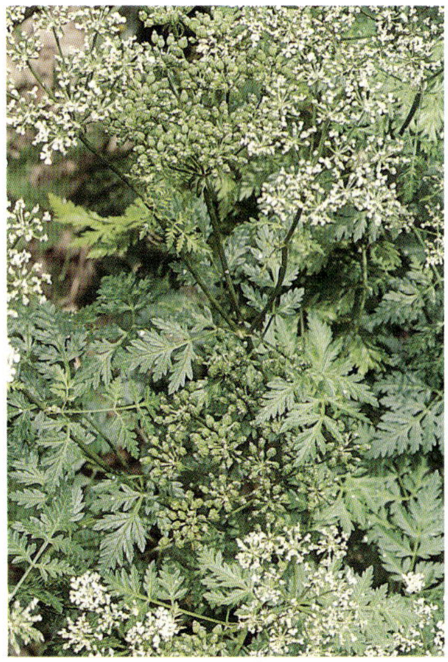

La grande ciguë, à l'origine du remède *Conium maculatum*, est une plante très toxique.

• **Le nez.** Présence de grosseurs (polypes).
• **La gorge.** Glandes salivaires gonflées et dures. Sécheresse du larynx.
• **L'appareil respiratoire.** Toux violente et sèche dès que le patient prend la position couchée.
• **L'estomac.** Crampes d'estomac. Nausées, éructations aigres.
• **Les intestins.** Faiblesse après la selle. Constipation un jour sur deux.
• **L'appareil génital masculin.** Hypersensibilité sexuelle.
• **L'appareil génital féminin.** Douleur soudaine au col de l'utérus. Seins gonflés, douloureux et durs. Spasmes intestinaux pendant les règles.
• **Les membres.** Faiblesse musculaire, surtout au niveau des jambes (démarche titubante). Douleurs au talon.
• **La transpiration.** Bouffées de chaleur. Transpiration abondante jour et nuit.
• **Les vertiges.** Vertiges en étant couché, en se tournant dans le lit, en tournant la tête ou les yeux. Impression de tournis comme si le lit ou les meubles tournaient dans la pièce.

Crocus sativus
(Croc.)

Crocus a surtout une action sur le système nerveux et sur l'appareil génital féminin.

Nom commun :
Safran cultivé.
Origine :
Cette plante à bulbe appartient à la famille des Iridacées. Cultivée depuis très longtemps, elle est utilisée comme épice, comme colorant, ou comme plante médicinale
Emplois usuels :
Ce remède traite certains types de saignements.

À QUI CONVIENT CE REMÈDE ?

Personnalité et comportement
Cette personne présente souvent des changements rapides ou une alternance d'humeur ou d'état d'esprit. Elle peut être, selon les moments, impressionnable, affectueuse, joyeuse à l'excès, hyperactive, bavarde, passionnée, ou, au contraire, triste, maussade, irritable, même violente, ou encore pleine d'une grande rigueur intellectuelle dans son travail. L'occupation lui fait du bien. Ses troubles physiques alternent parfois avec ses manifestations psychologiques.

Troubles généraux
Saignements noirâtres et filandreux. Fourmillements divers. Contractions, spasmes musculaires. Impression de mouvements internes en différentes parties du corps. Grande lassitude générale.

Variation des symptômes
• **Facteur d'aggravation :** le mouvement.

Troubles locaux
• **Le nez.** Saignements de couleur sombre et de consistance filandreuse : des fils de sang pendent du nez.
• **L'appareil génital féminin.** Règles ou pertes de sang de teinte noirâtre et de consistance filandreuse (caillots mêlés de sécrétions visqueuses).

Croton tiglium
(Crot-t.)

Ce remède agit à la fois sur une irritation de la muqueuse digestive, sur les voies respiratoires, sur les yeux et sur la peau.

Nom commun :
Graine de Tilly, graine des Moluques ou petit pignon d'Inde.
Origine :
Cette graine est issue d'un arbrisseau de la famille des Euphorbiacées, *Croton tiglium*, qui pousse en Asie. La teinture-mère est préparée à partir des graines pulvérisées.

À QUI CONVIENT CE REMÈDE ?

Troubles généraux
Alternance de manifestations internes (diarrhée, asthme, rhumatismes, par exemple) et de troubles externes (éruptions cutanées et inflammations oculaires)

Variation des symptômes
• **Facteurs d'aggravation :** le temps chaud, la nuit, la position couchée, la pression, le mouvement.

Troubles locaux
• **La tête.** Sensibilité de la tête à la simple pression d'un chapeau.
• **Les yeux.** Inflammation des tissus de l'œil (l'iris, la cornée, la conjonctive, les paupières) avec rougeur, larmoiement et intolérance à la lumière. Paupières gonflées et agitées de spasmes. Vésicules qui démangent sur les paupières.
• **La gorge.** Enrouement, voire extinction de voix, en buvant une boisson froide lors d'un échauffement.
• **L'appareil respiratoire.** Irritation des voies respiratoires. Toux de type asthmatique avec suffocation.
• **L'abdomen.** Sensation de froid dans le ventre.
• **L'estomac.** Sensation de vide à l'estomac et soif extrême.
• **Les intestins.** Chez l'enfant, diarrhées après les tétées, après avoir mangé des fruits et pendant l'été.
• **Accouchement et allaitement.** Inflammation des seins avec sensibilité au contact des vêtements. Tiraillement dans le mamelon pendant l'allaitement, comme s'il était tiré en arrière par un fil.
• **La peau.** Sensation de tension, de raideur et d'étroitesse de la peau. Rougeurs brûlantes et fourmillements. Démangeaisons intenses soulagées par un grattage léger. Éruptions diverses (eczéma, impétigo, herpès, etc.) sur le cuir chevelu, le visage et les organes génitaux masculins.

Cuprum metallicum
(Cupr.)

Ce remède traite surtout les affections spasmodiques de nature diverse, telles que la tétanie, l'asthme, etc.

Nom commun :
Cuivre.
Origine :
Dans la nature, le cuivre se rencontre surtout à l'état de pyrite de cuivre, un minéral jaune métallique. On le trouve aussi à l'état d'oxyde et

d'hydrocarbonates (malachite, azurite). On prépare les trois premières dynamisations par trituration de cuivre purifié.
Emplois usuels :
Ce remède est utile en cas de crampes.

À QUI CONVIENT CE REMÈDE ?

Personnalité et comportement
La personne est souvent mal à l'aise et intimidée, avec des difficultés à s'exprimer, à trouver les bons mots. Après une grande frayeur ou une maladie, elle peut passer par un état second. Elle craint alors de perdre la raison et a tendance à être destructrice.

Troubles généraux
États spasmodiques pouvant toucher l'appareil locomoteur (tétanie, crampes musculaires) ou les organes internes (appareils digestif et respiratoire). Troubles pouvant survenir lorsque des manifestations de type éruption, transpiration ou règles sont empêchées. L'ensemble du corps est facilement glacé.

Variation des symptômes
• **Facteurs d'aggravation :** le temps chaud, une émotion, le surmenage physique ou intellectuel, le toucher, le lait.
• **Facteurs d'amélioration :** la transpiration, les boissons fraîches.

Troubles locaux
• **Le visage.** Teint bleuâtre pendant les crises spasmodiques. Contraction des mâchoires et grincements de dents.
• **Les yeux.** Fermeture spasmodique des paupières. Tendance à loucher.
• **La bouche.** Goût métallique.
• **L'appareil respiratoire.** Sensation de resserrement dans le thorax. Crises d'asthme d'apparition et de disparition brutales. Toux au point de suffoquer, améliorée en buvant des boissons froides, mais aggravée en respirant de l'air froid. Râles bruyants dans la poitrine.
• **L'abdomen.** Contractions et mouvements spasmodiques des muscles abdominaux.
• **L'estomac.** Sensation de pression, avec crampes à intervalles réguliers. Nausées et vomissements. Éructations et hoquet fréquents.
• **Les intestins.** Douleurs (coliques) intermittentes.
• **L'appareil urinaire.** Énurésie chez l'enfant.
• **L'appareil génital féminin.** Crampes dans la région de l'utérus.
• **L'accouchement.** Violentes douleurs, accompagnées de crampes dans les jambes.
• **Les membres.** Spasmes et élancements musculaires. Ankylose. Crampes aux mollets et à la plante des pieds.
• **La peau.** Aspect marbré et bleuâtre.
• **Le sommeil.** Sommeil comateux après les vomissements.
• **La fièvre.** Frissons. Peau glacée avec sensation de chaleur interne.

Curare
(Cur.)

Ce remède exerce une action assez spécifique sur le système musculaire moteur.

Nom commun :
Curare.
Origine :
« Curare » est le nom donné aux poisons, d'origine essentiellement végétale, avec lesquels les Indiens d'Amérique du Sud enduisaient leurs flèches. Il était fabriqué avec l'écorce de lianes appartenant à la famille des Ménispermacées (genre Chondrodendron) ou des Logoniacées (genre Strychnos). Très toxique par voie parentérale (alors qu'il est peu dangereux lorsqu'il est absorbé par voie buccale), le curare provoque une paralysie musculaire avec conservation de la sensibilité.
Emplois usuels :
Ce remède est quelquefois utile à la suite d'une longue maladie épuisante ou d'une perte de fluides vitaux (hémorragie, etc.).

À QUI CONVIENT CE REMÈDE ?

Personnalité et comportement
En cas de maladie, la personne tend à se renfermer sur elle-même et à refuser toute compagnie. Parfois, elle a des sensations étranges (comme l'impression que tout est sale) ou manifeste un comportement anormal (kleptomanie, par exemple), ressent une peur inhabituelle de l'eau, une envie de tuer ou de se frapper elle-même.

Troubles généraux
Atteinte paralytique des muscles moteurs et respiratoires, qui n'entrave pas les sensations ni la conscience. Ralentissement des fonctions digestives. Transpiration au moindre effort.

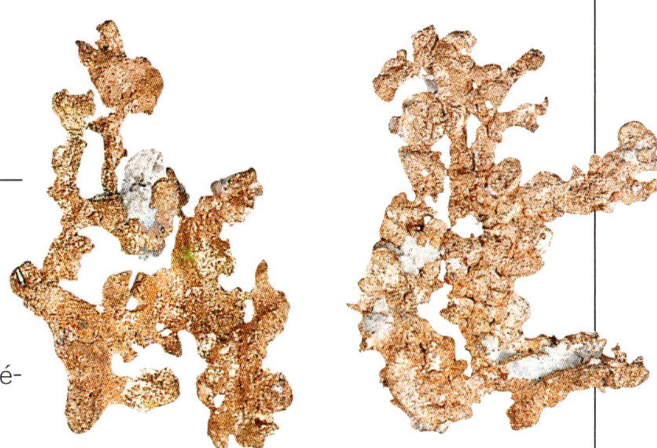

Cuprum metallicum **est fabriqué avec du cuivre, un métal de couleur rouge qui se patine à l'air et se couvre d'une couche d'hydrocarbonate (le vert-de-gris).**

Cyclamen europaeum
(Cycl.)

Ce remède exerce surtout son action sur la sphère gastro-intestinale et génito-urinaire. Il traite également certains troubles visuels et certaines formes de vertiges.

Nom commun :
Cyclamen d'Europe.
Origine :
Le cyclamen est une plante de la famille des Primulacées, qui pousse spontanément dans les bois frais et humides des Alpes et du Jura.
Emplois usuels :
Cyclamen europaeum est utile pour traiter certaines formes de migraine ou de règles douloureuses.

À QUI CONVIENT CE REMÈDE ?

Personnalité et comportement
De nature plutôt humble et modeste, la personne a parfois du mal à sortir dans le monde. Elle se sent facilement coupable. Elle est parfois susceptible, ou même irritable, surtout au réveil. La femme est triste avant les règles, puis agitée pendant.

Troubles généraux
Tendance à la somnolence et à la lassitude, celles-ci pouvant être dues à de l'anémie. Sécrétions épaisses et non irritantes. Douleurs à la surface des os (périoste). Régions externes du corps comme endolories. Régions internes comme trop pleines.

Variation des symptômes
• **Facteurs d'amélioration :** le mouvement, les règles (même abondantes) chez la femme.

Troubles locaux
• **Les yeux.** Paupières comme gonflées. Vision scintillante ou floue et obscurcie, souvent en raison de migraines.
• **L'estomac.** Digestion lourde avec accumulation de salive salée en bouche. Hoquet (entre autres, pendant la grossesse). Nausées, vomissements.
• **Les intestins.** Tiraillements et pression dans la région de l'anus et du périnée.
• **L'appareil génital féminin.** Règles abondantes, noirâtres avec des caillots, en avance, douloureuses (avec des douleurs ressemblant à celles de l'accouchement).
• **Les vertiges.** Impression que les objets tournent autour de soi ou ont un mouvement de va-et-vient. Sensations empirant pendant les règles ou en cas de retard de celles-ci.

Digitalis purpurea
(Dig.)

Ce remède est généralement prescrit à des personnes présentant des troubles fonctionnels généraux, notamment cardiaques, hépatiques, respiratoires et urinaires.

Nom commun :
Digitale pourprée, ou gant-de-Notre-Dame.
Origine :
Cette plante de la famille des Scrofulariacées renferme un certain

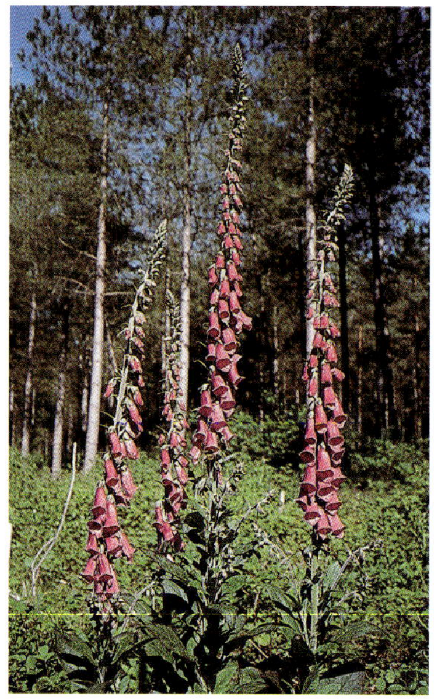

La digitale pourprée pousse dans les bois, les terrains élevés, rocailleux et sablonneux.

nombre de principes actifs, dont le plus connu est la digitaline. La teinture-mère est préparée avec les feuilles récoltées la deuxième année.

À QUI CONVIENT CE REMÈDE ?

Personnalité et comportement
Plutôt solitaire et parfois misanthrope, l'individu est anxieux, s'inquiète pour l'avenir et se montre souvent indécis. Il se sent parfois confus ou accablé, comme en état d'ivresse, et craint alors de devenir fou.

Troubles généraux
État de faiblesse et sentiment physique d'anxiété. Lenteur, irrégularité et faiblesse du pouls. Phénomènes de rétention d'eau entraînant des gonflements (œdèmes) localisés.

Variation des symptômes
• **Facteurs d'aggravation :** l'effort, le fait de se lever ou d'être couché sur le côté gauche, la musique.
• **Facteurs d'amélioration :** le fait de pleurer, la position couchée sur le dos, les vomissements.

Troubles locaux

• **La tête.** Maux de tête. Bruits fracassants dans la tête en s'endormant, comme des détonations ou du verre brisé.
• **Les yeux.** Paupières bleuâtres collées le matin. Inflammation chronique de la conjonctive (conjonctivite), avec difficultés à supporter la lumière (photophobie). Pupilles dilatées. Troubles de la vue : perception de deux images au lieu d'une (diplopie), perte transitoire de la vision, illusions d'optique.
• **Les oreilles.** Perception de bruits, comme des chuintements d'eau bouillante et des entrechoquements.
• **L'appareil respiratoire.** Respiration irrégulière et difficile, avec besoin de prendre des inspirations profondes ou de soupirer. Suffocation et pauses respiratoires à l'endormissement. Peur de s'étouffer pendant le sommeil. Asthme.
• **Le cœur et la circulation.** Faiblesse cardiaque. Palpitations. Troubles du rythme cardiaque.
• **L'estomac.** Satiété et régurgitations acides dès les premières bouchées. Grande sensibilité aux odeurs alimentaires. Nausées, haut-le-cœur et vomissements convulsifs. Sensation de malaise.
• **Les intestins.** Alternance de constipation et de diarrhée.
• **L'appareil urinaire.** Fausses envies d'uriner. Envies constantes la nuit. Miction goutte à goutte. Rétention d'urine chez l'homme due à une hypertrophie de la prostate et à un rétrécissement de l'urètre.
• **L'appareil génital masculin.** Désir sexuel important avec ou sans érection.
• **L'appareil génital féminin.** Règles irrégulières. Grande sensibilité génitale.
• **Le sommeil.** Insomnies ou réveils fréquents avec rêves de chute.
• **Les vertiges.** Impression de lourdeur de la tête avec étourdissements, vertiges et éblouissements.

Drosera rotundifolia
(Dros.)

Ce remède agit essentiellement sur les affections respiratoires entraînant une toux spasmodique et une inflammation des muqueuses du nez, du pharynx et des bronches.

Nom commun :
Drosera, rosée de soleil ou herbe de la rosée, également appelée drosère.
Origine :
Cette plante carnivore appartient à la famille des Droséracées. Elle pousse dans les terrains humides et couverts de mousses. La teinture-mère est préparée avec la plante entière, récoltée en début de floraison en juillet.
Emplois usuels :
Drosera rotundifolia est le principal médicament de la coqueluche. Il est également prescrit dans certains cas pour traiter la rougeole. Avant l'apparition des antibiotiques, il fut un grand remède de la tuberculose.

À QUI CONVIENT CE REMÈDE ?

Personnalité et comportement

Malade, la personne est triste et anxieuse si elle est seule. Elle connaît des épisodes d'anxiété et un sentiment de persécution en se réveillant la nuit. Elle est irritable.

Troubles généraux

Douleurs étouffantes à la gorge, au larynx et à l'estomac.

Variation des symptômes

• **Facteurs d'aggravation :** après minuit, le fait de se coucher ou de parler.

Le drosera n'a pas d'odeur, mais sa saveur est âcre et acide.

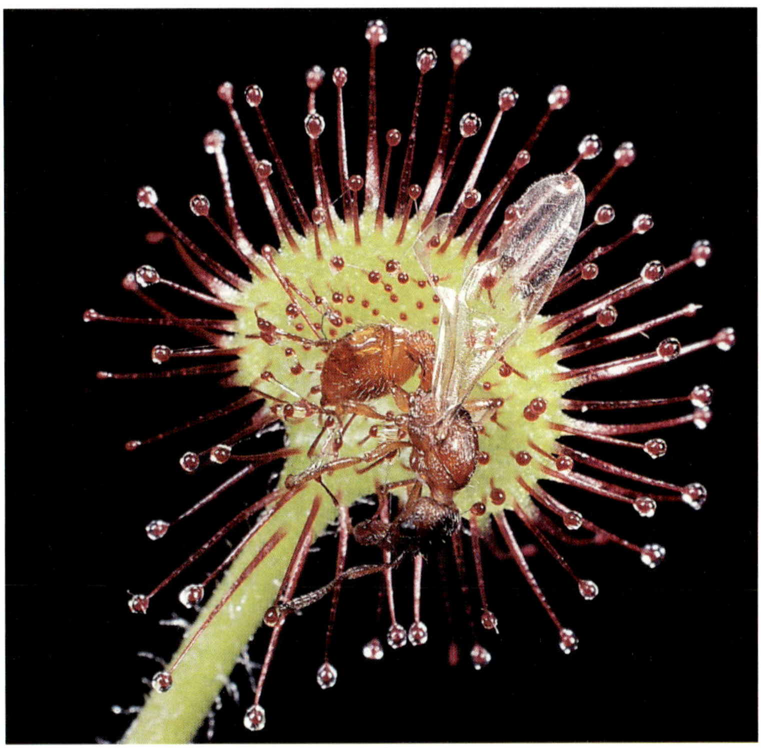

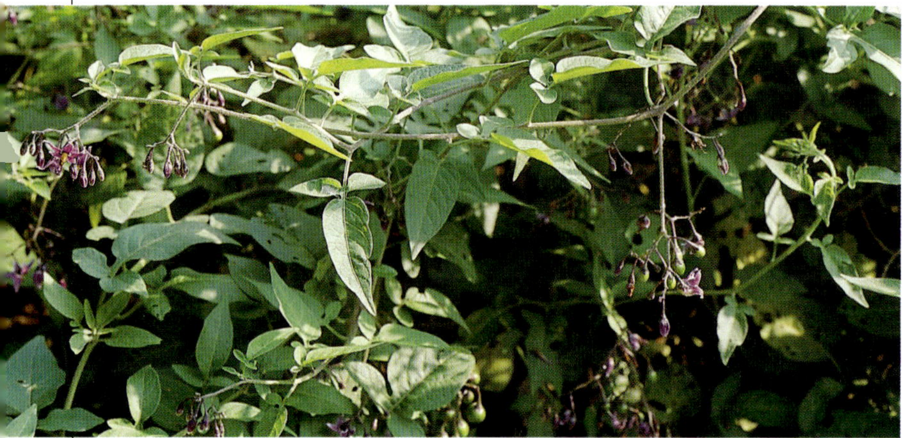

La douce-amère sert à fabriquer le remède *Dulcamara*. Ses feuilles ont une saveur d'abord douce puis amère, d'où son nom.

Troubles locaux

- **Le visage.** Teint livide, visage bouffi avec les yeux creux. Sensation de chaleur sur la moitié droite du visage.
- **La gorge.** Voix rauque et profonde. Prédisposition aux laryngites.
- **L'appareil respiratoire.** Difficultés à respirer, s'accompagnant parfois d'une impression de suffocation. Prédisposition à l'asthme. Sensation de constriction de la poitrine. Fréquentes quintes de toux sèche aboyantes, semblant venir de l'abdomen, obligeant la personne à se tenir les côtes et finissant en haut-le-cœur, vomissements, sueurs froides et saignements de nez.
- **La fièvre.** Frissons ressentis dans tout le corps. Le visage est chaud, tandis que les mains sont froides. Absence de soif.

Dulcamara
(Dulc.)

Ce médicament est surtout prescrit pour traiter des affections dues au temps humide, quelle que soit la saison.

Nom commun :
Douce-amère, encore appelée morelle grimpante ou vigne de Judée.

Origine :
Cette plante ligneuse et grimpante appartient à la famille des Solanacées. La teinture-mère est préparée avec les feuilles et les tiges, qui sont récoltées avant la floraison.

Emplois usuels :
Dulcamara est prescrit pour traiter les refroidissements dus à l'humidité.

À QUI CONVIENT CE REMÈDE ?

Personnalité et comportement

Lorsqu'elle est malade, la personne est impatiente et querelleuse. L'enfant peut désirer fortement quelque chose, puis le rejeter aussitôt qu'il l'a obtenu.

Troubles généraux

Refroidissements dus à l'humidité, provoquant des symptômes cutanés (urticaire), bronchiques, oculaires, urinaires, digestifs et musculaires (raideur et engourdissement, froideur glacée, endolorissement, surtout du dos). Alternance d'éruptions et d'asthme, ou encore de rhumatismes et de diarrhée.

Variation des symptômes

- **Facteurs d'aggravation :** l'humidité froide, se refroidir après avoir eu chaud, les changements soudains de température, l'automne, le fait de supprimer par un médicament des éruptions cutanées ou des sécrétions (un écoulement nasal, par exemple).
- **Facteurs d'amélioration :** le mouvement, la chaleur.

Préférences alimentaires

Dégoût de toute nourriture pendant la maladie. Désir intense de boissons froides.

Troubles locaux

- **La tête.** Maux de tête intenses, surtout par temps froid et humide et lorsqu'il n'y a pas d'écoulement nasal.
- **Le visage.** Douleurs (névralgie) après un refroidissement. Herpès autour des lèvres.
- **Les oreilles.** Douleurs au niveau de l'oreille moyenne, associées à une diminution de l'audition.
- **Le nez.** Nez bouché au moindre froid (surtout s'il est dû à la pluie). Refroidissements d'été. Rhume des foins, surtout en août. Le nez et les yeux sont alternativement affectés. Rhumes améliorés par le mouvement, la marche, le fait d'être dans une pièce chaude. Le patient se couvre chaudement le nez.
- **L'appareil respiratoire.** Mucus abondant dans la trachée et le larynx. Prédisposition à l'asthme. Crises de toux prolongées après des efforts.
- **L'estomac.** Indigestion, vomissements liés au refroidissement à chaque changement de temps.
- **Les intestins.** Douleurs intestinales (coliques) fréquentes, comme avant une diarrhée. Diarrhées dues au temps humide et froid en été.
- **L'appareil urinaire.** Le froid (à l'extérieur ou dans une pièce froide) provoque un besoin d'uriner.
- **L'appareil génital féminin.** Éruptions cutanées avant les règles. Arrêt des règles par temps froid. Seins gonflés et douloureux.
- **Les membres.** Impression de froid dans les os.
- **La peau.** Urticaire étendue à tout le corps à l'entrée de l'hiver. Verrues sur le visage et sur les mains. Éruptions ressemblant à de l'impétigo (plaques rouges surmontées de vésicules), très sensibles et démangeantes.

e

Eupatorium perfoliatum (Eup-per.)

Ce médicament est prescrit pour traiter certaines maladies fiévreuses accompagnées de douleurs osseuses et musculaires, comme la grippe ou le paludisme. Il était utilisé autrefois pour traiter la dengue, la typhoïde et la malaria.

Nom commun :
Herbe contre la fièvre.
Origine :
Cette plante vivace de la famille des Astéracées ou Composées est originaire d'Amérique du Nord. Les Indiens l'utilisaient pour traiter les fièvres intermittentes, d'où son nom anglais, *Indian weld* (« herbe indienne »).
Emplois usuels :
Eupatorium est souvent efficace pour traiter certaines grippes hivernales.

À QUI CONVIENT CE REMÈDE ?

Troubles généraux

Douleurs violentes comme si les os allaient se briser, muscles de la poitrine et du dos endoloris. Cet état crée de l'agitation : même si le fait de bouger ne la soulage pas, la personne ne peut rester tranquille. Symptômes survenant souvent de façon périodique.

Variation des symptômes

- **Facteur d'aggravation :** l'air froid, le mouvement, entre 7 et 9 heures du matin.
- **Facteurs d'amélioration :** les vomissements de bile, la conversation.

Troubles locaux

- **Les yeux.** Globes oculaires douloureux.
- **Le nez.** Rhumes accompagnés de nombreux éternuements.
- **La gorge.** Douleurs et sécheresse de la gorge. Voix rauque.
- **L'appareil respiratoire.** Sensation douloureuse d'oppression de la poitrine (le patient met ses mains contre sa poitrine comme pour la soutenir). Toux chronique avec visage rouge et yeux larmoyants, s'aggravant la nuit et soulagée lorsque la personne se met à quatre pattes.
- **L'estomac.** Épisodes fréquents de hoquet associé à des haut-le-cœur et à des vomissements de bile.
- **Le dos.** Fortes douleurs au cou et entre les omoplates.
- **Les membres.** Douleurs osseuses brutales et brèves, associées à un endolorissement musculaire. Impression que les poignets sont cassés ou disloqués. Pieds et mains glacés.
- **La fièvre.** Avant la fièvre, soif, surtout la nuit, ou nausées, frissons violents puis vomissements bilieux. Pendant la fièvre, sensation douloureuse de tout le corps, douleurs osseuses, nausées, chaleur brûlante avec peu ou pas de transpiration, tristesse (la personne gémit).

La teinture-mère d'*Euphrasia officinalis* est préparée avec la plante entière, récoltée vers la mi-juillet.

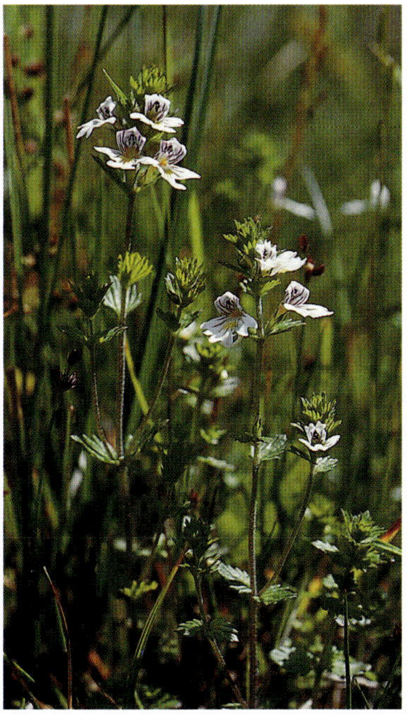

Euphrasia officinalis (Euphr.)

Ce médicament a une action particulière sur les inflammations des muqueuses des yeux et du nez.

Nom commun :
Euphraise officinale, ou casse-lunettes.
Origine :
Cette plante annuelle de la famille des Scrofulariacées pousse dans les prés, les pâturages et les pelouses.
Emplois usuels :
Ce remède permet de traiter certaines conjonctivites, qu'elles soient d'origine allergique ou non.

À QUI CONVIENT CE REMÈDE ?

Troubles généraux

Inflammation des conjonctives, avec larmoiements abondants et âcres. Expectoration de mucus nauséabond.

Variation des symptômes

- **Facteurs d'aggravation :** la lumière du soleil, la chaleur, le vent, le fait d'être à l'intérieur.
- **Facteurs d'amélioration :** le grand air, le café, de l'eau fraîche sur le visage.

Troubles locaux

- **Le visage.** Joues rouges et chaudes.
- **Les yeux.** La personne cligne constamment des paupières ou s'essuie fréquemment les yeux. Sécheresse, brûlure et gonflement des paupières. Larmoiements clairs, abondants et brûlants, survenant surtout en position couchée, en plein air ou en toussant. Aversion pour la lumière.
- **Le nez.** Écoulement nasal abondant, fluide et non irritant. Sensation d'irritation violente faisant éternuer.
- **La gorge.** Toux avec inspiration difficile, seulement le jour (elle disparaît la nuit et en position couchée).

Ferrum metallicum (Ferr.)

Ce remède correspond à des personnes faibles et très sensibles sur les plans physique et psychique. Leur teint est souvent pâle, même si elles rougissent facilement, et elles peuvent présenter des problèmes de poids (maigreur importante ou, au contraire, obésité).

Nom commun :
Fer réduit.
Origine :
À l'état pur, le fer est blanc grisâtre et dur, mais on le trouve plus souvent sous forme de minerais divers.
Emplois usuels :
Ce remède est quelquefois indiqué pour traiter certains états anémiques.

À QUI CONVIENT CE REMÈDE ?

Personnalité et comportement

La personne est très nerveuse : le moindre bruit lui semble insupportable et l'irrite ; la moindre contradiction suscite colère et intolérance. Son humeur changeante se traduit parfois par une grande agitation (elle se lève, puis se couche, puis change de lit, etc.). Marcher lentement lui fait grand bien.

Troubles généraux

Fatigue rapide (rien qu'en parlant ou en marchant). Tendance à saigner facilement et problème d'anémie. Douleurs apparaissant au repos, obligeant à bouger lentement la partie sensible. Prédisposition aux gonflements (œdèmes) et aux épanchements. Relâchement musculaire à l'origine d'une tendance aux prolapsus.

Variation des symptômes

- **Facteurs d'aggravation :** les grosses chaleurs et le froid, la nuit, surtout vers minuit, les efforts violents, le fait de manger, la perte de liquides vitaux (sang, par exemple) et la transpiration, les émotions et la colère.
- **Facteurs d'amélioration :** les mouvements doux, le fait d'être occupé, l'effort intellectuel modéré.

Préférences alimentaires

Aversion pour la nourriture grasse, intolérance aux œufs.

Troubles locaux

- **La tête.** Mal de tête de longue durée, commençant dans les tempes et allant vers l'arrière de la tête, de type pulsatile et martelant. Élancements obligeant la personne à se coucher, associés à une aversion pour la nourriture et la boisson. Impression qu'une bande de fer serre la tête. Afflux de sang à la tête, chaleur au visage, gonflement des veines.
- **Le visage.** Afflux de sang au visage à la moindre douleur, émotion, ou après un effort, suivi de pâleur. Traits bouffis.
- **Les yeux.** Prédisposition à la maladie de Basedow (maladie auto-immune de la glande thyroïde), laquelle est à l'origine de troubles oculaires (yeux exorbités, notamment). Paupières bouffies, yeux rouges et larmoyants.
- **Le nez.** Saignements de nez fréquents chez les enfants.
- **La bouche.** Maux de dents améliorés par de l'eau froide. Chez l'enfant, dentition difficile et lente.
- **L'appareil respiratoire.** Souffle court, avec inspiration difficile et tendance à l'asthme. Toux sèche.
- **Le cœur et la circulation.** Palpitations obligeant la personne à bouger constamment : elle ne peut rester debout ou assise.
- **L'estomac.** Appétit vorace en permanence ou bien en alternance avec un mauvais appétit. Douleurs et sensation de brûlure à l'estomac. Vomissements au milieu de la nuit, après une toux ou après un mouvement important. Vomissements sans nausées préalables au cours du repas, n'entravant pas l'appétit (la personne peut recommencer à manger), spécialement pendant la grossesse.
- **Les intestins.** Diarrhées avec gaz alternant avec de la constipation. Chez le bébé, lors des poussées dentaires, diarrhée persistante avec nourriture non digérée dans les selles.
- **L'appareil génital féminin.** Pendant les règles, douleurs au ventre et au creux des reins ressemblant aux douleurs de l'accouchement. L'abondance des règles s'accentue au moindre mouvement.
- **Les membres.** Crampes soudaines aux mollets, à la plante des pieds et aux orteils. Intenses douleurs aux bras, aux épaules, aux articulations des hanches, particulièrement au repos. Faiblesse des genoux. Varices pendant la grossesse.

• **La fièvre.** Frissons accompagnés de soif intense, précédés et suivis de maux de tête. Tremblement de tout le corps. Pieds et mains froids, visage rouge. Transpiration abondante qui aggrave tous les symptômes.
• **Les vertiges.** Tendance à tomber vers l'avant.

Ferrum phosphoricum (Ferr-p.)

Ce médicament est utile pour traiter certaines inflammations des muqueuses, surtout respiratoires.

Nom commun :
Phosphate de fer.
Origine :
Le phosphate de fer se présente sous forme d'une poudre de couleur bleu ardoise, insoluble dans l'eau et l'alcool.
Emplois usuels :
Ferrum phosphoricum est prescrit durant les premiers stades d'affections respiratoires inflammatoires avec fièvre.

À QUI CONVIENT CE REMÈDE ?

Troubles généraux

Anémies avec tendance aux afflux de sang (congestion) importants et localisés. Écoulements souvent teintés de sang et parfois saignements. Gonflements (œdèmes) dus à une perte de sang ou d'un autre liquide organique. Crises de rhumatisme avec endolorissement des épaules, des muscles et de la poitrine.

Variation des symptômes

• **Facteurs d'aggravation :** la nuit, à la suite de l'arrêt brusque d'une transpiration.
• **Facteur d'amélioration :** la position couchée.

Préférences alimentaires

Soif intense d'eau. Aggravation des symptômes après avoir bu du café ou mangé de la viande, des harengs, des gâteaux ou des aliments acides. Amélioration des symptômes en buvant du thé.

Troubles locaux

• **La tête.** Maux de tête accompagnés de maux d'oreille, visage rouge et brûlant, vomissements, intolérance au bruit, aux secousses et aux courants d'air.
• **Le visage.** Visage rouge et chaud en cas de douleur.
• **Les yeux.** Inflammation aiguë des conjonctives (conjonctivite).
• **Les oreilles.** Inflammation des trompes d'Eustache. Fréquentes otites aiguës.
• **Le nez.** Prédisposition aux refroidissements. Saignements de nez avec sang rouge et brillant.
• **La gorge.** Mucosités abondantes dans la gorge à l'origine de fréquents raclements. Mal de gorge avec amygdales gonflées et rouges.
• **L'appareil respiratoire.** Toux brève mais douloureuse, avec des accès la nuit ou le jour en s'endormant.
• **L'estomac.** Nausées et vomissements après les repas. Vomissements le matin avant d'avoir mangé.
• **Les intestins.** Diarrhée s'aggravant de minuit jusqu'au matin.
• **La grossesse.** Au troisième mois de grossesse, maux de tête accompagnés d'une sensation de pesanteur de l'utérus et de douleurs dans la région des ovaires.
• **Les membres.** Prédisposition au rhumatisme articulaire aigu, touchant les articulations, l'une après l'autre. Douleurs violentes dans l'épaule droite et le bras, s'aggravant lors de mouvements brusques mais soulagées par de légers va-et-vient, ce qui explique que la personne bouge son bras continuellement. Doigts contractés par des rhumatismes.
• **La peau.** Afflux de sang dans les petits vaisseaux sanguins (capillaires) et sensation de brûlure de la peau. Inflammation de la peau.
• **La fièvre.** Transpiration abondante la nuit. Chez l'enfant, grande agitation en cas de maladie aiguë avec fièvre : l'enfant désire quitter son lit et courir partout mais il tombe de faiblesse.
• **Les vertiges.** Afflux de sang à la tête à l'origine de vertiges. Impression que la tête est poussée vers l'avant et menace de tomber.

Fluoricum acidum (Fl-ac.)

Ce médicament est prescrit pour traiter des maladies chroniques se caractérisant par une destruction de certains tissus du corps.

Nom commun :
Acide fluorhydrique.
Origine :
Ce gaz incolore d'odeur piquante est très soluble dans l'eau. Il est obtenu par distillation du spath fluor avec de l'acide sulfurique concentré. Il attaque toutes les matières qui contiennent du silicium, par exemple le verre.
Emplois usuels :
Ce remède permet de traiter certaines affections dégénératives entraînant un vieillissement prématuré.

À QUI CONVIENT CE REMÈDE ?

Personnalité et comportement

En cas de déséquilibre, la personne montre une grande indifférence à l'égard de son entourage affectif et de son travail. Elle a tendance à être dominatrice et facilement irritable. Plutôt libertine, elle évite les responsabilités et axe sa vie sur les plaisirs et les choses matérielles. Elle est sensible aux bruits.

Troubles généraux

Gonflement et durcissement des tissus du corps. Inflammations et démangeaisons au pourtour des anciennes cicatrices. Tendance aux fistules (canal faisant communiquer deux viscères ou un viscère et la peau), aux ulcères, aux panaris ainsi qu'aux caries dentaires. Aspect prématurément vieilli. Faiblesse et perte de poids chez les personnes âgées. Propension à avoir trop chaud (désir de prendre des bains froids). Difficulté à supporter les fortes chaleurs l'été comme le froid en hiver. Prédisposition aux maladies des os longs.

Glonoïnum
(Glon.)

Ce médicament a une action toute particulière sur les états congestifs circulatoires, entre autres au niveau de la tête.

Nom commun :
Trinitrine, ou trinitroglycérine.
Origine :
Également employée comme explosif, la trinitrine se présente sous la forme d'un liquide huileux. C'est le médecin américain Hering qui fut le premier à l'utiliser en médecine.
Emplois usuels :
Glonoïnum est prescrit pour traiter certaines formes d'insolation. Il est également indiqué en cas d'augmentation inhabituelle et soudaine de la tension artérielle chez des personnes âgées.

À QUI CONVIENT CE REMÈDE ?

Personnalité et comportement

Lorsqu'elle est malade, la personne est confuse, surtout si elle se réveille la nuit. Elle peut alors être sujette à des étourdissements, avoir l'impression d'être dans un rêve et ne pas savoir où elle est. Elle peut soudainement avoir des attaques de terreur, provoquées ou aggravées par la sensation que sa gorge est gonflée. Elle a le sentiment que le temps passe trop lentement. La moindre opposition l'irrite, et elle n'aime pas parler.

Troubles généraux

Impression de dilatation en différents points du corps, surtout au niveau de la tête. Sensation de pulsations violentes et d'ébullition à travers tout le corps. Douleurs battantes. Grande lassitude. Maux de tête liés à un afflux de sang.

Variation des symptômes

- **Facteurs d'aggravation :** le temps chaud, la chaleur du soleil, particulièrement sur la tête, le mouvement, les secousses, chez la femme le retard des règles.
- **Facteurs d'amélioration :** le grand air, le fait d'avoir la tête surélevée, les applications froides.

Troubles locaux

- **La tête.** Impression que la tête est lourde. Sensations de battements et d'éclatements. Maux de tête survenant par temps humide, après un refroidissement, après un coup de soleil, après être resté assis longtemps et après des efforts intellectuels. Aggravation des maux de tête le matin, en position couchée et en penchant la tête en arrière. Amélioration au grand air et après un long sommeil. Élancements dans les artères temporales qui deviennent apparentes. Tout le sang semble être attiré vers le haut du corps.

Hamamelis virginiana
(Ham.)

Ce remède agit principalement sur le système veineux, notamment sur le relâchement des parois des veines. Ses propriétés sont précieuses dans le traitement de nombreux troubles, tels que l'engorgement et les hémorragies veineuses, les varices et les hémorroïdes s'accompagnant de sensation de meurtrissure des parties atteintes.

Nom commun :
Hamamélis de Virginie.
Origine :
Cet arbuste d'Amérique du Nord appartient à la famille des Saxifragacées. En anglais, il est surnommé *witch hazel*, noisetier des sorcières, d'abord parce qu'il ressemble un peu à un noisetier, ensuite parce que, selon certaines croyances, il permettrait de découvrir les sources cachées.
Emplois usuels :
Hamamelis est très utile en cas de plaie ouverte entraînant une grande

faiblesse due à la perte de sang. On le prescrit aussi en cas d'ecchymose et de traumatisme oculaire. Il peut parfois remplacer l'usage de la morphine après une intervention chirurgicale.

À QUI CONVIENT CE REMÈDE ?

Personnalité et comportement

La personne a tendance à être déprimée et à ressentir beaucoup de regrets. Elle aime qu'on lui montre « le respect qui lui est dû ». Elle est anxieuse, surtout la nuit.

Symptômes généraux

Troubles veineux, particulièrement au niveau de la gorge, de l'œsophage, des membres, du rectum et des organes génitaux. Varices en diverses zones du corps. Gonflements et inflammations douloureuses. États inflammatoires liés à une blessure ou à un traumatisme. Faiblesse excessive à la moindre perte de sang. Douleurs difficiles à supporter et grande sensibilité au toucher. Chez la femme, tous les maux sont exacerbés pendant la période menstruelle.

La teinture-mère d'*Hamamelis virginiana* se prépare avec l'écorce et les feuilles fraîches de la plante du même nom.

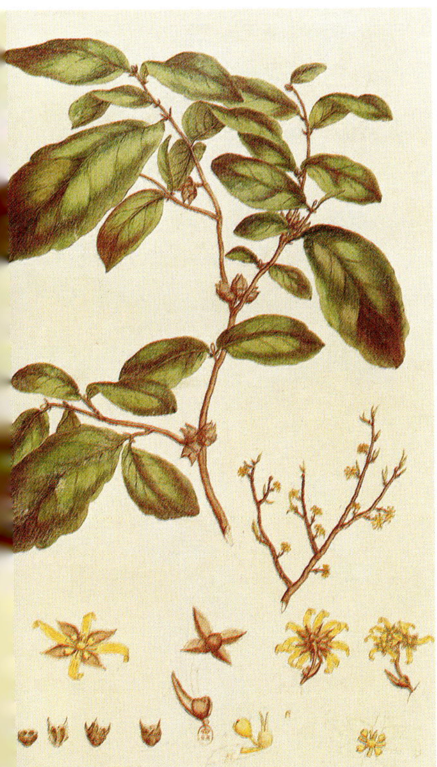

Variation des symptômes

Facteurs d'aggravation : le grand air, la pression, le mouvement, l'exercice.
Facteurs d'amélioration : le repos, la tranquillité.

Troubles locaux

La tête. Impression de dilatation et d'engourdissement du front. Douleurs martelantes aux tempes.
Les yeux. Yeux injectés en cas de toux violente.
Le nez. Saignements de nez prolongés soulageant les maux de tête.
Les intestins. Hémorroïdes douloureuses, protubérantes et saignantes. Sensation de pesanteur et brûlure au rectum. Impression d'écorchure à l'anus. Désir inefficace de déféquer.
Les membres. Grosses varices douloureuses, cartonnées, en zigzag. Ulcérations variqueuses. Gonflement des jambes et des pieds. Prédisposition à l'inflammation des veines (phlébite). Jambes douloureuses pendant la grossesse.

Helleborus niger
(Hell.)

Ce remède a une action sur le système nerveux aussi bien central que périphérique lorsque, dans certaines affections, les fonctions sensorielles et motrices sont profondément perturbées.

Nom commun :
Ellébore noir, ou rose de Noël.
Origine :
Cette plante de la famille des Renonculacées a la particularité de fleurir de décembre à mars (d'où le nom de rose de Noël). Le remède est préparé avec la racine fraîche.
Emplois usuels :
En dehors de son action constitutionnelle, *Helleborus niger* peut être indispensable dans certaines formes de méningite et est donc réservé au strict usage du médecin.

À QUI CONVIENT CE REMÈDE ?

Personnalité et comportement

En cas de maladie, l'individu devient apathique, sombre et désespéré. Il répond lentement ou de travers et déteste la compagnie : il est alors indifférent aux gens, aux plaisirs et même à ses souffrances. Il pousse de grands soupirs involontaires.

Troubles généraux

Sens émoussés. Manque de réaction (les muscles n'obéissent plus à la volonté, le patient trébuche, lâche les choses, a l'impression de sombrer). Début lent de la maladie. Douleurs piquantes, pressantes ou déchirantes traversant les parties affectées. Tendance aux gonflements soudains.

Hydrastis canadensis
(Hydr.)

Ce remède agit particulièrement sur les affections des muqueuses.

Nom commun :
Sceau d'or, ou racine d'or.

Origine :
Originaire d'Amérique du Nord, cette petite plante herbacée vivace appartient à la famille des Renonculacées.
Emplois usuels :
Hydrastis traite certains rhumes avec écoulements épais, visqueux, difficiles à moucher.

À QUI CONVIENT CE REMÈDE ?

Troubles généraux
Inflammation (en particulier au niveau de la gorge, de l'estomac, de l'utérus et de l'urètre). Tendance aux hémorragies et aux ulcères. Sécrétions épaisses, jaunâtres et filandreuses.

Hyoscyamus niger
(Hyos.)

Les états spasmodiques, l'agitation nerveuse, certains troubles neurologiques sont parmi les indications principales de ce médicament.

Nom commun :
Jusquiame noire, ou herbe aux poules.
Origine :
Cette plante de la famille des Solanacées pousse le long des haies, des chemins, dans les décombres et dans les terrains en friche. Pour préparer le remède, on utilise la plante entière en floraison.
Emplois usuels :
En dehors de toutes ses autres indications, *Hyoscyamus* est très utile dans certains états hystériques ou délirants.

À QUI CONVIENT CE REMÈDE ?

Personnalité et comportement
Lorsqu'elle est malade, la personne peut être hautaine, jalouse, querelleuse, voire grossière. Très loquace, elle aime la compagnie et les conversations légères. Elle connaît des moments d'égarement au cours desquels elle se comporte de façon étrange, comme si elle était ivre : elle rit pour des riens. En cas de délire, elle peut se montrer impudique, obscène et suspicieuse (elle refuse de manger ou de boire ce qu'on lui offre, ne reconnaît pas sa famille, etc.).

Symptômes généraux
En cas de délire, alternance de profonde somnolence et de folie. Faiblesse et crispation nerveuse des tendons. Affections spasmodiques, tremblements et secousses nerveuses des muscles. État d'insensibilité du corps. Mouvements incontrôlés des bras comme pour s'emparer des choses.

Variation des symptômes
Facteurs d'aggravation : les émotions, la jalousie, un chagrin d'amour, le fait d'être touché, la position couchée.
Facteurs d'amélioration : le fait de s'asseoir, le mouvement.

Troubles locaux
- **Le visage.** Crispations nerveuses des muscles de la face, grimaces et tics.
- **Les yeux.** Yeux rouges et pupilles dilatées. Clignements spasmodiques des paupières.
- **La bouche.** Langue engourdie, raide et sèche. Parole difficile. Terribles maux de dents. Grincement des dents.
- **La gorge.** Gorge sèche et piquante. Spasmes gênant la déglutition.
- **L'appareil respiratoire.** Toux sèche, spasmodique et fréquente la nuit.
- **L'estomac.** Violentes crampes d'estomac, hoquet, haut-le-cœur et éructations.
- **L'appareil urinaire.** Miction involontaire ou rétention d'urine.
- **L'appareil génital masculin et féminin.** Désir sexuel excessif.
- **Le dos.** Raideur et tension des muscles du cou.
- **Les membres.** Tremblement des pieds et des mains, qui sont froids. Crampes.
- **La peau.** Scarlatine se manifestant de façon intense.
- **Le sommeil.** Réveils en sursaut en étant effrayé. Insomnies.
- **La fièvre.** Tremblements de tout le corps, visage brûlant et mains glacées.

La jusquiame noire, à partir de laquelle est fabriqué *Hyoscyamus niger*, est une plante nauséabonde dont les feuilles sont visqueuses au toucher.

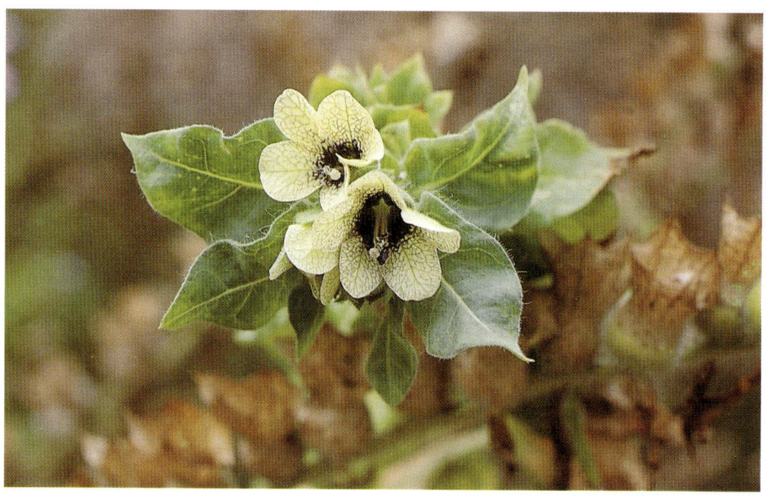

Hypericum perforatum
(Hyper.)

Ce médicament est surtout prescrit pour favoriser la guérison des plaies pénétrantes avec lacération et écrasement dans des zones très innervées du corps (doigts ou orteils, colonne vertébrale…). Il agit à la fois sur la douleur et sur la cicatrisation.

Nom commun :
Millepertuis, également appelé herbe aux piqûres ou herbe de la Saint-Jean.
Origine :
De la famille des Hypéricacées, le millepertuis doit son nom aux nombreuses glandes disséminées à l'intérieur des feuilles et qui donnent, lorsqu'on regarde celles-ci par transparence, l'impression d'une multitude de perforations. On prépare la teinture-mère avec la plante entière récoltée au moment de sa floraison.
Emplois usuels :
Hypericum perforatum traite remarquablement bien les traumatismes et les plaies des nerfs, et en particulier les blessures par écrasement des doigts et des orteils ainsi que les traumatismes du dos, notamment du coccyx. Un peu comme *Arnica*, il peut être prescrit à la suite d'un choc, d'une blessure ou d'une intervention chirurgicale entraînant un état dépressif. C'est aussi un remède des suites de peur. Enfin, il peut être utile pour le bébé après un accouchement au forceps.

À QUI CONVIENT CE REMÈDE ?

Personnalité et comportement
À la suite d'un traumatisme, la personne peut être confuse, faire des erreurs en écrivant (en oubliant des lettres) ou en parlant (en n'utilisant pas le bon mot). Elle a la sensation d'être en apesanteur et craint de tomber.

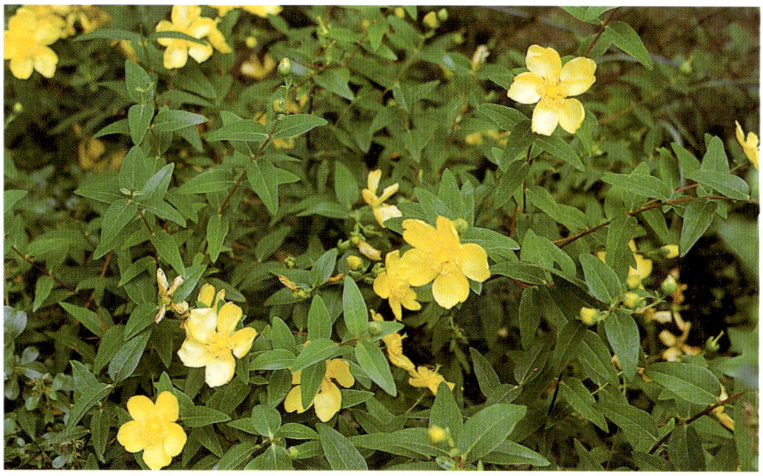

Le millepertuis, à l'origine du remède *Hypericum perforatum*, est une plante vivace très commune fleurie de mai à août.

Troubles généraux
Douleurs violentes, lancinantes, remontant le long du nerf.

Variation des symptômes
- **Facteurs d'aggravation :** avant l'orage, les changements de temps vers l'humidité, les secousses, le mouvement, le fait d'être touché.
- **Facteur d'amélioration :** le fait d'être allongé calmement.

Préférences alimentaires
Désir de vin, de marinade et de boisson chaude.

Troubles locaux
- **La tête.** Points douloureux à l'intérieur de la tête.
- **Le visage.** Douleurs (névralgie) avec expression de souffrance.
- **La bouche.** Langue endolorie et meurtrie gênant l'élocution. Maux de dents liés à l'irritation d'un nerf.
- **La gorge.** Reflux de liquide chaud après une frayeur.
- **L'appareil respiratoire.** Crise d'asthme spasmodique après un choc sur la colonne vertébrale.
- **Les membres.** Sciatique avec crises de douleurs intenses. Impression que les membres sont détachés.
- **La peau.** Eczéma du visage et des mains avec démangeaisons intenses.

i

Iodum
(Iod.)

Ce remède correspond à des personnes hyperactives, comme peuvent l'être des hyperthyroïdiens.

Nom commun :
Iode.
Origine :
L'iode est un métalloïde qui se présente généralement sous forme de paillettes micacées, miroitantes, de couleur noire bleuâtre, d'odeur forte et de saveur amère. Il est abondant dans la mer et dans les plantes marines.

Partie intégrante de nos tissus, il s'accumule principalement dans la thyroïde.

Emplois usuels :
Iodum traite certains troubles hormonaux et nerveux caractéristiques.

À QUI CONVIENT CE REMÈDE ?

Personnalité et comportement

Très remuant et bavard, l'individu agit beaucoup, mais souvent dans la précipitation et l'impatience. Il voyage facilement. Il peut être irritable, impulsif et a constamment l'impression d'avoir oublié quelque chose. Il peut avoir des idées fixes et se montrer anxieux. Lorsqu'il est malade, il n'aime pas la compagnie, même d'amis intimes.

Troubles généraux

Métabolisme (réactions chimiques se produisant dans l'organisme) rapide expliquant un grand appétit sans prise de poids. Soif intense. Faiblesse au moindre effort, avec transpiration. Ganglions lymphatiques gonflés. Augmentation de volume de la glande thyroïde (goitre). Durcissement et atrophie des tissus glandulaires (seins, ovaires, testicules). Tremblements. Affections du pancréas.

Variation des symptômes

- **Facteur d'aggravation :** la chaleur.
- **Facteurs d'amélioration :** le froid, l'air, le fait de se baigner, d'avoir mangé.

Préférences alimentaires

Digère mal les repas trop riches.

Troubles locaux

- **La tête.** Douleur empirant au bruit et à la chaleur. Bouffées de chaleur.
- **Le visage.** Teint brunâtre. Expression « misérable ».
- **Les yeux.** Inflammation aiguë du canal lacrymal.
- **La bouche.** Ulcérations et aphtes. Gencives qui se rétractent.
- **La gorge.** Gonflement des amygdales, des ganglions du cou et de la thyroïde. Inflammation du larynx. Voix rauque. Prédisposition aux laryngites aiguës par temps humide prolongé.
- **L'appareil respiratoire.** Respiration sifflante, avec inspiration difficile. Prédisposition aux infections pulmonaires.
- **Le cœur.** Sensation que le cœur est comprimé. Affections cardiaques. Palpitations au moindre effort, améliorées par un bain froid.
- **L'estomac.** Douleurs spasmodiques. Éructations continuelles. Hoquet. Vomissement de bile. Grande faim ou aversion pour la nourriture.
- **Les intestins.** Selles liquides contenant du mucus.
- **L'appareil urinaire.** Mictions fréquentes et abondantes.
- **L'appareil génital masculin.** Inflammation des testicules (orchite).
- **L'appareil génital féminin.** Règles douloureuses, irrégulières et abondantes. Fréquence des kystes ovariens.
- **Les membres.** Faiblesse et tremblements. Rhumatisme chronique avec douleurs nocturnes, en général sans gonflement articulaire.
- **La peau.** Taches brunes.
- **La fièvre.** La température peut être très élevée.

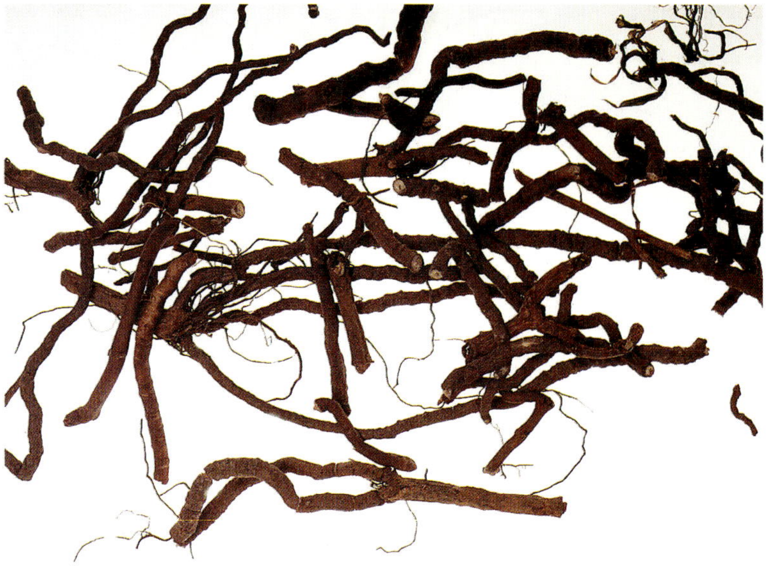

L'ipéca, utilisé pour fabriquer *Ipecacuanha*, est parfois appelé racine vomitive. Il a une saveur amère et nauséeuse.

Ipecacuanha (Ip.)

Ce remède a une action particulière sur les sphères digestive et respiratoire dans un contexte à la fois spasmodique et inflammatoire.

Nom commun :
Ipéca, ou racine vomitive.

Origine :
Cet arbrisseau de la famille des Rubiacées est originaire du Brésil. Le remède est préparé à partir de la racine dont le principe actif le plus connu est l'émétine.

Emplois usuels :
Ipecacuanha est très utile dans certaines affections respiratoires aiguës, comme la coqueluche.

À QUI CONVIENT CE REMÈDE ?

Personnalité et comportement

La personne est irritable et impatiente. Elle peut avoir une expression qui semble méprisante et se montre souvent sévère et très critique. Elle est malheureuse, car elle se sent frustrée sans savoir très bien de quoi. Le fait de ne pas exprimer ses colères ou ses indignations provoque chez elle des troubles psychosomatiques. Elle est anxieuse et agitée lorsqu'elle est malade.

Troubles généraux

Les nausées et les vomissements accompagnent la plupart des symptômes. Rhumes quand la pression atmosphérique chute. Sensibilité à la chaleur, spécialement humide, et au froid. États spasmodiques. Périodicité des symptômes. Tendance aux hémorragies.

Variation des symptômes

• **Facteurs d'aggravation :** la chaleur, l'humidité, la nourriture riche, le fait de trop manger.
Facteur d'amélioration : l'air frais.

Préférences alimentaires

Désir de friandises. Appétit capricieux chez l'enfant, qui désire une chose et la rejette ensuite.

Troubles locaux

• **La tête.** Mal de tête lancinant d'origine gastrique, chez des personnes nerveuses et sensibles, débutant par des nausées et des vomissements.
• **Le visage.** Un côté est brûlant, l'autre froid.
• **Les yeux.** Inflammation, rougeur et larmoiment abondant, avec parfois des sécrétions de pus.
• **Le nez.** Accès d'éternuements violents. Saignements de nez courants.
• **La bouche.** Salivation abondante. L'enfant met constamment ses doigts dans la bouche.
• **La gorge.** Gorge sèche. Voix rauque.
• **L'appareil respiratoire.** Sensation de resserrement de la poitrine. Crises d'asthme avec respiration sifflante et impression de suffocation obligeant à haleter. Accumulation de mucosités. Toux violente, spasmodique et incessante causant des haut-le-cœur et des vomissements.
• **L'abdomen.** Gonflement de l'abdomen.
• **L'estomac.** Crampes d'estomac ou sensation de défaillance. Vomissements de nourriture et de bile, précédés de frissons. Nausées constantes, ne s'améliorant pas malgré des vomissements. Difficultés à digérer les graisses et les fruits acides.
• **L'appareil génital féminin.** Règles abondantes et rapprochées.
• **La grossesse et l'accouchement.** Vomissements pendant la grossesse. Nausées et saignements rouge vif après l'accouchement.
• **La fièvre.** Les moindres frissons s'accompagnent de forte fièvre avec nausées. Douleurs dans les bras et dans les jambes. Chez l'enfant, gémissements et sursauts pendant le sommeil.

Iris versicolor
(Iris)

L'action principale de ce médicament concerne le foie, le pancréas et l'appareil digestif. Il traite aussi certaines névralgies.

Nom commun :
Iris bigarré, ou glaïeul bleu.
Origine :
Originaire de la Caroline (États-Unis), cette plante herbacée vivace appartient à la famille des Iridacées. Le remède *Iris versicolor* est préparé avec le rhizome sec.
Emplois usuels :
Iris versicolor est utile pour traiter certaines crises de migraine.

À QUI CONVIENT CE REMÈDE ?

Personnalité et comportement

En cas de déséquilibre, le patient est très agité la nuit. Par ailleurs, la fièvre crée chez lui un état stuporeux.

Troubles généraux

Sécrétions abondantes, aigres, acides et brûlantes. Symptômes digestifs accompagnés d'un nez huileux, d'un goût graisseux en bouche et de selles grasses. Douleurs vagabondes. Périodicité hebdomadaire des symptômes.

j

Jaborandi
(Jab.)

L'action la plus connue de ce remède concerne les yeux et les glandes sudoripares.

Nom commun :
Jaborandi, ou pilocarpus.
Origine :
Les jaborandis, arbustes de la famille des Rutacées, originaires d'Amérique du Sud, renferment de la pilocarpine.
Emplois usuels :
Jaborandi permet de traiter certaines fatigues oculaires.

À QUI CONVIENT CE REMÈDE ?

Troubles généraux

Transpiration et salivation abondantes.

k

Kalium bichromicum (Kali-bi.)

Ce remède a une affinité particulière pour les muqueuses de l'estomac et des intestins, pour la sphère respiratoire, pour les os et les tissus fibreux du corps. Il a également des indications dans certaines maladies des reins, du cœur et du foie.

Nom commun :
Dichromate de potassium.

Origine :
Ce sel toxique se présente sous forme de cristaux rouge foncé, solubles dans l'eau froide. Pour les trois premières dynamisations, on peut procéder par dilution ou par trituration.

Emplois usuels :
Ce remède est utile pour traiter certaines sinusites très localisées présentant les sécrétions caractéristiques décrites ci-dessous.

À QUI CONVIENT CE REMÈDE ?

Personnalité et comportement

C'est une personne à l'esprit plutôt pointilleux. Un peu fermée, elle mène une vie assez routinière, isolée du monde. Elle se parle parfois à elle-même.

Troubles généraux

Fréquentes inflammations des muqueuses du nez et du pharynx (catarrhes). Symptômes plus marqués le matin. Douleurs apparaissant en des points précis et localisés du corps ou se déplaçant rapidement d'un endroit à l'autre. Sensibilité de toutes les muqueuses, allant jusqu'à l'ulcération (perte de substance de la peau), avec des sécrétions collantes, filandreuses et visqueuses très caractéristiques.

Variation des symptômes

- **Facteurs d'aggravation :** le froid, l'humidité, le temps chaud, le matin (vers 2-3 heures), le fait de se dévêtir, l'abus de bière.
- **Facteurs d'amélioration :** le grand air, le fait de bouger la région touchée, la pression.

Troubles locaux

- **La tête.** Sensibilité du cuir chevelu. Douleurs périodiques à l'arcade sourcilière (surtout du côté droit) obligeant la personne à se coucher, associées à des difficultés à supporter la lumière et le bruit et à des troubles visuels. Inflammation chronique des sinus frontaux.
- **Le visage.** Douleurs osseuses.
- **Les yeux.** Fragilité de la cornée. Inflammation des paupières, qui sont collées le matin.
- **Les oreilles.** Otites chroniques. Tympan perforé.
- **Le nez.** Sécheresse du nez. Pression et douleur allant de la base du nez aux tempes. Sécrétions épaisses et gris jaunâtre, formant des croûtes qui mettent la muqueuse à vif en se détachant. Polypes. Perte de l'odorat. Éternuements violents. Perforation de la cloison nasale.
- **La bouche.** Langue collante.
- **La gorge.** Toux violentes avec haut-le-cœur dus à des expectorations de mucus épais collant à la gorge et à la bouche. Inflammation du larynx (laryngite). Gonflement de la luette. Voix rauque ou nasale.
- **L'appareil respiratoire.** Bronchite avec mucus tenace donnant l'impression qu'une grosseur située dans la trachée excite la toux.
- **L'estomac.** Sensation de poids au creux de l'estomac. Aérophagie. Oppression après avoir mangé. Nausées et vomissement de mucus filandreux. Ulcère rond à l'estomac ou au duodénum.
- **Les instestins.** Diarrhée écumeuse. Flatulences.
- **L'appareil urinaire.** Après la miction, sensation que la vessie n'est pas complètement vidée. Brûlure à l'urètre. Douleurs et inflammation (néphrite) d'un ou des deux reins.
- **L'appareil génital masculin.** Points douloureux à la prostate. Démangeaisons.
- **L'appareil génital féminin.** Pertes blanches visqueuses. Prédisposition au prolapsus de l'utérus.
- **Les membres.** Rhumatismes alternant avec des troubles gastriques ou de la diarrhée.
- **La peau.** Pertes de substance de la peau (ulcères) caractérisées par des lésions dont les bords sont en saillie et bien délimités.

Kalium carbonicum (Kali-c.)

Ce remède agit très profondément sur l'organisme et a des indications très variées. Il correspond à des personnes présentant un grand état de faiblesse.

Nom commun :
Carbonate dipotassique.

Origine :
Ce sel se trouve dans les cendres de tous les végétaux, sauf ceux qui poussent en bord de mer. Les trois premières dynamisations se font par trituration.

Emplois usuels :
Ce remède est utile chez des personnes fragiles, dans certains cas de refroidissement.

À QUI CONVIENT CE REMÈDE ?

Personnalité et comportement

La personne est d'un naturel anxieux et manque de confiance en elle. Elle a vite peur de la maladie. Elle est facilement effrayée, notamment quand elle est seule, et se montre très sensible à la douleur, au bruit (qui la fait sursauter) et au contact (qui la fait tressaillir). Irritable pour des broutilles, elle est souvent insatisfaite d'elle-même et capricieuse. Elle a besoin de compagnie, mais elle se montre souvent désagréable. Elle manifeste peu ses émotions, mais ne peut s'empêcher de pleurer quand on lui fait des reproches.

Troubles généraux

Frilosité, difficultés à supporter le froid, prend froid très facilement. Tendance à la rétention d'eau, avec formation d'œdèmes. Douleurs habituellement ressenties comme vives, piquantes ou coupantes, allant de l'intérieur vers l'extérieur. Engourdissements et froideurs de zones précises du corps. Apparition ou aggravation des symptômes se situant généralement entre 2 heures et 4 heures du matin.

Variation des symptômes

Facteurs d'aggravation : le froid, l'hiver, le fait de se coucher sur le côté douloureux.
Facteurs d'amélioration : le climat chaud, le fait d'être assis les coudes sur les genoux.

Troubles locaux

- **La tête.** Mal de tête le matin au réveil ou en réaction au vent froid. Cheveux très secs.
- **Le visage.** Teint pâle et maladif. Traits bouffis.
- **Les yeux.** Gonflement autour des yeux, surtout au niveau des paupières supérieures.
- **Le nez.** Nez bouché dans une pièce chaude. Narines ulcérées. Rhinite chronique. Saignements de nez périodiques.
- **La gorge.** Angines, avec la sensation qu'une arête est plantée dans la gorge. Larynx à vif. Accumulation de mucosités que la personne ne parvient ni à avaler ni à rejeter complètement.
- **L'appareil respiratoire.** Respiration courte et sifflante. Asthme empirant de 2 heures à 4 heures du matin, s'améliorant en s'asseyant, en se penchant vers l'avant ou en se balançant. Toux sèche à 3 heures du matin accompagnée de douleurs piquantes au pharynx. Crachats, surtout le matin et après les repas. Douleurs coupantes et piquantes à la poitrine. Sensation de froideur dans la région du thorax. Prédisposition aux pneumonies et aux inflammations de la plèvre (membrane qui recouvre les poumons).
- **L'abdomen.** Sensibilité externe de la région supérieure et médiane de l'abdomen (épigastre).
- **L'estomac.** Impression que l'estomac est rempli d'eau et va éclater. Anxiété ressentie dans l'estomac. Éructations aigres. Nausées provoquées par des émotions. Forte douleur et acidité gastriques. Ballonnements et gaz abondants.
- **L'appareil génital masculin.** Grande faiblesse physique après les rapports.
- **L'appareil génital féminin.** Grande faiblesse avant les règles. Règles en retard et peu abondantes. Règles douloureuses : sensation de coupure avec pression déchirante au bas du dos.
- **L'accouchement.** Travail insuffisant.
- **Le dos.** Faiblesse et douleurs dorsales irradiant vers les cuisses et les jambes. Douleurs à 3 heures du matin obligeant la personne à se lever.

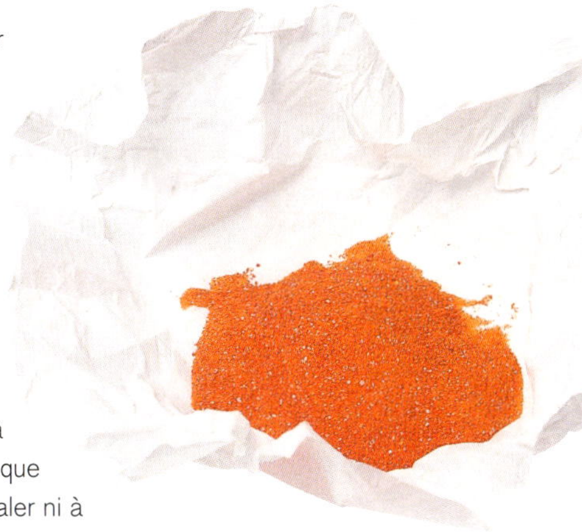

Kalium bichromicum est fabriqué à partir d'un sel toxique de couleur rouge, le dichromate de potassium.

- **Les membres.** Douleur s'étendant de la hanche au genou. Sciatique aggravée au moindre contact. Rétention d'eau (œdème) au niveau d'un pied seulement.
- **Les vertiges.** Vertiges en bougeant rapidement. Vertiges semblant venir de l'estomac.

Kalium iodatum
(Kali-i.)

D'action constitutionnelle et profonde, ce remède agit particulièrement sur les tissus fibreux et conjonctifs, notamment dans des affections provoquant des destructions tissulaires.

Nom commun :
Iodure de potassium.
Origine :
L'iodure de potassium se présente sous la forme de cristaux cubiques blancs dont la saveur est amère et salée.
Emplois usuels :
Ce remède traite certaines formes de rhumatisme et de sinusite.

À QUI CONVIENT CE REMÈDE ?

Personnalité et comportement
Plutôt loquace, la personne a tendance à sursauter au moindre bruit et déteste être touchée. Elle est triste, pleure facilement, appréhendant un futur malheur. Elle a souvent des idées fixes.

Troubles généraux
Tendance aux gonflements glandulaires, aux ulcérations et aux exostoses (grossissement bénin d'une zone d'un os). Endolorissement diffus du corps. Rhumatismes chroniques. Sécrétions abondantes, aqueuses, acides et salées. Faiblesse.

Kalium phosphoricum
(Kali-p.)

Remède de certains états d'épuisement physique et mental, il exerce, entre autres, une action importante sur le système neurovégétatif.

Nom commun :
Phosphate dipotassique.
Origine :
Ce sel se présente sous la forme d'une masse blanche déliquescente. Il fait partie intégrante de tous les liquides et tissus du corps humain. Le remède est préparé soit par dilution, soit par trituration.
Emplois usuels :
Kalium phosphoricum traite certains surmenages intellectuels.

À QUI CONVIENT CE REMÈDE ?

Personnalité et comportement
En cas de maladie, la personne devient irritable, morose, pleurnicharde et angoissée. Profondément mélancolique, elle éprouve un certain dégoût de la vie accompagné d'une peur de la maladie et de la mort. Le moindre travail l'accable, tout particulièrement l'effort mental. Elle est hypersensible à la lumière et sursaute au moindre bruit ou au moindre contact.

Troubles généraux
État d'affaiblissement moral et physique et de neurasthénie. Manque de ressources nerveuses. Dépression physique et mentale venant à la suite de soucis ou de surmenage. Sécrétions malsaines. Troubles de la coagulation. Amaigrissement musculaire. Douleurs névralgiques déchirantes et paralysantes.

Kalium sulfuricum
(Kali-s.)

Ce remède agit essentiellement sur l'appareil respiratoire et les muqueuses du nez, de la gorge et des oreilles.

Nom commun :
Sulfate de potasse, ou sulfate dipotassique.
Origine :
Le sulfate de potasse se présente sous la forme de cristaux hexagonaux brillants, transparents et solubles dans l'eau, qui ont une saveur amère.
Emplois usuels :
Kalium sulfuricum permet de soigner certains catarrhes de la trompe d'Eustache avec perte d'audition temporaire.

À QUI CONVIENT CE REMÈDE ?

Personnalité et comportement
Lors d'une affection, la personne devient énervée (surtout le soir), pressée, inquiète à tout propos, agitée et anxieuse. Cet état s'aggrave nettement dès qu'elle se trouve dans un lieu un peu confiné, alors que le grand air l'améliore rapidement.

Troubles généraux
Sécrétions abondantes, aqueuses, d'un jaune vif. Tendance à la suppuration. Douleurs vagabondes.

Kreosotum
(Kreos.)

Ce remède a une action particulière sur l'appareil digestif, sur les muqueuses génito-urinaires, ainsi que sur certains problèmes de dentition.

Nom commun :
Créosote de hêtre.
Origine :
La créosote de hêtre est obtenue par distillation du goudron de hêtre. Elle se présente comme un liquide huileux, incolore, quasiment insoluble dans l'eau mais très soluble dans l'alcool, l'éther et le sulfure de carbone. Elle a une odeur fort désagréable et très pénétrante. La première dilution est préparée avec de la créosote purifiée.
Emplois usuels :
Kreosotum est un des médicaments les plus utiles dans les troubles de la dentition chez l'enfant.

À QUI CONVIENT CE REMÈDE ?

Personnalité et comportement
L'enfant nécessitant ce remède manifeste beaucoup d'irritation et une éternelle insatisfaction, voulant une chose pour la rejeter ensuite. Il est très agité, spécialement la nuit et tout particulièrement après 3 heures du matin. Chez la femme, on observe

de l'agitation avant les règles. Plus généralement, la personne est extrêmement sensible à la musique.

Troubles généraux

Tendance aux saignements (sang foncé). Intense brûlure des tissus atteints, avec tuméfaction. Lésions profondes (ulcères, etc.). Sécrétions abondantes, malodorantes, acides, brûlantes et excoriantes. Symptômes se manifestant essentiellement du côté gauche du corps.

Variation des symptômes

- **Facteurs d'aggravation :** le froid, la dentition, le repos, manger, se coucher.
- **Facteurs d'amélioration :** la chaleur, la nourriture chaude, le mouvement.

Troubles locaux

- **La tête.** Fort mal de tête avant et pendant les règles.
- **La bouche.** Dentition très pénible, caries rapides (quelquefois dès que les dents apparaissent) et parfois malodorantes. Gencives boursouflées, bleuâtres, spongieuses et qui saignent facilement.
- **La gorge.** Larynx douloureux, voix rauque.
- **L'estomac.** Éructations, nausées et vomissements (en particulier avant les règles, chez la femme).
- **Les intestins.** Coliques fortes pendant et après les règles. Chez l'enfant, diarrhée liée à la dentition.
- **L'appareil urinaire.** Besoins urgents. Brûlure pendant et après la miction. Miction involontaire en étant couché.
- **L'appareil génital féminin.** Violentes brûlures génitales pendant les règles, avec écoulement de caillots malodorants. Démangeaisons. Règles intermittentes
- **La peau.** Fortes démangeaisons. Saignement abondant de la plus petite blessure.

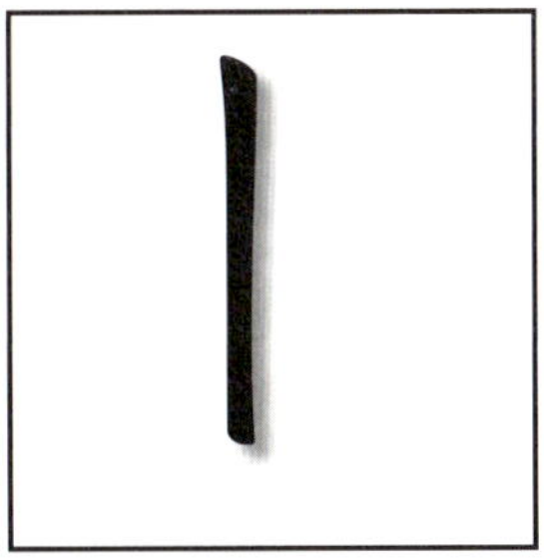

Lac caninum
(Lac-c.)

Selon les cas, ce remède est prescrit pour traiter des affections ORL, rhumatismales, ainsi que des affections des seins et certains troubles psychologiques.

Nom commun :
Lait de chienne.
Origine :
Utilisé dans l'Antiquité, le lait de chienne fut redécouvert par Reisig qui obtint grâce à ce remède un succès remarquable lors d'une épidémie de diphtérie maligne. De nos jours, le lait de chienne n'est plus employé qu'en homéopathie.

Emplois usuels :
Lac caninum est prescrit dans différents troubles de la lactation.

À QUI CONVIENT CE REMÈDE ?

Personnalité et comportement

La personne peut être distraite (elle oublie ses achats dans les magasins, commet des erreurs en écrivant, etc.). Elle entreprend beaucoup de choses, mais ne persévère en rien, car elle est vite découragée. Elle a peu d'estime pour elle-même et ne s'aime pas beaucoup physiquement. Elle éprouve même un certain dégoût pour son corps, qui la conduit par exemple à se laver les mains continuellement. Elle se croit jugée en permanence, ce qui la rend irritable et insolente. Malade, la personne est convaincue que son état est grave (elle s'imagine être atteinte d'une maladie cardiaque dont elle va mourir…). Elle a parfois l'impression de devenir folle : elle a

Le lait de chienne, ou *Lac caninum*, était utilisé dans l'Antiquité pour traiter certaines affections des yeux et des oreilles.

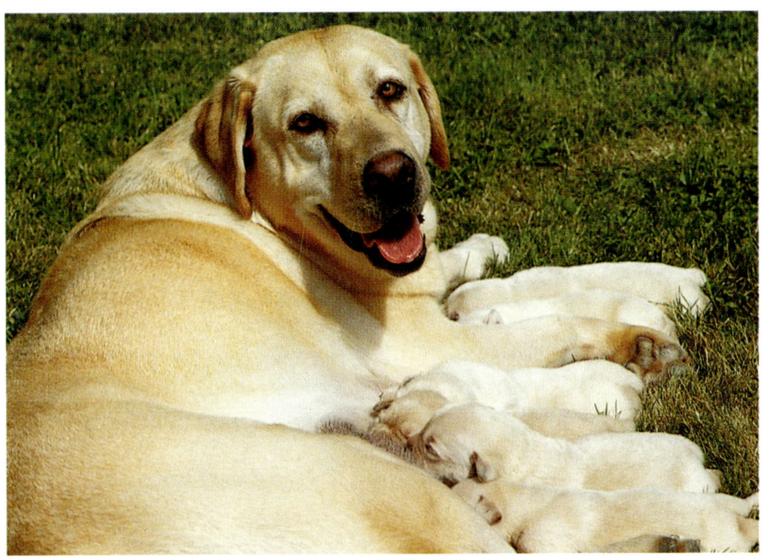

par exemple l'impression de marcher sans toucher le sol ou d'être couchée sans toucher le lit.

Troubles généraux
Faiblesse et prostration marquées. Douleurs alternant d'un côté à l'autre au fil des heures. Grande sensibilité au contact et à la pression.

Variation des symptômes
- **Facteurs d'aggravation :** l'air froid, le vent, le fait d'être touché, les secousses, les règles chez la femme.
- **Facteurs d'amélioration :** le grand air, la marche, le fait de se tourner du côté droit.

Préférences alimentaires
Désir d'aliments piquants, de moutarde, de poivre, de sel, de boisson chaude et de whisky.

Troubles locaux
- **La tête.** Forts maux de tête alternant d'un côté à l'autre.
- **Le visage.** Craquements de la mâchoire en mangeant. Afflux de sang se manifestant par une rougeur des joues.
- **Les yeux.** Tendance de la rétine à retenir l'empreinte des objets, surtout des couleurs, ce qui fait que le dernier objet vu est comme projeté dans la vision du suivant.
- **Le nez.** Rhumes avec écoulement âcre, nez et lèvres à vif. Une narine est obstruée, tandis que l'autre est libre et coule.
- **La gorge.** Picotements comme si des échardes étaient fichées dans la gorge. Impression qu'une grosseur descend lorsque la personne avale, puis remonte aussitôt. Douleurs du côté droit, surtout la nuit. Symptômes d'une inflammation aiguë des amygdales (amygdalite) changeant de côté.
- **Le cœur.** Palpitations en se couchant du côté gauche, améliorées en se tournant à droite.
- **L'estomac.** Impression de faiblesse, nausées, brûlures et creux à l'estomac en se réveillant le matin. Faim persistant après le repas.
- **L'appareil génital féminin.** Douleurs aux ovaires alternant d'un côté à l'autre, plus fortes à droite, irradiant jusqu'au bas du ventre, du côté gauche. Seins gonflés et douloureux avant les règles.
- **L'allaitement.** Arrêt de la montée de lait sans raison apparente, ou, au contraire, excès de lait.
- **Les membres.** Douleurs rhumatismales se déplaçant d'un endroit à l'autre.
- **La peau.** Petites taches comme des morsures de puce. Ulcères brillants et rouges sur les tibias et les poignets.
- **Le sommeil.** Sommeil très agité, car la personne ne peut trouver de position confortable, notamment pour ses bras.

Lac defloratum
(Lac-d.)

Ce remède traite certaines affections chroniques accompagnées de malnutrition.

Nom commun :
Lait de vache écrémé.
Origine :
Ce médicament est fabriqué avec du lait de vache écrémé.
Emplois usuels :
Lac defloratum traite certaines formes de migraine, surtout périodique.

À QUI CONVIENT CE REMÈDE ?

Personnalité et comportement
En cas de maladie, la personne s'isole et refuse de voir qui que ce soit ou de parler à quiconque.

Troubles généraux
Épuisement accompagnant certaines maladies chroniques. Intolérance au lait. Mal des transports.

Variation des symptômes
- **Facteurs d'aggravation :** le froid, les courants d'air, le lait.

Troubles locaux
- **La tête.** Le matin au lever, migraines commençant au front et irradiant vers l'occiput, avec battements intenses, nausées, vomissements qui ne soulagent pas, troubles de la vue et constipation rebelle. Douleur aggravée par le bruit, la lumière, le mouvement, chez la femme, pendant les règles, et améliorée par la pression et par un bandeau serré. Quelquefois, maux de tête accompagnés de froid glacial et d'une miction très abondante.
- **Les yeux.** Vision trouble des objets avant les maux de tête.
- **L'appareil respiratoire.** Crises d'asthme.
- **L'abdomen.** Flatulences, gastro-entérite chroniques.
- **L'estomac.** Crampes. Vomissements de matières non digérées et acides, puis de liquide amer. Perte totale d'appétit, grande soif.
- **Les intestins.** Constipation chronique.
- **L'appareil génital féminin.** Retard des règles avec sang au visage, mains froides, nausées et vertiges.

Lacticum acidum
(Lac-ac.)

Ce remède a une action de rééquilibrage pour certains diabètes. Il permet également de traiter une forme particulière de rhumatisme.

Nom commun :
Acide lactique.
Origine :
L'acide lactique est un acide-alcool qui provient de la fermentation de certains sucres par des bactéries lactiques. L'altération du lait par coagulation de la caséine, celle-ci étant due à une acidification, aboutit à la production d'acide lactique. Cette substance se forme également dans les muscles striés où elle s'accumule lorsque l'apport d'oxygène est insuffisant (lors d'un effort musculaire important notamment), provoquant parfois des crampes.
Emplois usuels :
Ce médicament peut être utile pour traiter certains troubles digestifs de la grossesse.

À QUI CONVIENT CE REMÈDE ?

Troubles généraux

Tendance au diabète accompagné de troubles digestifs et hépato-vésiculaires. Rhumatismes chroniques.

Troubles locaux

- **La bouche.** Salivation abondante, surtout après avoir mangé ou, chez la femme, pendant la grossesse.
- **L'estomac.** Impression de creux à l'estomac. Nausées et troubles matinaux, surtout chez les femmes anémiées. Nausées et malaises après avoir mangé ou bu. Éructations brûlantes. Mucosités qui doivent être constamment recrachées.
- **Les intestins.** Constipation : selles une fois par semaine seulement, noires et dures.
- **L'appareil urinaire.** Miction fréquente de jour comme de nuit, douloureuse en cas de retenue.
- **Les membres.** Endolorissement et inflammation rhumatismale, surtout la nuit et en bougeant.

Ledum palustre (Led.)

Ce remède a une action précise et limitée, qui s'applique à des traumatismes courants dans la vie quotidienne.

Nom commun :
Lédon des marais, ou romarin sauvage.
Origine :
Le lédon des marais est un arbuste de la famille des Éricacées. On réalise la teinture-mère avec la plante entière récoltée en avril et en mai.
Emplois usuels :
Avant la mise au point d'un vaccin, *Ledum palustre* était utilisé pour soigner le tétanos. Aujourd'hui, il est essentiellement prescrit pour traiter les plaies par tout objet pointu et leurs conséquences générales (y compris infectieuses), les piqûres d'insectes et morsures d'animaux, les contusions oculaires (« œil au beurre noir »). Il est surtout efficace sur les zones non charnues du corps et sur les extrémités. Par ailleurs, il atténue les ecchymoses provoquées par la sclérose des varicosités.

Le médicament *Ledum palustre* est fabriqué à partir du lédon des marais.

À QUI CONVIENT CE REMÈDE ?

Personnalité et comportement

L'individu perçoit le monde extérieur comme perturbant et agressif, comme un univers qui fait pression sur lui. Un petit fait produit chez lui un grand effet. Très susceptible et content de lui, il est facilement piqué au vif, et devient alors haineux et violent. Il aime peu la compagnie, même de ses amis, et a tendance à être misanthrope.

Troubles généraux

Rhumatismes ou autres symptômes commençant aux pieds et remontant vers le haut du corps. Les parties atteintes sont froides, violettes, gonflées et engourdies. Sensibilité excessive de la plante des pieds, à l'origine de fréquents faux pas, provoquant parfois des entorses. Douleurs ou sensations de pression. Aggravation rapide de la moindre petite plaie.

Variation des symptômes

- **Facteurs d'aggravation :** la chaleur au niveau de la zone atteinte, le mouvement.
- **Facteurs d'amélioration :** le froid (même pour les rhumatismes), les bains de pieds froids, le repos (tout en ne pouvant rester assis).

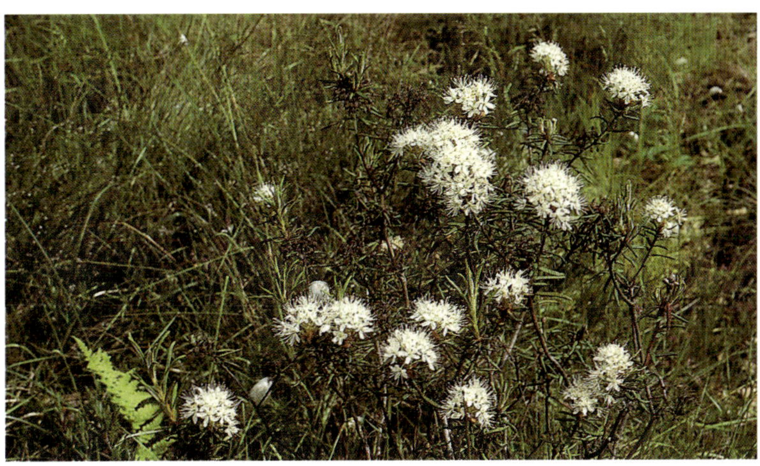

Luesinum
(Lues.)

Rarement utilisé mais d'action constitutionnelle profonde, ce nosode (qui correspond, comme *Mercurius solubilis*, au terrain dit « luétique ») a une action particulière sur les muqueuses, le système nerveux et les os.

Nom commun :
Luesinum, ou *Syphilinum*.
Origine :
Luesinum est préparé à partir d'un lysat à base de sérosités tréponémiques de chancres syphilitiques primitifs. Compte tenu du mode de préparation, plus aucun germe n'est bien sûr présent dans le remède.
Emplois usuels :
Ce médicament est utile pour traiter certains abcès récurrents.

À QUI CONVIENT CE REMÈDE ?

Personnalité et comportement
En cas de déséquilibre, la personne peut perdre toute sociabilité. Elle désespère vite de guérir, a des troubles de mémoire et a parfois l'impression de perdre la raison. Elle peut aussi sombrer dans une intense dépression. Elle a quelquefois la manie de se laver continuellement les mains comme pour se purifier.

Troubles généraux
Symptômes présentant des phases multiples. Douleurs d'apparition et de disparition progressives. Tendance à la destruction des tissus : ulcères, atteintes osseuses, etc. Manque de réaction à des traitements a priori bien adaptés, en raison d'un terrain héréditaire particulier. Insomnies totales avec agitation. Aggravation générale des symptômes la nuit (plus précisément du coucher au lever du soleil).

Variation des symptômes
- **Facteurs d'aggravation :** le temps très chaud ou très froid, l'humidité, l'air marin.
- **Facteurs d'amélioration :** le jour, la montagne, le mouvement lent ou continu.

M

Magnesia carbonica
(Mag-c.)

Même s'il s'agit d'un grand remède constitutionnel, *Magnesia carbonica* est surtout connu pour son action sur certaines formes de troubles gastro-intestinaux et névralgiques.

Nom commun :
Carbonate de magnésium, ou magnésie blanche.
Origine :
Ce sel est commun dans la nature, en général sous la forme d'une masse blanche terreuse. On peut également le préparer chimiquement. Les trois premières dynamisations sont obtenues par trituration.
Emplois usuels :
Magnesia carbonica est utile pour traiter certaines formes de gastro-entérite, particulièrement chez les jeunes enfants.

À QUI CONVIENT CE REMÈDE ?

Personnalité et comportement
La personne peut avoir l'impression de ne pas être aimée de ses proches, éprouvant parfois une sensation d'abandon. De caractère réservé, elle est sensible à ce que les gens pensent d'elle et supporte mal les conflits. Elle ressent une certaine nostalgie de son enfance.

Troubles généraux
Acidité générale du corps qui dégage une odeur aigre. Sensibilité au froid et aux courants d'air. Sensation de chaleur après avoir mangé chaud. Tendance à être constipé après des tensions nerveuses. Douleurs névralgiques, particulièrement au visage et aux dents, surtout du côté gauche, s'étendant le long du trajet du nerf. Secousses nerveuses non douloureuses ici et là. Grande faiblesse des membres. Périodicité des symptômes : toutes les trois semaines ou, chez la femme enceinte, tous les trois jours. Chez les enfants, amaigrissement malgré un appétit vorace.

Variation des symptômes
- **Facteurs d'aggravation :** le froid, les changements de temps, la nuit, le repos, le contact, les règles chez la femme.
- **Facteurs d'amélioration :** le mouvement, la marche de long en large.

Préférences alimentaires
Désir de viande, spécialement chez les enfants, et de tartines beurrées. Désir ou aversion pour les légumes. L'enfant refuse le lait maternel, qu'il ne digère pas. « Envies » étranges chez la femme enceinte.

Troubles locaux
- **La tête.** Pression pulsatile au front, provoquée par le travail mental ou par

le fait de se trouver au milieu de nombreuses personnes.
- **Le visage.** Douleurs fulgurantes de la pommette.
- **Les yeux.** Cataracte. Sécheresse ou larmoiement des yeux.
- **La bouche.** Maux de dents la nuit, obligeant à se lever et à marcher de long en large, aggravés par le froid. Maux de dents pendant la grossesse.
- **La gorge.** Mal de gorge avant les règles.
- **L'estomac.** Aigreurs d'estomac. Haut-le-cœur. Éructations aigres. Nausées.
- **Les intestins.** Douleurs (coliques) tranchantes. Diarrhée avec selles acides, de couleur verte et d'aspect écumeux. Irritabilité des enfants atteints.
- **Le sommeil.** Insomnies vers 3 heures du matin. Rêve de personnes décédées, de feu, de voleurs, rêves historiques.

Magnesia muriatica (Mag-m.)

L'action principale de ce remède se situe sur le foie, l'intestin, l'utérus, ainsi que sur le système nerveux.

Nom commun :
Chlorure de magnésium.
Origine :
Ce sel se trouve dans l'eau de mer et dans certaines eaux minérales à propriétés purgatives (eau de Miers, eau de Châtelguyon, par exemple). Les trois premières dynamisations se font par trituration.
Emplois usuels :
Ce médicament est prescrit pour traiter certaines intolérances au lait chez l'enfant ou lors de problèmes de dentition.

À QUI CONVIENT CE REMÈDE ?

Personnalité et comportement
D'humeur sombre, la personne a tendance à voir les choses avec pessimisme et anxiété.

Troubles généraux
Affections chroniques du foie avec constipation caractéristique. Troubles spasmodiques. Tendance aux refroidissements.

Variation des symptômes
- **Facteurs d'aggravation :** la nuit, le fait de se coucher sur le côté droit, d'être touché, de manger, le sel, le lait.
- **Facteurs d'amélioration :** l'air frais, une pression forte, un mouvement léger.

Préférences alimentaires
Désir ou aversion pour les légumes.

Troubles locaux
- **Les intestins.** Selles noueuses, sèches, qui s'émiettent à l'anus. Constipation importante. Diarrhée après ingestion de lait.
- **L'appareil génital féminin.** Règles abondantes, sombres et grumeleuses. Pertes blanches excessives.

Magnesia phosphorica (Mag-p.)

Ce remède a une action spécifique sur certains troubles spasmodiques ou névralgiques.

Nom commun :
Phosphate acide de magnésium.
Origine :
Ce sel est obtenu en saturant par de la magnésie de l'acide phosphorique liquide. Il se présente sous la forme d'une poudre cristalline. Les trois premières dynamisations se font par trituration.
Emplois usuels :
Ce remède permet de traiter certaines coliques aiguës dont les caractéristiques sont décrites ci-dessous.

À QUI CONVIENT CE REMÈDE ?

Personnalité et comportement
La personne a tendance à beaucoup parler de ses douleurs. Elle peut être irritable, en particulier lors de maux de tête.

Troubles généraux
Tension nerveuse et accès de douleurs spasmodiques ou névralgiques. Douleurs violentes, irradiantes et fulgurantes, changeant soudainement de place, calmées par des applications ou des bains très chauds, par la pression ou le massage sur la zone douloureuse, en se pliant en deux (en cas de douleurs intestinales). Crampes fréquentes (notamment crampe de l'écrivain). Affections du côté droit du corps, touchant aussi bien la tête, les oreilles, le visage (névralgie du trijumeau) que la poitrine, les ovaires, les intestins (coliques aiguës), le rectum (crises hémorroïdaires) ou le nerf sciatique.

Variation des symptômes
- **Facteurs d'aggravation :** le froid, l'air, la nuit.

Medorrhinum (Med.)

Largement expérimenté depuis cent ans, ce remède fondamental en homéopathie guérit des affections chroniques profondes lorsqu'il est judicieusement prescrit.

Nom commun :
Medorrhinum.
Origine :
Ce remède est un nosode, c'est-à-dire un remède préparé à partir du germe même d'une maladie, en l'occurrence la blennorragie. Compte tenu des dilutions réalisées pour la préparation des médicaments homéopathiques, il ne reste plus le moindre germe. Comme dans les autres remèdes, il ne subsiste que l'« essence » de la substance.
Emplois usuels :
Medorrhinum permet dans certains cas un rééquilibrage de terrain avant la mise en place d'un traitement spécifique.

À QUI CONVIENT CE REMÈDE ?

Personnalité et comportement

De tempérament impatient, la personne a l'impression que le temps passe trop lentement. Elle fait tout avec précipitation, ce qui la fatigue. Elle a une mémoire parfois défaillante, ne finit pas ses phrases et perd vite le fil de la conversation. Elle craint les responsabilités, car elle se sent vite coupable de tout et de n'importe quoi. Elle pressent – généralement avec justesse – les événements avant qu'ils ne se déroulent. Très sensible, elle a du mal, lorsqu'elle est malade, à parler de ses troubles sans pleurer. Elle ne supporte pas d'être touchée et craint l'obscurité.

Troubles généraux

Affections chroniques dues notamment à une blennorragie (maladie sexuellement transmissible) mal traitée. Affections qu'en homéopathie on rattache au terrain sycotique. Fragilité des muqueuses. Prédisposition à l'arthrite chronique, entraînant des raideurs et des douleurs. Douleurs apparaissant soudainement et disparaissant graduellement.

Variation des symptômes

- **Facteurs d'aggravation :** l'humidité, l'orage, du lever au coucher du soleil.
- **Facteurs d'amélioration :** l'air frais et le climat marin, le soir, le fait de se coucher sur le ventre, le massage vigoureux, le fait de pleurer.

Préférences alimentaires

Désir d'aliments acides, de fruits verts, de friandises et de sel. Aversion pour les aubergines, la nourriture et les boissons froides.

Troubles locaux

- **La tête.** Impression qu'un bandeau serre le front, surtout lorsque la personne se penche vers l'avant. Impression que la peau est tendue. Douleur du front au cou, avec nausées, rhume et pression sur les yeux.
- **Les yeux.** Douleurs (névralgies) aux yeux en fermant les paupières.
- **Le nez.** Rhinite chronique avec inflammation du pharynx.
- **La gorge.** Présence constante d'un épais mucus venant de l'arrière-nez. Gorge endolorie et congestionnée. Sécheresse gênante au larynx avec douleur en avalant.
- **L'appareil respiratoire.** Sensation de resserrement du thorax, avec difficultés à expirer. Crises d'asthme qui ne s'améliorent qu'en se couchant sur le ventre. Toux incessante et sèche la nuit, améliorée en position couchée sur le ventre.
- **L'abdomen.** Douleurs (colique) de la vésicule, avec douleurs tranchantes vers le foie et la rate.
- **L'estomac.** Appétit vorace immédiatement après avoir mangé ou à minuit. Grande soif (même dans ses rêves !). Douleurs intenses. Nausées, améliorées en buvant. Maux d'estomac après 2 heures du matin.
- **Les intestins.** Démangeaisons anales intenses. Paresse des intestins. L'évacuation ne peut se faire qu'en s'étirant en arrière.
- **L'appareil urinaire.** Sensation de bouillonnement ou, au contraire, de froid dans la région des reins. Crises de colique néphrétique, accompagnées d'un besoin de sucer des glaçons. Énurésie.
- **L'appareil génital masculin.** Urètre à vif. Prostate douloureuse et gonflée. Présence de verrues (condylomes) sur les organes génitaux.
- **L'appareil génital féminin.** Douleur à l'ovaire gauche, avec impression de lourdeur. Seins et mamelons endoloris, sensibles au toucher entre les règles. Règles foncées renfermant des caillots. Pertes irritantes.
- **Le dos.** Spasmes des muscles du cou. Douleurs brûlantes à la colonne vertébrale. Lumbagos à répétition.
- **Les membres.** Sensation de brûlure sur les mains et les pieds (tendance, par exemple, à marcher pieds nus). Douleurs rhumatismales sur le dessus de l'épaule gauche, surtout en bougeant, avec de petits élancements occasionnels en étant immobile. Talons très sensibles, endoloris et démangeants.
- **La peau.** Démangeaisons incessantes sur tout le corps. Peau froide bien que la personne souhaite être découverte (elle rejette les couvertures du lit).
- **Le sommeil.** Insomnies, avec impression d'être trop couvert alors que les extrémités sont glacées. Chez l'enfant, position recroquevillée, le visage enfoui dans l'oreiller.
- **Les vertiges.** Vertiges avec peur de tomber, surtout en mouvement.

Melilotus officinalis (Meli.)

Ce remède correspond particulièrement à certains états congestifs avec une tendance aux saignements.

Nom commun :
Mélilot officinal, également appelé couronne royale ou petit trèfle jaune.
Origine :
Le mélilot officinal est une plante bisannuelle de la famille des Légumineuses, utilisée comme plante fourragère.
Il produit un principe actif appelé la coumarine.
Emplois usuels :
Melilotus s'avère utile lors de saignements de nez liés à une congestion sanguine.

À QUI CONVIENT CE REMÈDE ?

Personnalité et comportement
Lorsqu'elle est malade, la personne peut présenter un léger symptôme de persécution.

Troubles généraux
Maux de tête congestifs, pulsatiles, surtout frontaux, améliorés par un saignement de nez ou par l'apparition des règles, avec rougeur de la face, yeux injectés, nausées, vomissements, diarrhées. Les douleurs s'accompagnent d'extrême nervosité, d'irritabilité, de troubles de la mémoire.

Mercurialis perennis (Merl.)

Il s'agit surtout d'un remède contre la migraine et les troubles oculaires.

Nom commun :
Mercuriale vivace, mercuriale des bois, mercuriale sauvage ou chou-de-chien.
Origine :
Commune dans presque toutes les régions de l'Europe, cette plante vivace de la famille des Euphorbiacées pousse dans les bois et les endroits ombragés.
Emplois usuels :
Mercurialis perennis permet de traiter certains types de fatigue oculaire.

À QUI CONVIENT CE REMÈDE ?

Troubles généraux
Lourdeur, tension et sensation de chaleur à la tête. Élancements dans la partie gauche du front et la tempe, aggravés en entrant à l'intérieur, et améliorés par le froid et la pression. Les douleurs ont tendance à descendre en oblique. Fatigue oculaire (surmenage des yeux) avec sécheresse, clignements des yeux au grand air et au soleil, inflammation des conjonctives accompagnée de lourdeur des paupières. En lisant ou en écrivant, les lettres se confondent.

Mercurius corrosivus (Merc-c.)

Proche de *Mercurius solubilis* mais d'action moins large, ce remède a une action particulière sur la gorge et les régions génito-urinaire et rectale. Avant la découverte des antibiotiques, il traitait certaines syphilis et leurs conséquences. C'est un remède d'action rapide.

Nom commun :
Chlorure mercurique, ou sublimé corrosif.
Origine :
Il se présente sous la forme de petits cristaux translucides à la saveur métallique très désagréable. Les trois premières dynamisations se font par trituration.
Emplois usuels :
Ce médicament s'avère utile dans certains types d'ulcère, spécialement des zones muqueuses.

À QUI CONVIENT CE REMÈDE ?

Personnalité et comportement
En cas de maladie, la personne devient irritable le jour et a des nuits très agitées.

Troubles généraux
États inflammatoires importants, accompagnés de sensations de brûlures internes, de sécrétions acides et d'une tendance à la destruction des tissus atteints. États spasmodiques localisés, avec sensation de resserrement des organes, particulièrement à la gorge, à la vessie et au rectum.

Mezereum (Mez.)

Ce remède est surtout utilisé pour traiter des affections cutanées, osseuses et névralgiques.

Nom commun :
Bois-gentil, ou bois-joli.
Origine :
Cet arbuste de la famille des Thyméléacées symbolise l'arrivée du printemps. La teinture-mère est préparée avec l'écorce broyée et réduite en pâte.
Emplois usuels :
Ce remède traite certains types d'eczéma chronique.

À QUI CONVIENT CE REMÈDE ?

Personnalité et comportement
La personne est triste et découragée. Elle recherche volontiers la compagnie. Il lui arrive de rester immobile pendant des heures, à regarder par la fenêtre, par exemple, sans avoir conscience de ce qui l'entoure.

Troubles généraux
Douleurs diverses, souvent soudaines, s'accompagnant de frissons et d'une sensibilité à l'air froid. Les parties affectées deviennent froides. Douleurs osseuses. Symptômes d'un seul côté du corps. Sensations de paralysie des membres. Affections faisant suite à une vaccination ou à une éruption qui a été réprimée. Douleurs (névralgies) brûlantes après un zona. Troubles de la peau aggravés par la chaleur, alors que les douleurs sont aggravées par le froid ou le temps humide.

Variation des symptômes
- **Facteurs d'aggravation :** le froid, l'air froid, la nuit, la chaleur du lit, le plus léger contact.
- **Facteurs d'amélioration :** le fait de manger, d'être assis penché en avant.

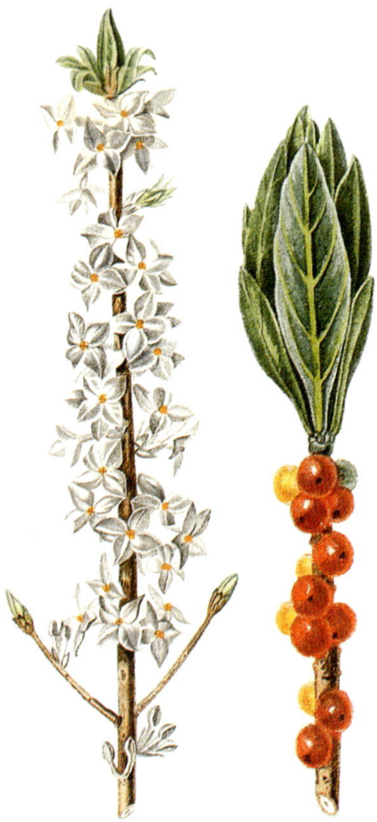

Préférences alimentaires
Envie de lard, de jambon, de porc, de café, de moutarde, de vin.

Troubles locaux
- **La tête.** Sensibilité du crâne au froid et au contact, surtout le soir. Démangeaisons et brûlure du cuir chevelu. Tête couverte de croûtes parfois purulentes.
- **Le visage.** Douleurs (névralgies) violentes, soudaines et brèves, laissant les parties affectées engourdies. Impétigo.
- **Les yeux.** Douleurs (névralgies) au niveau des cils. Eczéma des paupières.
- **Les oreilles.** Impression que le tympan est exposé à de l'air froid qui soufflerait directement dans l'oreille. Éruption suintante derrière l'oreille.
- **La bouche.** Violentes douleurs dentaires nocturnes. Lèvres sèches et gonflées.
- **Le dos.** Névralgies intercostales après un zona, empirant la nuit et à la chaleur du lit.
- **Les membres.** Inflammation et lésions des os, surtout des os longs. Articulations meurtries et raides. Brûlure et élancements dans les muscles. Douleurs se dirigeant vers le haut, contraignant, la nuit, la personne à sortir du lit.
- **La peau.** Démangeaisons intolérables. Eczéma dont les vésicules forment des croûtes en séchant. Éruptions entraînant une perte de substance de la peau (ulcération) et formant d'épaisses croûtes recouvrant du pus. Herpès en de multiples endroits du corps.

Dès le mois de mars, un manchon de fleurs roses apparaît à la partie supérieure du bois-gentil, une plante qui sert à fabriquer *Mezereum*.

Millefolium
(Mill.)

Ce remède agit tout particulièrement sur les capillaires. C'est un grand remède contre l'hémorragie.

Nom commun :
Achillée millefeuille, saigne-nez, souris-de-Vénus ou herbe au charpentier.

Origine :
Cette plante herbacée vivace de la famille des Astéracées ou Composées est commune en Europe et en Asie. Son nom d'achillée vient d'une légende selon laquelle Achille, à qui le centaure Chiron aurait appris la médecine, l'aurait utilisée pour guérir les blessures. Le remède est préparé avec la plante entière en floraison.

Emplois usuels :
Ce médicament est souvent très utile pour traiter des saignements liés à un traumatisme ou aux suites d'un accouchement ou d'une fausse couche.

À QUI CONVIENT CE REMÈDE ?

Troubles généraux
Saignements abondants, mais non douloureux, de sang rouge vif et fluide. Sensations de contusion et d'endolorissement. Saignements de nez. Varices (en particulier celles de la grossesse).

Muriaticum acidum
(Mur-ac.)

Ce médicament a une action thérapeutique particulière sur les muqueuses et les muscles.

Nom commun :
Acide chlorhydrique, ou acide muriatique.

Origine :
Ce gaz incolore et fumant à l'air a une odeur vive et très piquante.
Emplois usuels :
Avant la découverte des antibiotiques, *Muriaticum acidum* était prescrit pour soigner la typhoïde et d'autres maladies provoquant une fièvre élevée de longue durée, associée à un état de prostration. Aujourd'hui, il est souvent utilisé pour soigner les crises hémorroïdaires aiguës.

À QUI CONVIENT CE REMÈDE ?

Personnalité et comportement
La personne est très consciencieuse et attache souvent trop d'importance aux détails et aux difficultés de la vie. Elle peut être triste et taciturne ou au contraire très loquace. Elle présente par moments des pertes de mémoire, oubliant par exemple ce qu'elle vient de dire.

Troubles généraux
Grande faiblesse physique : lorsqu'elle est malade, la personne est incapable du moindre effort musculaire, y compris de se tenir assise ; elle peut même, de ce fait, présenter une fausse paralysie de la vessie, de l'anus et de la langue. Les muqueuses, surtout celles de la bouche et des voies digestives, sont sèches, enflammées, voire ulcérées. En cas de maladie aiguë, endolorissement du corps, agitation, puis grand affaiblissement.

Variation des symptômes
- **Facteur d'aggravation :** le froid.
- **Facteurs d'amélioration :** le contact, la chaleur.

Troubles locaux
- **La bouche.** Goût putride dans la bouche. Langue gonflée. Aphtes, bouche sèche, malgré une abondante salivation. Muqueuses rouges et enflammées. Gencives et glandes salivaires gonflées.
- **La gorge.** Gorge sèche, à vif et gonflée. Amygdales gonflées.
- **Les intestins.** Diarrhées importantes. Selles involontaires. Hémorroïdes gonflées, bleuâtres et très douloureuses.
- **L'appareil génital féminin.** Hypersensibilité liée aux crises hémorroïdaires.
- **Les membres.** Démarche maladroite due à une faiblesse musculaire.
- **La peau.** Nombreuses lésions : furoncles (anthrax), ulcères et escarres.
- **La fièvre.** Chaleur intense avec absence de soif. Gémissements bruyants et anxiété.

n

Naja tripudians
(Naja)

La morsure du cobra provoque une paralysie d'une partie du système nerveux central (bulbe rachidien), ce qui explique que le médicament homéopathique fabriqué à partir de son venin ait une action particulière sur les troubles moteurs, cardiaques et respiratoires.

Nom commun :
Cobra capel, naja, serpent à lunettes.
Origine :
Ce médicament est fabriqué à partir du venin du cobra capel, un serpent extrêmement venimeux qui vit dans les régions chaudes d'Afrique et d'Asie.
Emplois usuels :
Naja tripudians est prescrit pour traiter certaines affections cardiaques.

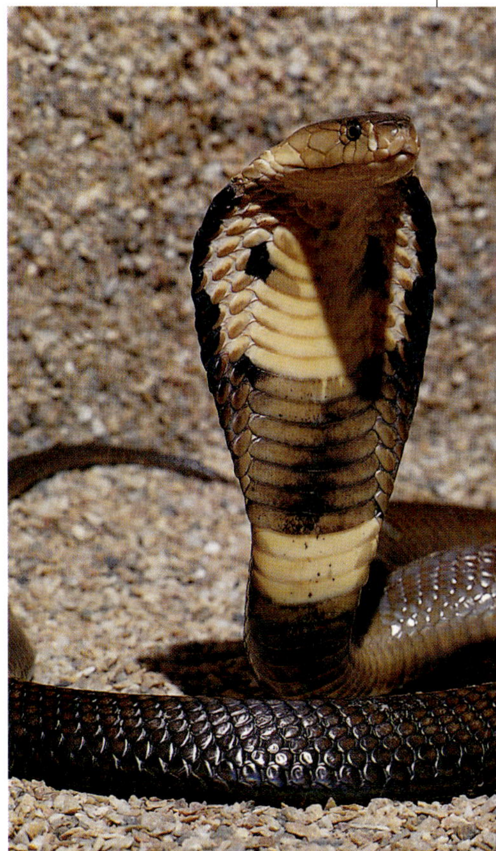

Le remède homéopathique *Naja tripudians* est fabriqué à partir du venin du cobra capel.

À QUI CONVIENT CE REMÈDE ?

Personnalité et comportement
La personne a l'impression d'être tiraillée par des sentiments ou des volontés contradictoires : elle est en proie à des dilemmes permanents, avec la sensation d'être poussée à faire autre chose que ce qu'elle souhaite réellement. Il s'ensuit une impression d'avoir mal fait, d'avoir négligé son devoir, d'être en échec, d'être victime de son environnement. Lorsqu'elle est malade, elle a tendance à ruminer des troubles imaginaires, craint qu'on ne la laisse seule, tout en ne supportant pas la conversation.

Troubles généraux

Affections liées à une dégénérescence des cellules motrices. Troubles cardiaques avec palpitations au moindre effort, y compris en marchant ou en parlant, des douleurs pointues ou constrictives gênant la respiration. Incapacité à se coucher sur le côté gauche, due à une sensation d'oppression. Prédisposition aux affections respiratoires, avec difficultés à respirer, voire à parler et à avaler, et sensation d'étouffement.
Grande frilosité.

Variation des symptômes

- **Facteurs d'aggravation :** le temps humide, le fait de se coucher sur le côté gauche.
- **Facteurs d'amélioration :** la marche au grand air, le fait de rouler en voiture fenêtres ouvertes.

Natrum carbonicum (Nat-c.)

Ce médicament a une action très large. Il traite aussi bien des affections provoquant un grand affaiblissement que des troubles physiques ou psychiques se traduisant par une réactivité excessive au milieu.

Nom commun :
Carbonate de sodium monohydraté.
Origine :
Le carbonate de sodium monohydraté se trouve dans la nature, combiné à d'autres substances.
Emplois usuels :
Natrum carbonicum est prescrit dans certains cas d'anémie, lorsque le patient présente d'autres symptômes caractéristiques. Il peut être utile dans des troubles survenus à la suite de chaleurs estivales.

À QUI CONVIENT CE REMÈDE ?

Personnalité et comportement

La personne est très sensible à l'harmonie de son environnement. Elle est plutôt douce et généreuse, compatit facilement aux malheurs des autres et a tendance à se sacrifier. Toutefois, face à une déception, elle peut se replier sur elle-même, préférant la solitude au contact des hommes. En cas de surmenage, elle peut présenter des troubles de la concentration, se traduisant par une grande fatigue au moindre effort intellectuel. Elle sursaute au plus petit bruit et ne supporte pas l'orage. La musique (le piano surtout) peut la rendre anxieuse et triste.

Troubles généraux

Grande sensibilité aux changements de temps et à l'orage (juste avant et pendant). Épuisement et autres manifestations à la suite d'une exposition au soleil, surtout si celle-ci est à l'origine de coups de soleil, voire d'une insolation. Tremblements et transpiration froide provoqués par les douleurs. Nombreux symptômes apparaissant à la suite d'un effort intellectuel. Faiblesse des chevilles, secousses nerveuses et contractions des muscles et des tendons.

Variation des symptômes

- **Facteurs d'aggravation :** la chaleur, le soleil, le grand air, les courants d'air, l'orage, l'effort intellectuel, la musique.
- **Facteurs d'amélioration :** la chaleur, le fait d'avoir mangé, la pression, les massages, l'occupation.

Préférences alimentaires

Aversion pour les aliments farineux ; difficultés à digérer le lait. Désir de pain.

Troubles locaux

- **La tête.** Maux de tête avec sensation que le front va éclater, dus au travail intellectuel, au soleil, s'aggravant avec le repos et s'améliorant avec le mouvement au grand air.
- **Le nez.** Écoulement épais vers l'arrière du nez, expliquant le besoin de se racler la gorge en permanence. Herpès sur le nez.
- **La gorge.** Expectoration de mucus épais au moindre courant d'air. Augmentation de volume de la glande thyroïde (goitre), avec sensation de pression à l'intérieur de la gorge.
- **L'appareil respiratoire.** Toux lorsque la personne passe du grand air à la chaleur d'une pièce.
- **L'estomac.** Sensibilité aux changements d'alimentation et digestion difficile.
- **Les intestins.** Ventre gonflé et dur en raison de la présence de gaz. Diarrhée après avoir absorbé du lait ou après avoir pris froid.
- **Les membres.** Prédisposition aux entorses des chevilles, surtout le matin. Pieds froids et parfois chaleur de la tête pendant un travail intellectuel.
- **La peau.** Verrues très sensibles au toucher.
- **Les vertiges.** Vertiges dus au travail intellectuel, au soleil, à la lumière artificielle.

Natrum phosphoricum (Nat-p.)

Ce remède est notamment utile pour traiter les affections de l'appareil digestif et du système lymphatique (ganglions).

Nom commun :
Phosphate disodique.
Origine :
Il se présente sous la forme de cristaux incolores très efflorescents.

Emplois usuels :
Ce médicament est quelquefois utile pour traiter des désordres digestifs faisant suite à un excès de nourriture grasse, de sucreries ou de lait chez le bébé.

À QUI CONVIENT CE REMÈDE ?

Personnalité et comportement
Plutôt fermée et un peu peureuse, la personne sursaute facilement, en particulier au moindre bruit. Après des excès, elle présente des pertes de mémoire et devient un peu confuse.

Troubles généraux
Acidité excessive des muqueuses digestives. Prédisposition aux vers intestinaux (oxyures, ascaris). Tendance au gonflement des chaînes ganglionnaires.

Variation des symptômes
- **Facteurs d'aggravation :** l'orage, le travail intellectuel, les sucreries, le lait, les graisses.

Natrum sulfuricum (Nat-s.)

Ce médicament est essentiellement prescrit pour traiter les suites d'un traumatisme crânien. Il peut également être indiqué dans des maladies aussi diverses que l'asthme, certaines affections intestinales ou neurologiques (méningites).

Nom commun :
Sulfate de sodium anhydre, ou sel de Glauber.
Origine :
Le sulfate de sodium anhydre est présent dans la nature, dissous dans l'eau de mer et dans un certain nombre d'eaux minérales. On peut également le préparer par action de l'acide sulfurique sur du chlorure de sodium.
Emplois usuels :
Natrum sulfuricum est le remède par excellence des troubles psychologiques consécutifs à un traumatisme crânien.

À QUI CONVIENT CE REMÈDE ?

Personnalité et comportement
Lorsqu'elle est malade, la personne a une tendance dépressive qui peut s'aggraver et se traduire par une envie de suicide. Elle est triste le matin, et déteste alors qu'on lui parle. Elle a peur des bruits, surtout la nuit, et réagit fortement à l'effort intellectuel, qui peut accentuer certains symptômes physiques. La musique la rend triste.

Troubles généraux
Grande sensibilité de l'ensemble de l'organisme à l'humidité. Les blessures à la tête peuvent provoquer divers symptômes physiques et psychiques. Fragilité digestive, hépatique et vésiculaire.

Variation des symptômes
- **Facteurs d'aggravation :** l'humidité (y compris la simple proximité de l'eau), le passage du temps sec au temps humide, l'air de la nuit, les heures tardives de la soirée, le fait de se coucher sur le côté gauche.
- **Facteurs d'amélioration :** un climat tempéré et sec, l'après-midi, le mouvement et le changement de position, le fait de se coucher sur le dos.

Préférences alimentaires
Aversion pour certains légumes. Désir de poisson salé, de bière et de boissons froides. Désir ou aversion pour le yaourt.

Troubles locaux
- **L'appareil respiratoire.** Asthme (surtout chez l'enfant) apparaissant ou s'aggravant lors du passage à un temps humide, et s'accompagnant de gros râles muqueux. Toux violentes, s'atténuant en position assise ou lorsque la personne se tient la poitrine. Prédisposition à la bronchite chez les personnes âgées.
- **L'estomac.** Digestion lente, avec brûlures d'estomac, hoquet, nausées et vomissements bilieux.
- **Les intestins.** Douleurs intestinales violentes. Diarrhées soudaines et importantes le matin après le lever et la mise en route. Diarrhée chronique avec des phases de constipation.

Nitricum acidum (Nit-ac.)

Ce médicament a une action particulière au niveau des tissus situés aux orifices du corps, là où la peau et les muqueuses se rencontrent.

La matière première de *Natrum sulfuricum* est le sulfate de sodium.

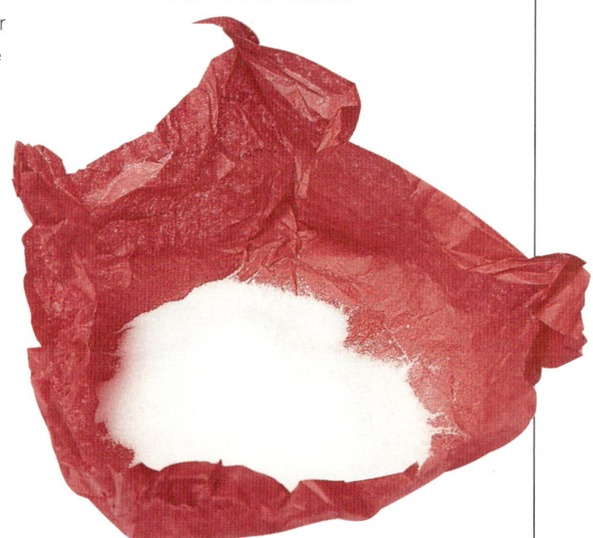

Nom commun :
Acide nitrique officinal, également appelé eau-forte ou esprit de nitre.
Origine :
Ce liquide incolore n'existe pas à l'état libre. Il résulte de la décomposition d'un azotate par de l'acide sulfurique. Les trois premières dilutions se font à l'eau, et les suivantes à l'alcool.
Emplois usuels :
Ce remède est particulièrement utile pour traiter certaines maladies cutanées chroniques.

À QUI CONVIENT CE REMÈDE ?

Personnalité et comportement

La personne est facilement irritable et parfois querelleuse. Elle est triste le matin et encore plus le soir. Obstinée et quelquefois rancunière, elle est insensible aux excuses. Elle s'implique peu émotionnellement dans ses rapports avec son entourage. Elle est souvent mécontente d'elle-même et peut se mettre en colère lorsqu'elle commet des erreurs, car elle est extrêmement exigente et rigoureuse. Elle est très inquiète pour sa santé, et devient anxieuse lorsqu'elle manque de sommeil ou dans certaines circonstances (pendant un orage ou simplement en pensant à sa propre angoisse).

Troubles généraux

Fragilité des zones muqueuses proches de la peau. Sensibilité au bruit, à la douleur, au contact et aux chocs. Douleurs osseuses. Douleurs piquantes, comme provoquées par une écharde, surtout au toucher, ou douleurs ulcérantes et rongeantes. Impression qu'un bandage serre les parties touchées. Raideurs associées aux douleurs. Écoulements (urines, transpiration, etc.) nauséabonds et aigres. Tendance aux ulcérations, aux crevasses, aux fissures, aux fistules et aux affections osseuses.

Variation des symptômes

- **Facteurs d'aggravation :** la chaleur torride, le froid, l'air, l'humidité, la nuit, le bruit, les mouvements et les secousses, le contact.
- **Facteur d'amélioration :** les déplacements en voiture ou en train.

Préférences alimentaires

Aversion pour le fromage et le pain. Désir d'aliments gras ou salés (hareng, par exemple). Parfois, désir de fromage.

Troubles locaux

- **La tête.** Impression qu'un bandeau serre la tête. Douleurs perçantes. Migraines parfois soulagées en voiture.
- **Les yeux.** Douleurs tranchantes et piquantes. Fragilité des yeux (ulcère de la cornée, inflammation de l'iris ou de la conjonctive).
- **Les oreilles.** Atteintes de la base de l'os temporal situé derrière l'oreille (mastoïdite).
- **Le nez.** Saignements de nez pendant le sommeil, le matin ou en pleurant. Rhinite sèche avec nez bouché, gorge rêche ou bien encombrement chronique avec sécrétions corrosives.
- **La bouche.** Langue rouge et humide, avec un sillon central ou des craquelures partant dans toutes les directions. Lésions au voile du palais et sur la surface interne des joues, avec douleurs vives comme provoquées par une écharde. Saignement des gencives, déchaussement des dents.
- **La gorge.** Points douloureux comme des échardes en avalant. Sensation de resserrement du pharynx, avec irritation en avalant la nourriture.
- **L'appareil respiratoire.** Essoufflement (la personne est hors d'haleine en montant un escalier) sans lien avec une maladie.
- **L'estomac.** Digestion pénible, nausées, éructations aigres.
- **Les intestins.** Douleurs intestinales ressemblant à des crampes, qui réveillent au milieu de la nuit et s'aggravent en remuant. Douleurs au rectum après les selles ou la miction, comme des coupures. Constipation douloureuse. Fissure anale chronique.
- **L'appareil urinaire.** Douleurs piquantes ou brûlantes à l'orifice de l'urètre. Urines d'odeur très forte. Sensation de froid dans l'urètre en urinant.
- **Le dos.** Douleurs (névralgies) remontant le long du dos, surtout du côté gauche.
- **Les membres.** Faiblesse, lourdeur et tremblements, surtout le matin. Douleurs osseuses déchirantes dans les jambes, surtout la nuit. Peau des orteils à vif à cause d'une transpiration acide, avec l'impression de marcher sur des aiguilles.
- **La peau.** Transpiration, surtout la nuit. Ulcères, suppurations, furoncles. Verrues molles et picotantes. Prédisposition aux condylomes sur la peau et les muqueuses.

Nuphar luteum (Nuph.)

Ce remède est surtout utilisé pour traiter certains troubles intestinaux et, chez l'homme, certaines affections de l'appareil génital.

Nom commun :
Nénuphar jaune.
Origine :
Cette plante aquatique d'eau douce appartient à la famille des Nymphéacées.
Emplois usuels :
Ce médicament peut être utilisé pour traiter certains épuisements consécutifs à la perte de liquides (diarrhée, saignements, rapports sexuels chez l'homme).

À QUI CONVIENT CE REMÈDE ?

Personnalité et comportement
De nature très sensible, la personne est facilement en empathie avec les autres. Ce trait se marque plus encore avec les animaux, pour lesquels elle éprouve une compassion excessive.

Troubles généraux
Diarrhées non douloureuses avec épuisement général et faiblesse des membres. Colique et gargouillements tôt le matin. Selles liquides et acides.

Nux moschata
(Nux-m.)

Ce médicament a un vaste champ d'action, du traitement de certaines hypotensions à celui de troubles nerveux, en passant par le traitement de maladies spécifiquement féminines.

Nom commun :
Noix muscade.
Origine :
La noix muscade est l'amande du fruit du muscadier, un arbre de la famille des Myristicacées, originaire des Moluques.
Emplois usuels :
Nux moschata est très utile pour traiter certains malaises liés à des chutes de tension.

À QUI CONVIENT CE REMÈDE ?

Personnalité et comportement
D'humeur changeante, la personne peut, par exemple, rire puis se mettre subitement à pleurer. Sa mémoire est défaillante, elle se trompe dans l'utilisation des mots, surtout lorsqu'elle a mal à la tête. Rêveuse, elle est très distraite et perd vite le fil de ses pensées. Toujours un peu décalée par rapport à la réalité, les choses lui paraissent souvent pleines de drôlerie.

Troubles généraux
Tendance marquée aux évanouissements, qui peuvent être provoqués par une douleur même légère. Grande lassitude.
Beaucoup de symptômes s'accompagnent de somnolence.
Sécheresse des muqueuses et de la peau, mais la personne n'a jamais soif.
Impression d'être glacé. Douleurs vagabondes qui ne touchent qu'une zone limitée du corps, durent peu de temps mais reviennent vite.

Variation des symptômes
- **Facteurs d'aggravation :** le froid, l'humidité, le vent, la baignade, les émotions, chez la femme la grossesse et les règles.
- **Facteur d'amélioration :** la chaleur.

Préférences alimentaires
Faim vite satisfaite, besoin de café et de plats très chauds.

Troubles locaux
- **La tête.** Maux de tête (provoquant une somnolence) comme si elle allait éclater, soulagés par une pression forte.
- **Les yeux.** Sécheresse importante gênant le mouvement des paupières.
- **La bouche.** Langue comme paralysée rendant l'élocution difficile. Sécheresse sans soif.
- **L'estomac.** Sensation de plénitude et aérophagie, avec respiration courte, en particulier pendant la grossesse.
- **Les intestins.** Évanouissement pendant ou après la selle.
- **L'appareil génital féminin.** Règles irrégulières en temps et en volume. Esprit confus pendant les règles (et pendant la grossesse).

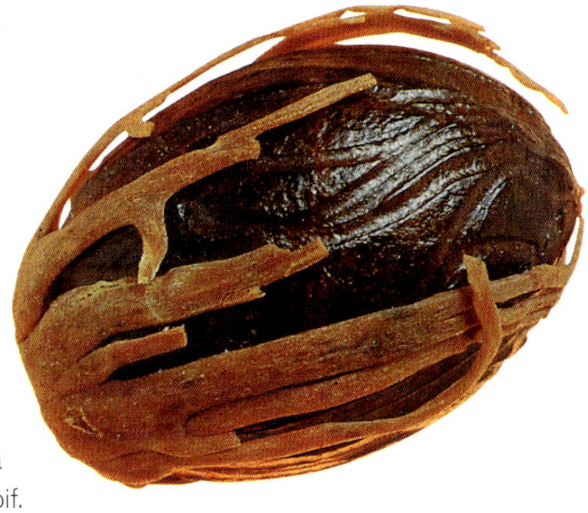

La noix muscade sert à fabriquer *Nux moschata*. Elle est également fort appréciée en cuisine.

- **Les membres.** Douleurs rhumatismales vagabondes et tiraillantes, empirant au repos.
- **Le sommeil.** Somnolence parfois irrésistible.
- **Les vertiges.** Petits vertiges donnant l'impression d'être ivre.

O

Oleander
(Olnd.)

Ce remède a une action marquée sur la peau, le cœur, le système nerveux et l'appareil digestif.

Nom commun :
Laurier-rose.
Origine :
Cet arbuste de 2 à 5 mètres de hauteur appartient à la famille

des Apocynacées. Il pousse sur le pourtour du bassin méditerranéen, dans les rocailles et près des cours d'eau. Il renferme des substances toxiques tonicardiaques.
Emplois usuels :
Ce remède est parfois utile en cas de diarrhée par temps chaud ou survenant après l'ingestion de fruits.

À QUI CONVIENT CE REMÈDE ?

Personnalité et comportement
La personne *Oleander*, plutôt indolente, est de nature étourdie et présente souvent des faiblesses de mémoire. La contradiction la met vite en colère.

Troubles généraux
Faiblesse générale avec éventuellement des sensations d'engourdissement du corps. Grande sensibilité de toute la surface cutanée. Troubles généraux, cutanés et intestinaux après avoir mangé des oranges ou d'autres agrumes. Manifestations variées à la suite d'un effort mental.

Troubles locaux
- **La tête.** Douleurs qui s'estompent en regardant de travers, en oblique. Éruption sur le cuir chevelu, ou par zones humides derrière les oreilles. Démangeaisons avec excoriation du haut du front et de la racine des cheveux.
- **Les yeux.** Impression que les yeux sont comme tirés en arrière dans la tête.
- **Le cœur et la circulation.** Palpitations avec impression de vide dans la poitrine et de plein au creux de l'estomac.
- **L'estomac.** Faim de loup au point de manger très rapidement.
- **Les intestins.** Selles de matières non digérées. Diarrhée chronique. Selles s'échappant à la moindre émission de gaz. Diarrhée matinale. Diarrhée par temps très chaud ou après consommation de fruits.
- **La peau.** Éruptions qui démangent violemment, saignent et suintent.

Onosmodium virginianum
(Onos.)

Ce remède a une action particulière sur les muscles.

Nom commun :
Lithospermum virginicum, ou grémil.
Origine :
Cette plante aux fruits durs appartient à la famille des Borraginacées.
Emplois usuels :
Ce remède est utilisé dans certains cas de ralentissement de l'accommodation oculaire ainsi que dans certaines formes de migraine.

À QUI CONVIENT CE REMÈDE ?

Personnalité et comportement
En état de déséquilibre, la personne a l'esprit ralenti, oublie ce qu'elle voulait faire ou dire, et ce qu'elle vient de faire. Elle est souvent très indécise dans ses actes. Elle peut avoir une perte totale de libido.

Troubles généraux
Fatigue musculaire, particulièrement des jambes, avec courbatures, raideurs, engourdissement, sensation de contusion et éventuellement démarche vacillante. Symptômes prédominant aux yeux et à la tête.

Troubles locaux
- **Les yeux.** Fatigués, avec sensation de raideur douloureuse et maux de tête (surtout à gauche). Mauvaise évaluation des distances.

Opium
(Op.)

Ce médicament correspond à des personnes dont les sensations, les fonctions, l'énergie vitale et les sens en général sont anormalement perturbés.

Nom commun :
Suc du pavot somnifère.
Origine :
L'opium est le latex desséché, obtenu par incision des capsules encore vertes de diverses variétés du pavot somnifère, une plante originaire d'Orient et cultivée en climat chaud. En homéopathie, on utilise de préférence l'opium noir, ou opium de Smyrne. Le principal alcaloïde de l'opium est la morphine.
Emplois usuels :
Ce remède est utile pour traiter les troubles ou maladies apparus à la suite d'une grande peur, dans le cas où l'individu garde une sensation permanente mais floue du choc qu'il a subi (à la différence d'*Aconitum napellus*, prescrit lorsque le souvenir de l'événement est précis).

À QUI CONVIENT CE REMÈDE ?

Personnalité et comportement
Lorsqu'elle est malade, la personne ressent une diminution de son acuité intellectuelle et de son pouvoir de concentration. Elle perd tout désir et voit sa sensibilité s'émousser (entre autres la sensibilité à la douleur). Bien que malade et souffrant, elle ne se plaint de rien, ne veut rien. Il arrive aussi, à l'inverse, que les sens s'amplifient (l'ouïe peut, par exemple, devenir très fine, provoquant une insomnie). Une certaine excitation s'associe alors à une imagination extrême faite de projets parfois grandioses par lesquels l'individu s'échappe un peu de la réalité. Ces deux aspects du personnage

se manifestent en alternance ou apparaissent isolément, selon les individus. Hormis ces états extrêmes, le plus souvent liés à une maladie, les personnes sont d'un naturel rêveur et semblent emplies d'un bonheur et d'une sérénité presque excessifs, en décalage avec la réalité de tous les jours.

Troubles généraux

Somnolence, torpeur, sommeil lourd. Manque de réactivité à tout traitement. Perte anormale de réaction vitale. La personne est comme anesthésiée, elle ne ressent pas des symptômes habituellement douloureux. Blocage des fonctions urinaire ou intestinale après un choc. Sensation d'évanouissement et de vertiges en se levant du lit.

Variation des symptômes

Facteurs d'aggravation : la chaleur, les émotions, une frayeur, le sommeil. **Facteurs d'amélioration :** le froid, le grand air, le café.

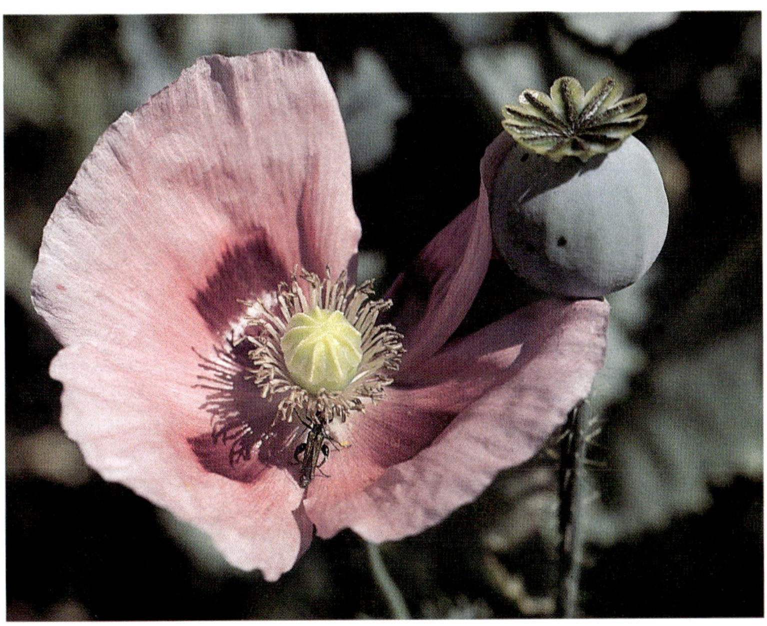

L'opium vient du pavot somnifère, originaire de divers pays d'Orient.

P

Palladium metallicum
(Pall.)

Ce médicament est le plus souvent associé à des affections féminines, en particulier des troubles des ovaires. Il est également indiqué pour traiter certains troubles du caractère.

Nom commun :
Palladium.
Origine :
Le palladium est un métal blanc, rare et inaltérable. Il est présent dans la nature, dans des minerais très complexes que l'on trouve dans l'ex-URSS, au Canada et en Afrique du Sud.
Emplois usuels :
Ce remède est utile pour soigner certains troubles de la fonction ovarienne.

À QUI CONVIENT CE REMÈDE ?

Personnalité et comportement

La personne a souvent l'impression de ne pas être suffisamment appréciée, d'être critiquée et même négligée. Très brillante en société (au point de s'épuiser), elle essaie de plaire et d'apparaître le plus aimable possible, car elle a besoin de compagnie et de flatterie – ses symptômes empirent quand elle est seule. Cependant, elle est facilement offensée et irritable, et a parfois tendance à prendre les choses du mauvais côté.

Troubles généraux

Les symptômes se manifestent essentiellement du côté droit. Sensation particulière d'avoir le corps creux.

Variation des symptômes

Facteurs d'aggravation : les émotions, l'excitation en public.

Troubles locaux

L'appareil génital féminin. Troubles gynécologiques, dont les premières manifestations se situent dans l'ovaire droit (gonflement et douleurs s'atténuant en pliant la cuisse ou en se couchant sur le côté gauche). Prédisposition au prolapsus avec sensation de pesanteur.

Pareira brava
(Pareir.)

Ce remède est souvent prescrit pour traiter certains troubles urinaires et des troubles de la prostate.

Nom commun :
Chondodendron, ou *Chondrodendron tomentosum.*
Origine :
Les fruits de cette liane d'Amérique tropicale de la famille des Ménispermacées ressemblent à des grains de raisin – *Pareira brava* signifie « vigne sauvage ». Le remède est préparé avec la racine séchée.
Emplois usuels :
Ce médicament est parfois prescrit pour traiter certaines affections de la prostate.

À QUI CONVIENT CE REMÈDE ?

Troubles locaux

• **L'appareil urinaire.** Envie continuelle d'uriner. Forte tension dans la vessie. Douleurs descendant le long des cuisses (parfois même crampes dans les jambes) pendant que le patient fait de violents efforts pour uriner. Crises de colique néphrétique.

Paris quadrifolia
(Par.)

Ce remède est souvent utilisé pour traiter certaines affections siégeant au niveau de la tête et du dos.

Nom commun :
Paris à quatre feuilles, ou parisette.
Origine :
Cette plante herbacée vivace appartient à la famille des Liliacées. Elle est vénéneuse (surtout ses feuilles). Au Moyen Âge, ses baies entraient dans la composition des philtres d'amour.
Emplois usuels :
Ce remède peut être très efficace lors de certains malaises ou maux de tête à la suite d'un surmenage intellectuel.

À QUI CONVIENT CE REMÈDE ?

Personnalité et comportement

Il s'agit souvent d'une personne très loquace, qui supporte très mal de se sentir méprisée.

Troubles généraux

Impression d'expansion et de tension dans tout le corps. Sensation de lourdeur, d'engourdissement ou de gonflement. Ensemble du corps douloureux, en particulier au toucher. Impression qu'à chaque mouvement les articulations se rompent, gonflent, se disloquent. Symptômes souvent d'un seul côté.

Petroleum
(Petr.)

Ce grand médicament de la peau traite notamment certains eczémas hivernaux accompagnés de crevasses.

Nom commun :
Pétrole.
Origine :
Le pétrole est une huile minérale. En homéopathie, on utilise la variété blanche d'huile de pétrole, et on procède par trituration ou dilution.
Emplois usuels :
Petroleum permet de traiter certains troubles liés au mal des transports. Il est très utile pour traiter les suites de gelure et contribue à faciliter la guérison après une entorse ou une luxation.

À QUI CONVIENT CE REMÈDE ?

Personnalité et comportement

La personne est facilement distraite (elle perd souvent son chemin dans la rue), elle est vite perturbée par ses émotions et a tendance à se perdre dans les détails. Elle est irritable, facilement offensée et manque de confiance en elle, ce qui la rend indécise, timorée et inquiète pour l'avenir. Elle ressent parfois une forte angoisse, avec la sensation que sa mort est proche et qu'il lui faut régler ses affaires.

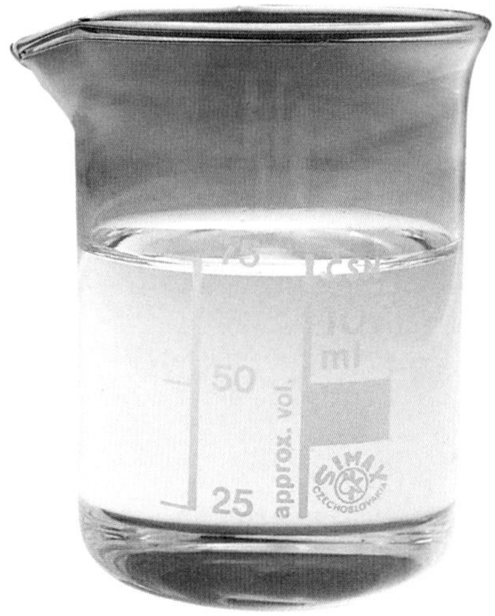

Le pétrole sert aussi à fabriquer un médicament homéopathique, *Petroleum*.

Troubles généraux

Affections cutanées : glandes sudoripares – responsables de la transpiration – souvent trop actives, et glandes sébacées – responsables de la lubrification de la peau –, à l'inverse, assez ralenties, d'où une sécheresse cutanée accompagnée d'une transpiration excessive. Transpiration froide – accompagnée de nausée –, survenant parfois d'un seul côté du corps, pouvant être déclenchée par une colère ou une vexation (dans ce cas s'y ajoute une sensation générale de grande chaleur). Aversion pour l'air froid et sensation de froid intérieur. Les symptômes s'aggravent pendant l'hiver et s'améliorent l'été. Tendance à perdre du poids malgré un appétit vorace.

Variation des symptômes

Facteurs d'aggravation : le temps froid, l'hiver, l'humidité, le mouvement des voitures et des bateaux, le fait de manger, une vexation.
Facteur d'amélioration : l'air chaud.

Préférences alimentaires

Toutes les formes de choux (surtout la choucroute) sont mal supportées.

Troubles locaux

La tête. Sensation de lourdeur à l'arrière de la tête. Éruptions humides douloureuses sur le cuir chevelu, entraînant la formation de croûtes.
L'estomac. Nausées, surtout le matin. Mal de mer et nausées dans le train.
Les membres. Entorses à répétition. Craquements et raideurs dans les articulations. Mains et doigts crevassés, avec le bout des doigts à vif, surtout l'hiver.
La peau. Peau sèche, rugueuse, épaisse, à vif et crevassée. Démangeaisons et rougeurs. Crevasses profondes saignant facilement. Engelures. Plaies suppurant facilement et guérissant trop lentement. Problèmes de peau (eczéma, par exemple) s'aggravant en hiver et s'atténuant l'été. Herpès.
Les vertiges. Vertiges en se levant avec nausées comme celles que provoque le mal de mer.

Phosphoricum acidum (Ph-ac.)

Ce médicament s'avère utile pour soigner certains états d'épuisement lorsque les caractéristiques psychiques décrites ci-dessous sont présentes.

Nom commun :
Acide phosphorique.
Origine :
L'acide phosphorique est un composé oxygéné du phosphore que l'on trouve sous forme de combinaison dans la nature (surtout dans les os). La préparation du remède se fait par dilutions hahnemanniennes successives.
Emplois usuels :
Ce médicament est prescrit pour traiter les anxiétés survenant avant un événement important (on le compare alors à *Argentum nitricum*, *Gelsemium sempervirens* ou *Medorrhinum*). Il est également indiqué en cas de chute de cheveux à la suite d'un chagrin et en cas d'épuisement consécutif à une maladie infectieuse.

À QUI CONVIENT CE REMÈDE ?

Personnalité et comportement

La personne est vive et passionnée, plutôt de bonne constitution, mais hypersensible et vulnérable. Une déception, un chagrin ou un surmenage peuvent provoquer chez elle un état de prostration, une apathie et une grande indifférence. De façon générale, elle est préoccupée par sa santé et par son avenir et anticipe beaucoup. Elle a tendance à broyer du noir et à ressasser le passé et ses déceptions. Elle souffre d'une grande fatigue psychique : sa mémoire est parfois défaillante, elle comprend difficilement ce qu'on lui dit et répond lentement. Parfois même, elle est trop fatiguée pour parler ou même penser, et se montre alors indifférente à tout, souhaitant seulement qu'on la laisse tranquille.

Troubles généraux

Faiblesse physique importante accompagnée d'une transpiration abondante, apparaissant après un épuisement mental. Progression lente des troubles. Évanouissement après avoir mangé ou après une émotion. Fourmillements dans tout le corps ou sensation de poids et de pression. Douleurs de contusion. Douleurs localisées au niveau des points d'appui (dos, coudes, etc.).

Variation des symptômes

• **Facteurs d'aggravation :** le froid, les courants d'air, le temps neigeux, les contrariétés (soucis d'affaires, éloignement du pays d'origine, etc.), les chocs (peur prolongée, etc.), les chagrins (perte d'un être aimé, etc.), le surmenage physique (port de charges lourdes, etc.) ou intellectuel, mais aussi le repos, les maladies aiguës, la perte de liquides (allaitement, saignements, sueurs, mais pas diarrhée), les interventions chirurgicales, la conversation, la musique, le fait de se découvrir, les

Le médicament *Phosphoricum acidum* est fabriqué à partir de l'acide phosphorique concentré.

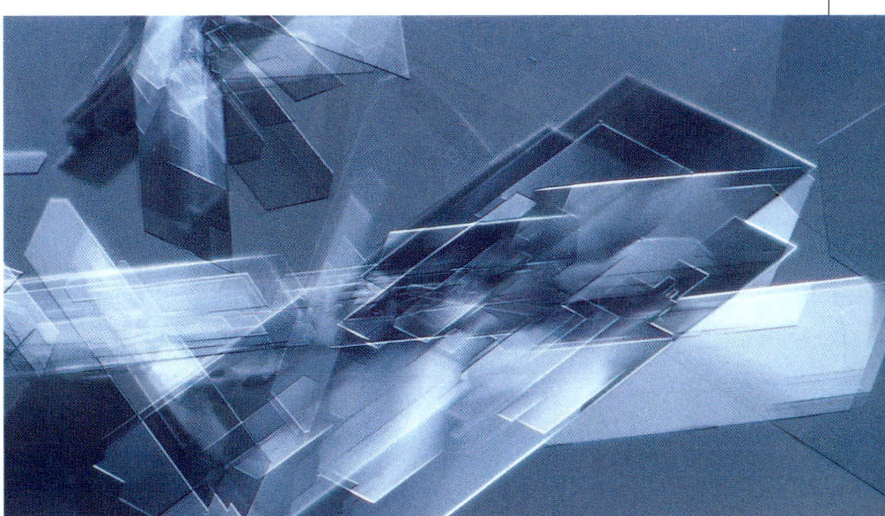

positions assise et debout. Chez l'enfant et l'adolescent, la croissance rapide.

• **Facteurs d'amélioration :** la chaleur, le mouvement (pour les douleurs), la pression (pour les douleurs nocturnes), la selle, un sommeil court.

Préférences alimentaires

Désir d'aliments juteux et rafraîchissants, de nourriture aigre, de lait froid et de bière. Aversion pour le café et les aliments acides.

Troubles locaux

• **La tête.** Cheveux grisonnant précocement, chute de cheveux. Tête lourde avec sensation de confusion. Mal de tête après des efforts visuels (mal de tête des écoliers).

• **Le visage.** Teint pâle et terreux. Peau tirée. Chute des poils de la barbe chez l'homme.

• **L'appareil respiratoire.** Sensation de faiblesse dans la poitrine en parlant, améliorée en marchant. Toux au moindre courant d'air sur la poitrine.

• **Les intestins.** Ballonnements et borborygmes. Ventre froid. Sensation de vide dans le ventre après les selles. Diarrhée abondante de selles inodores. Diarrhée après une peur, une mauvaise nouvelle, après l'absorption d'aliments riches, après avoir pris froid en été.

• **L'appareil génital masculin.** Grande faiblesse après les rapports.

• **Le dos.** Grande faiblesse de la colonne vertébrale.

• **Les membres.** Douleurs dans les articulations ou au niveau des os. Démarche maladroite (la personne trébuche facilement).

• **Le sommeil.** Sommeil profond pendant la fièvre, mais réveil rapide. Difficulté à se réveiller le matin.

• **La fièvre.** Sueurs profuses la nuit et le matin. Frissons le soir. Fièvre avec apathie.

Phytolacca decandra (Phyt.)

Ce médicament s'applique à des troubles des glandes (glandes mammaires, par exemple), ainsi qu'à des affections de la gorge, des os et des articulations.

Nom commun :
Phytolaque, épinard des Indes ou herbe à la laque

Origine :
Cette grande plante herbacée vivace appartient à la famille des Chénopodiacées. Elle est originaire d'Amérique du Nord où elle pousse presque partout. Elle fleurit de juillet à septembre. On prépare la teinture-mère avec la plante entière récoltée pendant la floraison.

Emplois usuels :
Phytolacca peut être prescrit dans les cas suivants : troubles divers des seins, rhumatismes chroniques avec douleurs osseuses, angines et psoriasis. Chez l'enfant, ce médicament peut être indiqué pendant la dentition, si le jeune patient pleure, serre les dents et a besoin de mordre.

À QUI CONVIENT CE REMÈDE ?

Personnalité et comportement

Lorsqu'elle va mal, la personne devient indifférente à la vie et à tout ce qui l'entoure. Elle pleure la nuit, refuse de manger et est convaincue qu'elle va mourir, au point de désirer qu'on la tue.

Troubles généraux

Gonflement des glandes accompagné de chaleur et d'inflammation. Endolorissement de tout le corps donnant envie de bouger, même si le mouvement aggrave les douleurs.

Variation des symptômes

• **Facteurs d'aggravation :** le temps froid ou humide, la nuit, le fait de se lever du lit, le mouvement, les boissons très chaudes.

• **Facteurs d'amélioration :** le temps chaud et sec, le grand air, le repos.

Troubles locaux

• **Les yeux.** Larmoiement abondant et brûlant.

• **Les oreilles.** Élancements dans les oreilles, surtout en avalant.

• **La bouche.** Pointe de la langue rouge.

• **La gorge.** Gorge à vif, comme reserrée, avec sensation de brûlure intense. Élancements très douloureux en avalant, aggravés par des boissons chaudes et soulagés par des boissons froides. Gorge rouge sombre ou bleu-rouge. Amygdales gonflées. Raideur des muscles du cou.

• **L'appareil respiratoire.** Respiration haletante, avec raclement de mucus épais. Toux forte et sèche.

• **L'estomac.** Douleurs coupantes, aggravées par de profondes inspirations. Vomissements violents. Le patient fait des efforts pour éructer afin de soulager l'impression de constriction.

• **L'appareil génital féminin.** Douleurs pendant les règles ou, parfois, absence de règles. Inflammation des ovaires et des seins. Kystes et nodules du sein.

• **L'allaitement.** Douleurs irradiant des mamelons au dos, puis à l'ensemble du corps. Seins durs, gonflés et sensibles. Prédisposition aux abcès, crevasses et fissures.

• **Le dos.** Raideurs et douleurs.

• **Les membres.** Pieds et mains froids. Douleurs fulgurantes comme des chocs électriques. Douleurs rhumatismales aux bras. Inflammation des tendons, des muscles et des articulations.

• **La peau.** Prédisposition à diverses affections de la peau : furoncles, teigne, pityriasis et psoriasis.

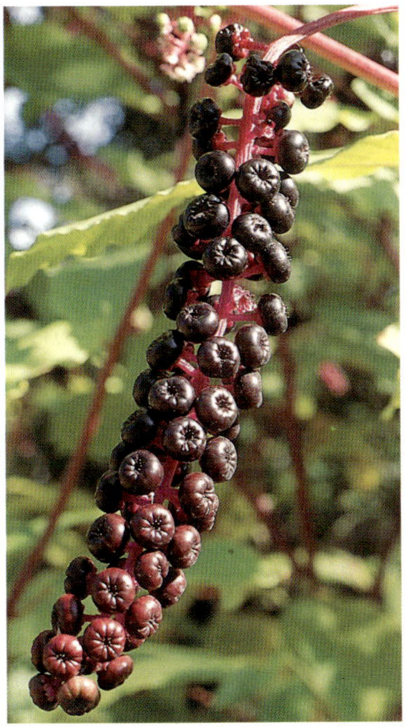

Cultivé dans les jardins comme plante ornementale, le phytolaque sert à la fabrication de *Phytolacca decandra*.

Picricum acidum
(Pic-ac.)

Ce remède a une action particulière sur la moelle épinière, le système nerveux, l'appareil génital et les muscles.

Nom commun :
Acide picrique.
Origine :
L'acide picrique se présente sous forme de lamelles jaune clair inodores, de saveur très amère.
Emplois usuels :
Ce remède est quelquefois prescrit lors d'épuisements d'origine neurologique après certains chocs psychologiques.

À QUI CONVIENT CE REMÈDE ?

Personnalité et comportement
En cas de déséquilibre, la personne n'a plus la volonté d'entreprendre quoi que ce soit, ni même de parler. Son épuisement ne lui permet plus de rassembler ses idées. Lire ou écrire la fatigue terriblement. Elle devient alors indifférente à tout. Quelquefois, elle est envahie de pensées lascives.

Troubles généraux
Prostration, faiblesse musculaire et douleurs au dos. Une activité cérébrale entraîne les maux les plus divers (diarrhées, mal de tête, mal de dos, vertiges, insomnie, etc.). Sensation de brûlure en divers endroits du corps, notamment le long de la colonne vertébrale. Troubles des fonctions génitales en liaison avec des problèmes du système nerveux.

Platina
(Plat.)

Ce médicament correspond à des personnes à l'apparence plutôt hautaine, qui semblent distantes à l'égard des autres et ressentent fréquemment un sentiment d'isolement.

Nom commun :
Platine.
Origine :
Le platine est un métal précieux, souvent mélangé dans la nature à d'autres métaux (osmium, iridium, palladium, rhodium, ruthénium).
Les préparations se font soit avec de la mousse de platine, soit avec le noir de platine.
Emplois usuels :
Platina est prescrit pour traiter certains troubles nerveux ainsi que des affections gynécologiques.

À QUI CONVIENT CE REMÈDE ?

Personnalité et comportement
En cas de déséquilibre, la personne peut avoir une impression de supériorité, ce qui se traduit par une certaine froideur, de l'indifférence ou du mépris à l'égard des autres. Elle peut même avoir l'illusion d'être physiquement plus grande que les autres et peut, du coup, percevoir l'environnement comme lointain ou rétréci. Elle se sent alors seule au monde, abandonnée et isolée, avec le sentiment que tout est étranger autour d'elle, même sa famille. Elle pense ne pas être appréciée à sa juste valeur. Elle a peur de la mort. Son humeur est changeante et ses réactions sont souvent inadaptées : elle rit et pleure en même temps, rit ou se montre sérieuse de façon inadéquate.

Troubles généraux
États contradictoires (par exemple, absence de douleur et froideur des zones atteintes, normalement chaudes et douloureuses). Alternance de symptômes physiques et mentaux (par exemple, bouffées de chaleur alternant avec de l'anxiété). Douleurs apparaissant

Le platine, qui sert à fabriquer *Platina*, est un métal précieux, inaltérable et rare.

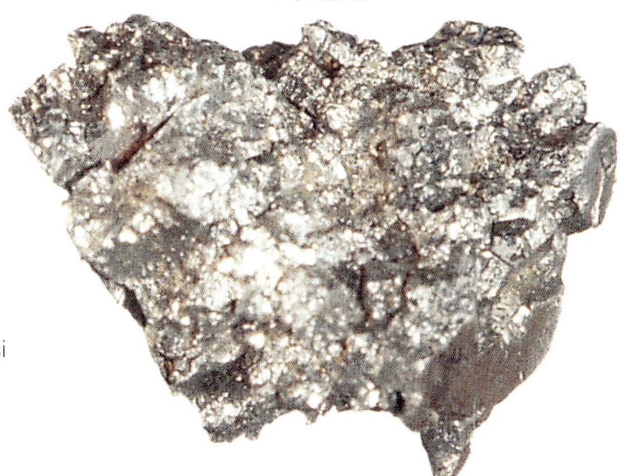

et disparaissant progressivement. Symptômes se manifestant d'un seul côté. Sensation de resserrement des zones affectées, comme par un bandage. Crises spasmodiques et crampes dans les articulations et les muscles. Engourdissements localisés, fourmillements. Sensation de froid dans des zones précises du corps.

Variation des symptômes

• **Facteurs d'aggravation :** le temps sec, être à l'intérieur, l'obscurité, le jeûne, le fait d'être allongé sur un lit, de s'étirer ou de se courber en arrière.
• **Facteurs d'amélioration :** l'exposition au soleil, le froid, le temps humide, le fait de marcher en plein air, de se lever, de bâiller.

Préférences alimentaires

Aversion pour la viande, surtout chez la femme pendant les règles.

Troubles locaux

• **La tête.** Sensation d'engourdissement du cerveau. Maux de tête comme si un ongle était enfoncé dans la tête, sensation de pression douloureuse ou douleur ressemblant à une crampe. Migraines à la suite d'une colère ou d'une frayeur.
• **Le visage.** Froideur d'un côté du visage. Sensation de fourmillement ou d'engourdissement. Douleurs creusantes.
• **Les oreilles.** Sensation de froideur, d'engourdissement ou d'éclatement douloureux.
• **Les intestins.** Sensation de resserrement dans la région du nombril. Constipation, en particulier lors des voyages ou, chez la femme, pendant la grossesse. Les selles sont dures, et leur émission est suivie d'un état de faiblesse.
• **L'appareil génital féminin.** Sensation constante de lourdeur. Contractions, fourmillements internes et externes. Hypersensibilité se traduisant, par exemple, par des spasmes pendant les examens gynécologiques. Règles douloureuses, abondantes, sombres avec des caillots, et suivies d'un état de grande faiblesse. Désir sexuel excessif.
• **L'appareil génital masculin.** Désir sexuel excessif.
• **Le dos.** Engourdissement de la nuque et du coccyx.
• **Les membres.** Engourdissements et faiblesses pouvant aller jusqu'à une impression de paralysie. Tremblements des mains ou des jambes. Impatiences dans les jambes en étant assis ou allongé. Tendance à vouloir se découvrir les jambes. Sensation qu'une partie des jambes est serrée par un bandage.
• **Le sommeil.** Position de sommeil bras au-dessus de la tête, genoux relevés et jambes découvertes. Rêves érotiques, rêves de personnes lointaines, de batailles, de pays étrangers, de difficultés, de la mort de parents.

Plumbum metallicum (Plb.)

Ce médicament agit à la fois sur le système nerveux, sur les muscles, sur l'appareil digestif et sur le sang.

Nom commun :
Plomb.
Origine :
Le plomb est un métal mou, lourd, malléable, de faible résistance à la rupture. Dans la nature, on le trouve essentiellement sous forme de sulfure (galène), de sulfate ou de carbonate. Les trois premières dynamisations se font par trituration avec du plomb pur.

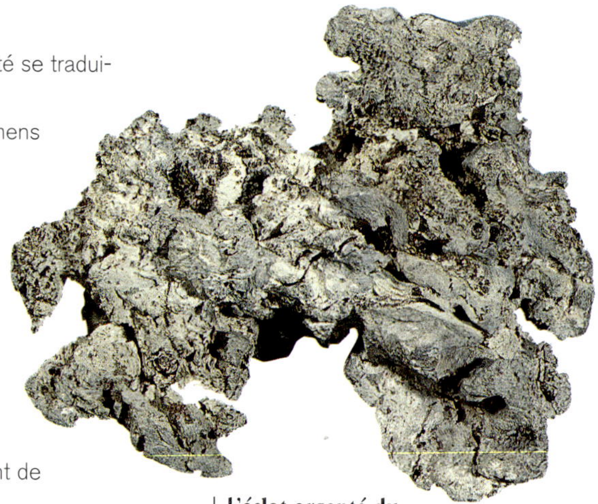

L'éclat argenté du plomb, à l'origine du remède *Plumbum metallicum*, ternit rapidement à l'air, pour devenir gris bleuâtre.

Emplois usuels :
Plumbum metallicum est indiqué dans diverses maladies neurologiques et dans certaines formes d'anémie.

À QUI CONVIENT CE REMÈDE ?

Personnalité et comportement

La personne a tendance à être taciturne et à éviter la compagnie. En cas de maladie, elle peut avoir des difficultés à s'exprimer clairement et présenter des troubles de la mémoire. Cette confusion peut aller jusqu'à un état délirant.

Troubles généraux

Les symptômes apparaissent lentement, insidieusement, progressivement, et souvent dans des régions isolées. Par moments, paralysie des muscles extenseurs avec anesthésie partielle ou, à l'inverse, sensibilité excessive. Douleurs (névralgies) localisées, inflammation (névrite). Atrophie des muscles des parties paralysées, puis gonflement. Rétraction et contraction de l'abdomen, de l'anus et, chez l'homme, des testicules. Convulsions. Absence de transpiration. Amaigrissement.

Podophyllum peltatum (Podo.)

Ce médicament agit surtout sur l'appareil digestif (le foie, le duodénum, l'intestin grêle et le rectum) et sur l'appareil génital féminin.

Nom commun :
Podophylle.
Origine :
Cette petite plante herbacée de la famille des Berbéridacées est vivace par un rhizome et pousse spontanément dans les forêts humides de l'est du Canada et des États-Unis (Virginie, Caroline du Nord). On prépare la teinture-mère avec le rhizome sec réduit en poudre.
Emplois usuels :
Ce remède est prescrit pour traiter certains troubles du foie et des intestins (diarrhée).

À QUI CONVIENT CE REMÈDE ?

Personnalité et comportement
La personne a un tempérament « bileux ». Elle se décourage vite et s'imagine facilement très malade et près de mourir.

Troubles généraux
Symptômes alternants et parfois contradictoires : le mal de tête avec la diarrhée, la diarrhée avec la constipation. Divers troubles liés à la grossesse.

Variation des symptômes
- **Facteurs d'aggravation :** le temps très chaud, tôt le matin, le fait de manger, chez le jeune enfant, la période de la dentition.
- **Facteurs d'amélioration :** le fait de se masser ou de passer sa main sur le foie.

Troubles locaux
- **La bouche.** Goût amer. Sensation de brûlure à la langue, qui est chargée et garde l'empreinte des dents. Besoin de serrer les dents.
- **L'estomac.** Brûlures, sensation de vide, haut-le-cœur constants, éructations aigres. Vomissements de bile (la vésicule est gonflée et douloureuse). Forte contraction soudaine et douloureuse de l'estomac. Impression de faiblesse dans le ventre, crampes abdominales.
- **Les intestins.** Diarrhée tôt le matin. Selles abondantes, constamment différentes, nauséabondes, jaillissant après des gargouillements dans les intestins. Selles blanches et liquides, renfermant des aliments non digérés. Douleurs au rectum. Fausses envies. Chez l'enfant, diarrhée au moment de la dentition, avec des joues brûlantes et brillantes.
- **L'appareil génital féminin.** Sensibilité de l'ovaire droit (inflammation, douleurs). Prolapsus de l'utérus.
- **La fièvre.** Grande loquacité pendant la fièvre.

Podophyllum peltatum **est fabriqué à partir du podophylle, une plante utilisée depuis longtemps par les tribus indiennes d'Amérique.**

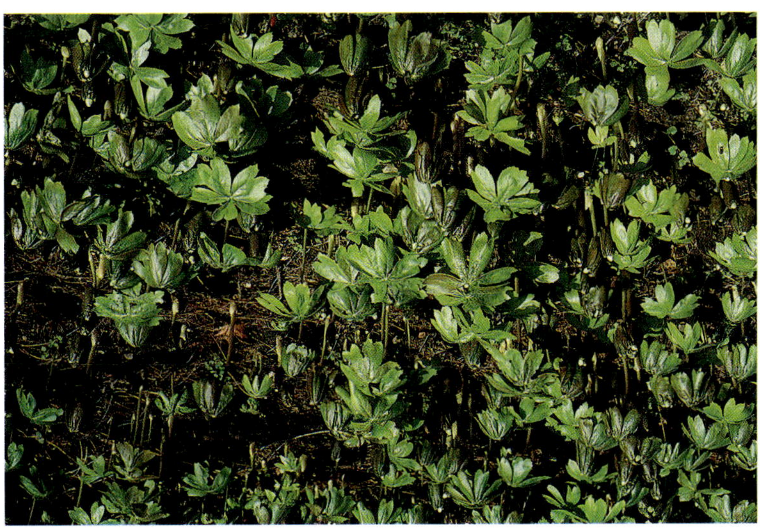

Prunus spinosa (Prun.)

Grand remède de névralgies, il est également employé pour traiter certains troubles de l'appareil urinaire.

Nom commun :
Épine noire, ou prunellier.
Origine :
Cet arbuste de la famille des Rosacées pousse sur des terrains plutôt pauvres et pierreux et, de préférence, secs et ensoleillés. Il est connu en médecine depuis l'Antiquité.
Emplois usuels :
Prunus spinosa est prescrit pour traiter certaines affections de la rétine.

À QUI CONVIENT CE REMÈDE ?

Troubles locaux
- **La tête.** Douleurs cinglantes sur la partie droite du front, irradiant à travers la tête. Parfois, douleur ressemblant à une forte pression interne, améliorée par une compression externe.
- **Les yeux.** Douleurs violentes au niveau du globe oculaire, comme

s'il était écrasé ou comme s'il allait éclater, irradiant dans la tête. Parfois, douleur débutant derrière l'oreille et s'étendant vers l'œil, empirant la nuit et avec le mouvement, et s'améliorant au repos. Douleurs à la racine des cils.

• **Les intestins.** Selles dures, intermittentes, avec douleurs piquantes au rectum.

• **L'appareil urinaire.** Urètre douloureux, comme ulcéré. Besoins urgents mais l'urine parvenue au méat semble remonter en causant de violentes douleurs. Miction très lente à se déclencher.

Psorinum
(Psor.)

Ce médicament a un domaine d'action large puisqu'il concerne à la fois le système immunitaire, le système nerveux, l'appareil respiratoire, l'appareil digestif et la peau.

Nom commun :
Psorinum.

Origine :
Psorinum est un nosode, c'est-à-dire un médicament préparé à partir du germe d'une maladie, ici la sérosité d'une vésicule de gale. Il correspond, comme *Sulfur*, au terrain dit « psorique ». Compte tenu du mode de préparation, plus aucun germe n'est présent dans le remède.

Emplois usuels :
Psorinum stimule les défenses immunitaires et la vitalité chez des personnes affaiblies, sujettes à certains troubles chroniques de la peau. Par ailleurs, il permet de lutter contre une prédisposition aux angines.

À QUI CONVIENT CE REMÈDE ?

Personnalité et comportement

D'un tempérament à tendance mélancolique et craintive, la personne *Psorinum* est vite abattue, pleine de mauvais pressentiments : elle pense ne jamais recouvrer la santé, alors qu'elle est en convalescence, a peur d'échouer dans ses affaires et se sent souvent abandonnée. Lorsqu'elle va mal, elle se réveille irritée la nuit, pleure et a des pensées suicidaires. Elle est obsédée par ses rêves, et son esprit peut être confus après un effort inconsidéré. Elle a des manies, comme se tordre et se frotter les mains ou se laver constamment les mains ou les pieds. Elle tremble lorsqu'elle est émue.

Troubles généraux

Sensibilité au froid, avec besoin de se couvrir chaudement, même en été. Prend facilement froid. Grande faiblesse et manque de réactions, notamment au cours des maladies chroniques. Faiblesse des défenses immunitaires. Odeur nauséabonde des sécrétions du corps (transpiration, etc.). Transpiration abondante ou, au contraire, absence de transpiration. Faim ou sensation de bien-être avant de tomber malade, avant une crise de migraine, etc.

Variation des symptômes

• **Facteurs d'aggravation :** le froid, le grand air, le changement de temps, le temps orageux ou trop chaud, le contact d'un lainage, le fait de se laver, de jeûner.

• **Facteurs d'amélioration :** le fait d'être chaudement couvert, de se coucher avec la tête basse.

Préférences alimentaires

Aversion pour le porc.

Troubles locaux

• **La tête.** Éruptions humides du cuir chevelu. Troubles de la vision et appétit excessif avant une migraine. Maux de tête chez la femme lorsque les règles n'arrivent pas.

• **Le visage.** Aspect maladif, avec teint pâle, cheveux ternes, peau grasse. Eczéma, herpès, acné et dartres.

• **Les yeux.** Inflammations diverses à répétition.

• **Les oreilles.** Eczéma dans l'oreille et autour de l'oreille, avec fortes démangeaisons et production de pus malodorant.

• **Le nez.** Rhinite chronique. Rhume des foins.

• **La gorge.** Brûlures. Angines récidivantes. Gonflement des amygdales à l'origine de douleurs en avalant. Dépôts caséeux dans la gorge.

• **L'appareil respiratoire.** Toux chaque hiver. Asthme. Prédisposition aux maladies respiratoires.

• **L'estomac.** Faim permanente même au milieu de la nuit et surtout pendant la grossesse. Éructations à l'odeur d'œuf pourri.

• **Les intestins.** Selles fétides chargées de mucosités, parfois jaillissantes. Constipation par inactivité du rectum, même si la selle est molle, entre autres chez les bébés.

• **Les membres.** Faiblesse des articulations comme si les ligaments étaient lâches.

• **La peau.** Aspect sale ou gras, comme enduite d'huile. Démangeaisons intolérables poussant la personne à se gratter jusqu'au sang. Ulcères lents à guérir. Éruptions saignantes et suppurantes. Éruptions sèches et squameuses disparaissant l'été et réapparaissant l'hiver. Eczéma, herpès, urticaire, poux à répétition, psoriasis.

• **Le sommeil.** Insomnies dues aux démangeaisons.

Ptelea trifoliata
(Ptel.)

Ce remède a une action particulière sur l'estomac et le foie.

Nom commun :
Orme à trois feuilles, également appelé orme de Sibérie ou orme de Samarie.
Origine :
Cet arbuste aromatique à feuillage caduc qui appartient à la famille des Rutacées pousse en Amérique du Nord.
Emplois usuels :
Ce médicament peut être utile pour traiter certains troubles de la vésicule biliaire.

À QUI CONVIENT CE REMÈDE ?

Personnalité et comportement
Lorsqu'elle est malade, la personne *Ptelea trifoliata* devient un peu confuse, est vite irritée et désire être seule. Un rien la rend morose et fait qu'elle ne supporte plus la moindre conversation. Elle devient incapable d'accomplir ses devoirs.

Troubles locaux
- **La tête.** Douleur frontale pressant vers l'extérieur et irradiant vers la racine du nez. Maux de tête d'origine vésiculaire.
- **La bouche.** Amertume dans la bouche, avec excès de salive. Papilles gustatives rouges et saillantes.
- **L'abdomen.** Tiraillement douloureux et lourdeur du foie, empirant nettement en se couchant sur le côté gauche.
- **L'estomac.** Sensation de poids et de plénitude de l'estomac même après un repas normal. Troubles gastriques et hépatiques, parfois accompagnés de douleurs dans les membres.

Pyrogenium
(Pyrog.)

Ce remède permet de traiter certaines infections. Autrefois, avant l'apparition des médicaments antibiotiques, il était utilisé pour soigner certaines septicémies.

Nom commun :
Pyrogène, ou pyrexin.
Origine :
Pyrogenium est obtenu par décomposition de viande de bœuf dégraissée.
Emplois usuels :
Ce remède est utile pour traiter certains abcès.

À QUI CONVIENT CE REMÈDE ?

Personnalité et comportement
En cas de maladie et de fièvre, la personne devient agitée, bavarde, pleine d'anxiété et d'idées bizarres.

Troubles généraux
État infectieux latent, sans cause définie. Sécrétions corporelles malodorantes. Endolorissement du corps avec état de prostration. Douleurs dans les os. Fortes douleurs et brûlures en cas d'abcès.

Variation des symptômes
- **Facteur d'amélioration :** le mouvement.
- **Facteur d'aggravation :** le froid.

Troubles locaux
- **Le cœur et la circulation.** Pendant la fièvre, palpitations et pouls en discordance avec la température.
- **Les membres.** Endolorissement comme dû à une mauvaise grippe (le lit semble trop dur).
- **La fièvre.** Température oscillant très rapidement. Frissons ressentis dans les os. Transpiration abondante n'entraînant pas une baisse de la fièvre.

r

Ranunculus bulbosus
(Ran-b.)

Ce remède agit particulièrement sur le système nerveux, sur les muscles, sur la peau et sur la plèvre. Il a un tropisme particulier pour la cage thoracique.

Nom commun :
Renoncule bulbeuse, ou rave de saint Antoine.
Origine :
Cette plante herbacée vivace de la famille des Renonculacées pousse communément dans les champs, les prés et les endroits ensoleillés. La teinture-mère est préparée avec la plante entière récoltée en juin.
Emplois usuels :
Ce remède est utile pour traiter certaines formes de rhumatisme, en particulier ceux liés à l'humidité. C'est par ailleurs un remède de névralgie intercostale, ainsi qu'un grand remède de certaines conséquences de l'alcool.

À QUI CONVIENT CE REMÈDE ?

Personnalité et comportement
En cas de troubles, la personne se met à avoir peur de tout et est très agitée la nuit. Le fait de penser à ses maux les aggrave fortement.

Troubles généraux
Douleurs au niveau de la peau, des muscles et du thorax, ou névralgies.

Douleurs très diverses : vagabondes, mordantes, brûlantes, déchirantes, élançantes, pinçantes, piquantes, de pression, d'endolorissement.

Rheum palmatum
(Rheum)

Ce médicament est souvent indiqué pour les troubles liés aux poussées dentaires.

Nom commun :
Rhubarbe officinale.
Origine :
Cette espèce de rhubarbe, de la famille des Polygonacées, est originaire du sud-est de la Chine et des hauts plateaux tibétains.
Emplois usuels :
Rheum palmatum est prescrit chez les enfants souffrant de colique ou de diarrhée pendant la dentition.

À QUI CONVIENT CE REMÈDE ?

Personnalité et comportement
L'enfant malade est impatient, irritable, agité et capricieux.

Troubles généraux
Odeur aigre des selles, des vomissements et de la transpiration. Transpiration du haut du corps.

Variation des symptômes
- **Facteurs d'aggravation :** le fait d'être découvert, la selle.
- **Facteurs d'amélioration :** la chaleur, le fait d'être couvert.

Troubles locaux
- **La tête.** Transpiration continuelle et abondante du cuir chevelu.
- **Le visage.** Transpiration froide, surtout près de la bouche et du nez.
- **L'estomac.** Douleurs abdominales tranchantes, empirant en position debout.
- **Les intestins.** Selles acides, jaunes, brunes ou vertes, fermentées, visqueuses. Efforts importants pour déféquer.
- **L'allaitement.** L'enfant refuse le lait maternel.

Rhododendron chrysanthum
(Rhod.)

Ce remède correspond à un terrain rhumatismal très spécifique. En outre, il est utilisé pour traiter certaines affections des tissus fibreux et osseux, de l'appareil génital et des nerfs.

Nom commun :
Rhododendron.
Origine :
Les rhododendrons sont des plantes vivaces buissonnantes de la famille des Éricacées. Il en existe de nombreuses espèces. En homéopathie, on utilise *Rhododendron chrysanthum* (rose de Sibérie), traité ici, ou *Rhododendron ferrugineum*, une espèce sauvage des montagnes.
Emplois usuels :
Ce remède peut être prescrit pour traiter certaines tendinites.

À QUI CONVIENT CE REMÈDE ?

Personnalité et comportement
En cas de déséquilibre, la personne peut devenir confuse dans ses pensées et son comportement. Elle craint les orages.

Troubles généraux
Sensibilité au temps venteux, humide et orageux. Douleurs déchirantes, paralysantes, changeantes ou en zigzag.

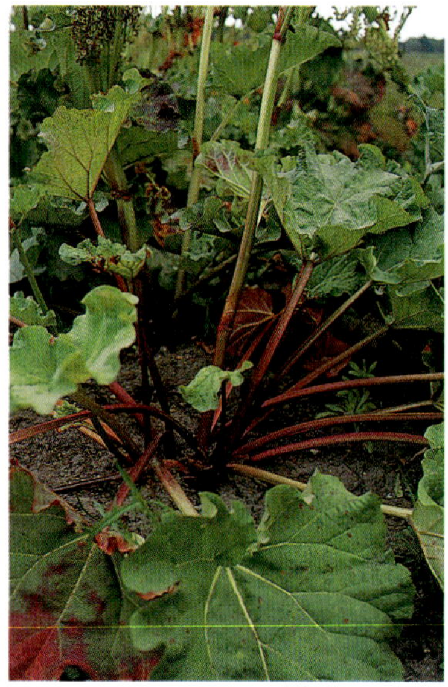

La rhubarbe officinale, qui sert à fabriquer *Rheum palmatum*, est une plante herbacée. Ses grandes feuilles annuelles partent en bouquet de la souche.

Variation des symptômes
- **Facteurs d'aggravation :** avant les orages, le mauvais temps, le vent, l'humidité.
- **Facteurs d'amélioration :** le soleil, le fait d'être chaudement couvert.

Troubles locaux
- **Le visage.** Tiraillement violent, atténué en mangeant ou par une application chaude.
- **Les yeux.** Douleurs (névralgies) au niveau des cils.
- **La bouche.** Fortes névralgies dentaires, avec tendance marquée à la rétraction des gencives.
- **L'appareil génital masculin.** Testicules et épididyme très douloureux au toucher. Hydrocèle.
- **Les membres.** Rhumatismes. Accès de gonflements inflammatoires des articulations, se déplaçant de l'une à l'autre, plus douloureux la nuit. Atteinte rhumatismale touchant particulièrement les petites articulations. Crises rhumatismales estivales. Goutte.
- **Le sommeil.** Ne peut dormir que si les jambes sont croisées au niveau des chevilles.

Rumex crispus
(Rumx.)

La sphère d'action la plus connue de ce médicament concerne les muqueuses des voies respiratoires et la peau.

Nom commun :
Rumex crépu, ou patience sauvage.
Origine :
Cette plante herbacée vivace appartient à la famille des Polygonacées. La teinture-mère est préparée avec la plante entière récoltée à la floraison.
Emplois usuels :
Ce remède est indiqué chez les personnes souffrant d'une toux permanente très caractéristique.

À QUI CONVIENT CE REMÈDE ?

Troubles généraux
Douleurs inconstantes nombreuses et variées. Sensibilité des muqueuses du larynx et de la trachée, avec toux.

Variation des symptômes
- **Facteurs d'aggravation :** l'air froid surtout lorsqu'il est inhalé, aller du chaud au froid ou inversement.
- **Facteur d'amélioration :** le fait de se couvrir la bouche.

Préférences alimentaires
Intolérance à la viande, qui provoque éructations et démangeaisons.

Troubles locaux
- **Le nez.** Écoulement abondant de mucosités.
- **La gorge.** Impression d'avoir une boule dans la gorge malgré le raclement et la déglutition. Mucosités tenaces. Larynx et trachée à vif avec extinction de voix. Toux sèche et harassante causée par un chatouillement continuel de la gorge pouvant gagner les bronches. Aggravation de la toux par tout contact sur la gorge ou le larynx, par les changements de rythme de la respiration, par l'inspiration d'air froid. Toux plus intense la nuit et en changeant de pièce et d'atmosphère (du chaud au froid ou du froid au chaud). La toux peut être continuelle ou en longs accès. Le fait de fermer la bouche ou de se couvrir la tête améliore la toux.
- **L'appareil respiratoire.** Sensation d'étouffement due à la toux continuelle.
- **L'estomac.** Problèmes gastriques fréquents, accompagnant les refroidissements.
- **Les intestins.** Diarrhée matinale accompagnant la toux.
- **Le dos.** Douleurs sous l'omoplate droite.
- **La peau.** Démangeaisons intenses, surtout aux jambes, particulièrement en se déshabillant à l'air froid.

Ruta graveolens
(Ruta)

Ce médicament a une action très caractéristique sur certaines structures osseuses et musculaires (périoste, tissus fibreux, aponévroses, tendons), ainsi que sur les yeux.

Nom commun :
Rue fétide, ou rue des jardins.
Origine :
De la famille des Rutacées, cette plante vivace atteint 80 centimètres de haut. On la trouve sur les coteaux arides en France, en Europe méridionale et en Afrique du Nord.
Emplois usuels :
Ruta graveolens est prescrit en cas de traumatisme des os ou de la membrane qui gaine les os (périoste). Il soulage les douleurs dues à une fracture ou, plus spécifiquement, à la pose d'implants dentaires. C'est un remède d'entorse.

À QUI CONVIENT CE REMÈDE ?

Personnalité et comportement
Sans cesse mécontent de lui et des autres, l'individu est porté à la contradiction. Il a peur de la mort lorsqu'il a de la fièvre.

Troubles généraux
Sensation générale de meurtrissure, de courbature et de brisure, comme après une chute. Agitation constante due au besoin de changer sans cesse de position. Sentiment de lassitude et de faiblesse. Inflammation des tendons,

Le rumex crépu, à partir duquel on obtient le remède *Rumex crispus*, appartient au même genre que l'oseille.

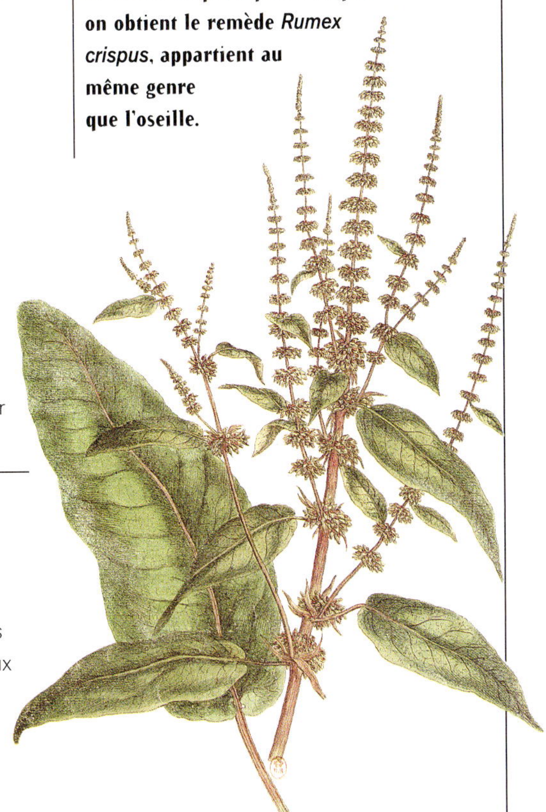

particulièrement ceux des fléchisseurs (muscles permettant la flexion). Tendance à la formation de dépôts ou de kystes à la surface des os, sur les tendons ou autour des articulations. Tension excessive des muscles oculaires. Douleurs souvent brûlantes et rongeantes. Toutes les parties du corps sur lesquelles la personne se couche sont douloureuses.

Variation des symptômes

• **Facteurs d'aggravation :** le froid, l'humidité, la position assise ou couchée, le surmenage physique, les efforts oculaires.

• **Facteurs d'amélioration :** la chaleur, le fait de se coucher sur le dos.

Troubles locaux

• **Les yeux.** Yeux brûlants, surtout la nuit. Rougeurs et douleurs lors d'un effort visuel (couture, lecture de petits caractères, etc.). Troubles de l'accommodation.

• **L'estomac.** Tension à l'estomac, améliorée par l'absorption de lait.

• **Les instestins.** Descente (prolapsus) de l'anus et du rectum avec fausses envies.

• **L'appareil urinaire.** Sensation permanente que la vessie est pleine, même après une miction.

• **Le dos.** Dos meurtri. Frissons le long de la colonne vertébrale irradiant vers le bas.

• **Les membres.** Tendons, muscles et articulations meurtris. Contractures des tendons des mains et des doigts. Douleurs et raideurs dans les poignets. Douleurs dans les cuisses en étirant les jambes. Sciatique. Faiblesse des hanches, des cuisses et des genoux, expliquant une démarche trébuchante et difficile.

• **La peau.** Démangeaisons changeant de place après le grattage. Verrues.

• **Le sommeil.** Sursauts au moindre contact.

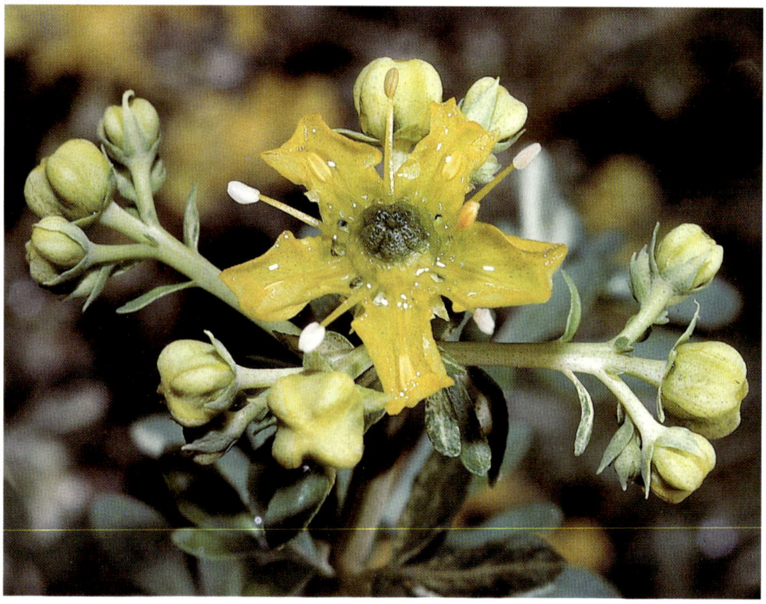

La rue fétide, qui sert à fabriquer *Ruta graveolens*, dégage une odeur forte, fétide et pénétrante.

S

Sabadilla
(Sabad.)

Ce médicament a une action prépondérante sur les muqueuses du nez et des yeux, ainsi que sur le système nerveux.

Nom commun :
Cévadille.

Origine :
De la famille des Liliacées, cette herbe vivace est originaire des prairies du Mexique, du Guatemala et du Venezuela. Ses fleurs se présentent en grappes allongées, et son fruit est une petite capsule à trois loges renfermant chacune cinq à sept graines. Pour fabriquer le médicament, on pulvérise les capsules avec leurs graines.

Emplois usuels :
Sabadilla est indiqué dans certaines formes de rhume des foins ou de troubles liés à la présence de vers intestinaux.

À QUI CONVIENT CE REMÈDE ?

Personnalité et comportement

La personne a quelquefois une perception déformée de son corps. De plus, le fait de penser à ses maux ne fait que les aggraver. Elle peut être étourdie, notamment lorsqu'elle marche, et elle est facilement effrayée.

Troubles généraux

Symptômes nerveux alternant souvent avec des symptômes physiques. Tendance aux rhumes et au rhume des foins. Frilosité et sensibilité au froid. Prédisposition aux vers intestinaux (ascarides, oxyures, ténia). Faiblesse, nervosité, sursauts, secousses nerveuses, tremblements. Meurtrissures passagères en différents points du corps, allant surtout de droite à gauche, accompagnées de douleurs des os et des articulations. Parfois, périodicité des symptômes (par exemple, tous les jours à la même heure).

Sambucus niger
(Samb.)

Ce remède a une action marquée sur l'appareil respiratoire.

Nom commun :
Sureau noir.
Origine :
Le sureau noir peut être un arbuste de 4 à 5 mètres de hauteur, ou encore un arbre atteignant les 10 mètres. Il appartient à la famille des Caprifoliacées. On le rencontre communément en Europe, en Asie, en Afrique du Nord, dans les haies, près des habitations et parfois aussi dans les bois. Les branches renferment une moelle blanche. Il donne de grands corymbes plats de fleurs blanches en juin-juillet. Les fruits, parvenant à maturité en septembre-octobre, sont des drupes noires brillantes.
Emplois usuels :
Sambucus niger est utile pour traiter certaines laryngites aiguës.

À QUI CONVIENT CE REMÈDE ?

Troubles généraux
Douleurs apparaissant au repos et disparaissant avec le mouvement. Transpiration abondante lors de divers troubles (malgré une absence de soif). Augmentation des sécrétions des muqueuses respiratoires.

Troubles locaux
• **Le nez.** Chez l'enfant, nez constamment obstrué et reniflements. Le bébé doit être retiré du sein.
• **L'appareil respiratoire.** Brutales crises d'asthme, de laryngite et de trachéite réveillant soudainement l'enfant, avec toux et transpiration abondante, l'obligeant à s'asseoir tant il a l'impression d'étouffer.

Sanguinaria canadensis
(Sang.)

Ce médicament agit surtout sur les muqueuses, notamment celles des voies respiratoires, ainsi que sur le foie et sur l'appareil circulatoire.

Nom commun :
Sanguinaire du Canada.
Origine :
Cette plante herbacée de la famille des Papavéracées, originaire d'Amérique du Nord, est de nos jours acclimatée dans nos jardins. Les Indiens l'utilisaient pour soigner les maladies pulmonaires. La teinture-mère est préparée avec la racine sèche.
Emplois usuels :
Sanguinaria traite des affections bronchiques comme l'asthme, ainsi que certaines formes de migraine.

À QUI CONVIENT CE REMÈDE ?

Personnalité et comportement
De caractère inquiet, la personne est plutôt chagrine et bourrue.

Troubles généraux
Symptômes se manifestant plutôt du côté droit du corps. Sensations diverses de brûlure. Diarrhée survenant après un arrêt brusque des troubles respiratoires. Symptômes débutant ou se terminant par des vomissements bilieux. Éructations et flatulences améliorent l'état général. États de lassitude, de torpeur, de langueur, d'incapacité à bouger ou à penser, surtout par temps humide. Périodicité des symptômes. Tendance à présenter des grosseurs, le plus souvent bénignes (polypes), aux oreilles, au nez, au larynx, au rectum et à l'utérus. Bouffées de chaleur.

Variation des symptômes
• **Facteurs d'aggravation :** selon la courbe du soleil, les odeurs, les secousses, la ménopause chez la femme.
• **Facteurs d'amélioration :** le sommeil, le fait de vomir.

La sanguinaire du Canada, qui donne *Sanguinaria canadensis*, doit son nom à son latex rouge sang.

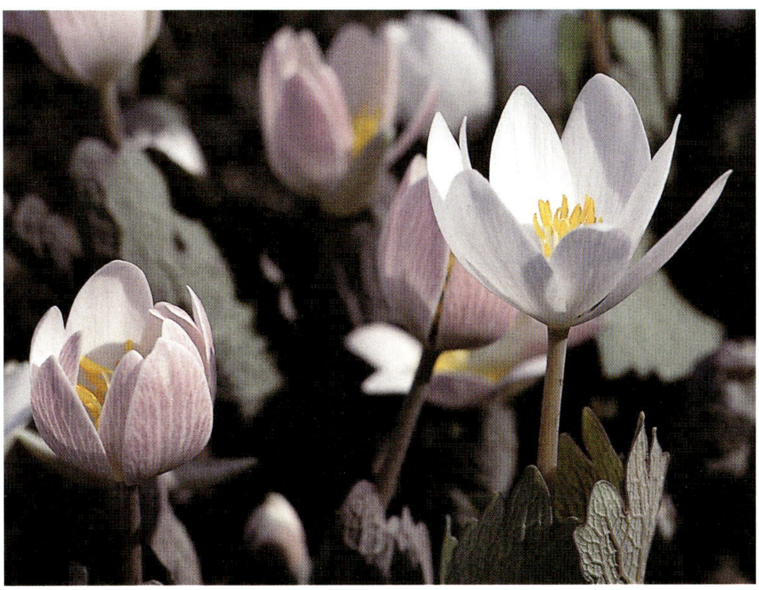

Sarsaparilla officinalis
(Sars.)

Ce médicament agit surtout sur les zones génitale et urinaire.

Nom commun :
Salsepareille du Mexique.
Origine :
Originaire des forêts marécageuses d'Amérique centrale et d'Amérique du Sud, la salsepareille est un arbrisseau de la famille des Liliacées. Ce sont les Espagnols qui l'ont introduite en Europe, au XVIe siècle. Elle a longtemps été utilisée pour lutter contre la syphilis.
Emplois usuels :
Sarsaparilla officinalis est prescrit pour traiter certaines cystites. Il est également efficace contre certains troubles de la peau, des os et des articulations (rhumatisme, goutte).

À QUI CONVIENT CE REMÈDE ?

Personnalité et comportement
Lorsqu'elle souffre, la personne a un sentiment de tristesse et pleure facilement.

Troubles généraux
Troubles urinaires (cystite, colique néphrétique). Symptômes plus marqués à droite.

Variations des symptômes
• **Facteurs d'aggravation :** la fin de la miction, le fait de bâiller, le pain, les règles chez la femme.

Troubles locaux
• **L'appareil urinaire.** Douleurs à l'urètre en fin de miction et parfois après. Frissons allant de la vessie vers le dos en fin de miction. Absence de sensation pendant la miction. Crises de colique néphrétique à droite. Tendance aux calculs rénaux (et aux calculs de la vésicule).
• **L'appareil génital féminin.** Règles douloureuses accompagnées de douleurs des seins et parfois de vomissements âcres, de diarrhée, de malaises (allant jusqu'à l'évanouissement), de sueurs froides, de douleurs du dos.
• **Les membres.** Prédisposition aux tumeurs bénignes se développant à la surface des os (exostoses). Gerçures avec crevasses profondes aux doigts et aux orteils. Urticaire des mains.

Secale cornutum
(Sec.)

Ce médicament agit fortement sur les muscles qui entourent les organes (fibres musculaires lisses), sur les vaisseaux sanguins (notamment les capillaires) et sur le système nerveux.

Nom commun :
Ergot de seigle.
Origine :
Ce champignon, qui appartient aux Pyrénomycètes, est un parasite du seigle. Il se présente sous la forme d'un corps allongé noir violacé de 1 à 4 centimètres de long, et ressemble un peu à un ergot de coq. Il est réduit en poudre avant d'être transformé en teinture-mère.
Emplois usuels :
Secale cornutum est efficace contre tous les types de gangrène (mort des tissus due à une interruption locale de la circulation sanguine).

À QUI CONVIENT CE REMÈDE ?

Personnalité et comportement
La personne a tendance à avoir peur de la mort. En cas de trouble grave, elle peut présenter des états de démence caractérisés par des peurs diverses et des envies de suicide par noyade.

Troubles généraux
Surface du corps froide (sans supporter d'être couvert), mais sensation de brûlure dans tout le corps. Engourdissements, fourmillements, picotements insupportables. Spasmes musculaires divers, tiraillements, crampes, raideurs. Affaiblissement, amaigrissement, malgré un fort appétit. Soif parfois excessive. Tendance à beaucoup saigner. Prédisposition à la gangrène en n'importe quel point du corps.

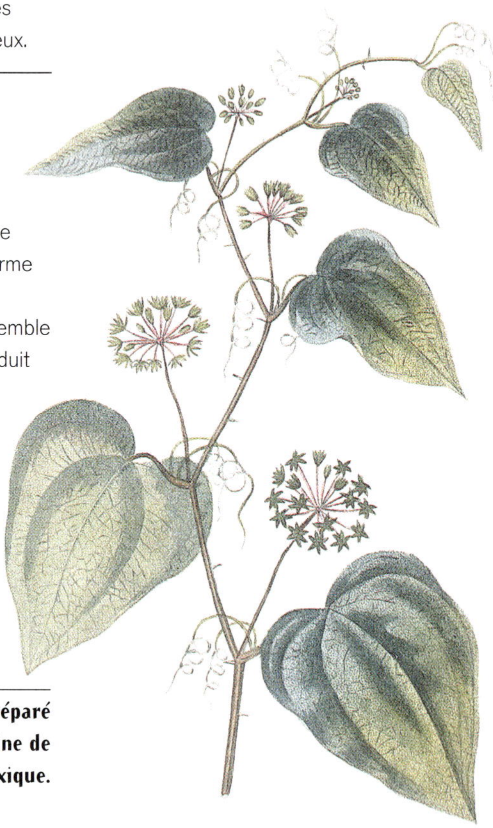

***Sarsaparilla* est préparé à partir de la racine de la salsepareille du Mexique.**

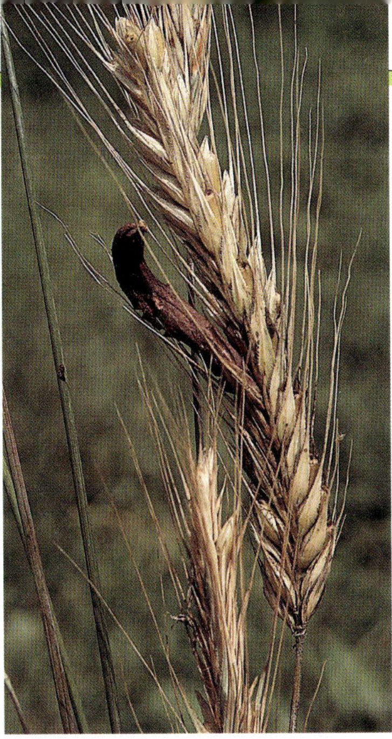

L'ergot de seigle, à partir duquel on prépare *Secale cornutum*, est un champignon parasite qui se développe sur le seigle.

Variation des symptômes

- **Facteurs d'aggravation :** la chaleur, le fait d'être couvert.
- **Facteurs d'amélioration :** le froid, le bain, le fait de se découvrir ou de s'éventer, les étirements intenses.

Senega
(Seneg.)

Ce remède est surtout prescrit pour traiter certains troubles de l'appareil respiratoire et certaines affections oculaires.

Nom commun :
Polygale de Virginie.
Origine :
Cette herbe vivace de la famille des Polygalacées est courante dans les prairies et les bois clairs d'Amérique du Nord. Elle était employée par les Indiens d'Amérique contre les morsures de serpents, d'où le nom qui lui fut donné de *snake root*, racine de serpent.

Emplois usuels :
Ce remède est souvent prescrit pour les suites d'une opération de la cataracte.

À QUI CONVIENT CE REMÈDE ?

Personnalité et comportement

En état de déséquilibre, la personne peut présenter un certain ralentissement général et devient parfois grossière.

Troubles généraux

Prédisposition aux œdèmes. Tendance aux sécrétions muqueuses tenaces. Troubles faisant suite à une vexation. Symptômes surtout du côté droit du corps.

Spigelia anthelmia
(Spig.)

Ce médicament exerce surtout son action sur les fonctions visuelle, cardiaque et neurologique.

Nom commun :
Spigelie vermifuge, ou poudre aux vers.
Origine :
Cette plante herbacée annuelle, originaire d'Amérique, appartient à la famille des Loganiacées. Elle est toxique et peut causer une sorte de narcotisme lorsqu'elle est placée dans une pièce fermée, ce qui lui a valu le surnom de « brinvillière », du nom de la célèbre empoisonneuse.
Emplois usuels :
Spigelia anthelmia est efficace pour lutter contre certaines douleurs localisées au visage (névralgie faciale). Ce remède est également prescrit pour ses vertus vermifuges (contre les vers).

À QUI CONVIENT CE REMÈDE ?

Personnalité et comportement

La personne est parfois triste, puis ensuite excitée. Elle a peur des objets pointus (épingles, par exemple). Elle présente une forte irritabilité pendant les frissons de fièvre.

Troubles généraux

Douleurs violentes en coup de poignard, brûlantes, comme des aiguilles chauffées, déchirantes et irradiant dans différentes directions. Sensibilité au contact. Les parties touchées semblent glacées, ce qui provoque un frisson à travers le corps. Symptômes se manifestant surtout du côté gauche. Combinaison de symptômes cardiaques et oculaires. Chez l'enfant, la plupart des douleurs se localisent dans la région du nombril.

Variation des symptômes

- **Facteurs d'aggravation :** tous les contacts, le mouvement, les secousses, le fait d'être couché du côté gauche, le tabac.

Préférences alimentaires

Aversion pour le café. Besoin de boire de l'eau chaude. Grand désir d'alcool.

Troubles locaux

- **La tête.** Douleurs déchirantes au front et sur les tempes et irradiant aux yeux, aggravées par le bruit, les secousses, l'effort des selles. Élancements à travers les sinus frontaux. Douleurs (névralgies) localisées aux yeux, souvent par temps froid et humide, aggravées par la lumière vive, la chaleur, la toux, les éternuements, le fait de parler fort, et améliorées par la pression sur le front ou par une application froide.
- **Le visage.** Névralgie faciale touchant d'un côté l'œil, la joue, les dents, la

tempe. Après la crise, la zone touchée paraît comme paralysée.

• **Les yeux.** Douleurs comme de pression en bougeant les yeux. Douleur forte à l'œil et autour de l'œil, ressentie profondément dans l'orbite. Déviation d'un œil vers l'intérieur (strabisme convergent) ou vers l'extérieur (strabisme divergent). Yeux rouges et endoloris. Tressaillements des paupières. Conjonctivite. Inflammation ou infection de la cornée (kératite). Vision fluctuante.

• **La bouche.** Chez l'enfant, bégaiement, se manifestant surtout en cas de problèmes intestinaux et d'infestation par des vers.

• **L'appareil respiratoire.** Difficultés à respirer obligeant la personne à se coucher sur le côté droit ou avec la tête relevée. Anxiété apparaissant lors d'une respiration profonde.

• **Le cœur et la circulation.** Impression que le cœur est écrasé. Douleurs piquantes ou de pression, d'origine nerveuse (névralgie), empirant avec le mouvement. Fortes palpitations.

• **L'estomac.** Douleurs corrosives. Nausées tous les matins avant le petit déjeuner.

Spongia tosta
(Spong.)

Ce médicament agit surtout sur les muqueuses du larynx et de la trachée, sur les systèmes lymphatique (ganglions) et glandulaire (thyroïde, ovaires, testicules, prostate).

Nom commun :
Éponge torréfiée.

Origine :
Les éponges, qui appartiennent aux Spongiaires, vivent accrochées aux roches sous-marines. La teinture-mère est préparée avec de la poudre d'éponge torréfiée.

Emplois usuels :
Spongia tosta est prescrit en cas d'inflammation aiguë du larynx (laryngite aiguë), une affection fréquente chez le jeune enfant.

À QUI CONVIENT CE REMÈDE ?

Personnalité et comportement
La personne s'imagine parfois être atteinte d'une maladie cardiaque. L'enfant fiévreux pleure beaucoup et est inconsolable.

Troubles généraux
Augmentation de taille et durcissement des ganglions et des glandes. Sécheresse des muqueuses. Affections du larynx. Épuisement et sensation de lourdeur après le moindre effort, accompagnés d'afflux de sang à la poitrine et au visage. Sensation physique d'angoisse, avec respiration difficile.

Variation des symptômes
• **Facteurs d'aggravation :** le temps sec, le temps froid, le vent, le fait d'être réveillé, l'effort physique, après avoir transpiré.

Préférences alimentaires
Faim violente, désir de boisson chaude.

Troubles locaux
• **La tête.** Migraine avec afflux de sang à la tête.

• **Le visage.** Expression de grande anxiété. Transpiration froide.

• **Les yeux.** Rougeur, sensation de brûlure et larmoiement.

• **La gorge.** Augmentation du volume de la glande thyroïde (goitre). Larynx desséché, brûlant, avec sensation de resserrement, comme si la gorge était obstruée par un bouchon. Difficultés à parler et voix rauque. Prédisposition aux laryngites aiguës, empirant pendant l'inspiration et avant minuit. Réveil soudain après minuit avec des douleurs au larynx et une impression de suffocation provoquant des palpitations. Toux irrésistible, creuse, sèche, aboyante, améliorée par l'absorption de nourriture chaude ou de boisson.

• **L'appareil respiratoire.** Prédisposition à l'asthme.

• **Le cœur et la circulation.** Palpitations qui réveillent en sursaut après minuit à cause d'une sensation de suffocation.

• **L'appareil génital masculin.** Inflammation testiculaire.

• **L'appareil génital féminin.** Règles en avance et abondantes. Prédisposition aux kystes des ovaires.

• **Le sommeil.** Sursauts, somnambulisme.

• **Les vertiges.** Vertiges avec impression de tomber vers l'arrière.

Spongia tosta **est fabriqué à partir de l'éponge.**

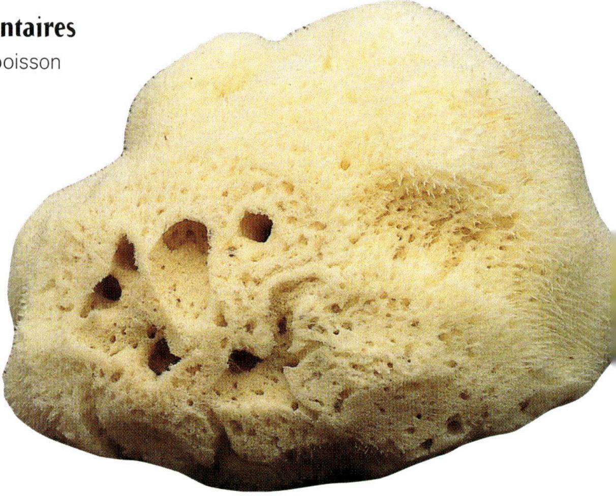

Stannum metallicum
(Stann.)

Ce médicament agit principalement sur les muqueuses des systèmes respiratoire et digestif, ainsi que sur le système nerveux.

Nom commun :
Étain.
Origine :
L'étain est un métal de couleur blanc argent, mou, peu ductile mais très malléable, inaltérable à l'air. Relativement rare, on le rencontre surtout sous forme d'oxyde (cassitérite) ou de sulfures.
Emplois usuels :
Stannum metallicum est prescrit pour traiter certaines faiblesses de la voix et les enrouements.

À QUI CONVIENT CE REMÈDE ?

Personnalité et comportement
D'un tempérament plutôt anxieux et triste, d'humeur changeante, la personne se décourage vite, se montre parfois suspicieuse et peut devenir taciturne, surtout lorsqu'elle est fatiguée de répondre aux questions qu'on lui pose. Chez la femme, l'état psychologique s'améliore pendant les règles.

Troubles généraux
Faiblesse générale – ressentie principalement dans la poitrine – au point d'avoir du mal à parler ou à faire des efforts aussi minimes que s'habiller le matin (la personne doit s'asseoir à plusieurs reprises). Affaiblissement souvent en rapport avec une affection chronique des bronches ou des poumons. Écoulement mucopurulent des muqueuses. Amaigrissement s'accompagnant d'une impression de malaise au creux de l'estomac. Douleurs apparaissant et disparaissant graduellement.

Variation des symptômes
- **Facteurs d'aggravation :** le fait de trop faire travailler sa voix, la position couchée sur le côté droit, le mouvement.
- **Facteur d'amélioration :** les douleurs sont améliorées par la pression.

Stramonium
(Stram.)

Ce médicament exerce principalement une action sur le système nerveux central, sur le système neuromusculaire et sur la peau.

Nom commun :
Stramoine, herbe aux magiciens, pomme épineuse, ou *Datura stramonium*.
Origine :
Cette plante très vénéneuse appartient à la famille des Solanacées. Originaire des Indes orientales, elle est de nos jours commune en Europe. Elle tire son nom de pomme épineuse de son fruit, une capsule verte hérissée de piquants. La teinture-mère se prépare avec la plante entière, fraîche, récoltée avant la floraison en juillet.
Emplois usuels :
Stramonium est prescrit pour traiter certains troubles nerveux, des états spasmodiques et des affections cutanées.

À QUI CONVIENT CE REMÈDE ?

Personnalité et comportement
La personne n'a pas toujours le sens des réalités, ce qui se traduit par des difficultés à mettre en œuvre un projet concret. Très loquace, elle supporte mal d'être seule, surtout lorsqu'elle est malade, et se sent vite abandonnée. Elle a besoin de lumière, ressent souvent de la frayeur. En cas de délire, elle peut devenir violente. Lorsqu'elle est malade, il lui arrive de paraître indifférente à elle-même, ne se plaignant de rien. Les enfants *Stramonium* ont des terreurs nocturnes et se réveillent parfois effrayés par la première chose qu'ils voient.

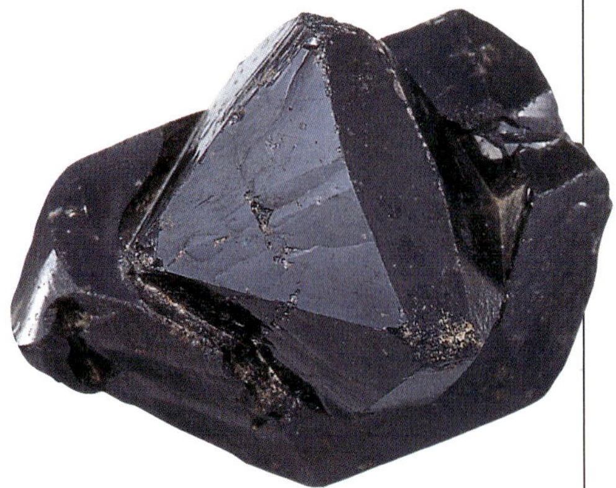

La matière première de *Stannum metallicum* est l'étain.

Troubles généraux
Troubles spasmodiques divers, tremblements, convulsions, atteinte du système nerveux central et périphérique. Certaines affections s'accompagnent d'une absence de sensation douloureuse. Besoin de grand air (mais les symptômes sont aggravés par les courants d'air). Symptômes se manifestant souvent d'un seul côté.

Variation des symptômes
- **Facteurs d'aggravation :** l'automne, les courants d'air, l'obscurité, après le sommeil, la solitude.
- **Facteurs d'amélioration :** la chaleur, le soleil, la lumière, la compagnie.

Troubles locaux
- **La tête.** Mal de tête perçant. Afflux de sang à la tête.
- **Le visage.** Douleurs (névralgies), surtout du côté gauche. Visage brûlant et rouge avec mains et pieds froids. Acné

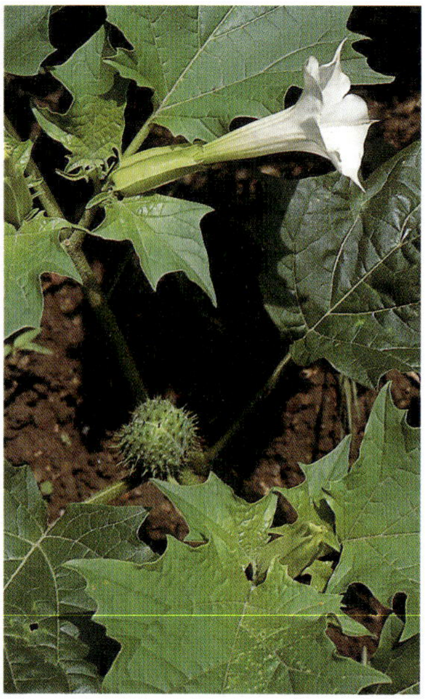

La stramoine, dont est tiré le remède *Stramonium*, donne l'été de longues fleurs à corolle blanche.

rosacée. Chez l'enfant, pâleur autour de la bouche pendant la diarrhée.

- **Les yeux.** Yeux endoloris et larmoyants. Yeux fixes, grands ouverts. Conjonctive injectée. Contractions des muscles oculaires provoquées par la lumière ou les objets brillants. Troubles visuels (les petits objets paraissent grands, etc.).
- **Le nez.** Éternuements spasmodiques.
- **La bouche.** Salive salée. Salivation abondante pendant la fièvre. Bégaiement parfois.
- **La gorge.** Difficultés à avaler dues à des spasmes de l'œsophage. Spasmes du larynx. Voix rauque, puis soudainement perçante.
- **L'appareil respiratoire.** Respiration spasmodique avec parfois de l'asthme.
- **L'abdomen.** Abdomen dilaté, douloureux au toucher, avec impression de torsion
- **L'estomac.** Soif importante, mais la personne ne peut boire car l'absorption d'eau crée une sensation d'étouffement. Sécheresse de la bouche et de la gorge qu'aucune boisson n'apaise. Anxiété ressentie à l'estomac avec oppression et, parfois, brûlures. Hoquets spasmodiques violents.
- **Les intestins.** Diarrhée malodorante, sans douleur.
- **L'appareil urinaire.** Arrêt momentané de toute miction en cas de maladie aiguë, surtout chez l'enfant.
- **L'appareil génital féminin.** Règles douloureuses et abondantes. Sexualité importante.
- **L'appareil génital masculin.** Sexualité importante.
- **Le dos.** Colonne vertébrale sensible (la moindre pression fait crier). Raideur du cou. Transpiration.
- **Les membres.** Picotements, engourdissements, crampes. Impatiences constantes dans les membres, parfois étendues à tout le corps. Infection des doigts de la main et des orteils (panaris) provoquant une douleur intolérable. Mains et pieds glacés.
- **La peau.** Peau souvent brûlante et rougeurs localisées. Tendance aux abcès et à l'urticaire. Transpiration huileuse.
- **Le sommeil.** Terreur au réveil. L'enfant ne veut pas dormir dans le noir mais s'endort tout de suite dans une pièce éclairée.
- **La fièvre.** Froid dans tout le corps, surtout au niveau des membres, particulièrement les pieds, avec visage rouge et chaud.

Strontium carbonicum (Stront.)

Ce remède est surtout utilisé pour traiter certaines affections circulatoires et rhumatismales.

Nom commun :
Carbonate de strontium, ou strontianite.
Origine :
Le carbonate de strontium se rencontre à l'état naturel sous forme sédimentaire, et est souvent associé à d'autres minéraux. Il est en général de couleur blanc-gris, bleuté ou vert pâle.
Emplois usuels :
Ce remède est très utile pour traiter des séquelles de vieilles entorses ou pour résoudre certains états d'épuisement à la suite d'une intervention chirurgicale.

À QUI CONVIENT CE REMÈDE ?

Troubles généraux

États circulatoires congestifs. Artères battantes. Prédisposition à l'hypertension. Douleurs rhumatismales. Affections des os. Douleurs rongeantes ou fugitives au point de ne pas savoir où elles se situent. Séquelles d'hémorragie. Sursauts involontaires violents.

Sulfuricum acidum (Sul-ac.)

Ce médicament a surtout une action sur la peau, les muqueuses, l'appareil digestif, le sang et le système nerveux.

Nom commun :
Acide sulfurique.
Origine :
Connu depuis des siècles sous le nom d'« esprit de vitriol », l'acide sulfurique est surtout un produit de l'industrie, même si sa présence est signalée dans certains torrents volcaniques d'Amérique du Sud.
Emplois usuels :
Sulfuricum acidum est prescrit pour traiter les ecchymoses (il aide entre autres à la résorption des vieux hématomes), les blessures et les traumatismes (à comparer avec *Arnica*).

À QUI CONVIENT CE REMÈDE ?

Personnalité et comportement

D'un tempérament agité et impatient, l'individu pense qu'il doit tout faire à la hâte : il se dépêche en mangeant, en marchant, en écrivant, en parlant (il parle parfois par monosyllabes). Il est également trop rapide dans ses gestes et dans son travail.

Troubles généraux

Sensation de tremblement intérieur accompagnant un grand état de faiblesse. Bouffées de chaleur avec transpiration. Tendance à saigner aux orifices du corps. Odeur sure du corps. Écoulements abondants, acides ou visqueux. Douleurs augmentant graduellement, cessant soudainement mais revenant rapidement. Douleurs rongeantes, brûlantes, élançantes ou donnant l'impression qu'un bouchon est enfoncé dans le corps. Caractère très douloureux des symptômes. Blessures se nécrosant facilement. Affections touchant surtout le côté droit du corps.

Variation des symptômes

- **Facteurs d'aggravation :** le froid, le grand air, l'alcool, l'odeur du café, la ménopause chez la femme.
- **Facteurs d'amélioration :** la chaleur, le fait d'être couché sur le côté douloureux.

Préférences alimentaires

Désir d'alcool, de stimulants. Désir de fruits, particulièrement de prunes, ou, parfois, aversion.

Troubles locaux

- **Les yeux.** Inflammation chronique des yeux.
- **Le nez.** Saignements de nez le soir, ou à la ménopause chez la femme.
- **La bouche.** Tendance aux aphtes et aux saignements des gencives.
- **La gorge.** Déglutition difficile liée à une inflammation importante (parfois même à des ulcérations aphteuses).
- **L'estomac.** Sensation de froid dans l'estomac liée à l'absorption d'eau. Les aliments ingérés remontent quelquefois dans l'œsophage. Brûlures d'estomac. Renvois aigres. Hoquets violents et tenaces.
- **Les intestins.** Diarrhée après avoir mangé des huîtres ou des fruits non mûrs.
- **Les membres.** Crampe de l'écrivain.
- **La peau.** Ecchymoses fréquentes et prédisposition à diverses affections cutanées (purpura, pétéchies, abcès, ulcères). Les cicatrices peuvent devenir rouges et piquantes.

Symphytum officinale (Symph.)

Ce médicament agit essentiellement sur le tissu osseux, la membrane qui gaine l'os (périoste), les cartilages et les tendons.

Nom commun :
Consoude officinale, encore appelée langue-de-vache ou herbe à la coupure.

Origine :
La consoude officinale est une plante herbacée de la famille des Borraginacées. Les plantes appartenant à cette famille sont presque toujours couvertes de poils rudes. Le nom de cette plante exprime l'essentiel de ses propriétés : le mot grec *symphiton* ainsi que l'ancienne appellation latine de cette plante, *consolida* (dont dérive le mot « consoude »), signifient « plante qui soude, qui cicatrise ». Le médicament est préparé avec la racine.

Emplois usuels :
Symphytum officinale est prescrit à la suite d'un traumatisme des os, du périoste ou des tendons. Il favorise la consolidation des fractures (en particulier les fractures multiples et compliquées) en accélérant la formation du cal osseux. Il est en outre très efficace pour guérir l'« œil au beurre noir ».

À QUI CONVIENT CE REMÈDE ?

Troubles généraux

Violentes douleurs accompagnant les traumatismes osseux. Douleurs de contusion. Douleurs rémanentes après des blessures ou des traumatismes, même anciens. Fragilité osseuse et insuffisance de formation de cal osseux (tissu permettant la consolidation d'un os fracturé).

Variation des symptômes

- **Facteurs d'aggravation :** le toucher, la pression.
- **Facteur d'amélioration :** la chaleur.

Troubles locaux

- **Le visage.** Douleurs osseuses après un coup.
- **Les yeux.** Douleurs de contusion après un coup de poing ou un choc du même type. Spasmes fermant les paupières.
- **L'estomac.** Ulcères à l'estomac et au duodénum.
- **Les membres.** Prédisposition aux entorses des chevilles.

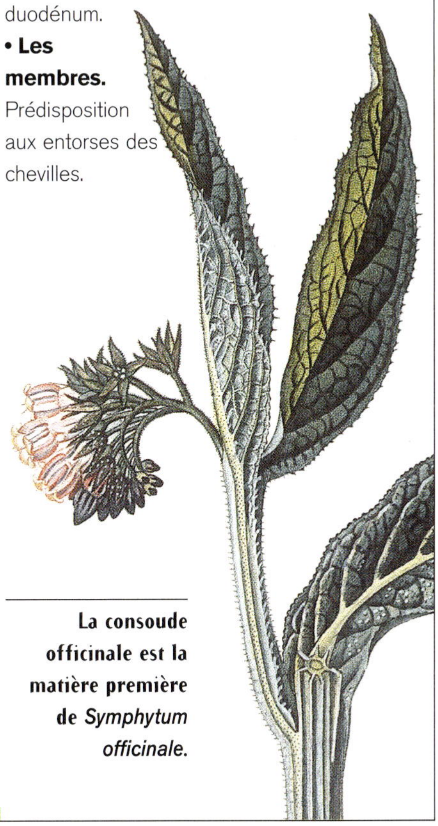

La consoude officinale est la matière première de *Symphytum officinale*.

Tabacum
(Tab.)

Ce remède a essentiellement une action sur le système neurovégétatif et cardio-vasculaire.

Nom commun :
Tabac, ou herbe à la Reine.
Origine :
Cette plante originaire des pays chauds appartient à la famille des Solanacées. Elle devrait son nom à l'île de Tobago, où les Espagnols l'auraient découverte. On a longtemps attribué au tabac diverses vertus médicinales. La teinture-mère est préparée avec les feuilles fraîches récoltées en été, avant la floraison.
Emplois usuels :
Ce remède est, avec *Cocculus indicus*, *Nux vomica* et *Petroleum*, un des principaux remèdes du mal de mer.

À QUI CONVIENT CE REMÈDE ?

Personnalité et comportement
La personne a tendance à être soudainement anxieuse ; elle s'agite alors d'un endroit à l'autre et se soulage en pleurant. Elle peut être triste, indifférente, abattue, incapable de se concentrer, ou, au contraire, manifester une surexcitation joyeuse.

Troubles généraux
Impression de froid intense (entre autres au niveau du ventre), mais besoin de se découvrir. Pâleur, transpiration froide, nausées et vomissements, vertiges, pouls fort, diarrhées. Relâchement musculaire excessif accompagné de transpiration, de salivation, de larmes, etc. Contractions des organes creux (gorge, vessie, rectum, etc.), allant jusqu'aux crampes. Tétanie avec impression de blocage des organes ou des sphincters. Sensation de mal de mer, atténuée au grand air frais.

Variation des symptômes
- **Facteur d'aggravation :** le mouvement passif (bateau, voiture, etc.).
- **Facteurs d'amélioration :** le froid, l'air frais, le fait de se découvrir (surtout le ventre), le fait de vomir.

Troubles locaux
- **La tête.** Maux de tête périodiques d'un jour ou deux, augmentant avec la lumière du jour et diminuant au coucher du soleil.
- **La bouche.** Besoin de cracher.
- **La gorge.** Toussotements.
- **Le cœur et la circulation.** Palpitations. Prédisposition à des troubles cardiaques.
- **L'estomac.** Terrible impression de creux à l'estomac, avec sensation de malaise.
- **La grossesse.** Nausées constantes.
- **Les vertiges.** Importants, particulièrement en se levant ou en regardant vers le haut, allant jusqu'à l'évanouissement. Amélioration à l'air libre et en vomissant.

Taraxacum officinale
(Tarax.)

Ce remède est surtout utilisé pour traiter des troubles du foie et de la vésicule biliaire.

Nom commun :
Pissenlit.
Origine :
Parfois appelée dent-de-lion, cette plante herbacée vivace de la famille des Astéracées ou Composées est très commune.
Emplois usuels :
Ce médicament s'avère utile pour traiter certaines crises de foie.

À QUI CONVIENT CE REMÈDE ?

Personnalité et comportement
La personne a tendance à toujours chercher la position assise. Elle fuit le travail mais, une fois celui-ci commencé, elle l'accomplit sans problème. Elle a souvent l'impression d'être malade et épuisée.

Troubles généraux
Prédisposition à la congestion et aux troubles vésiculaires. Douleurs piquantes, crampes dans différentes parties du corps. Troubles s'accompagnant souvent d'une transpiration nocturne épuisante.

Tarentula hispanica
(Tarent.)

La sphère d'action de ce médicament est essentiellement le système nerveux, les nerfs, le cœur et l'appareil génital.

Nom commun :
Tarentule d'Espagne.
Origine :
La tarentule d'Espagne, qui fait partie des Arachnides, est une araignée très répandue dans les régions chaudes du bassin méditerranéen. On disait autrefois que sa piqûre provoquait un profond assoupissement ou une grande

mélancolie qu'on ne pouvait contrer qu'en s'agitant jusqu'à l'épuisement, d'où le nom de tarentelle donné à une danse très rapide originaire de la région de Tarente, dans le sud de l'Italie, où cette araignée est très commune.
La teinture-mère est préparée à partir de l'araignée entière.

Emplois usuels :
Tarentula hispanica est prescrit pour traiter certains états de spasmophilie et de tétanie.

À QUI CONVIENT CE REMÈDE ?

Personnalité et comportement

En état de déséquilibre, la personne a une tendance destructrice et manipulatrice. Elle est agitée, sans cesse pressée, et veut également que les autres se pressent. Elle a des sautes d'humeur, manque de contrôle de soi, peut se montrer cassante et querelleuse, parfois sans pudeur. Elle se fâche quand on la touche, ne supporte pas tout ce qui est noir ou sombre, déteste parfois qu'on lui parle. Elle est très sensible à la musique (qui constitue généralement un facteur d'amélioration) et recherche le travail intellectuel. Les enfants *Tarentula hispanica* ont tendance à désobéir et à se montrer menaçants. Ils peuvent faire de véritable crises de nerfs durant lesquelles ils détruisent tout, déchirent leurs vêtements, etc.

Troubles généraux

Grande agitation physique et mentale : la personne doit constamment être en mouvement ou faire quelque chose, bien que le mouvement aggrave son état. Soubresauts, secousses musculaires, tremblements, spasmes, sensations de paralysie. Symptômes apparaissant soudainement et avec violence. Douleurs névralgiques ou piquantes. Amaigrissement. Périodicité des symptômes, particulièrement toutes les trois semaines ou tous les ans. Association de douleurs : mal de tête et douleur à l'utérus, douleurs aux yeux et à la gorge, douleurs au visage et à l'estomac, douleurs à l'oreille et hoquet, par exemple. Prédominance des symptômes du côté droit.

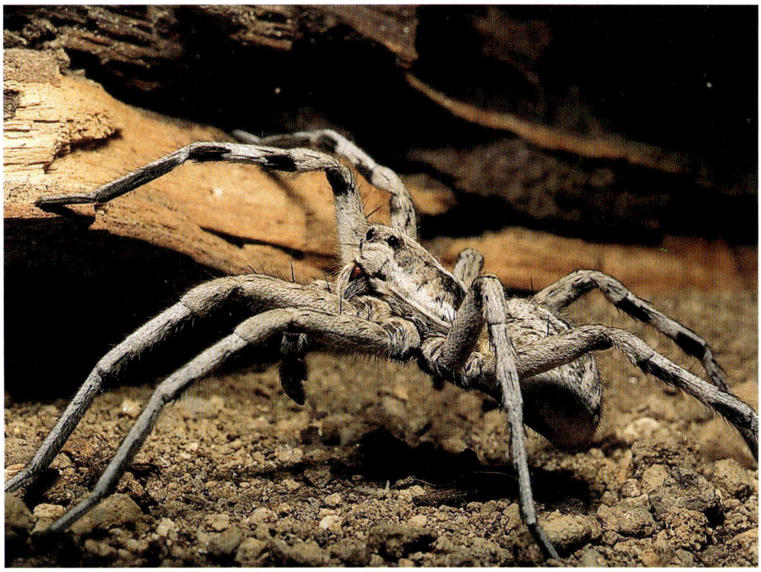

La tarentule d'Espagne, source de *Tarentula hispanica*, ressemble un peu aux araignées de nos maisons mais en plus volumineuse et plus robuste.

Variation des symptômes

- **Facteurs d'aggravation :** le froid, l'humidité, le bruit, les contacts.
- **Facteurs d'amélioration :** le grand air, les massages, le fait de transpirer.

Préférences alimentaires

Désir de nourriture fortement assaisonnée, d'aliments salés. Dégoût de la viande. Quelquefois, refus de manger. Grandes soifs répétées.

Troubles locaux

- **La tête.** Mal de tête névralgique, empirant au moindre bruit, au contact et à la lumière forte, et s'atténuant en frottant la tête contre l'oreiller. Douleurs comme si des milliers d'aiguilles s'enfonçaient dans le cerveau.
- **Le visage.** Névralgie du nerf maxillaire inférieur.
- **Les yeux.** Démangeaisons accompagnées de grosses larmes. Difficultés à supporter la lumière vive (photophobie). Sensation de picotement comme si du sable ou un cheveu gênait la vision.
- **La gorge.** Inflammation des amygdales, avec mauvaise haleine.
- **L'appareil respiratoire.** Accès de toux ou de suffocation.
- **Le cœur et la circulation.** Impression que le cœur est comprimé ou tordu. Palpitations.
- **L'estomac.** Troubles gastriques accompagnés de maux de tête et d'éructations aigres. Nausées et vomissements.
- **Les intestins.** Constipation opiniâtre.
- **L'appareil urinaire.** Lors d'une cystite, la vessie semble gonflée et dure. Incontinence en toussant, en riant ou au moindre effort.
- **L'appareil génital féminin.** Sensibilité des ovaires et de l'utérus. Démangeaison de la vulve avec sécheresse et brûlures. Douleurs pendant les règles. Excitation sexuelle intense.

• **L'appareil génital masculin.** Excitation sexuelle importante.
• **Le dos.** Sensibilité douloureuse de la colonne vertébrale.
• **Les membres.** Impatiences et soubresauts, avec besoin de bouger constamment les mains (toujours occupées) et les jambes.
• **La peau.** Peau violacée avec prédisposition aux ecchymoses, aux furoncles (anthrax) et aux abcès profonds.
• **Le sommeil.** Somnolence le jour et insomnies la nuit, en partie dues aux impatiences.
• **La fièvre.** Phases de froid ou de chaleur brûlante, avec prédominance du froid.

Teucrium marum (Teucr.)

Ce remède est avant tout connu pour son action sur certaines affections nasales chroniques.

Nom commun :
Germandrée maritime, ou herbe à chat.
Origine :
Cet arbrisseau de la famille des Labiées est très courant sur le littoral méditerranéen. De mai à août, il donne des petites fleurs purpurines en grappes oblongues.
Emplois usuels :
Ce médicament peut être utile pour traiter un ongle incarné avec ulcération de la peau.

À QUI CONVIENT CE REMÈDE ?

Personnalité et comportement

D'une grande sensibilité aux événements extérieurs, la personne est parfois indolente, encline à la passivité et au repli sur soi. La fièvre la rend très bavarde.

Troubles généraux

Prédisposition aux polypes (nez, oreilles, vessie, etc.).

Variation des symptômes

• **Facteur d'aggravation :** le froid.
• **Facteur d'amélioration :** l'activité au grand air.

Troubles locaux

• **Le nez.** Obstruction nasale. Perte d'odorat. Croûtes. Besoin de se curer le nez en raison de démangeaisons. Mauvaises odeurs.
• **Les intestins.** Démangeaison et irritation continuelles de l'anus, en particulier le soir au lit.
• **Les membres.** Douleurs au niveau des ongles des orteils.

Thuya occidentalis (Thuj.)

Considéré par Hahnemann et ses successeurs comme le remède par excellence du terrain dit « sycotique » (défini par une production d'excroissances diverses), ce médicament a une action large tant sur la peau, les appareils digestif, génital et urinaire que sur les fonctions psychiques.

Nom commun :
Thuya d'Occident, ou arbre de vie.
Origine :
Cet arbre résineux, de la famille des Cupressacées, est originaire d'Amérique du Nord, mais est acclimaté depuis longtemps dans nos régions comme plante d'ornement. La teinture-mère est préparée avec les jeunes feuilles.
Emplois usuels :
Thuya occidentalis est traditionnellement (et parfois abusivement) prescrit pour traiter les verrues et les suites de vaccination.

À QUI CONVIENT CE REMÈDE ?

Personnalité et comportement

La personne est facilement anxieuse : elle a des scrupules pour des broutilles, se sent vite coupable et se fait des reproches. Elle est très impressionnable et émotive (la musique peut la faire pleurer). Elle se sent souvent pressée, par exemple lors d'un travail intellectuel, en marchant et, plus largement, dans ses occupations quotidiennes. Sujette à la colère, elle peut se fâcher à la moindre contradiction. Il lui arrive d'éviter la compagnie. Elle peut avoir des idées fixes, des troubles de la mémoire et de la concentration, ses pensées s'estompant alors en parlant. Parfois, elle ressent d'étranges sensations : son corps lui semble fragile comme du verre, son corps et son esprit sont comme séparés, un pouvoir supérieur lui paraît s'exercer sur elle.

Troubles généraux

Tendance aux excroissances diverses (condylomes, verrues, nævi, etc.) sur les muqueuses ou la peau. Symptômes variés et déséquilibre profond après certaines vaccinations ou des maladies vénériennes : baisse de l'immunité, infections chroniques, particulièrement de l'appareil génital et de l'appareil urinaire, rhumatismes, troubles psychologiques, etc. Sensibilité au refroidissement (y compris sur une petite zone découverte du corps, telle qu'un membre) ; un bain très chaud améliore beaucoup de troubles. Douleurs souvent piquantes, déchirantes dans les muscles ou les articulations. Douleurs parfois très localisées. Épuisement et amaigrissement rapides. Consistance huileuse des selles, de la transpiration ou de la peau. Tendance à l'inflammation et au gonflement des ganglions et des glandes (particulièrement la prostate, chez l'homme).

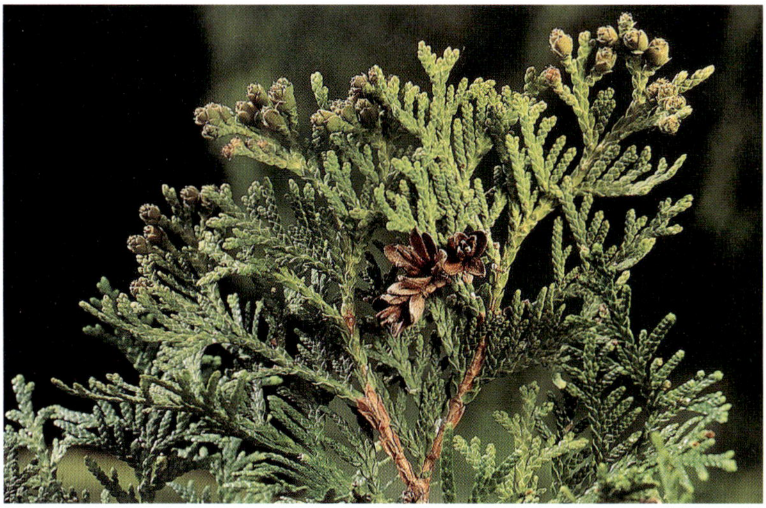

Le thuya d'Occident, à partir duquel on fabrique *Thuya occidentalis*, est couramment utilisé comme arbre d'ornement ou de haie.

Variation des symptômes

• **Facteurs d'aggravation :** le froid et l'humidité, le repos, après le petit déjeuner, le fait de se découvrir.

• **Facteurs d'amélioration :** la chaleur, le temps sec, les sécrétions (transpiration, écoulement du nez, etc.), la musique.

Préférences alimentaires

Besoin de boissons et de nourritures froides, d'oignon cru (ou, au contraire, aversion). Aversion pour la viande saignante. Le thé est mal supporté.

Troubles locaux

• **La tête.** Impression qu'un clou est enfoncé dans la tête. Engourdissement du cerveau. Maux de tête comme si une pression était exercée au-dessus de la tête, ou douleurs déchirantes au front et aux tempes. Aggravation des douleurs au contact. Les cheveux poussent lentement et se fendent à leur extrémité.

• **Le visage.** Teint pâle, peau cireuse et luisante. Douleurs (névralgie faciale).

• **Les yeux.** Impression qu'un courant d'air froid sort de la tête par les yeux. Amélioration des troubles oculaires par la chaleur ou en se couvrant les yeux. Orgelets, chalazions, conjonctivites.

• **Les oreilles.** Otite chronique avec sécrétions épaisses.

• **Le nez.** Rhinite et sinusite chroniques avec croûtes nasales et tendance à se curer le nez.

• **La bouche.** Caries à la racine des dents, déchaussements dentaires douloureux, inflammations des gencives (gingivites).

• **La gorge.** Gorge sèche et à vif. Mucus abondant difficilement expectoré. Déglutition douloureuse. Tumeurs bénignes (polypes) sur les cordes vocales.

• **L'appareil respiratoire.** Difficultés à respirer dues à la présence de mucosités dans la trachée.

• **L'estomac.** Sensation que l'estomac est dur. Éructations aigres. Mouvements indolores dans le ventre.

• **Les intestins.** Flatulences et gargouillements des intestins. Selles accompagnées de gaz, expulsées violemment et bruyamment. Anus fissuré et douloureux au contact. Gonflement des veines hémorroïdaires. Diarrhée après le petit déjeuner. Condylomes (verrues) sur l'anus.

• **L'appareil urinaire.** Vessie comme paralysée. Besoin fréquent et urgent d'uriner, avec des douleurs coupantes après la miction. Urètre enflammé. Interruption du jet urinaire. Impression qu'une goutte s'écoule à l'intérieur de l'urètre.

• **L'appareil génital masculin.** Tendance aux infections vénériennes et aux condylomes. Inflammations diverses. Hypertrophie de la prostate.

• **L'appareil génital féminin.** Tendance aux infections vénériennes, aux condylomes et aux polypes. Pertes blanches abondantes. Douleurs déchirantes à l'ovaire gauche, empirant avec les règles. Vagin très sensible.

• **Les membres.** Jambes faibles, comme fragiles. La plante des pieds est très sensible. Ongles cannelés, cassants. Verrues sur le dos de la main.

• **La peau.** Larges verrues pédonculées, saignant facilement. Prédisposition aux affections cutanées : polypes, anthrax, nævi, ulcères, herpès, psoriasis. Éruptions sur les parties couvertes uniquement. Démangeaisons et brûlures.

• **Le sommeil.** Rêves de mort ou de chute.

• **La fièvre.** Mains froides avec chaleur du visage. Transpiration sur les parties non couvertes. Transpiration abondante, comme huileuse, en dormant, qui s'arrête au réveil.

Tuberculinum (Tub-k.)

Ce médicament est traditionnellement prescrit, avec plus ou moins de bonheur, en cas de maladie chronique chez un patient ayant des antécédents familiaux de tuberculose. Il a également sa propre spécificité : d'action très large, il agit surtout sur les muqueuses respiratoires et digestives.

Nom commun :
Tuberculine de Koch.
Origine :
Tuberculinum est un nosode, c'est-à-dire un remède préparé à partir du germe même d'une maladie, ici le bacille de Koch. Compte tenu du mode de préparation, plus aucun germe n'est présent dans le remède.
Emplois usuels :
Ce médicament est prescrit dans certains cas de baisse immunitaire. Comme *Sulfur, Hepar sulfur* ou *Phosphorus*, il fait partie de ces remèdes à ne jamais utiliser sans prescription médicale.

À QUI CONVIENT CE REMÈDE ?

Personnalité et comportement
Hypersensible, l'individu est très réceptif à l'harmonie des choses, aux arts en général, surtout à la musique, au point que le monde matériel peut lui paraître étrange. C'est aussi un insatisfait qui se plaint beaucoup, voulant toujours changer de lieu ou d'activité (comme *Mercurius solubilis* ou *Calcarea phosphorica*, il ressent parfois un besoin impérieux de voyager). Sa tendance générale est à la mélancolie. Il a toujours peur que quelque chose n'arrive ou bien se montre plein d'espoir sans vraie raison. Tout de contradiction mais le plus souvent de commerce agréable, il peut de temps à autre friser la folie, devenir grossier et vouloir tout casser. L'enfant *Tuberculinum* est quelquefois agité et irrité pour des riens, surtout au réveil. Il est intellectuellement vif et précoce, mais physiquement faible. La fièvre le rend anxieux et bavard. Il a souvent peur des animaux, surtout des chiens.

Troubles généraux
États alternants et contradictoires. Symptômes changeant continuellement, pouvant même débuter puis s'arrêter brusquement. Grande sensiblité au froid (la personne prend froid très facilement, sans savoir quand ni comment) et pourtant besoin de grand air, d'ouvrir portes et fenêtres, de marcher contre le vent. Fatigue permanente, au moindre effort. Tout le corps peut être douloureux. Amaigrissement rapide malgré un solide appétit.

Variation des symptômes
- **Facteurs d'aggravation :** l'humidité, le changement de temps, une pièce fermée, l'effort, le réveil, la pression d'une ceinture.
- **Facteurs d'amélioration :** un vent frais, le grand air, le mouvement continu.

Préférences alimentaires
Désir de viande, surtout fumée, de porc, d'aliments gras (lard, jambon gras), de friandises, d'alcool, de choses rafraîchissantes ou salées.

Troubles locaux
- **La tête.** Intenses et profonds maux de tête ou névralgies.
- **Le visage.** Teint pâle. Traits parfois gonflés.
- **Les oreilles.** Otite chronique, avec perforation du tympan.
- **Le nez.** Nombreux petits furoncles très douloureux.
- **La bouche.** Chez l'enfant, dentition quelquefois retardée.
- **La gorge.** Inflammation chronique des amygdales et des végétations.
- **L'appareil respiratoire.** Manque de souffle, impression de suffocation, envie d'air frais. Toux la nuit qui ne réveille pas. État bronchiteux. Infections broncho-pulmonaires diverses.
- **L'estomac.** Faim la nuit (la personne se lève pour manger). Aérophagie. Nausées avant le petit déjeuner, accompagnées d'une diarrhée soudaine.
- **Les intestins.** Diarrhée chronique accompagnée de transpiration et d'amaigrissement.
- **L'appareil génital féminin.** Règles douloureuses surtout au début. Nodules bénins aux seins.
- **Les membres.** Douleurs vagabondes dans les membres et les articulations, aggravées en position debout, améliorées par un mouvement continu. Raideur en se mettant en mouvement.
- **La peau.** Acné, eczéma chronique, psoriasis. Peau rêche. Production de grandes quantités de squames blanches comme du son. Démangeaisons intenses, qui empirent en se déshabillant et en se lavant et qui s'améliorent à la chaleur d'un radiateur. Teigne tonsurante.
- **La fièvre.** Grande soif.

U

Urtica urens
(Urt-u.)

Ce médicament est prescrit pour traiter certains types de rhumatismes et d'inflammation de la muqueuse intestinale (entérite) accompagnés d'éruptions cutanées caractéristiques. Il agit également sur les glandes mammaires et sur les appareils génital et urinaire.

Nom commun :
Ortie brûlante, ou grièche.
Origine :
L'ortie est une herbe de la famille des Urticacées, dont les tiges et les feuilles

portent des poils urticants qui provoquent des démangeaisons se transformant en brûlures. La teinture-mère est préparée avec la plante entière.

Emplois usuels :
Ce médicament est efficace contre certaines formes d'urticaire. C'est un antidote à certaines intoxications aux fruits de mer. Il est également indiqué pour soigner les brûlures du premier degré.

À QUI CONVIENT CE REMÈDE ?

Troubles généraux
Écoulement abondant des muqueuses. Douleurs piquantes et brûlantes.

Variation des symptômes
- **Facteur d'aggravation :** le temps frais et humide ou neigeux.
- **Facteurs d'amélioration :** le massage, la position couchée.

Troubles locaux
- **L'estomac.** Perte d'appétit.
- **Les intestins.** Diarrhée après avoir supprimé de façon drastique une éruption. Diarrhée accompagnée ou précédée d'urticaire. Impression de brûlure à l'anus pendant et après la selle.
- **L'appareil urinaire.** Calculs d'acide urique. Urines brûlantes accompagnées de démangeaisons.
- **L'appareil génital féminin.** Démangeaison et picotement de la vulve. Sécrétion de lait en dehors de toute grossesse.
- **L'allaitement.** Diminution ou disparition de la sécrétion de lait sans raison apparente juste après l'accouchement.
- **Les membres.** Rhumatisme alternant avec de l'urticaire. Gonflement des pieds et des mains. Plaques d'urticaire sur les mains et les doigts. Rhumatismes liés à un taux élevé d'acide urique.
- **La peau.** Urticaire avec rougeurs, brûlures et picotements, empirant après un bain, un exercice violent, ou après avoir eu chaud. Ou bien urticaire de teinte pâle que la personne frotte constamment.

V

Veratrum album
(Verat.)

En dehors de son action générale, *Veratrum album* agit surtout sur les systèmes neurovégétatif, cardio-vasculaire, musculaire et digestif.

Mauvaise herbe cosmopolite, l'ortie sert à préparer le remède *Urtica urens*.

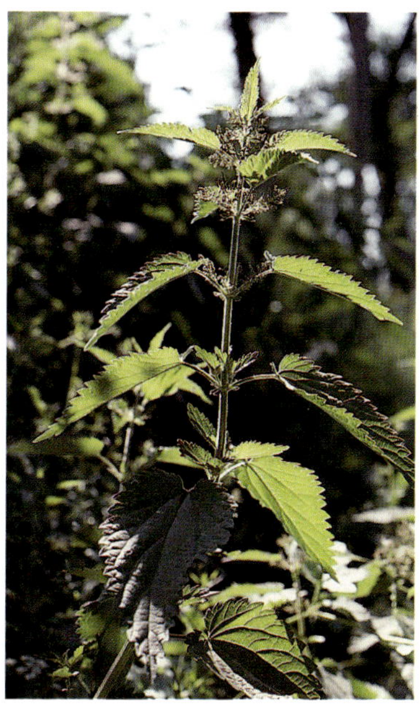

Nom commun :
Ellébore blanc, également appelé vératre blanc ou varaire.

Origine :
Cette plante herbacée de la famille des Liliacées pousse dans les pâturages des montagnes (Suisse, Vosges, Jura, Pyrénées, etc.). Elle est utilisée en médecine depuis l'Antiquité. On fabrique le remède homéopathique à partir du rhizome de la plante.

Emplois usuels :
Veratrum album est prescrit pour traiter la diarrhée du voyageur (« turista ») et certaines formes de gastro-entérite correspondant aux symptômes caractéristiques du médicament décrits ci-dessous.

À QUI CONVIENT CE REMÈDE ?

Personnalité et comportement
Active et ambitieuse, la personne *Veratrum album* souhaite s'élever dans la hiérarchie sociale, mais, une fois son objectif atteint, elle a peur de perdre son statut, au point qu'une ambition déçue ou une disgrâce peut la rendre malade : « Plus dure sera la chute », pourrait-on dire à son propos. Pour arriver à ses fins, elle peut se révéler opportuniste. Par déception ou par philosophie, elle peut également développer une haine pour toute forme de pouvoir. Il y a, en fait, chez elle un problème de relation non pas tant avec le pouvoir en lui-même qu'avec sa représentation sociale. L'individu est quelquefois violent, hautain et peut connaître des états délirants où se mêlent agressivité, loquacité et mysticisme. Au moment de l'arrivée d'une petite sœur ou d'un petit frère, les enfants *Veratrum album* peuvent imaginer leur place menacée et manifestent souvent leur angoisse en tombant malades ou en inventant des symptômes.

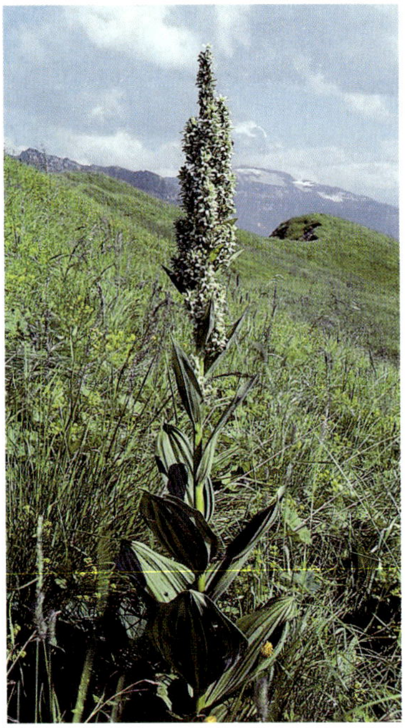

L'ellébore blanc, qui sert à fabriquer *Veratrum album*, est utilisé en médecine depuis l'Antiquité.

Troubles généraux

Dans les états aigus, froideur extrême et grande faiblesse avec sueurs froides. Tendance aux évanouissements, avec les extrémités prenant une teinte bleutée, à la suite d'une émotion, d'un effort, d'un coup, d'une douleur, d'un saignement, d'une diarrhée, de vomissements. Prédisposition aux spasmes et aux crampes. Latéralité croisée des symptômes : régions supérieure gauche et inférieure droite.

Variation des symptômes

• **Facteurs d'aggravation :** le temps froid et humide, le changement de temps du chaud au froid, la chaleur, le sommeil, la position debout.
• **Facteurs d'amélioration :** la position couchée, la marche, le mouvement continu.

Préférences alimentaires

Désir de sel, de sardines, de harengs, de fruits (surtout acides, comme le citron), de concombre, de boissons froides (grande soif d'eau fraîche), voire de glaçons. Aversion pour la nourriture chaude. Troubles digestifs provoqués par l'absorption d'aliments crus, de fruits, de pommes de terre, de bière.

Troubles locaux

• **La tête.** Sensation de froid glacé. Sueurs froides au front.
• **Le visage.** Pâleur, teint bleuâtre ou au contraire rouge (en cas de fièvre, par exemple).
• **Les yeux.** Yeux secs et cernés.
• **Les oreilles.** Sensation de froideur du pavillon de l'oreille.
• **Le nez.** Nez très froid. Saignements de nez chez la femme avant ou pendant les règles.
• **La bouche.** Langue froide, haleine froide. Sécheresse du palais et de la langue.
• **La gorge.** Sensation de menthe poivrée dans la gorge.
• **L'appareil respiratoire.** Mucus abondant dans les bronches, ne pouvant être expectoré.
• **Le cœur et la circulation.** Palpitations et anxiété dans la région du cœur.
• **L'abdomen.** Sensation de froid dans l'estomac et le ventre. Douleurs violentes, tranchantes.
• **L'estomac.** Appétit vorace. Remontées de liquides brûlants. Vomissements importants en jet, avec nausées, aggravés par toute boisson. Soif extrême d'eau fraîche, vomie parfois dès qu'elle est avalée.
• **Les intestins.** Diarrhées infectieuses, abondantes, liquides, précédées de douleurs comme des crampes, évacuées avec force et suivies d'une grande prostration. Constipation avec besoin urgent et effort inefficace, en particulier chez les nourrissons. Diarrhée après avoir consommé des fruits et avant ou pendant les règles, chez la femme.
• **L'appareil urinaire.** Mictions involontaires provoquées par la toux.
• **L'appareil génital féminin.** Règles en avance, abondantes et épuisantes. Règles douloureuses avec sensation de froid, sueurs froides et diarrhée. Désir sexuel augmenté, surtout avant les règles.
• **Les membres.** Crampes dans les doigts, les mollets et les pieds. Froideur glacée des mains, des jambes et des pieds. Transpiration froide. Douleurs comme des décharges électriques.
• **La peau.** Peau pâle, parfois bleuâtre, moite et froide en certains endroits.
• **Le sommeil.** Rêves de chasse, d'être poursuivi par des chats ou mordu par des chiens, de voleurs, de noyade.
• **La fièvre.** Froid intense.

Veratrum viride
(Verat-v.)

Ce remède a surtout une action sur le système nerveux, sur l'appareil cardio-vasculaire et sur les muscles.

Nom commun :
Ellébore vert, ou vératre vert.
Origine :
Cette plante de la famille des Liliacées pousse dans les zones humides du Canada à la Géorgie. Le remède est préparé avec la plante fraîche.
Emplois usuels :
Ce remède est quelquefois utile pour traiter certaines insolations.

À QUI CONVIENT CE REMÈDE ?

Personnalité et comportement

En cas de maladie aiguë, la personne peut présenter un état d'exaltation un peu délirante.

Troubles généraux

Tendance aux états congestifs de différentes parties (cœur, poumons, tête, etc.). Fièvres intenses avec spasmes et troubles du système nerveux central. Grand affaiblissement musculaire. Sensations de brûlure en différents points du corps.

Troubles locaux

- **Le visage.** Empourpré.
- **Les yeux.** Pupilles dilatées.
- **La bouche.** Langue blanche avec une ligne rouge au centre. Mauvaise haleine.
- **L'appareil respiratoire.** Respiration lente et pénible. Pneumonie.
- **Le cœur et la circulation.** Battements cardiaques ressentis à travers tout le corps.
- **L'estomac.** Hoquets et spasmes de l'œsophage. Vomissements.
- **Les membres.** Crises aiguës de rhumatisme.
- **La transpiration.** Brûlante.

Viburnum opulus
(Vib.)

Ce remède est essentiellement utilisé pour traiter certaines affections gynécologiques.

Nom commun :
Viorne obier, ou boule-de-neige.
Origine :
Ce grand arbuste de la famille des Caprifoliacées peut atteindre une hauteur de 4 mètres. Il est connu pour ses fleurs blanches en boule.
Emplois usuels :
Ce remède est quelquefois utile en cas de douleurs juste avant les règles ou à leur tout début.

À QUI CONVIENT CE REMÈDE ?

Variation des symptômes

- **Facteur d'aggravation :** la période précédant les règles.

Troubles généraux

Affections spasmodiques et congestives des ovaires et de l'utérus. Fortes crampes au niveau de l'utérus et impression de lourdeur vers le bas. Douleur venant du bas du dos, tournant autour du bassin et se terminant par des crampes intolérables. Douleurs utérines irradiant dans les cuisses. Règles en retard, peu abondantes et ne durant que quelques heures.

Vipera berus
(Vip.)

Ce remède permet notamment de traiter certains troubles sanguins et neurologiques.

Nom commun :
Vipère commune, ou péliade.
Origine :
Ce reptile venimeux de la famille des Vipéridés affectionne les endroits pierreux et ensoleillés. Long de 60 centimètres environ, il a une tête plate triangulaire et des pupilles en forme de fentes verticales.
Emplois usuels :
Ce remède traite efficacement certaines inflammations aiguës des veines.

À QUI CONVIENT CE REMÈDE ?

Troubles généraux

Tendance marquée aux saignements (nasaux, gingivaux, digestifs, gynécologiques, urinaires, etc.). Inflammations veineuses avec œdèmes, sensations de lourdeur et d'éclatement, surtout en laissant pendre le membre atteint. Aspect prématurément vieilli de la personne. Périodicité annuelle des symptômes. Chez l'enfant, troubles de la croissance.

Z

Zincum metallicum
(Zinc.)

Ce médicament est efficace sur la vitalité générale de certaines personnes affaiblies, par le biais de son action sur le système nerveux central et périphérique ainsi que sur la production de globules rouges.

Nom commun :
Zinc métallique.
Origine :
Le zinc métallique est un métal solide de couleur blanc bleuâtre. Il est assez abondant dans la nature, principalement sous deux formes : combiné au soufre comme dans la blende, ou sous forme oxydée comme dans la calamine. Les trois premières dynamisations sont préparées avec la poudre métallique obtenue avec du zinc purifié et broyé.
Emplois usuels :
Zincum metallicum est prescrit pour traiter certaines anémies et certains états d'épuisement.

À QUI CONVIENT CE REMÈDE ?

Personnalité et comportement

La personne est souvent d'humeur changeante : gaie à midi, irritable ou taciturne dans la soirée, ou inversement. Rester seule la rend triste, mais son désir de compagnie est dû à l'ennui ou à l'inquiétude plus qu'à l'envie de partager. Elle tourmente tout le monde avec ses plaintes et il lui arrive de pleurer pour rien, à la suite d'une vexation ou d'une émotion, par exemple. Elle souffre de fatigue intellectuelle, se traduisant par des difficultés à mémoriser ou à comprendre. Elle peut être comme prostrée, répondant lentement aux questions (comme si elle était de mauvaise humeur), car parler ou écouter la déprime. Elle est parfois querelleuse, encline aux ressentiments, déversant alors sa colère sur le premier venu. Elle est très sensible au bruit, tressaille et s'excite facilement. Elle craint les voleurs. La douleur la fait hurler. L'enfant répète tout ce qu'on lui dit.

Troubles généraux

Grande faiblesse générale, avec parfois anémie marquée et amaigrissement. Tremblements, spasmes, soubresauts musculaires, impatiences dans les jambes et les pieds et mauvais fonctionnement de l'organisme. Faible vitalité à l'origine de nombreux dysfonctionnements : difficultés à expectorer, à uriner, absence de règles chez la femme, pas d'éruption en cas de maladie infectieuse, par exemple. Lorsque les fonctions organiques se rétablissent, les symptômes s'améliorent. Varices, particulièrement chez la femme pendant la grossesse. Symptômes se manifestant souvent d'un seul côté ou passant d'un côté à l'autre.

Variation des symptômes

- **Facteurs d'aggravation :** après le dîner et le soir, le bruit, les contacts, le vin.
- **Facteurs d'amélioration :** le mouvement, les éliminations et écoulements divers, les règles chez la femme.

Préférences alimentaires

Intolérance totale au vin, qui entraîne de nombreux troubles.

Troubles locaux

- **La tête.** Maux de tête après l'absorption de vin. Fortes douleurs à l'arrière de la tête. Impression de poids en haut de la tête ou à la racine du nez, suivie de faiblesse dans les jambes.
- **Le visage.** Teint pâle et terreux avec parfois les joues rouges. Contractions et spasmes des muscles faciaux.
- **Les yeux.** Conjonctivites et larmoiements. Défaut de convergence (strabisme), perception de deux images au lieu d'une (diplopie).
- **La bouche.** Salive abondante avec goût métallique. Douleurs dentaires intenses. Rétraction des gencives.
- **La gorge.** Présence de mucus dans le larynx, nez bouché et voix nasillarde Resserrement de l'œsophage en avalant. Sécheresse douloureuse.
- **L'appareil respiratoire.** Difficultés à respirer, s'améliorant par l'expectoration de mucus. Bronchite de type asthmatique.
- **L'estomac.** Appétit féroce à 11 heures du matin. Hoquets violents, nausées, vomissements, haut-le-cœur, renvois aigres.
- **Les intestins.** Douleurs intestinales dues à des gaz, gargouillements importants. Brûlures et démangeaisons à l'anus. Hémorroïdes ulcérées.
- **L'appareil urinaire.** Douleurs piquantes aux reins, brûlures à l'urètre, crampes à la vessie.
- **L'appareil génital féminin.** Divers troubles féminins s'accompagnant d'agitation, de dépression, de froid, de maux de dos et d'impatiences dans les pieds. Désagréments variés avant les règles : maux de tête, toux, problèmes intestinaux, tristesse, etc.
- **L'appareil génital masculin.** Écoulement prostatique sans cause.
- **Le dos.** Sensation de brûlure tout le long de la colonne vertébrale. La personne ne supporte pas qu'on lui touche le dos. Nuque fatiguée au moindre effort et en écrivant.
- **Les membres.** Douleurs aiguës, toujours transversales et non le long des membres. Faiblesse, tremblements et crispations nerveuses de différents muscles. Pieds en mouvement permanent. Larges varices aux jambes. Plante des pieds très sensible.
- **La peau.** Manifestations cutanées multiples : eczéma, démangeaisons (notamment au creux des genoux), herpès, ulcères, etc. Certaines éruptions ont du mal à sortir. Engelures.
- **Le sommeil.** Sommeil nerveux, agité de sursauts, de cris, troublé par des maux de tête, par de l'anxiété et par des crampes. Rêves terrifiants. Somnambulisme.

Le zinc métallique *(Zincum metallicum)* fut cité pour la première fois sous sa dénomination actuelle par Paracelse dans son traité *De re metallurgica* au début du XVIe siècle.

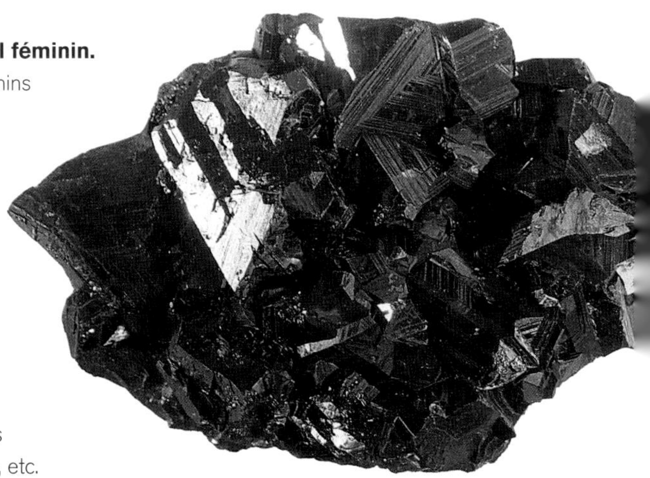

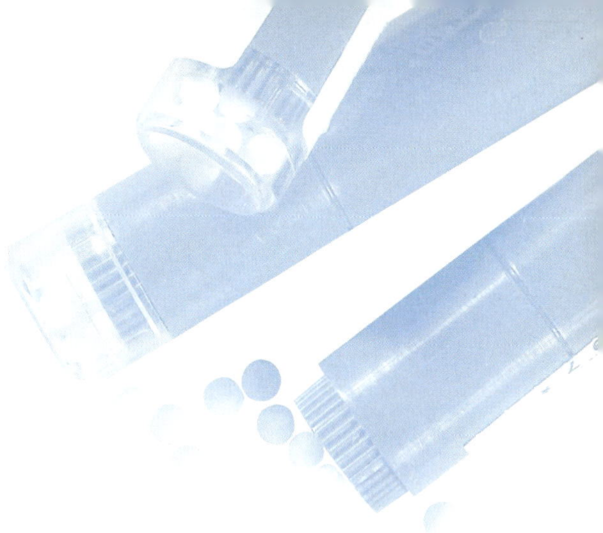

Guide pratique

SOMMAIRE

Des symptômes aux traitements

MODE D'EMPLOI

Ce chapitre, véritable répertoire de symptômes, vous aidera dans la recherche du médicament adapté pour traiter les petits maux de la vie courante. Vous y trouverez une liste détaillée de symptômes, et les principaux médicaments qui leur correspondent.

Une démarche simple

Notre objectif est d'aider le lecteur déjà familiarisé avec l'homéopathie à traiter de façon rigoureuse des affections aiguës simples de la vie courante. Loin d'appliquer des « recettes » thérapeutiques, le lecteur adopte ici la véritable démarche de la prescription homéopathique.

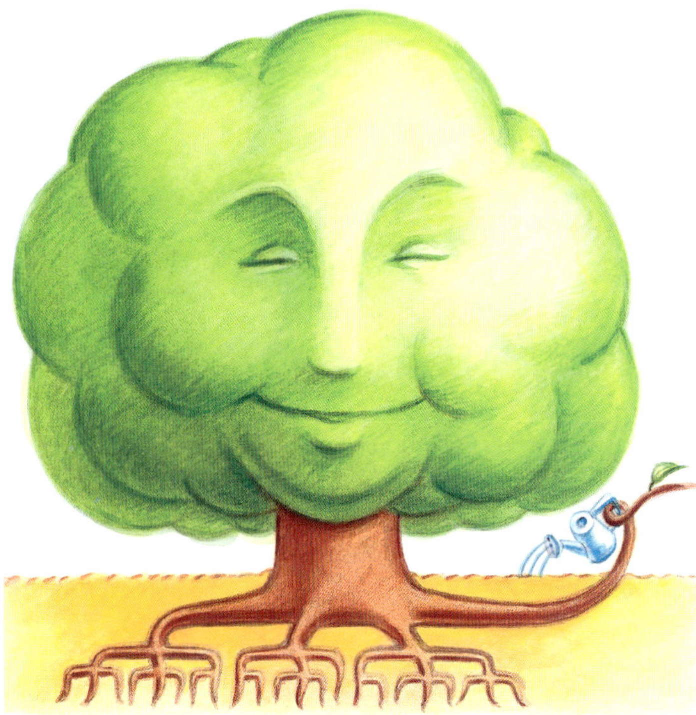

Les différentes étapes

Voici la méthode à adopter pour trouver le remède capable de soigner l'affection qui vous préoccupe.

1. Observez les symptômes du malade.

2. Dégagez les symptômes les plus frappants et les plus singuliers.

3. Cherchez dans ce chapitre les correspondances entre ces symptômes et les remèdes possibles ; vous trouverez alors un ou plusieurs remèdes correspondant aux symptômes retenus.

4. Vérifiez le choix du remède dans la partie de cet ouvrage sur les médicaments (voir p. 128 à 274). Vous devez vous assurer que l'image de ce remède, sa dynamique, est proche de la réaction de la personne à traiter. Si vous hésitez entre deux remèdes, la lecture de ces textes vous aidera à trancher.

5. Administrez le remède au malade (pendant 48 heures au maximum) : il faut choisir une dilution moyenne (de 5CH à 9CH, ou de 6K à 30K). Vous espacerez les prises dès l'apparition d'une réaction (amélioration ou aggravation qui précède parfois une amélioration).

Comment être efficace ?

Pour que votre pratique soit réellement efficace, vous devez sélectionner uniquement les symptômes frappants, « irréfutables ». Par ailleurs, relisez bien le texte correspondant au remède sélectionné. L'impression qui se dégagera de votre lecture est décisive : si l'image du remède ne semble pas convenir, n'hésitez pas à reprendre votre recherche, ou à relire la matière médicale de remèdes que vous auriez écartés trop rapidement.

Les limites de l'automédication

Nous vous proposons ici de traiter des cas simples et bénins de la vie courante.

Vous devez consulter d'emblée un médecin dans les cas suivants :

- troubles de grande intensité ;
- altération inhabituelle de l'état général ;
- pour un enfant de moins de 18 mois ;
- pour une personne ayant une pathologie grave connue (cardiaque, insuffisant respiratoire, diabétique, patient greffé, etc.).

En outre, vous devez consulter votre médecin au bout de 24 à 48 heures si les symptômes persistent et, a fortiori, s'ils s'aggravent.

EXEMPLES D'UTILISATION

Premier cas pratique

« J'ai une sinusite, il y a du pus dans mon mouchoir, et j'ai une mauvaise odeur dans le nez… » Cet homme a pris froid : il se plaint d'un violent mal de tête et souffre beaucoup, surtout quand il se mouche. Il n'a pas de fièvre, et se sent mieux après une douche brûlante. Le temps est très froid.

Dégagez les symptômes frappants.

On peut dégager 4 caractéristiques incontestables :
– le mal de tête fait suite à un refroidissement ;
– le malade souffre plus quand il se mouche ;
– l'écoulement nasal est purulent ;
– les écoulements sont malodorants.

Consultez ce chapitre

Vous trouvez les informations suivantes :

La tête (p. 285, 286)

• MAUX DE TÊTE

Après un refroidissement : *Belladonna, Bryonia alba, Chamomilla vulgaris, Dulcamara, Hepar sulfur, Magnesia phosphorica, Nux vomica, Phosphorus, Silicea.*

En se mouchant : *Aurum metallicum, Belladonna, Hepar sulfur, Nitricum acidum, Pulsatilla, Sulfur.*

Le nez (p. 287)

• ÉCOULEMENTS DE NEZ

Purulents : *Aurum metallicum, Hepar sulfur, Lachesis mutus, Mercurius solubilis, Pulsatilla, Silicea.*

Écoulements (p. 283)

Nauséabonds : *Arsenicum album, Carbo vegetabilis, Hepar sulfur, Kalium bichromicum, Lycopodium clavatum, Mercurius solubilis, Silicea, Sulfur.*

Sélectionnez le bon médicament

Le seul remède commun à ces quatre rubriques est *Hepar sulfur.* Sa description (p. 152) correspond à la situation (douleurs vives et insupportables, amélioration par la chaleur, tendance à la suppuration, etc.). Le traitement est le suivant : *Hepar sulfur* 7CH, 3 granules toutes les 4 heures, pendant 48 heures au maximum. Dès le lendemain, ce malade était guéri.

Deuxième cas pratique

« J'ai mal à l'oreille… » Cette fillette, qui prépare un examen de piano, est fatiguée depuis 48 heures. Le soir, elle s'endort dès son retour de l'école. Son nez coule clair. Elle a de la fièvre (38,5 °C) et dit avoir mal à l'oreille. Elle semble abattue et reste prostrée au lit, indifférente à son environnement.

Dégagez les symptômes frappants.

On peut dégager 3 caractéristiques incontestables :
– le nez qui coule clair, avec des douleurs d'oreille ;
– la somnolence inhabituelle chez cette fillette ;
– son indifférence à ce qu'elle aime habituellement.

Consultez ce chapitre

Vous trouvez les informations suivantes :

Les oreilles (p. 287, 288)

• OTITES

Otite catarrhale (le nez coule transparent) : *Gelsemium sempervirens, Mercurius solubilis, Pulsatilla.*

Fièvre (p. 283, 284)

• AUTRES MODALITÉS DE LA FIÈVRE

Le malade somnole pendant la fièvre : *Apis mellifica, Arnica montana, Eupatorium perfoliatum, Gelsemium sempervirens, Lachesis mutus, Lycopodium clavatum, Natrum muriaticum, Opium, Phosphorus, Podophyllum peltatum, Pulsatilla.*

Indifférence, apathie (p. 280)

Remèdes généraux (sans modalités particulières) : *Apis mellifica, Arnica montana, Arsenicum album, Baptisia tinctoria, Carbo vegetabilis, China officinalis, Gelsemium sempervirens, Natrum muriaticum, Opium, Phosphorus, Phosphoricum acidum, Sepia officinalis.*

Sélectionnez le bon médicament

Le seul remède commun à ces trois rubriques est *Gelsemium sempervirens.* Sa description (p. 148) correspond à la situation (apathie, trac, etc.). Le traitement est le suivant : *Gelsemium sempervirens* 7CH, 3 granules toutes les 3 heures, pendant 48 heures au maximum. En 24 heures, la fillette était guérie.

SOMMAIRE

DES SYMPTÔMES AUX TRAITEMENTS

Personnalité et comportement

Agitation

Remèdes généraux (sans modalités particulières) : *Aconitum napellus, Arsenicum album, Causticum, Chamomilla vulgaris, Iodum, Lycopodium, Mercurius solubilis, Phosphorus, Rhus toxicodendron, Veratrum album.*
Avec des mouvements continuels : *Apis mellifica, Arsenicum album, Belladonna, Iodum, Rhus toxicodendron.*
Accompagnant des frissons : *Aconitum napellus, Arsenicum album, Chamomilla vulgaris, Eupatorium perfoliatum, Natrum muriaticum, Rhus toxicodendron.*
Pendant la dentition : *Chamomilla vulgaris, Rheum palmatum.*

Anxiété

À cause de douleurs : *Aconitum napellus, Arsenicum album, Bryonia alba, Carbo vegetabilis, Causticum, Colocynthis, Phosphoricum acidum.*
Avant la fièvre : *Arsenicum album, China officinalis.*
Pendant la fièvre : *Aconitum napellus, Arsenicum album, Bryonia alba, Phosphorus, Pulsatilla, Rhus toxicodendron, Spongia tosta, Tuberculinum, Zincum metallicum.*
Avant la toux : *Arsenicum album, Cuprum metallicum, Iodum.*
Dans le noir : *Calcarea carbonica, Phosphorus, Pulsatilla, Stramonium.*
Au crépuscule : *Arsenicum album, Calcarea carbonica, Carbo vegetabilis, Causticum, Phosphorus, Rhus toxicodendron.*
Quand le malade est seul : *Arsenicum album, Calcarea carbonica, Causticum, Drosera rotundifolia, Phosphorus, Pulsatilla, Stramonium.*
Quand le malade est bercé : *Borax veneta.*
Améliorée quand le malade est bercé ou porté : *Arsenicum album, Chamomilla vulgaris.*

Colères

Colères violentes : *Aconitum napellus, Anacardium orientale, Apis mellifica, Aurum metallicum, Belladonna, Bryonia alba, Chamomilla vulgaris, Hepar sulfur, Hyoscyamus niger, Lycopodium clavatum, Natrum muriaticum, Nitricum acidum, Nux vomica, Staphysagria, Tarentula hispanica.*
En cassant des objets : *Apis mellifica, Hyoscyamus niger, Nux vomica, Staphysagria, Stramonium.*
En jetant des objets : *Chamomilla vulgaris, Cina maritima, Colocynthis, Staphysagria, Tarentula hispanica, Tuberculinum.*
Avec pâleur du visage : *Natrum muriaticum, Staphysagria, Veratrum album.*
En réaction à des douleurs : *Arsenicum album, Chamomilla vulgaris, Colocynthis.*
Avant la toux : *Belladonna, Cina maritima.*

Délire

Remèdes généraux (sans modalités particulières) : *Aconitum napellus, Agaricus muscarius, Belladonna, Hyoscyamus niger, Lachesis mutus, Lycopodium clavatum, Nux vomica, Opium, Stramonium, Veratrum album.*
Accompagné de visions terrifiantes : *Belladonna, Calcarea carbonica, Stramonium.*
Avec anxiété : *Aconitum napellus, Apis mellifica, Stramonium.*
En restant doux : *Apis mellifica, Baptisia tinctoria, Phosphoricum acidum, Pulsatilla, Stramonium.*
Furieux et sauvage : *Aconitum napellus, Arsenicum album, Belladonna, Bryonia alba, Hyoscyamus niger, Stramonium, Veratrum album.*
Insensé : *Belladonna, Stramonium, Sulfur.*
Pendant la fièvre : *Apis mellifica, Arsenicum album, Belladonna, Bryonia alba, Calcarea carbonica, Cantharis vesicatoria, Chamomilla vulgaris, China officinalis, Hepar sulfur, Hyoscyamus niger, Lachesis mutus, Natrum muriaticum, Spongia tosta, Stramonium.*

Envie de mordre

Remèdes généraux (sans modalités particulières) : *Belladonna, Phytolacca decandra, Podophyllum peltatum* (à distinguer de l'inclination à serrer les dents : voir aussi « La bouche et les dents »).

Gémissements

Pendant la coqueluche : *Cuprum metallicum.*
Pendant la dentition : *Chamomilla vulgaris, Phytolacca decandra, Podophyllum peltatum.*
Pendant les douleurs : *Chamomilla vulgaris, Coffea cruda, Colocynthis, Eupatorium perfoliatum, Nux vomica, Phosphorus.*
Pendant la fièvre : *Arnica montana, Belladonna, Chamomilla vulgaris, Eupatorium perfoliatum, Lachesis mutus, Nux vomica, Pulsatilla.*
Pendant la toux : *Belladonna, Cina maritima, Podophyllum peltatum.*

Humeur changeante

Remèdes généraux (sans modalités particulières) : *Ignatia amara, Pulsatilla* (voir aussi « Pleurs »).

Indifférence, apathie

Remèdes généraux (sans modalités particulières) : *Apis mellifica, Arnica montana, Arsenicum album, Baptisia tinctoria, Carbo vegetabilis, China officinalis, Gelsemium sempervirens, Natrum muriaticum, Opium, Phosphoricum acidum, Phosphorus, Sepia officinalis.*

Peur

De la mort : *Aconitum napellus, Apis mellifica, Arsenicum album, Gelsemium sempervirens, Phosphorus.*
Du noir : *Belladonna, Phosphorus, Stramonium.*
D'être touché : *Arnica montana.*
Avant une opération chirurgicale : *Aconitum napellus, Argentum nitricum, Gelsemium sempervirens.*

Pleurs

En passant du rire aux larmes : *Coffea cruda, Hyoscyamus niger, Ignatia amara, Phosphorus, Pulsatilla* (voir aussi « Humeur changeante »).
Triste, mais n'arrive pas à pleurer : *Ignatia amara, Natrum muriaticum, Nux vomica, Phosphoricum acidum.*
Améliorés par la consolation : *Phosphorus, Pulsatilla.*

Solitude

Désir d'être seul : *Arnica montana, Natrum muriaticum.*
Peur en étant seul : *Apis mellifica, Argentum nitricum, Arsenicum album, Lycopodium clavatum, Phosphorus.*

Trac

Remèdes généraux (sans modalités particulières) : *Argentum nitricum, Gelsemium sempervirens, Ignatia amara, Lycopodium clavatum.*
Avant d'aller chez le dentiste ou le médecin : *Calcarea carbonica, Gelsemium sempervirens, Phosphorus, Tuberculinum.*
Avant un examen : *Argentum nitricum, Gelsemium sempervirens, Nux vomica, Silicea.*

Troubles provoqués par un fait ou un sentiment particulier

Amour déçu : *Aurum metallicum, Hyoscyamus niger, Ignatia amara, Natrum muriaticum, Phosphoricum acidum, Staphysagria.*
Chagrin : *Causticum, Ignatia amara, Lachesis mutus, Lycopodium clavatum, Natrum muriaticum, Phosphoricum acidum, Pulsatilla, Staphysagria.*
Chagrin silencieux : *Aurum metallicum, Gelsemium sempervirens, Ignatia amara, Natrum muriaticum, Phosphoricum acidum, Pulsatilla.*
Choc psychologique : *Arnica montana, Opium.*
Colère : *Aurum metallicum, Bryonia alba, Causticum, Chamomilla vulgaris, Colocynthis, Ignatia amara, Nux vomica, Staphysagria.*
Colère réprimée : *Ignatia amara, Ipecacuanha, Lycopodium clavatum, Natrum muriaticum, Staphysagria.*
Frayeur : *Aconitum napellus, Gelsemium sempervirens, Opium.*
Honte : *Opium.*
Jalousie : *Apis mellifica, Hyoscyamus niger, Ignatia amara, Lachesis mutus, Pulsatilla, Staphysagria.*
Joie excessive : *Aconitum napellus, Coffea cruda, Opium, Pulsatilla.*
Mauvaise nouvelle : *Calcarea carbonica, Gelsemium sempervirens.*
Vexation : *Aurum metallicum, Ignatia amara, Natrum muriaticum, Staphysagria.*

Caractéristiques liées à l'alimentation

Aliments chauds

Désir de manger des aliments chauds : *Arsenicum album, Ferrum metallicum, Lycopodium clavatum, Sabadilla.*
Aversion pour les aliments chauds : *Calcarea carbonica, China officinalis, Mercurius corrosivus, Silicea.*
Aggravation en mangeant des aliments chauds : *Calcarea carbonica, Lachesis mutus, Mercurius solubilis, Phosphoricum acidum, Phosphorus, Pulsatilla, Sepia officinalis.*
Amélioration en mangeant des aliments chauds : *Arsenicum album, Ignatia amara, Lycopodium clavatum, Nux vomica, Petroleum, Rhus toxicodendron.*

Aliments froids

Désir de manger des aliments froids : *Bryonia alba, Chamomilla vulgaris, Phosphorus, Pulsatilla.*
Aggravation en mangeant des aliments froids : *Arsenicum album, Bryonia alba, Carbo vegetabilis, Cocculus indicus, Dulcamara, Lycopodium clavatum, Natrum sulfuricum, Nux vomica, Pulsatilla, Silicea.*
Amélioration en mangeant des aliments froids : *Bryonia alba, Chamomilla vulgaris, Cuprum metallicum, Lachesis mutus, Mercurius solubilis, Natrum muriaticum, Phosphoricum acidum, Phosphorus, Pulsatilla, Silicea.*

Aliments gras

Désir de manger des aliments gras : *Calcarea phosphorica, Nitricum acidum, Nux vomica, Sulfur.*

Aversion pour les aliments gras : *China officinalis, Cyclamen europaeum, Petroleum, Ptelea trifoliata, Pulsatilla, Sepia officinalis.*
Aggravation en mangeant des aliments gras : *Carbo vegetabilis, Cyclamen europaeum, Ferrum metallicum, Graphites, Pulsatilla.*

Aliments salés

Désir de manger des aliments salés : *Argentum nitricum, Calcarea phosphorica, Carbo vegetabilis, Causticum, Lac caninum, Natrum muriaticum, Nitricum acidum, Phosphorus, Tuberculinum, Veratrum album.*

Boissons chaudes

Désir de boire des boissons chaudes : *Arsenicum album, Bryonia alba, Lac caninum, Lycopodium clavatum, Sabadilla, Sulfur.*
Aversion pour les boissons chaudes : *Chamomilla vulgaris, Cuprum metallicum, Phosphorus, Pulsatilla.*
Aggravation en buvant des boissons chaudes : *Lachesis mutus, Phosphorus, Pulsatilla, Rhus toxicodendron, Sulfur.*
Amélioration en buvant des boissons chaudes : *Arsenicum album, Bryonia alba, Lycopodium clavatum, Nux vomica, Rhus toxicodendron, Spongia tosta, Sulfur.*

Boissons froides

Amélioration en buvant des boissons froides : *Bryonia alba, Causticum, Cuprum metallicum, Phosphorus, Pulsatilla, Sepia officinalis.*

Beurre

Aversion pour le beurre : *China officinalis, Pulsatilla.*
Aggravation en mangeant du beurre : *Arsenicum album, Carbo vegetabilis, Pulsatilla.*

Fruits

Désir de manger des fruits : *Phosphoricum acidum, Veratrum album*
Aversion pour les fruits : *Arsenicum album, China officinalis, Ignatia amara, Phosphorus, Pulsatilla.*

Glaces

Désir de manger des glaces : *Calcarea carbonica, Phosphorus, Pulsatilla.*
Aversion pour les glaces : *Arsenicum album, Carbo vegetabilis, Pulsatilla.*

Huîtres

Désir de manger des huîtres : *Bryonia alba, Calcarea carbonica, Lachesis mutus, Lycopodium clavatum, Natrum muriaticum, Phosphorus.*
Aversion pour les huîtres : *Calcarea carbonica, Lycopodium clavatum, Phosphorus.*
Aggravation en mangeant des huîtres : *Aloe socotrina, Bromium, Bryonia alba, Colocynthis, Lycopodium clavatum, Podophyllum peltatum.*
Amélioration en mangeant des huîtres : *Lachesis mutus.*

Lait

Aversion pour le lait : *Natrum carbonicum, Sepia officinalis, Staphysagria.*
Aggravation en buvant du lait : *Calcarea carbonica, Calcarea sulfurica, China officinalis, Magnesia carbonica, Magnesia muriatica, Nitricum acidum, Sepia officinalis, Staphysagria, Sulfur.*
L'enfant refuse le lait maternel : *Borax veneta, Calcarea carbonica, Calcarea phosphorica, Cina maritima, Lachesis mutus, Silicea.*

Légumes

Aggravation en mangeant des légumes verts : *Alumina, Bryonia alba, Kalium carbonicum, Magnesia carbonica, Natrum carbonicum, Natrum sulfuricum.*

Œufs

Désir de manger des œufs : *Calcarea carbonica, Calcarea phosphorica, Natrum phosphoricum, Pulsatilla.*
Aversion pour les œufs : *Ferrum metallicum, Nitricum acidum, Pulsatilla, Sulfur.*
Aggravation en mangeant des œufs : *Calcarea carbonica, Cocculus indicus, Ferrum metallicum, Pulsatilla, Sulfur.*

Aliments divers

Aggravation en mangeant du chou : *Bryonia alba, China officinalis, Lycopodium clavatum, Magnesia carbonica, Natrum sulfuricum, Petroleum, Pulsatilla.*
Aggravation en mangeant des oignons : *Lycopodium clavatum, Pulsatilla, Thuya occidentalis.*
Aggravation en mangeant de la viande de porc : *Carbo vegetabilis, Graphites, Pulsatilla, Sepia officinalis.*
Aggravation par les pâtisseries : *Antimonium crudum, Arsenicum album, Bryonia alba, Lycopodium clavatum, Pulsatilla.*
Aggravation par des aliments avariés : *Arsenicum album, Carbo vegetabilis, Pulsatilla, Pyrogenium.*

Tabac

Aggravation par le tabac : *Arsenicum album, Ignatia amara, Nux vomica, Pulsatilla, Spigelia anthelmia, Spongia tosta, Staphysagria.*
Hypersensibilité à l'odeur du tabac : *Belladonna, Ignatia amara, Lycopodium clavatum, Nux vomica, Phosphorus, Pulsatilla.*

Caractéristiques liées à la météorologie

Air

Aggravation au moindre courant d'air : *Calcarea carbonica, Capsicum annuum, Chamomilla vulgaris, China officinalis, Mercurius solubilis, Nux vomica, Zincum metallicum.*

Amélioration à l'air frais : *Aconitum napellus, Argentum nitricum, Carbo vegetabilis, Lachesis mutus, Lycopodium clavatum, Pulsatilla, Sulfur.*

Chaleur

Aggravation par la chaleur d'une pièce : *Apis mellifica, Carbo vegetabilis, Drosera rotundifolia, Iodum, Lycopodium clavatum, Pulsatilla, Sulfur.*

Amélioration par la chaleur : *Arsenicum album, Hepar sulfur, Ignatia amara, Magnesia phosphorica, Nux vomica, Rhus toxicodendron, Silicea.*

Temps et barométrie

Aggravation par temps brumeux et lorsqu'il y a du brouillard : *Gelsemium sempervirens, Hypericum perforatum, Natrum sulfuricum, Rhus toxicodendron, Silicea.*

Aggravation par temps froid et sec : *Aconitum napellus, Bryonia alba, Causticum, Hepar sulfur, Nux vomica, Pulsatilla, Rumex crispus, Spongia tosta.*

Aggravation par temps froid et humide : *Arsenicum album, Calcarea carbonica, Calcarea phosphorica, Dulcamara, Mercurius solubilis, Natrum sulfuricum, Rhus toxicodendron, Silicea, Thuya occidentalis, Tuberculinum.*

Aggravation par vent froid : *Aconitum napellus, Belladonna, Bryonia alba, Causticum, Hepar sulfur, Nux vomica, Rhus toxicodendron, Silicea, Spongia tosta.*

Aggravation par le vent d'une tempête : *Aconitum napellus, Badiaga, Chamomilla vulgaris, Hepar sulfur, Lachesis mutus, Nux moschata, Nux vomica, Phosphorus, Pulsatilla, Rhododendron chrysanthum, Sepia officinalis.*

Aggravation quand le temps passe du froid au chaud : *Bryonia alba, Kalium sulfuricum, Lachesis mutus, Lycopodium clavatum, Natrum muriaticum, Natrum sulfuricum, Pulsatilla, Sulfur.*

Aggravation quand le temps passe du chaud au froid : *Arsenicum album, Causticum, Dulcamara, Mercurius solubilis, Nux vomica, Pulsatilla, Rhus toxicodendron, Silicea.*

Aggravation par temps clair : *Bryonia alba, Causticum, Hepar sulfur, Nux vomica, Spongia tosta.*

Aggravation par temps chaud et humide : *Carbo vegetabilis, Gelsemium sempervirens, Lachesis mutus, Natrum sulfuricum, Sepia officinalis.*

Amélioration par temps couvert, nuageux : *Causticum.*

Troubles après s'être exposé au soleil : *Aconitum napellus, Antimonium crudum, Belladonna, Bryonia alba, Carbo vegetabilis, Euphrasia officinalis, Gelsemium sempervirens, Glonoïnum, Lachesis mutus, Natrum carbonicum, Natrum muriaticum, Pulsatilla.*

Troubles après avoir été mouillé

Remèdes généraux (sans modalités particulières) : *Bryonia alba, Calcarea carbonica, Dulcamara, Natrum sulfuricum, Rhus toxicodendron*
(voir aussi « Temps et barométrie »).

Caractéristiques et troubles généraux

Abcès

Remèdes généraux (sans modalités particulières) : *Calcarea sulfurica, Hepar sulfur, Mercurius solubilis, Silicea.*

Abus ou intoxications

Abus alimentaires : *Antimonium crudum, Nux vomica, Sulfur*
(voir aussi « Caractéristiques liées à l'alimentation »).

Abus de bière : *Aloe socotrina, Kalium bichromicum, Nux vomica.*

Intoxication alimentaire : *Arsenicum album.*

Surmenage général : *Arnica montana, Nux vomica, Rhus toxicodendron, Ruta graveolens.*

Douleur

Apparaît graduellement et disparaît soudainement : *Argentum metallicum, Argentum nitricum, Pulsatilla.*

Apparaît soudainement et disparaît graduellement : *Belladonna, Hypericum perforatum, Lachesis mutus, Pulsatilla.*

Apparaît soudainement et disparaît soudainement : *Argentum nitricum, Belladonna, Kalium bichromicum, Nitricum acidum, Phytolacca decandra, Rhus toxicodendron.*

Battante : *Belladonna, China officinalis.*

Brûlante : *Apis mellifica, Arsenicum album, Bryonia alba, Cantharis vesicatoria, Capsicum annuum, Causticum, Phosphorus, Spongia tosta, Sulfur.*

Changeante, erratique : *Kalium bichromicum, Pulsatilla.*

Piquante : *Apis mellifica, Bryonia alba, Kalium carbonicum.*

Sensation d'écharde : *Agaricus muscarius, Argentum nitricum, Hepar sulfur, Nitricum acidum, Silicea.*
Contusion ou meurtrissure : *Arnica montana, China officinalis, Eupatorium perfoliatum, Rhus toxicodendron, Ruta graveolens.*
Hypersensibilité à la douleur : *Chamomilla vulgaris, Ignatia amara, Lachesis mutus, Nux vomica, Phosphorus, Sepia officinalis, Silicea, Staphysagria.*

Écoulements

Abondants et doux : *Pulsatilla.*
Brûlants : *Arsenicum album, Mercurius solubilis.*
Clairs (albumineux) : *Natrum muriaticum.*
Collants, visqueux : *Kalium bichromicum.*
Excoriants, écorchant la peau : *Arsenicum album, Arum triphyllum, Mercurius solubilis.*
Jaunâtres : *Kalium bichromicum, Lycopodium clavatum, Mercurius solubilis, Pulsatilla, Sepia officinalis, Sulfur.*
Nauséabonds : *Arsenicum album, Carbo vegetabilis, Hepar sulfur, Kalium bichromicum, Lycopodium clavatum, Mercurius solubilis, Silicea, Sulfur.*
Profus : *Hepar sulfur, Mercurius solubilis, Natrum muriaticum, Pulsatilla, Silicea.*
Purulents : *Argentum nitricum, Aurum metallicum, Hepar sulfur, Mercurius solubilis, Silicea.*
Sanguinolents : *Arnica montana, Bryonia alba, Ferrum phosphoricum, Mercurius solubilis, Phosphorus.*
Se transformant en croûtes : *Kalium bichromicum, Mercurius solubilis, Mezereum.*
Verdâtres : *Kalium bichromicum, Mercurius solubilis, Pulsatilla.*

Fièvre

• CHAUD OU FROID PENDANT LA FIÈVRE

Avec prédominance des frissons : *Aconitum napellus, Arsenicum album, Belladonna, Calcarea carbonica, Chamomilla vulgaris, Cocculus indicus, Ignatia amara, Mercurius solubilis, Nux vomica, Rhus toxicodendron, Sulfur.*
Froid aux jambes : *Sepia officinalis, Stramonium.*
Pieds brûlants (le malade doit se découvrir les pieds) : *Calcarea carbonica, Chamomilla vulgaris, Pulsatilla, Sanguinaria canadensis, Sulfur.*
Tête chaude et corps froid : *Aconitum napellus, Arnica montana, Arsenicum album, China officinalis, Gelsemium sempervirens, Hyoscyamus niger, Nux vomica, Stramonium, Sulfur.*
Tête chaude et extrémités froides : *Arnica montana, Aurum metallicum, Belladonna, Ferrum metallicum, Stramonium.*
Tête chaude et pieds froids : *Arnica montana, Arsenicum album, Belladonna, Cactus grandiflorus, Calcarea carbonica, Ferrum metallicum, Gelsemium sempervirens, Ipecacuanha, Natrum carbonicum, Sepia officinalis, Sulfur.*
Grelottements lorsque le malade boit : *Belladonna, Capsicum annuum, Eupatorium perfoliatum, Nux vomica.*
Aggravation par la chaleur de la pièce : *Apis mellifica, Opium, Pulsatilla.*

• SE COUVRIR OU SE DÉCOUVRIR PENDANT LA FIÈVRE

Désir de se découvrir : *Aconitum napellus, Apis mellifica, Arnica montana, Arsenicum album, Bryonia alba, China officinalis, Coffea cruda, Euphrasia officinalis, Ferrum metallicum, Hepar sulfur, Ignatia amara, Lachesis mutus, Natrum muriaticum, Opium, Phosphorus, Pulsatilla, Sulfur.*
Aversion à se découvrir : *Argentum nitricum, Belladonna, Calcarea carbonica, Camphora officinalis, Gelsemium sempervirens, Hepar sulfur, Mercurius solubilis, Nux vomica, Pulsatilla, Rhus toxicodendron, Sambucus niger, Silicea, Stramonium, Tuberculinum.*
Grelottements dès que le malade se découvre : *Apis mellifica, Arnica montana, Belladonna, Calcarea carbonica, China officinalis, Nux vomica, Pyrogenium, Rhus toxicodendron, Sepia officinalis, Tuberculinum.*

• SIGNES DIGESTIFS PENDANT LA FIÈVRE

Appétit augmenté : *China officinalis, Cina maritima, Phosphorus.*
Douleurs d'estomac : *Arsenicum album, Bryonia alba, Chamomilla vulgaris, Cocculus indicus, Eupatorium perfoliatum, Natrum muriaticum, Nux vomica, Pulsatilla, Sepia officinalis.*
Maux de ventre : *Antimonium crudum, Arsenicum album, Capsicum annuum, Carbo vegetabilis, Chamomilla vulgaris, Cina maritima, Ignatia amara, Nux vomica, Rhus toxicodendron, Sulfur.*
Vomissements : *Antimonium crudum, Antimonium tartaricum, Arsenicum album, Bryonia alba, Chamomilla vulgaris, Cina maritima, Cocculus indicus, Eupatorium perfoliatum, Ferrum phosphoricum, Ipecacuanha, Lycopodium clavatum, Natrum muriaticum, Nux vomica, Pulsatilla, Stramonium, Veratrum album.*

• SOIF PENDANT LA FIÈVRE

Absence de soif : *Antimonium tartaricum, Apis mellifica, Calcarea carbonica, Capsicum annuum, Carbo vegetabilis, Cina maritima, Drosera rotundifolia, Ferrum metallicum,*

Gelsemium sempervirens, Ignatia amara, Ipecacuanha, Pulsatilla, Sabadilla, Sambucus niger, Sulfur.
Soif importante : *Aconitum napellus, Arsenicum album, Belladonna, Bryonia alba, China officinalis, Cocculus indicus, Eupatorium perfoliatum, Ferrum phosphoricum, Natrum muriaticum, Phosphorus, Stramonium, Sulfur, Veratrum album.*
Soif inextinguible : *Arsenicum album, Eupatorium perfoliatum, Phosphorus.*
Le malade boit beaucoup, à longs intervalles : *Bryonia alba.*
Le malade boit beaucoup et souvent : *Aconitum napellus, Belladonna, Bryonia alba, Eupatorium perfoliatum, Natrum muriaticum.*
Le malade boit de petites quantités à la fois : *Arsenicum album, Belladonna, Chamomilla vulgaris, Lycopodium clavatum, Sulfur.*

- **TENDANCE AU MALAISE AVEC SUEURS FROIDES**

Carbo vegetabilis, Veratrum album.

- **TRANSPIRATION PENDANT LA FIÈVRE**

Absente (fièvre sèche) : *Apis mellifica, Arsenicum album, Belladonna, Bryonia alba, Eupatorium perfoliatum, Gelsemium sempervirens, Hyoscyamus niger, Ipecacuanha, Nux moschata, Phosphorus, Sulfur.*
Abondante : *Belladonna, Capsicum annuum, Ipecacuanha, Mercurius solubilis, Mezereum, Nux vomica, Phosphorus, Podophyllum peltatum, Pulsatilla, Pyrogenium, Sulfur, Tuberculinum.*

- **AUTRES MODALITÉS DE LA FIÈVRE**

Le malade délire pendant la fièvre : *Apis mellifica, Arsenicum album, Belladonna, Bryonia alba, Hyoscyamus niger, Natrum muriaticum, Opium, Pulsatilla, Stramonium* (voir aussi « Délire », dans « Personnalité et comportements »).
Le malade somnole pendant la fièvre : *Apis mellifica, Arnica montana, Eupatorium perfoliatum, Gelsemium sempervirens, Lachesis mutus, Lycopodium clavatum, Natrum muriaticum, Opium, Phosphorus, Podophyllum peltatum, Pulsatilla.*
Le malade soupire pendant la fièvre : *Arnica montana, Cocculus indicus, Ignatia amara, Ipecacuanha, Nux vomica, Pulsatilla.*
Le malade est loquace pendant la fièvre : *Coffea cruda, Gelsemium sempervirens, Lachesis mutus, Podophyllum peltatum, Stramonium, Tuberculinum.*
Le malade chante pendant la fièvre : *Belladonna, Opium, Stramonium, Veratrum album.*
Pendant la dentition : *Aconitum napellus, Belladonna, Chamomilla vulgaris, Ferrum phosphoricum, Gelsemium sempervirens, Phytolacca decandra, Rheum palmatum, Silicea.*
Pendant une grippe : *Aconitum napellus, Arnica montana, Bryonia alba, Eupatorium perfoliatum, Gelsemium sempervirens, Nux vomica, Rhus toxicodendron*
Pendant une grippe gastrique ou intestinale : *Arsenicum album, Bryonia alba, Ipecacuanha, Nux vomica* (voir aussi « Signes digestifs pendant la fièvre »).
Pendant une rougeole : *Aconitum napellus, Apis mellifica, Arnica montana, Arsenicum album, Belladonna, Bryonia alba, Carbo vegetabilis, Chamomilla vulgaris, China officinalis, Gelsemium sempervirens, Pulsatilla, Rhus toxicodendron.*
Pendant une varicelle : *Cantharis vesicatoria, Mezereum, Rhus toxicodendron.*
Pendant un été particulièrement chaud : *Arsenicum album, Belladonna, Bryonia alba, Carbo vegetabilis, Gelsemium sempervirens, Lachesis mutus, Pulsatilla.*

Sommeil

Manque de sommeil : *Causticum, Cocculus indicus, Nux vomica, Phosphorus, Sulfur, Zincum metallicum.*
Aggravation en s'endormant : *Ammonium carbonicum, Digitalis purpurea, Lachesis mutus.*
Aggravation après avoir dormi : *Apis mellifica, Carbo vegetabilis, Lachesis mutus, Lycopodium clavatum, Opium, Pulsatilla, Spongia tosta, Stramonium, Sulfur.*
Amélioration par le sommeil : *Nux vomica, Phosphoricum acidum, Phosphorus.*
Amélioration par un court sommeil : *Nux vomica, Phosphoricum acidum.*

Troubles liés à un traumatisme

Traumatismes divers

Articulations : *Arnica montana, Calcarea carbonica, Rhus toxicodendron, Ruta graveolens.*
Bout des doigts et orteils : *Hypericum perforatum.*
Choc avec contusion : *Arnica montana.*
Coupure franche : *Staphysagria.*
Échardes et corps étrangers : *Hepar sulfur, Hypericum perforatum, Silicea.*
Traumatisme du coccyx : *Hypericum perforatum, Silicea.*
Traumatismes du dos : *Arnica montana, Hypericum perforatum, Natrum sulfuricum.*

Traumatisme du dos suite à un effort de levage : *Calcarea carbonica, Rhus toxicodendron.*
Traumatisme interne (parties molles) : *Arnica montana, Bellis perennis, Symphytum officinalis.*
Traumatismes de l'œil : *Arnica montana, Hamamelis virginiana, Ledum palustre, Symphytum officinalis.*

Brûlures

Remèdes généraux (sans modalités particulières) : *Apis mellifica, Belladonna.*
Brûlures chimiques : *Causticum.*
Brûlures avec des cloques : *Cantharis vesicatoria.*
Brûlures profondes (3e degré) : *Arsenicum album.*

Fractures

Retard de calcification après une fracture : *Calcarea carbonica, Calcarea phosphorica, Ruta graveolens, Symphytum officinalis.*
Fracture d'orteil : *Hypericum perforatum.*

Morsures de chien

Remèdes généraux (sans modalités particulières) : *Arnica montana, Hypericum perforatum, Lachesis mutus, Ledum palustre.*

Piqûres d'animaux

Piqûres d'animaux froides au toucher : *Ledum palustre.*
Piqûres d'animaux chaudes, rouges, tendues : *Apis mellifica.*
Piqûres d'animaux venimeux : *Apis mellifica, Ledum palustre, Rhus toxicodendron, Urtica urens.*

Plaie

Plaie qui a tendance à suppurer : *Calendula officinalis, Hepar sulfur.*
Plaie saignant abondamment : *Arnica montana, Arsenicum album, Ferrum phosphoricum, Phosphorus.*
Plaie par instrument pénétrant (couteau, aiguille) : *Apis mellifica, Ledum palustre, Hypericum perforatum.*

Opération chirurgicale

Remèdes généraux (sans modalités particulières) : *Aconitum napellus, Arnica montana, Bellis perennis, China officinalis, Staphysagria.*
Opération abdominale : *Arnica montana, China officinalis, Hamamelis virginiana, Staphysagria.*
Césarienne : *Arnica montana, Bellis perennis, Calendula officinalis, Staphysagria.*
Opération gynécologique : *Arnica montana, Bellis perennis, Staphysagria.*
Opération orthopédique : *Arnica montana, Ruta graveolens, Symphytum officinalis.*
Opération de la prostate : *Arnica montana, Staphysagria.*
Opération des varices (stripping) : *Arnica montana, Ledum palustre, Hamamelis virginiana.*
Opération des yeux : *Arnica montana, Ledum palustre, Symphytum officinalis.*

Caractéristiques et troubles locaux

La tête

• **MAUX DE TÊTE**

Battants, pulsatiles : *Belladonna, Ferrum metallicum, Glonoïnum, Lac caninum, Lachesis mutus, Lycopodium clavatum, Natrum muriaticum, Pulsatilla, Silicea.*
Accompagné de troubles gastriques : *Antimonium tartaricum, Bryonia alba, Calcarea carbonica, Carbo vegetabilis, Ipecacuanha, Lycopodium clavatum, Nux vomica, Phosphorus, Pulsatilla, Sanguinaria canadensis, Sulfur.*
En se mouchant : *Aurum metallicum, Belladonna, Hepar sulfur, Nitricum acidum, Pulsatilla, Sulfur.*
Quand on a supprimé l'écoulement d'un rhume : *Belladonna, Calcarea carbonica, Lachesis mutus, Nux vomica, Pulsatilla.*
Frontal, provoqué par une sinusite chronique : *Arsenicum album, Kalium bichromicum, Sanguinaria canadensis, Silicea, Thuya occidentalis.*
Liés à un surmenage visuel : *Kalium carbonicum, Lycopodium clavatum, Natrum muriaticum, Phosphorus, Ruta graveolens, Silicea.*
Chez les écoliers : *Calcarea carbonica, Calcarea phosphorica, Natrum muriaticum, Phosphoricum acidum, Pulsatilla, Zincum metallicum.*
Aggravé par un effort mental : *Calcarea phosphorica.*
Pendant la toux : *Belladonna, Bryonia alba, Calcarea carbonica, Natrum muriaticum, Phosphorus, Pulsatilla, Spongia tosta, Sulfur.*
Après avoir été dans un courant d'air : *Belladonna, Calcarea carbonica, Calcarea phosphorica, China officinalis, Hepar sulfur, Nux vomica, Sulfur.*
Après un refroidissement : *Belladonna, Bryonia alba, Chamomilla vulgaris, Dulcamara, Hepar sulfur, Magnesia phosphorica, Nux vomica, Phosphorus, Silicea.*
Après avoir été dans un lieu surchauffé : *Antimonium crudum, Apis mellifica, Belladonna, Bryonia alba, Carbo vegetabilis, Glonoïnum, Ipecacuanha, Lachesis mutus, Lycopodium clavatum, Natrum muriaticum, Sepia officinalis, Sulfur, Thuya occidentalis.*

Après une exposition au soleil : *Aconitum napellus, Antimonium crudum, Belladonna, Bryonia alba, Gelsemium sempervirens, Glonoïnum, Lachesis mutus, Natrum carbonicum, Natrum muriaticum, Pulsatilla.*
Après un chagrin : *Aurum metallicum, Ignatia amara, Phosphoricum acidum, Phosphorus, Pulsatilla, Staphysagria.*
Après une contrariété, une vexation : *Bryonia alba, Chamomilla vulgaris, Natrum muriaticum, Staphysagria.*
Après s'être fait coupé les cheveux : *Belladonna, Sepia officinalis.*
Après avoir mangé : voir « Caractéristiques liées à l'alimentation ».

• **MIGRAINES**

Ophtalmiques : *Gelsemium sempervirens, Kalium bichromicum.*
Accompagnées de vomissements brûlants et acides : *Iris versicolor.*
Améliorées par des vomissements : *Sanguinaria canadensis.*

Le visage

• **DOULEURS DU VISAGE (NÉVRALGIES FACIALES)**

Remèdes généraux (sans modalités particulières) : *Aconitum napellus, Belladonna, Causticum, Chamomilla vulgaris, Colocynthis, Magnesia phosphorica, Nux vomica, Phosphorus.*

• **TEINT CYANOSÉ (BLEUTÉ)**

Accompagnant des frissons : *Arsenicum album, Natrum muriaticum, Nux vomica, Stramonium.*
Pendant la fièvre : *Antimonium tartaricum, Carbo vegetabilis, Drosera rotundifolia, Ipecacuanha, Lachesis mutus, Veratrum album.*
Pendant la coqueluche : *Coccus cacti, Drosera rotundifolia, Ipecacuanha, Nux vomica.*

• **TEINT PÂLE**

Remèdes généraux : *Arsenicum album, Cina maritima, Hepar sulfur, Ipecacuanha, Lycopodium clavatum, Natrum muriaticum, Pulsatilla.*
Pâleur localisée autour de la bouche : *Cina maritima, Stramonium.*

• **TEINT ROUGE**

Rougeur éclatante : *Aconitum napellus, Apis mellifica, Belladonna, Carbo vegetabilis, Cina maritima, Ferrum metallicum, Glonoïnum, Hepar sulfur, Lycopodium clavatum, Sabadilla, Stramonium.*
Rougeur alternant avec une pâleur : *Aconitum napellus, China officinalis, Ferrum metallicum, Glonoïnum, Ignatia amara, Lac caninum.*
Rougeur circonscrite : *Cina maritima, Ferrum metallicum, Lycopodium clavatum, Phosphorus, Sulfur, Tuberculinum.*
Une joue rouge et l'autre pâle : *Aconitum napellus, Capsicum annuum, Chamomilla vulgaris, Cina maritima, Ipecacuanha, Lachesis mutus, Nux vomica, Pulsatilla, Sulfur.*
Rougeur unilatérale : *Arnica montana, Chamomilla vulgaris, Chelidonium majus, Ignatia amara, Lycopodium clavatum, Natrum muriaticum, Phosphorus, Pulsatilla, Rhus toxicodendron.*
Rougeur pendant des douleurs dentaires : *Aconitum napellus, Belladonna, Chamomilla vulgaris, Coffea cruda, Ferrum phosphoricum.*
Rougeur pendant la fièvre : *Belladonna, China officinalis, Eupatorium perfoliatum, Ferrum phosphoricum, Lycopodium clavatum, Mercurius solubilis, Natrum muriaticum, Nux vomica, Phosphorus, Sepia officinalis, Sulfur.*
Rougeur pendant les maux de tête : *Belladonna, Glonoïnum, Lachesis mutus, Melilotus officinalis, Natrum muriaticum, Opium.*
Rougeur pendant la toux : *Belladonna, Carbo vegetabilis, Coccus cacti, Cuprum metallicum, Drosera rotundifolia, Ipecacuanha, Kalium carbonicum, Sanguinaria canadensis.*

Les yeux

• **CONJONCTIVITE**

Avec écoulement doux, non excoriant : *Allium cepa, Pulsatilla.*
Avec écoulement irritant : *Arsenicum album, Euphrasia officinalis, Iodum, Mercurius solubilis.*
Avec écoulement muqueux jaunâtre : *Calcarea carbonica, Calcarea sulfurica, Kalium bichromicum, Mercurius solubilis, Pulsatilla, Silicea, Thuya occidentalis.*
Purulente : *Argentum nitricum, Hepar sulfur, Kalium bichromicum, Mercurius solubilis, Pulsatilla.*
À la neige : *Mercurius solubilis.*
Après la lumière du soleil : *Mercurius solubilis.*
Chez le nourrisson : *Argentum nitricum.*

• **LARMOIEMENT**

Pendant la fièvre : *Apis mellifica, Belladonna, Eupatorium perfoliatum, Pulsatilla, Sulfur.*
Pendant le rhume (coryza) : *Allium cepa, Euphrasia officinalis, Nux vomica, Phosphorus, Phytolacca decandra, Pulsatilla.*
Pendant la toux : *Agaricus muscarius, Allium cepa, Eupatorium perfoliatum, Euphrasia officinalis, Graphites, Natrum muriaticum, Pulsatilla, Sabadilla.*

• **ORGELETS**

Remèdes généraux (sans modalités particulières) : *Aurum metallicum, Conium maculatum, Graphites, Lycopodium clavatum, Pulsatilla, Sepia officinalis, Staphysagria, Sulfur.*

• **SURMENAGE VISUEL**

Remèdes généraux (sans modalités particulières) : *Ruta graveolens, Natrum muriaticum.*

Le nez

• RHUME, CORYZA (ÉCOULEMENT TRÈS LIQUIDE, AQUEUX)

Allergique (rhume des foins) : *Allium cepa, Arsenicum album, Dulcamara, Euphrasia officinalis, Gelsemium sempervirens, Kalium iodatum, Natrum muriaticum, Nux vomica, Pulsatilla.*
Seulement à l'air frais : *Calcarea phosphorica, Coffea cruda, Dulcamara, Mercurius solubilis.*
Avec toux : *Allium cepa, Arsenicum album, Belladonna, Euphrasia officinalis, Ferrum phosphoricum, Gelsemium sempervirens, Ipecacuanha, Kalium iodatum, Lycopodium clavatum, Natrum muriaticum, Phosphorus, Spongia tosta, Sulfur.*
Pendant la fièvre : *Arsenicum album, Allium cepa, Belladonna, Bryonia alba, Gelsemium sempervirens, Hepar sulfur, Iodum, Lachesis mutus, Mercurius solubilis.*

• ÉCOULEMENTS DE NEZ

Collants, très visqueux : *Kalium bichromicum.*
Doux, non irritants : *Calcarea carbonica, Euphrasia officinalis, Pulsatilla, Sepia officinalis, Silicea.*
Excoriants, irritants, écorchant la peau : *Allium cepa, Arsenicum album, Arum triphyllum, Graphites, Iodum, Mercurius solubilis, Nitricum acidum, Nux vomica.*
Jaunes ou verts : *Hydrastis canadensis, Kalium bichromicum, Mercurius solubilis, Pulsatilla, Silicea, Tuberculinum.*
Purulents : *Aurum metallicum, Hepar sulfur, Lachesis mutus, Mercurius solubilis, Pulsatilla, Silicea.*

• ÉTERNUEMENTS

Violents : *Sabadilla, Nux vomica.*
Après la toux : *Agaricus muscarius, Argentum nitricum, Sulfur.*

• NEZ BOUCHÉ

La nuit : *Agaricus muscarius, Ammonium carbonicum, Arsenicum album, Calcarea carbonica, Causticum, Magnesia carbonica, Natrum carbonicum, Nux vomica, Pulsatilla.*
Chez le nourrisson : *Aurum metallicum, Dulcamara, Kalium bichromicum, Lycopodium clavatum, Nux vomica.*

• SAIGNEMENTS DE NEZ (ÉPISTAXIS)

Rouge sombre : *Carbo vegetabilis, Lachesis mutus, Nux vomica.*
Rouge vif : *Belladonna, Hyoscyamus niger, Ipecacuanha, Phosphorus, Sanguinaria canadensis.*
Après des maux de tête (céphalées) : *Belladonna, Lachesis mutus, Sepia officinalis.*
Pendant la coqueluche : *Arnica montana, Belladonna, Bryonia alba, Cina maritima, Drosera rotundifolia, Ipecacuanha, Ledum palustre, Mercurius solubilis, Muriaticum acidum, Nux vomica, Spongia tosta.*
Pendant des éternuements : *Bovista gigantea, Ferrum phosphoricum, Rumex crispus, Sabadilla, Sanguinaria canadensis.*
Pendant le sommeil : *Mercurius solubilis, Nitricum acidum, Nux vomica, Pulsatilla, Sulfur.*
Chez l'enfant : *China officinalis, Ferrum metallicum, Ferrum phosphoricum, Hamamelis virginiana, Phosphorus.*

• SINUSITE

Voir « Le nez, Écoulements » et « La tête, Maux de tête », dans « Caractéristiques et troubles locaux », ainsi que « Écoulements », dans « Caractéristiques et troubles généraux ».

La gorge

• DOULEUR À LA GORGE

À droite : *Argentum nitricum, Belladonna, Lycopodium clavatum, Mercurius solubilis, Phytolacca decandra.*
À gauche : *Lachesis mutus, Sabadilla.*
De droite à gauche : *Lycopodium clavatum.*
De gauche à droite : *Sabadilla.*
Irradiant dans l'oreille : *Phytolacca decandra.*
Sensation d'étroitesse en avalant : *Belladonna, Lycopodium clavatum.*
Douleurs piquantes, comme une écharde : *Argentum nitricum, Belladonna, Hepar sulfur, Kalium carbonicum, Nitricum acidum.*
Douleurs en se refroidissant : *Calcarea carbonica, Calcarea phosphorica, Dulcamara, Hepar sulfur, Lycopodium clavatum, Mercurius solubilis, Phosphorus, Phytolacca decandra.*
Aggravées en évitant d'avaler : *Apis mellifica, Capsicum annuum, Ignatia amara.*
Aggravées par les boissons chaudes : *Apis mellifica, Cantharis vesicatoria, Lachesis mutus, Phytolacca decandra.*
Améliorées par les boissons chaudes : *Arsenicum album, Chamomilla vulgaris, Hepar sulfur, Lycopodium clavatum.*
Améliorées par les boissons froides : *Apis mellifica, Lachesis mutus, Lycopodium clavatum, Phytolacca decandra.*
Douleurs brûlantes, améliorées par des boissons chaudes : *Alumina, Arsenicum album, Calcarea fluorica, Hepar sulfur.*

Les oreilles

• DOULEURS D'OREILLE

Aggravées à la chaleur : *Mercurius solubilis, Nux vomica, Phosphorus, Pulsatilla.*
Améliorées par les applications chaudes : *Chamomilla vulgaris, Dulcamara, Hepar sulfur, Silicea.*

Améliorées par les applications froides : *Mercurius solubilis, Pulsatilla.*

• OTITES

Remèdes généraux (sans modalités particulières) : *Aconitum napellus, Arnica montana, Belladonna, Capsicum annuum, Chamomilla vulgaris, Dulcamara, Ferrum phosphoricum, Hepar sulfur, Kalium bichromicum, Lycopodium clavatum, Mercurius solubilis, Natrum muriaticum, Pulsatilla.*

Otite catarrhale (le nez coule transparent) : *Gelsemium sempervirens, Mercurius solubilis, Pulsatilla.*

Otite externe (inflammation du pavillon de l'oreille ou du conduit auditif externe) : *Belladonna, Graphites, Hepar sulfur, Mercurius solubilis.*

La bouche et les dents

• APHTES

Chez les enfants : *Borax veneta, Kalium carbonicum, Mercurius solubilis, Muriaticum acidum, Nux moschata, Nux vomica, Sulfur, Sulfuricum acidum.*

• LÈVRES GERCÉES

Remèdes généraux (sans modalités particulières) : *Arnica montana, Arum triphyllum, Bryonia alba, Lachesis mutus, Nitricum acidum, Nux vomica, Stramonium.*

• MUGUET

Chez le nourrisson : *Borax veneta, Natrum carbonicum, Natrum phosphoricum, Sulfuricum acidum.*

• PROBLÈMES DENTAIRES

Abcès : *Hepar sulfur, Mercurius solubilis, Silicea.*

Inclination à serrer les dents : *Hyoscyamus niger, Lycopodium clavatum, Phytolacca decandra, Podophyllum peltatum.*

Langue gardant l'empreinte des dents : *Mercurius solubilis* (voir aussi « Envie de mordre », dans « Personnalité et comportement »).

Grince des dents lors des frissons : *Apis mellifica, Arsenicum album, Calcarea carbonica, Chamomilla vulgaris, Lycopodium clavatum, Phosphorus, Stramonium.*

Douleurs

- **Pendant la pousse des dents de sagesse :** *Calcarea carbonica, Chamomilla vulgaris, Fluoricum acidum.*
- **Poussées dentaires difficiles :** *Chamomilla vulgaris, Cina maritima, Coffea cruda, Ignatia amara, Ipecacuanha, Magnesia carbonica, Mercurius solubilis, Phytolacca decandra, Podophyllum peltatum, Silicea.*

Suite d'extraction dentaire

- **Remèdes généraux (sans modalités particulières) :** *Arnica montana, Hypericum perforatum, Staphysagria.*
- **Avec hémorragies :** *Arnica montana, China officinalis, Phosphorus.*
- **Avec une inflammation et une infection (« rage de dents ») :** *Hypericum perforatum.*
- **Douleurs à la suite de soins dentaires :** *Arnica montana, Hypericum perforatum, Staphysagria.*

• SÉCHERESSE DE LA BOUCHE

Avec soif : *Arsenicum album, Bryonia alba, China officinalis, Lachesis mutus, Mercurius corrosivus, Natrum muriaticum, Phosphorus, Stramonium.*

Sans soif : *Belladonna, Bryonia alba, Lycopodium clavatum, Nux moschata, Nux vomica, Pulsatilla.*

L'appareil respiratoire

• BRONCHITE

Remèdes généraux (sans modalités particulières) : *Antimonium tartaricum, Arsenicum album, Bryonia alba, Drosera rotundifolia, Dulcamara, Ferrum phosphoricum, Hepar sulfur, Lycopodium clavatum, Mercurius solubilis, Natrum sulfuricum, Phosphoricum acidum, Phosphorus, Pulsatilla, Sulfur* (voir aussi « Toux »).

• ENROUEMENT

Remèdes généraux (sans modalités particulières) : *Aconitum napellus, Argentum metallicum, Causticum, Drosera rotundifolia, Phosphorus, Spongia tosta.*

Douloureux : *Argentum metallicum, Belladonna, Phosphorus.*

Indolore : *Calcarea carbonica, Causticum, Phosphorus.*

Aggravation en parlant ou en chantant : *Argentum metallicum, Argentum nitricum, Arnica montana, Arum triphyllum, Capsicum annuum, Causticum, Rhus toxicodendron.*

Aggravation par l'air froid : *Causticum, Rumex crispus, Spongia tosta.*

Aggravation par la chaleur d'une pièce : *Pulsatilla.*

Pendant le rhume (coryza) : *Causticum, Mercurius solubilis, Phosphorus.*

Avec présence de mucus : *Causticum, Kalium bichromicum, Phosphorus, Sambucus niger.*

• TOUX

Aboyante : *Aconitum napellus, Belladonna, Coccus cacti, Drosera rotundifolia, Hepar sulfur, Rumex crispus, Spongia tosta.*

Accompagnée de vomissements : *Antimonium tartaricum, Bryonia alba, Drosera rotundifolia, Ignatia amara, Ipecacuanha, Kalium bichromicum.*

Aggravation par l'air froid : *Arsenicum album, Causticum, Hepar sulfur, Hyoscyamus niger, Phosphorus, Rumex crispus.*

Aggravation dans une pièce chaude : *Allium cepa, Apis mellifica, Bryonia* *alba, Coccus cacti, Drosera rotundifolia, Kalium sulfuricum, Lycopodium clavatum, Pulsatilla, Senega, Spongia tosta.*

Dès que le malade s'allonge : *Arsenicum album, Drosera rotundifolia, Hyoscyamus niger, Pulsatilla.*

Pendant la coqueluche : *Antimonium tartaricum, Arnica montana, Belladonna, Carbo vegetabilis, Coccus cacti, Drosera rotundifolia, Ipecacuanha.*

Douloureuse

- **La personne doit se tenir les côtes :** *Arnica montana, Bryonia alba, Drosera rotundifolia, Phosphorus.*
- **La personne doit se tenir la gorge :** *Aconitum napellus, Allium cepa, Belladonna, Drosera rotundifolia, Hepar sulfur, Phosphorus.*
- **La personne doit se tenir la tête :** *Bryonia alba, Nux vomica, Sulfur.*

Grasse (avec mucosités abondantes)

- **Mais improductive :** *Antimonium tartaricum, Arsenicum album, Bryonia alba, Belladonna, Calcarea carbonica, Causticum, Chamomilla vulgaris, Drosera rotundifolia, Ignatia amara, Ipecacuanha, Sepia officinalis, Spongia tosta.*
- **Profonde (en tonalité) :** *Arsenicum album, Drosera rotundifolia, Hepar sulfur, Lachesis mutus.*
- **Rauque :** *Aconitum napellus, Allium cepa, Belladonna, Carbo vegetabilis, Causticum, Drosera rotundifolia, Hepar sulfur, Kalium bichromicum.*
- **Accompagnée de nausées :** *Antimonium tartaricum, Ipecacuanha, Pulsatilla.*
- **Pendant la fièvre :** *Arsenicum album, Bryonia alba, Calcarea carbonica, Carbo vegetabilis, China officinalis, Drosera rotundifolia, Dulcamara, Kalium carbonicum, Lycopodium clavatum, Pulsatilla, Silicea, Spongia tosta, Sulfur.*

Sèche

- **Sèche la nuit, grasse le jour :** *Aconitum napellus, Bryonia alba, Conium maculatum, Hepar sulfur, Hyoscyamus niger, Nux vomica, Pulsatilla.*
- **En se couchant le soir :** *Belladonna, Carbo vegetabilis, Hyoscyamus niger, Nux vomica, Pulsatilla, Sepia officinalis.*

L'appareil digestif

• BALLONNEMENTS

Douloureux : *Aconitum napellus, Bryonia alba, Causticum, Chamomilla vulgaris, Hyoscyamus niger, Lachesis mutus, Mercurius solubilis, Rhus toxicodendron.*

Aggravés après les repas : *Carbo vegetabilis, China officinalis, Kalium carbonicum, Lycopodium clavatum, Nux vomica, Sulfur.*

Améliorés par des éructations : *Carbo vegetabilis.*

Améliorés par les vents (voir aussi « Flatulences ») **:** *Carbo vegetabilis, Lycopodium clavatum.*

• CALCUL BILIAIRE (COLIQUE HÉPATIQUE)

Remèdes généraux (sans modalités particulières) : *Belladonna, Berberis vulgaris, Bryonia alba, Calcarea carbonica, Chamomilla vulgaris, Chelidonium majus, China officinalis, Lycopodium clavatum, Natrum sulfuricum, Nux vomica.*

• CONSTIPATION

Avec besoin constant d'aller à la selle : *Conium maculatum, Nux vomica, Plumbum metallicum, Pulsatilla, Silicea, Sulfur.*

Sans envie d'aller à la selle : *Bryonia alba, Graphites, Opium, Sepia officinalis.*

Avec sensation de selle à ressort : *Muriaticum acidum, Natrum muriaticum, Opium, Silicea, Thuya occidentalis.*

Liée à un abus de médicaments (chimiothérapies) : *Nux vomica.*

Les selles passent plus facilement en étant debout : *Alumina, Causticum.*

Aggravées en voyage : *Lycopodium clavatum, Platina.*

Chez le nourrisson : *Nux vomica, Opium, Sulfur, Zincum metallicum.*

• DIARRHÉES

Selles aqueuses : *Croton tiglium, Podophyllum peltatum.*

Selles brûlantes, excoriantes, écorchant la peau : *Arsenicum album, Cantharis vesicatoria, Mercurius solubilis.*

Selles changeantes : *Pulsatilla.*

Selles fétides (état infectieux) : *Arnica montana, Arsenicum album, Baptisia tinctoria.*

Avec sensation que le rectum reste béant : *Aloe socotrina, Apis mellifica, Phosphorus.*

Le matin : *Aloe socotrina, Natrum muriaticum, Natrum sulfuricum, Podophyllum peltatum, Sulfur.*

Après avoir mangé certains aliments : voir « Indigestions, dérangements d'estomac », ou « Caractéristiques liées à l'alimentation ».

Après une colère : *Aloe socotrina, Calcarea phosphorica, Chamomilla vulgaris, Colocynthis, Nux vomica, Staphysagria.*

Après une frayeur : *Aconitum napellus, Argentum nitricum, Gelsemium sempervirens, Opium, Phosphoricum acidum, Phosphorus.*

Après avoir été dans un courant d'air : *Bryonia alba, Capsicum annuum, Nux vomica, Silicea.*

Lors d'un changement de temps : *Calcarea carbonica, Dulcamara, Mercurius solubilis.*

Pendant l'automne : *Arsenicum album, Colchicum autumnale, Iris versicolor, Nux moschata, Mercurius solubilis, Veratrum album.*
Après un sevrage : *China officinalis.*
Pendant la dentition : *Calcarea carbonica, Chamomilla vulgaris, Magnesia carbonica, Phytolacca decandra, Podophyllum peltatum, Rheum palmatum, Silicea, Sulfur.*

• **DOULEURS COLIQUES (COMME UNE CRAMPE DANS L'ABDOMEN)**

Améliorées par la chaleur : *Magnesia phosphorica, Nux vomica.*
Améliorées plié en deux : *Aconitum napellus, Aloe socotrina, Causticum, China officinalis, Colocynthis, Magnesia phosphorica.*
Améliorées à la pression forte : *Colocynthis, Magnesia phosphorica, Podophyllum peltatum, Stannum metallicum.*
Améliorées en se penchant en arrière : *Belladonna, Nux vomica, Plumbum metallicum.*
Après une contrariété : *Colocynthis, Staphysagria.*
Pendant la diarrhée : *Argentum nitricum, Belladonna, Bryonia alba, Chamomilla vulgaris, China officinalis, Colocynthis, Lycopodium clavatum, Magnesia carbonica, Podophyllum peltatum, Rheum palmatum, Sulfur.*
Coliques du nourrisson : *Chamomilla vulgaris, Cina maritima, Colocynthis, Cuprum metallicum, Lycopodium clavatum, Magnesia carbonica, Magnesia phosphorica, Nux vomica, Rheum palmatum, Staphysagria.*

• **DYSENTERIE**

Remèdes généraux (sans modalités particulières) : *Arsenicum album, China officinalis, Colocynthis, Cuprum metallicum, Mercurius solubilis, Veratrum album.*

• **FLATULENCES**

Remèdes généraux (sans modalités particulières) : *Aloe socotrina, Argentum nitricum, Carbo vegetabilis, China officinalis, Lycopodium clavatum, Natrum sulfuricum, Sulfur.*

• **HÉMORROÏDES**

Remèdes généraux (sans modalités particulières) : *Aloe socotrina, Belladonna, Chamomilla vulgaris, Hamamelis virginiana, Kalium carbonicum, Nux vomica, Podophyllum peltatum, Pulsatilla, Sulfur.*
Étranglées (thrombose) : *Aesculus hippocastanum, Aloe socotrina, Arsenicum album, Belladonna, Ignatia amara, Lachesis mutus, Nux vomica.*
Douleurs aggravées après la selle, en s'essuyant : *Aesculus hippocastanum, Muriaticum acidum, Sulfur.*
Douleurs améliorées par la chaleur externe : *Arsenicum album, Muriaticum acidum, Sepia officinalis.*
Après un accouchement : *Aloe socotrina, Apis mellifica, Hamamelis virginiana, Ignatia amara, Kalium carbonicum, Muriaticum acidum, Podophyllum peltatum, Pulsatilla, Sepia officinalis, Sulfur.*

• **INDIGESTIONS, DÉRANGEMENTS D'ESTOMAC**

Remèdes généraux (sans modalités particulières) : *Antimonium crudum, Arsenicum album, Bryonia alba, Carbo vegetabilis, Chamomilla vulgaris, China officinalis, Kalium bichromicum, Lycopodium clavatum, Nux vomica, Pulsatilla, Veratrum album.*
Après avoir mangé des aliments acides : *Antimonium crudum, Causticum, Sepia officinalis.*
Après avoir mangé des aliments gras : *Pulsatilla.*
Après avoir mangé du chou ou de la choucroute : *Bryonia alba.*
Après avoir mangé des fruits : *Arsenicum album, Bryonia alba, China officinalis, Lycopodium clavatum.*
Après avoir mangé de la glace ou des crèmes glacées : *Arsenicum album, Carbo vegetabilis, Pulsatilla.*
Après avoir mangé de la viande de porc : *Ipecacuanha, Pulsatilla.*
Après avoir bu de la bière : *Aloe socotrina, Kalium bichromicum, Sulfur.*
Après avoir bu un café : *Chamomilla vulgaris, Nux vomica.*
Après avoir bu de l'eau non potable : *Arsenicum album, Podophyllum peltatum.*
Après un chagrin : *Ignatia amara.*
Après une grande peur : *Phosphorus.*
Après avoir pris froid : *Antimonium crudum, Bryonia alba* (voir aussi « Caractéristiques liées à l'alimentation » et « Abus ou intoxications », dans « Caractéristiques et troubles généraux »).

• **NAUSÉES, MAL DES TRANSPORTS**

Remèdes généraux (sans modalités particulières) : *Cocculus indicus, Nux vomica, Sepia officinalis, Staphysagria, Tabacum.*

L'appareil urinaire

• **CYSTITES**

Remèdes généraux (sans modalités particulières) : *Apis mellifica, Belladonna, Cantharis vesicatoria, Mercurius solubilis, Pulsatilla, Sarsaparilla officinalis, Sepia officinalis, Staphysagria.*
Faibles quantités d'urine émises : *Cantharis vesicatoria.*
Avec douleurs brûlantes : *Apis mellifica, Arsenicum album, Berberis vulgaris, Cantharis vesicatoria, Capsicum annuum, Mercurius corrosivus, Nux vomica.*
Avec douleurs coupantes : *Cantharis vesicatoria.*
Douleurs surtout en début de miction : *Cantharis vesicatoria, Causticum, Clematis erecta, Mercurius solubilis.*

Douleurs pendant et en fin de miction : *Apis mellifica, Mercurius corrosivus.*
Après avoir pris froid : *Dulcamara.*
Après un rapport sexuel : *Staphysagria.*
Après un sondage urinaire : *Staphysagria.*

• PROSTATITES

Remèdes généraux (sans modalités particulières) : *Apis mellifica, Causticum, Pulsatilla, Staphysagria.*

• RÉTENTION URINAIRE

Après une frayeur : *Aconitum napellus, Opium.*
Après une opération chirurgicale : *Causticum.*
Rétention urinaire après l'accouchement : *Arnica montana, Causticum, Opium, Pulsatilla, Staphysagria.*

L'accouchement et l'allaitement

• ACCOUCHEMENT

Remèdes généraux (sans modalités particulières) : *Aconitum napellus, Arnica montana, Bellis perennis, Caulophyllum thalictroides, Chamomilla vulgaris, Cimicifuga racemosa, Gelsemium sempervirens, Hypericum perforatum, Kalium carbonicum, Nux vomica, Sepia officinalis, Pulsatilla.*
Agitation pendant l'accouchement : *Aconitum napellus, Camphora officinalis.*
Douleurs de suite de césarienne : *Arnica montana, Bellis perennis, Hypericum perforatum, Staphysagria.*
Douleurs coupantes sur une épisiotomie : *Hypericum perforatum, Staphysagria.*
Épuisement après l'accouchement : *Arnica montana, China officinalis.*
Stupéfaction après l'accouchement : *Opium.*
Frayeurs de l'accouchement : *Aconitum napellus, Gelsemium sempervirens.*
Suite d'hémorragie : *China officinalis.*
Douleurs du travail
- **Remèdes généraux :** *Caulophyllum thalictroides, Cimicifuga racemosa, Coffea cruda, Gelsemium sempervirens, Nux vomica, Opium, Pulsatilla, Secale cornutum.*
- **Douleurs dans les hanches et les aines :** *Cimicifuga racemosa.*
- **Douleurs dans les reins :** *Kalium carbonicum, Nux vomica, Sepia officinalis.*
- **Douleurs dans les cuisses :** *Kalium carbonicum.*
- **Travail trop douloureux :** *Belladonna, Chamomilla vulgaris, Coffea cruda, Nux vomica.*
- **Douleurs brèves :** *Caulophyllum thalictroides, Pulsatilla.*
- **Douleurs avec besoins urgents d'aller à la selle :** *Nux vomica.*
- **Évanouissement pendant les douleurs :** *Cimicifuga racemosa, Nux vomica, Pulsatilla.*
- **Agitation pendant les douleurs :** *Arnica montana, Coffea cruda, Lycopodium clavatum.*
- **Travail trop lent :** *Belladonna, Caulophyllum thalictroides, Ignatia amara, Natrum muriaticum.*
- **Rigidité du col pendant le travail :** *Belladonna, Caulophyllum thalictroides, Chamomilla vulgaris, Gelsemium sempervirens, Lycopodium clavatum, Nux vomica, Sepia officinalis.*

• ALLAITEMENT (TRAITEMENTS POUR LA MÈRE)

Remèdes généraux : *Bryonia alba, Calcarea carbonica, Calendula officinalis, Chamomilla vulgaris, Phytolacca decandra, Pulsatilla, Sepia officinalis, Silicea.*
Épuisement après l'allaitement : *China officinalis, Phosphoricum acidum.*
Montée de lait fébrile ou douloureuse : *Aconitum napellus, Belladonna, Bryonia alba.*
Lait en quantité insuffisante : *Calcarea carbonica, Ignatia amara, Urtica urens.*
Crevasses des mamelons : *Croton tiglium.*
Inflammations ou engorgements des seins : *Belladonna, Bryonia alba, Phytolacca decandra.*
Abcès du sein : *Hepar sulfur, Silicea.*
Troubles des seins après le sevrage : *Lac caninum.*

• ALLAITEMENT (TRAITEMENTS POUR L'ENFANT)

Nourrisson trop fatigué pour téter : *Arnica montana.*
Somnolence excessive du nourrisson : *Opium.*

Les os, les articulations et les muscles

• COURBATURES PENDANT LA FIÈVRE

Dans le dos : *Arnica montana, Belladonna, Eupatorium perfoliatum, Natrum muriaticum, Nux vomica, Pulsatilla, Rhus toxicodendron.*
Dans les membres : *Arnica montana, Bryonia alba, China officinalis, Eupatorium perfoliatum, Mercurius solubilis, Nux vomica.*

• INFLAMMATIONS ARTICULAIRES

Remèdes généraux (sans modalités particulières) : *Apis mellifica, Belladonna, Bryonia alba, Kalium bichromicum, Phytolacca decandra, Pulsatilla.*

• SCIATIQUE

Remèdes généraux (sans modalités particulières) : *Arsenicum album, Bryonia alba, Chamomilla vulgaris, Colocynthis, Kalium bichromicum, Lycopodium clavatum, Magnesia phosphorica, Nux vomica, Plumbum metallicum, Rhus toxicodendron.*

Droite : *Colocynthis, Lachesis mutus, Lycopodium clavatum, Phytolacca decandra, Rhus toxicodendron.*
Gauche : *Kalium bichromicum, Kalium carbonicum, Lachesis mutus, Phosphorus.*
Accompagnée d'engourdissements : *Chamomilla vulgaris, Colocynthis, Nux vomica, Phytolacca decandra, Rhus toxicodendron.*
Douleur qui va et vient soudainement : *Belladonna, Kalium bichromicum, Magnesia phosphorica, Sulfur.*
Aggravation quand le malade est assis : *Bryonia alba, Kalium bichromicum, Lycopodium clavatum.*
Aggravation par la chaleur : *Pulsatilla.*
Amélioration par la chaleur : *Arsenicum album, Colocynthis, Kalium phosphoricum, Lycopodium clavatum, Magnesia phosphorica, Nux vomica, Rhus toxicodendron.*
Amélioration quand le malade marche : *Ferrum metallicum, Kalium bichromicum, Lycopodium clavatum, Rhus toxicodendron, Sepia officinalis.*

• **TENDINITES**

Remèdes généraux (sans modalités particulières) : *Anacardium orientale, Calendula officinalis, Rhus toxicodendron, Ruta graveolens.*
Suite à un traumatisme ou à un surmenage des petits tendons (poignets, doigts, chevilles) : *Ruta graveolens.*
Tennis-elbow (épicondylite) : *Agaricus muscarius, Ambra grisea, Rhus toxicodendron.*

La peau

• **BOUTON DE FIÈVRE (HERPÈS LABIAL)**

Remèdes généraux (sans modalités particulières) : *Natrum muriaticum, Rhus toxicodendron.*
Après une exposition au soleil : *Natrum muriaticum.*

• **ROUGEUR APRÈS UN COUP DE SOLEIL**

Aconitum napellus, Carbo vegetabilis, Gelsemium sempervirens, Glonoïnum, Lachesis mutus, Opium.

• **IMPÉTIGO**

Remèdes généraux (sans modalités particulières) : *Antimonium crudum, Mercurius solubilis, Mezereum, Sulfur.*

• **URTICAIRE**

Remèdes généraux (sans modalités particulières) : *Apis mellifica, Rhus toxicodendron, Urtica urens.*

• **ZONA**

Remèdes généraux (sans modalités particulières) : *Arsenicum album, Cantharis vesicatoria, Mercurius solubilis, Mezereum, Ranunculus bulbosus, Rhus toxicodendron.*
Zona ophtalmique : *Croton tiglium, Mezereum.*
Séquelles douloureuses de zona : *Hypericum perforatum, Mezereum, Phosphorus, Zincum metallicum.*

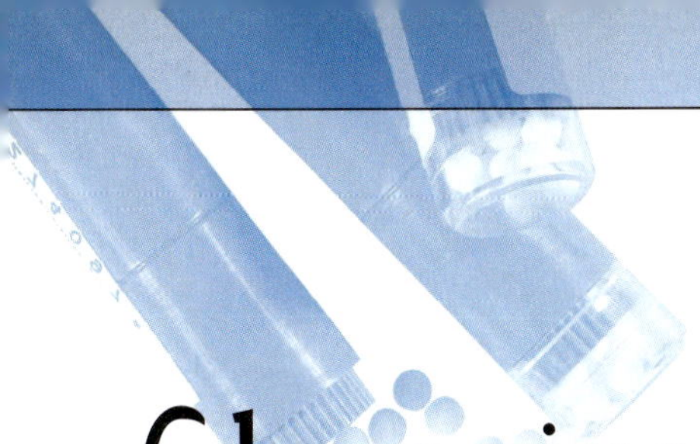

Glossaire de l'homéopathie

Aggravation thérapeutique
Augmentation temporaire de l'intensité des symptômes qui se produit parfois après la prise d'un médicament homéopathique. Cette aggravation thérapeutique témoigne généralement de la bonne réaction de la personne au remède prescrit. Lorsque le traitement est correct, elle est suivie d'une amélioration nette et durable.

Allopathie
Méthode thérapeutique dans laquelle la substance utilisée pour soigner la maladie (en grec *pathos*) est de nature « autre » (en grec *allos*). On a pris l'habitude d'opposer la médecine homéopathique (en grec *homoios,* c'est-à-dire « semblable »), à la médecine allopathique. En effet, cette dernière consiste le plus souvent en un traitement par le « contraire » (anti-spasmodique, anti-diarrhéique, anti-inflammatoire, etc.).
Voir aussi : Homéopathie

Antidote
Substance capable d'annuler l'action de certaines substances toxiques. La menthe, le camphre, le vinaigre sont par exemple des antidotes bien connus. Par précaution, il est classiquement conseillé de les éviter quelques heures avant et après la prise de remède homéopathique, afin de ne pas en annuler ou en perturber l'action.

Autorégulation
Capacité que possède un organisme de se réguler par lui-même.

CH (centésimale hahnemannienne)
La centésimale est une dilution au 1/100. C'est-à-dire que 1 ml de la substance à diluer est mélangé à 99 ml de solvant. La méthode de dilution de Hahnemann consiste à diluer le principe actif au 1/100 dans une solution alcoolisée, à secouer le mélange obtenu, puis à diluer de nouveau ce mélange au centième, dans un autre tube, à secouer de nouveau, et ainsi de suite. On obtient de cette façon successivement la première centésimale, la seconde... jusqu'à la trentième, désignées par les abréviations suivantes : 1CH, 2CH... 30CH.

DH ou DX (décimale hahnemannienne)
La décimale est une dilution au 1/10. C'est-à-dire que 1 ml de la substance à diluer est mélangé à 9 ml de solvant. La méthode de dilution décimale d'Hahnemann consiste à diluer le principe actif au 1/10, à secouer le mélange obtenu, à diluer à nouveau ce mélange au dixième dans un autre tube, à secouer à nouveau, et ainsi de suite. On obtient de cette façon successivement la première décimale, la seconde... jusqu'à la trentième, désignées par les abréviations suivantes : 1DH ou 1X, 2DH ou 2X... 30DH ou 30X.

Diathèse
Prédisposition d'une personne à développer des affections supposées de même nature (par exemple, diathèse arthritique, diathèse allergique, etc.).

Dilution
Diminution de la concentration d'une substance active en la diluant dans un solvant. En homéopathie, le solvant utilisé est un mélange d'eau et d'alcool. Classiquement, les hautes dilutions ont une action plus profonde que les basses dilutions. C'est la raison pour laquelle les médecins homéopathes conseillent d'employer les basses dilutions en cas d'automédication.
Voir aussi : CH ou centésimale hahnemannienne, DH ou décimale hahnemannienne, K ou dilution korsakovienne.

Dose
Sur une ordonnance, une « dose » correspond à une « dose-globule » : il s'agit d'une quantité de 1 gramme de globules contenus généralement dans un petit tube long de 3 à 4 cm environ. Ces globules sont imprégnés par la substance indiquée sur le tube avec la dilution employée. Les doses sont le plus souvent utilisées pour des prises uniques.

Dynamisation
Action de secouer énergiquement par des chocs répétés les mélanges obtenus lors des dilutions successives dans la préparation des remèdes homéopathiques. On emploie aussi parfois le terme « succussion ».

Énergie vitale
Terme employé par Hahnemann pour décrire une entité invisible dynamique qui régit en permanence l'équilibre et l'état de santé de l'organisme vivant.

Globalité
En homéopathie, considérer le patient dans sa globalité signifie qu'il est pris en compte dans son ensemble. En pratique, devant une maladie ou des troubles donnés, le praticien homéopathe essaiera de dégager toutes les

modifications survenues chez le patient, quel qu'en soit le siège, pour choisir un remède qui prenne en compte l'ensemble des symptômes observés.

Globules
Petites sphères de lactose destinées à être imprégnées d'une dilution homéopathique. Le calibre des globules est environ dix fois plus petit que celui des granules. Ils sont généralement utilisés pour la fabrication des doses. Lors de la prise, il faut les laisser fondre lentement sous la langue.

Granules
Petites sphères de lactose de 0, 05 g environ, destinées à être imprégnées d'une dilution homéopathique. Les granules sont présentés en « tubes » de 75 à 80 granules, d'environ 4 g. Ils sont utilisés lorsque des prises régulières sont prescrites, en général à raison de trois à cinq granules par prise. Lors de la prise, il faut les laisser fondre lentement sous la langue.

Homéopathie
Du grec *homoios*, semblable, et *pathos*, maladie. Méthode thérapeutique médicale basée sur le principe de similitude : « Toute substance capable de provoquer chez un sujet sain certaines manifestations est capable de faire disparaître des manifestations semblables chez un sujet malade. » Elle utilise des médicaments fabriqués selon une méthode très précise à partir de substances d'origine végétale, minérale, animale ou humaine. Ces médicaments sont ensuite prescrits selon des règles strictes.
Voir aussi : Allopathie.

Iatrogène
Trouble ou maladie provoqués par le médecin, une prescription ou un geste médical, même en l'absence d'une erreur médicale.

Individualisation
Pendant la consultation homéopathique, étape du diagnostic au cours de laquelle l'homéopathe repère les réactions individuelles et singulières du patient au cours de sa maladie.

Infinitésimal
Se dit de l'infiniment petit. Samuel Hahnemann et les homéopathes ont constaté que des dilutions homéopathiques, qui contiennent des quantités infiniment petites d'une substance active, pouvaient provoquer l'action ou la réaction recherchée chez un sujet sensible qui l'absorbe.

Isothérapie
Traitement basé sur l'administration d'une substance provenant du patient lui-même, ou de son environnement, à des doses infinitésimales. Cette méthode thérapeutique est différente de l'homéopathie.

K (dilution korsakovienne)
Cette méthode de dilution, mise au point par Korsakov, se pratique dans un seul tube. La dilution se fait en prenant comme quantité à diluer ce qui reste sur les parois du tube après en avoir jeté le contenu. On rajoute alors du solvant, on secoue, on obtient la 1K, puis on jette le mélange, on rajoute de nouveau du solvant, on secoue, et on obtient la 2K, etc. Cette technique permet de faire des dilutions extrêmement élevées. Les dilutions le plus couramment utilisées varient de la 6K à 200, 1 000 ou 10 000K et au-delà.

Luétisme
Un des trois terrains définis par Hahnemann. Une des grandes caractéristiques de ce terrain est la tendance à la destruction des tissus.
Voir aussi : Psore, Sycose, Tuberculinisme.

Maladie aiguë
Affection brutale, bruyante, en général brève. On distingue les maladies aiguës vraies, c'est-à-dire occasionnelles, épidémiques ou autres, et les maladies aiguës récurrentes, qui sont en fait les manifestations aiguës d'une maladie chronique que l'on prendra en charge globalement afin de la traiter en profondeur.

Maladie chronique
Affection évoluant sur une période longue.

Maladie fonctionnelle
Affection dans laquelle un ou plusieurs organes ne fonctionnent pas bien, sans que ces organes ne soient pour autant le siège de lésion décelable.

Maladie organique
Affection en relation avec une lésion d'un ou de plusieurs organes. Ces lésions peuvent être réversibles ou irréversibles.

Matières médicales
Ouvrages encyclopédiques qui donnent, pour chaque substance médicamenteuse, son origine, sa méthode de fabrication, et tous les symptômes que cette substance a pu provoquer lors de son expérimentation sur un sujet sain (pathogénésie) ou guérir chez une personne malade.

Menthe voir Antidote

Modalités
Facteurs observables par le patient (ou par son entourage) produisant une amélioration ou une aggravation d'un symptôme précis ou de l'état général.

Nosode
Médicament homéopathique fabriqué à partir de sécrétions pathologiques humaines expérimenté comme tout autre médicament homéopathique.

Nosologie
Étude des maladies consistant à leur donner un nom, à en faire une description précise, et à les classer.

Oligo-éléments
Minéraux (cuivre, fer, fluor, iode, manganèse, etc.) présents en très petites quantités dans l'organisme, indispensables à certaines de ses réactions chimiques. Certains traitements (oligothérapie) les utilisent à très petites doses, selon un principe différent du principe de similitude. Il ne s'agit pas d'homéopathie.

Pathogénésie
Expérimentation d'une substance (diluée et dynamisée selon les principes établis par Hahnemann) sur un sujet sain, consentant, qui permet d'en définir les effets et d'en transcrire les caractéristiques dans les matières médicales.

Périodicité
Certains symptômes réapparaissent selon des intervalles de temps réguliers, qui peuvent définir la périodicité de ces manifestations. En homéopathie, quand une périodicité est bien établie, elle constitue un indice pour trouver le remède approprié au cas à traiter.

Perlinguale
Voie d'administration d'un médicament (homéopathique ou allopathique), que l'on doit laisser fondre sous la langue.

Pharmacologie
Étude des médicaments et de leur action.

Pharmacopée
Ensemble des médicaments utilisés.

Phytothérapie
Méthode thérapeutique utilisant les plantes (du grec *phyto,* plante). La phytothérapie s'appuie sur des effets empiriquement connus de certaines plantes, mais elle n'utilise pas au sens strict le principe de similitude. Il ne s'agit donc pas d'homéopathie.

Placebo
Du latin *placebo,* qui signifie « je plairai ». Un placebo est une substance qui a l'aspect d'un médicament, mais qui ne contient aucun principe actif. En d'autres termes, il s'agit d'une substance neutre. Les effets placebo sont définis comme toutes les réactions favorables qui suivent la prise d'un placebo (allopathique ou homéopathique), ainsi que les réactions qui suivent la prise d'un médicament et ne sont pas attribuables à la substance active proprement dite.

Pluraliste
Un homéopathe pluraliste est un médecin qui prescrit un traitement comprenant plusieurs remèdes homéopathiques en alternance les uns avec les autres. Il prend en considération plusieurs types de similitudes chez un même patient (par exemple les similitudes mentale, organique, fonctionnelle, tissulaire, etc.).
Voir aussi : Uniciste.

Posologie
Indication du mode d'administration d'un médicament comportant la quantité et la fréquence des prises ainsi que la durée du traitement.

Psore
Un des trois terrains définis par Hahnemann. Les allergies, les alternances de pathologies en sont quelques signes.
Voir aussi : Luétisme, Sycose, Tuberculinisme.

Remède
Terme habituellement employé par les homéopathes pour désigner les médicaments homéopathiques.

Répertoire
Index de symptômes (avec les remèdes correspondants) élaboré à partir des matières médicales, afin d'en faciliter l'usage. Un des plus employés est le répertoire de Kent.

Répertorisation
En homéopathie, démarche consistant à extraire, à l'aide d'un répertoire, un ou des remèdes communs à plusieurs symptômes sélectionnés, correspondant à un trouble donné.

Sémiologie
Étude des signes et des symptômes des maladies.

Similimum
Remède correspondant exactement au mode réactionnel d'une personne donnée. Le similimum est très individualisé, c'est pourquoi les homéopathes parlent parfois « du similimum du patient ».

Similitude
Ressemblance entre deux ou plusieurs choses. Ce terme est utilisé en homéopathie pour exprimer la ressemblance entre les symptômes d'un patient et ceux que l'expérimentation d'une substance donnée a provoqués.

Souche
Substance de base d'origine végétale, minérale ou animale à partir de laquelle est fabriqué un remède homéopathique.

Suppression d'un symptôme
Quand un symptôme est contrarié par un traitement médical et que la perturbation interne l'ayant provoqué n'est pas traitée, on peut voir apparaître d'autres manifestations pathologiques, en relation avec le symptôme supprimé. Ainsi, un mal de tête peut succéder à un rhume après un traitement énergique.

Sycose
Un des trois terrains définis par Hahnemann. Une des grandes caractéristiques de ce terrain est la tendance au grossissement des tissus (avec par exemple des kystes, des verrues, des condylomes, etc.).
Voir aussi : Luétisme, Psore, Tuberculinisme.

Symptôme
En médecine, un symptôme est une manifestation d'une maladie contribuant à son diagnostic. Un symptôme peut être subjectif, c'est-à-dire ressenti exclusivement par le patient, ou objectif, c'est-à-dire également perceptible par le médecin ou l'entourage (dans le langage médical, on parle alors de « signe »). En médecine homéopathique, le terme « symptôme homéopathique » a une signification élargie précise : il désigne aussi des manifestations particulières non pathologiques accompagnant une maladie (par exemple, soupir pendant la fièvre). En outre, le symptôme homéopathique est en général décrit avec ses modalités d'aggravation ou d'amélioration et ses caractéristiques franches, parfois singulières, qui témoignent de la réaction particulière du patient.

Syndrome
Ensemble de symptômes constituant une entité reconnaissable en termes de maladie ou d'atteinte d'un organe donné.

Terrain
Prédisposition individuelle à développer certaines pathologies (terrain migraineux, terrain goutteux, etc.). Hahnemann a décrit trois terrains principaux : la psore, la sycose, le luétisme. L'École homéopathique française a défini un quatrième terrain, le tuberculinisme.

TM (teinture-mère)
Solution alcoolisée dans laquelle on a fait macérer une substance végétale ou animale. Ses propriétés résultent de la dissolution dans l'alcool des principes actifs de cette substance de base. On désigne une teinture-mère par l'abréviation TM.

Trituration
Action de broyer une substance ou de la réduire en poudre. Elle se faisait autrefois au pilon dans un mortier. Certains minéraux utilisés en homéopathie étant insolubles, la méthode de trituration est utilisée pour les premiers stades de la fabrication : on obtient les premières centésimales par trituration dans du lactose. Cette opération peut être répétée trois fois avant de passer à la méthode de dilution dans un liquide.

Tuberculinisme
Le quatrième terrain décrit par certains successeurs de Hahnemann. La tuberculose et certains états de fatigue en sont des signes classiques.
Voir aussi : Luétisme, Psore, Sycose.

Uniciste
Un homéopathe uniciste est un médecin qui prescrit un traitement qui comprend un seul remède homéopathique, celui-ci prenant en compte la totalité des symptômes du patient.
Voir aussi : Pluraliste.

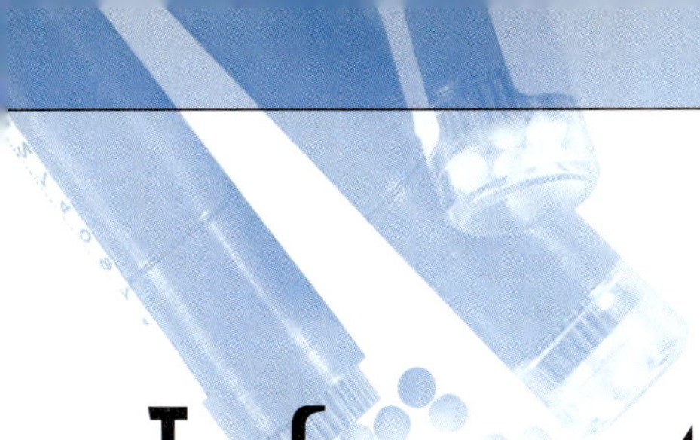

Informations pratiques

L'homéopathie dans le monde

Depuis deux siècles, l'homéopathie s'est répandue dans le monde entier : elle existe dans tous les pays d'Europe (dont l'Europe de l'Est), dans tous les pays de l'ex-URSS, aux États-Unis, au Canada, au Mexique, dans toute l'Amérique du Sud, dans de nombreux pays d'Afrique, mais aussi dans des pays comme la Birmanie ou l'Arabie saoudite. L'Inde est un cas à part, puisque non seulement l'homéopathie y est encouragée par les instances officielles, mais elle est pratiquement aussi répandue que la médecine occidentale. Selon les pays, le statut de l'homéopathie, son enseignement et sa pratique sont assez variables.

En France

Statut de l'homéopathie

La législation française réserve l'exercice de l'homéopathie aux médecins et chirurgiens-dentistes. Comme d'autres thérapeutiques douces, l'homéopathie est reconnue au titre d'un mode d'exercice particulier (MEP) et non comme une spécialité. Dans les pages jaunes de l'annuaire téléphonique, les médecins généralistes homéopathes figurent sous la rubrique « médecine générale, orientation homéopathique », les spécialistes homéopathes dans celle de leur spécialité. Les médicaments homéopathiques sont vendus uniquement en pharmacie.

Prise en charge

Les honoraires des médecins homéopathes du secteur conventionné (secteur 1) correspondent à ceux d'un médecin généraliste et sont remboursés à 65 % par la Sécurité sociale, le solde pouvant être compensé par une mutuelle. Les médecins à honoraires libres (secteur 2) pratiquent des tarifs très divers ; les mutuelles prennent plus ou moins en charge la différence. Par ailleurs, la Sécurité sociale rembourse à 65 % les 1 163 médicaments unitaires vignettés et les préparations magistrales correspondant à ces spécialités.

Formation

La formation en homéopathie ne fait pas partie du cursus médical obligatoire. Les connaissances nécessaires doivent donc s'acquérir par le biais d'années d'études supplémentaires en instituts privés ou dans le cadre d'un enseignement post-universitaire.

- **Diplômes universitaires.** Certaines facultés de médecine délivrent actuellement un diplôme universitaire qui repose sur un enseignement de trois ans ; plusieurs d'entre elles envisagent de créer un diplôme inter-universitaire.
- **Écoles privées.** Plusieurs écoles privées dispensent un enseignement de base (de 3 ans), consacré par un diplôme, et qui est ouvert aux étudiants en médecine en fin d'études, aux médecins, aux chirurgiens-dentistes, aux pharmaciens et aux vétérinaires.
- **Enseignement post-universitaire.** La formation médicale continue est assurée par des sociétés savantes ou associations privées.

Syndicats et regroupements

Plusieurs syndicats professionnels se consacrent à la promotion de l'homéopathie et à sa reconnaissance officielle, dont le Syndicat national des médecins homéopathes français, le Syndicat de la médecine homéopathique, le Syndicat national des chirurgiens-dentistes homéopathes et un Syndicat national de la pharmacie homéopathique.

Associations pour le grand public

Différentes associations cherchent à promouvoir l'homéopathie auprès du grand public, mais leur durée de vie est en général éphémère.

Quelques chiffres

Le nombre de médecins inscrits comme étant d'« orientation homéopathique » est estimé à environ cinq mille et celui des chirurgiens-dentistes à quelque deux mille.

Selon un sondage effectué en 1999, 38 % des patients disaient se soigner par homéopathie.

Belgique

Statut de l'homéopathie

En Belgique, la pratique de la médecine sous quelque forme que ce soit est réservée aux docteurs en médecine. La loi du 29 avril 1999 reconnaît quatre pratiques non conventionnelles, dont l'homéopathie, mais les conditions d'enregistrement des praticiens et des pratiques n'ont pas encore été arrêtées. Les médicaments homéopathiques sont vendus exclusivement en pharmacie.

Prise en charge

Toutes les mutuelles remboursent les consultations homéopathiques au même titre que les autres ; par le biais d'une assurance complémentaire, le patient peut obtenir le remboursement de six prestations annuelles supplémentaires et des médicaments homéopathiques prescrits.

Formation

Deux universités dispensent un cours d'information sur l'homéopathie, réservé aux étudiants de médecine en fin d'études. Onze centres de formation privés offrent un cycle d'enseignement de trois années, harmonisé au niveau national et consacré par un certificat.

Syndicats et regroupements

L'Unio Homœopathica Belgica représente les médecins homéopathes auprès des pouvoirs publics. Il existe également une société savante, la Société royale belge d'homéopathie.

Associations pour le grand public

Une association de patients, Les Amis de l'homéopathie, est active depuis plus de vingt-cinq ans.

Quelques chiffres

Environ 23 % des médecins généralistes prescrivent de l'homéopathie.
Selon un sondage effectué en 1999, 40 % des Belges recourent plus ou moins régulièrement à l'homéopathie.

Canada

Statut de l'homéopathie

Au Canada, la législation en matière de santé relève des provinces et non pas du gouvernement fédéral. Dans une seule province, le Nouveau-Brunswick, l'exercice de l'homéopathie est réservé aux seuls médecins. Au Québec, l'homéopathie est considérée comme une pratique illégale autant pour les médecins (exercice d'une médecine non reconnue scientifiquement) que pour les non-médecins (exercice illégal de la médecine). Dans les autres provinces, il n'existe aucune législation spécifique. Selon le modèle américain, l'homéopathie y est souvent considérée comme une branche de la naturopathie et enseignée comme telle, sans supervision officielle. La plupart des homéopathes ne sont pas médecins. La vente des médicaments homéopathiques est cependant libre tant en pharmacies que dans les magasins de produits naturels ou dans tout autre commerce.

Prise en charge

Seuls certains groupes d'assurance privés remboursent en partie les consultations et médicaments homéopathiques.

Formation et syndicats

La formation n'est régie par aucune norme gouvernementale, provinciale ou fédérale. Dans une seule province, le Québec, les homéopathes se sont regroupés dans le Syndicat professionnel des homéopathes du Québec (SPHQ-CNS), qui, par le biais de l'École des hautes études en homéopathie, à Montréal, offre une formation reconnue par des organismes internationaux comme l'*International Council for Classical Homeopathy*. Dans les autres provinces, l'enseignement de l'homéopathie est assuré par des associations ou organismes privés.

Quelques chiffres

En l'absence de structures officielles, il est difficile d'estimer le nombre de professionnels exerçant l'homéopathie, mais il paraît très faible. Le recours à l'homéopathie est, en revanche, assez répandu, notamment au Québec.

Suisse

Statut de l'homéopathie

En Suisse, l'exercice de l'homéopathie est en principe réservé aux médecins et aux dentistes ; seuls certains cantons autorisent la pratique de l'homéopathie par des non-médecins. Depuis janvier 1999, la Fédération des médecins suisses (FMH) reconnaît une Attestation de formation complémentaire (AFC) en homéopathie pour les médecins pouvant justifier d'une formation appropriée.

Prise en charge

Les consultations des médecins ainsi qualifiés et les médicaments homéopathiques prescrits par un médecin sont remboursés par l'assurance de base fédérale. Les médicaments homéopathiques sont vendus dans les pharmacies et drogueries.

Formation

La formation des médecins homéopathes est en grande partie assurée par la Société suisse des médecins pratiquant l'homéopathie (SSMH) et les associations qui y sont liées. Ces organismes offrent un enseignement de base (2 ans), ouvert également aux dentistes, aux pharmaciens, aux vétérinaires et aux étudiants en fin d'études dans ces disciplines. La SSMH assure en outre une formation post-universitaire qui débouche sur un diplôme reconnu par la FMH ainsi que la formation médicale continue obligatoire pour les détenteurs de ce diplôme. Plusieurs autres associations dispensent un enseignement de base ou post-universitaire. Depuis 1995, il existe une chaire d'homéopathie au sein de la faculté de médecine de l'université de Berne.

Syndicats et associations pour le grand public

La SSMH, qui regroupe la majorité des médecins homéopathes suisses (environ 300), est le principal organisme représentant la médecine homéopathique auprès des pouvoirs publics. La principale association d'utilisateurs de l'homéopathie est la Société d'encouragement pour l'homéopathie classique, qui compte environ 3 000 membres.

Adresses utiles :

France

Écoles privées

• École homéopathique de l'hôpital Saint-Jacques
37, rue des Volontaires, 75015 Paris
Tél. : 01 45 66 29 87

• Centre d'études homéopathiques de France
228, boulevard Raspail, 75014 Paris
Tél. : 01 43 20 78 96

• Institut national homéopathique de France
60, rue Saint-Lazare, 75009 Paris
Tél. : 01 40 16 55 99

• Centre d'études et de documentation homéopathiques
(créé par le laboratoire Boiron)
68, boulevard Malesherbes,
75008 Paris – Tél. : 01 44 70 65 65

• Fédération française des sociétés d'homéopathie et de biothérapie SMB Paris
(créée par le laboratoire Dolisos)
51, avenue Victor-Hugo, 75016 Paris
Tél. : 01 44 78 10 92
www.dolisos.com

• Groupe de recherche, d'études et d'applications thérapeutiques (GREAT)
183, avenue de la République,
59110 La Madeleine
Tél. : 03 20 06 61 06

Enseignement post-universitaire

• Diverses sociétés savantes regroupées au sein de la Fédération nationale des sociétés médicales homéopathiques de France
104 bis, rue de l'Avenir,
94380 Bonneuil-sur-Marne
Tél. : 01 43 39 14 75

• Société hahnemannienne Dauphiné-Savoie
13, rue de la Poste, 74000 Annecy

• Le groupe Dynamis
19 bis, rue Ernest-Michel,
34000 Montpellier
Tél. : 04 67 04 03 45
http://homeoint.org/dynamis/index.htm

• Le Groupe d'étude d'homéopathie uniciste (GEHU)
18, rue Littré, 75006 Paris
Tél. : 01 45 44 72 12

• L'Association française de l'approfondissement de la doctrine hahnemannienne (AFADH)
Le Clos du Corsac,
43700 Brives Charensac
Tél. : 04 71 09 92 93

• Groupement des pédiatres homéopathes d'expression française
34, rue Félicien David, 75016 Paris
Tél. : 01 42 88 11 31

Association

• Association nationale pour l'homéopathie, les médecines alternatives et naturelles (ANHMAN)
Porte de Lyon,
38160 Saint-Antoine-l'Abbaye
anhman@planete-home.org

Belgique

Centres de formation

• Centre bruxellois d'homéopathie uniciste
8, rue Père De Deken, B-1040 Brussels
Tél. : (2) 733 30 40

• Centre liégois d'homéopathie
1, rue Vignoble, B-4130 Esneux
Tél. : (4) 380 17 80

• École mosane d'homéopathie (Huy)
16, rue Pavillonchamps,
B-4920 Harze-Aywaille
Tél. : (4) 384 50 63

• Europees Studiecentrum Homeopathie
11, Jules Bordet, B-1140 Bruxelles
Tél. : (2) 726 90 70

• Institut médical d'homéopathie et de biothérapie
7, rue Carli, B-1140 Bruxelles
Tél. : (2) 248 06 20

• Internationale School Klassieke Homœopathie
19, 12-Septemberstraat,
B-3940 Hechtel
Tél. : (1) 173 32 71

• Pédiatres pratiquant l'homéopathie
12, chemin du gros Tienne,
B-1310 La Hulpe
Tél. : (2) 653 26 95

• Société royale belge d'homéopathie
82, avenue de Selliers de Moranville
B-1082 Bruxelles– Tél. : (2) 468 21 57

• Unio Homœopathica Belgica
132, chaussée de Bruxelles,
B-1190 Bruxelles – Tél. : (2) 346 18 26

• Vlaamse Studievereniging voor Unitaire homeopathische Geneeskunde
18, Schanstraat, B-3511 Kuningen
Tél. : (1) 187 40 97

• Wetenschappelijke Vereniging voor Therapie Studie
31, Florent Pauwelslei, B-2100 Deurne
Tél. : (3) 322 71 25

• Les Amis de l'homéopathie
85, avenue du Père Damien,
B-1150 Bruxelles
Tél. : (2) 660 60 18

Canada

• Syndicat professionnel des homéopathes du Québec Montréal
Tél. : (514) 525 20 37 (sphq@total.net)

Suisse

• Société suisse des médecins pratiquant l'homéopathie (SSMH)
Rue Tempé 1a, CH-2520 La Neuveville
Tél. : (032) 7 51 33 41

• Société d'encouragement pour l'homéopathie classique (SEHC)
(même adresse)

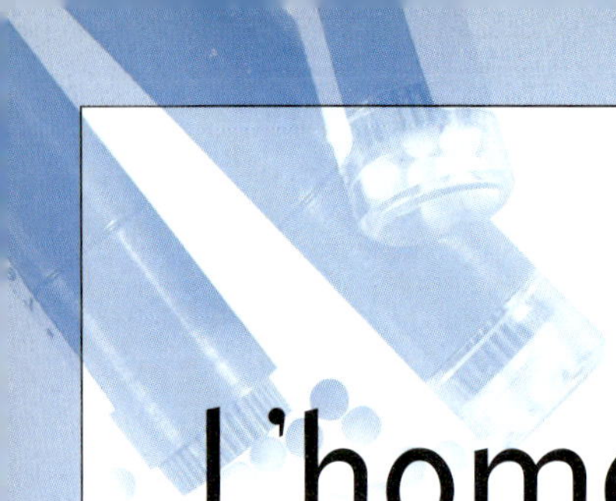

L'homéopathie et les animaux

Une consultation en homéopathie vétérinaire comporte toujours un examen clinique soigneux, qui sera approfondi si nécessaire.

Les propriétaires d'animaux sont aujourd'hui de plus en plus sensibles à la qualité des soins apportés à leurs compagnons. Aussi, pour les soigner, ont-ils souvent recours aux médecines dites « douces », et particulièrement à l'homéopathie. Les principes et les lois de l'homéopathie vétérinaire sont les mêmes que ceux de l'homéopathie humaine ; leur mise en œuvre, à quelques particularités près, est également identique.

Soigner un animal par homéopathie

Comme en médecine humaine, un remède homéopathique est prescrit à un animal malade en fonction de ses caractéristiques et de ses symptômes individuels. Il s'agit donc d'identifier les éléments qui fondent sa « personnalité » au sein d'une même espèce et d'une même race, et avec lesquels il élabore sa propre réaction de défense à une maladie donnée.

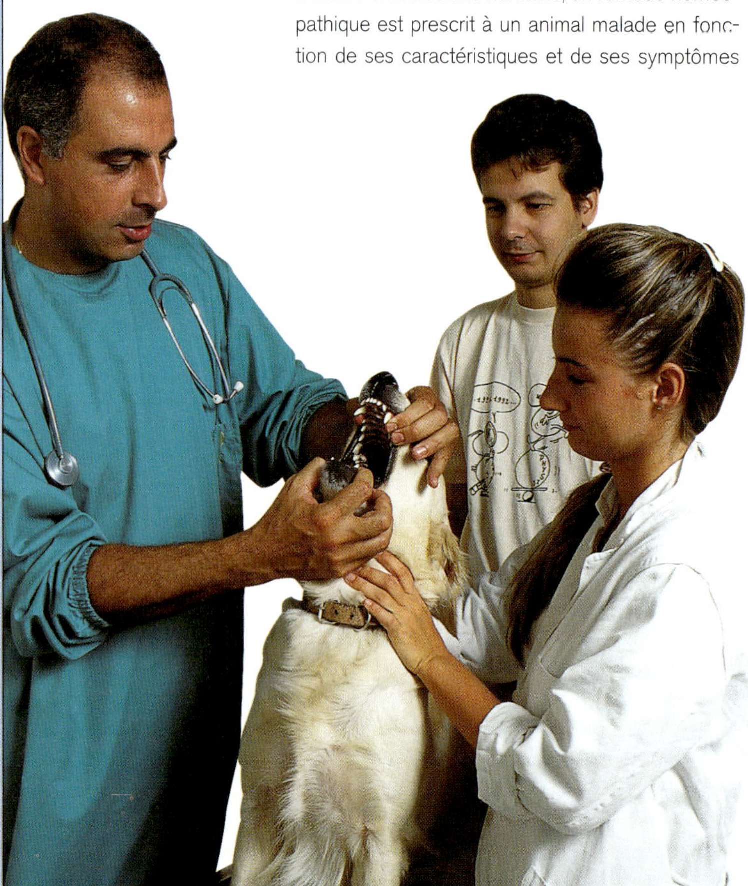

Le rôle du maître

Pour soigner un animal par homéopathie, une seule condition est requise : la bonne connaissance de l'animal par son maître, véritable intermédiaire entre l'animal et le vétérinaire. Seul le maître pourra décrire en détail l'animal, ses attitudes habituelles et inhabituelles, retracer son histoire et, ainsi, apporter les informations indispensables au choix du bon remède.

Soigner des espèces très diverses

Tous les animaux bénéficiant d'une observation attentive de la part de leurs maîtres peuvent être soignés par homéopathie.

En médecine vétérinaire, on distingue traditionnellement les animaux de compagnie et les animaux d'élevage.

- **Les animaux de compagnie**

Les animaux de compagnie (chiens, chats) sont bien sûr concernés par cette médecine, ainsi que les chevaux et les poneys, les oiseaux (perroquets, perruches, canaris principalement) et les poissons d'aquarium.

Il en est de même des animaux que la société contemporaine a depuis peu promus au rang d'animaux de compagnie, tels les rongeurs (lapins nains, cobayes, hamsters, rats, souris, par exemple) et les reptiles (tortues et serpents, notamment).

- **Les animaux d'élevage**

Les animaux d'élevage (bovins, porcs, moutons, chèvres) peuvent également être soignés par homéopathie. Dans le cas d'une maladie affectant une partie ou l'ensemble d'un troupeau, il est possible de soigner individuellement chaque animal, mais on proposera beaucoup plus souvent de considérer la totalité du cheptel comme un seul individu, le même remède homéopathique étant administré à tous les animaux de ce troupeau.

Dans ce cas, la prescription est déterminée à partir des éléments les plus caractéristiques que présentent tous les animaux appartenant au troupeau, qu'ils soient ou non malades.

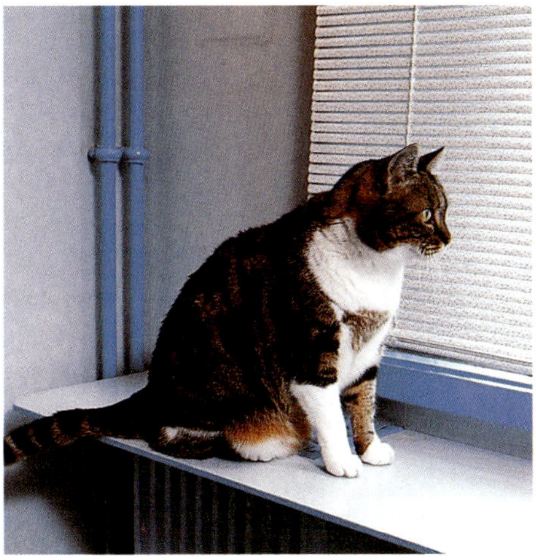

La recherche de la chaleur caractérise la majorité des chats et ne constitue donc généralement pas un symptôme homéopathique.

Quelles maladies soigner ?

Comme pour toute thérapeutique, le but de l'homéopathie est de guérir les animaux malades, donc de les débarrasser des troubles physiques ou comportementaux qui les affectent.

Les maladies physiques

L'homéopathie vétérinaire peut avoir une action efficace dans tous les cas de maladie provoquée par une cause interne à l'organisme (origine endogène). Elle peut être utilisée pour traiter certains symptômes gênants infectieux ou non (diarrhée, vomissements, toux, démangeaisons, etc.) ; elle donne à l'animal des ressources énergétiques qui lui permettent de mieux résister à des maladies potentielles ; enfin, elle aide parfois à assurer à l'animal une vie plus harmonieuse et plus sereine, même en présence d'une maladie incurable. Ainsi, ce chien atteint, après avoir été renversé par une voiture, d'une paralysie puis d'une volumineuse tumeur de la face : l'administration d'un remède homéopathique a sensiblement soulagé l'animal, qui a encore vécu plusieurs mois sans autre traitement, sans souffrances et avec la possibilité de se nourrir plus facilement. En revanche, toute perturbation liée à des facteurs extérieurs (parasitisme, par exemple) doit être combattue avec des produits allopathiques adaptés.

Les troubles du comportement

De très nombreux troubles du comportement trouvent leur origine dans une éducation inappropriée de l'animal, le maître ne tenant parfois pas compte des habitudes comportementales instinctives.
L'homéopathie peut certes traiter bien des troubles du comportement, notamment différents cas d'anxiété, de dépression ou de phobies. Il est ainsi possible de traiter par homéopathie un cheval de course dont les mauvaises performances lors des concours, liées à un stress excessif, contredisent ses capacités à l'entraînement.
Mais les limites de cette thérapeutique sont atteintes lorsque le trouble est induit par le comportement du maître ; c'est par exemple le cas de chiens devenus agressifs après avoir été amenés à se comporter « en maîtres » en étant nourris avant leur propriétaire et autorisés à se coucher sur le lit de celui-ci. Dans ce cas, le recours à une thérapie comportementale (conseils pratiques destinés à apprendre au maître à éduquer son animal) peut être nécessaire.

Un animal en bonne santé

Pour savoir si votre animal est en bonne santé, vous pouvez d'abord rechercher les symptômes gênants : diarrhée, vomissements fréquents, respiration irrégulière, toux importante, etc. En outre, bien sûr, votre animal ne doit être affecté ni de souffrance physique (douleur invalidante...) ni de souffrance psychique (peurs et anxiété l'empêchant de vivre paisiblement...).
Il est également indispensable de faire appel à des critères plus généraux : l'appétit est un réflexe primordial, qui marque l'instinct de survie des animaux ; un animal ne peut être déclaré en bonne santé s'il refuse de s'alimenter selon son rythme de vie et en conformité avec les habitudes de son espèce et de sa race.
L'aspect physique est important : les poils doivent être brillants, les yeux vifs, la perception auditive et les réflexes satisfaisants.
Enfin, le jeu et le sommeil doivent être pris en considération. Le jeu fait partie de la vie des animaux, l'instinct de jeu ne se manifestant qu'en l'absence de toute souffrance et de toute contrainte : un animal joueur est en bonne santé.
De même, le sommeil est fondamental ; un sommeil long et calme est le signe de la tranquillité intérieure indispensable au bien-être des animaux.

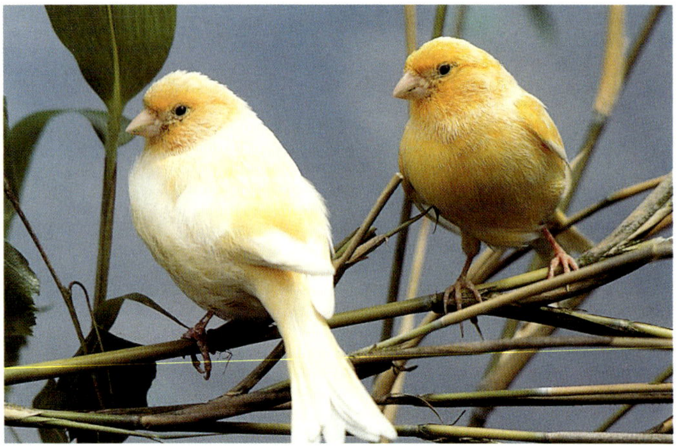

Les symptômes caractéristiques de ces canaris, comme ceux de tous les oiseaux de volière, sont difficiles à percevoir. Ceci fait toute la difficulté de leur traitement par homéopathie.

Les particularités du monde animal

En médecine humaine, le thérapeute utilise beaucoup les sentiments, les peurs, les illusions, les rêves de ses malades, informations dont il ne peut disposer pour des animaux. Il est pourtant possible de traiter les animaux par homéopathie.

Étudier les particularités de chaque animal

Certes, les animaux ne parlent pas, mais ils s'expriment cependant. Ils montrent leurs souffrances par leurs attitudes et leurs comportements, et par la façon particulière qu'ils ont de manifester des symptômes. Comme chez l'être humain, chaque animal a sa façon à lui de « faire une maladie ». Ainsi, tel chien atteint de diarrhée ira se mettre près d'un radiateur, alors que tel autre préférera se coucher sur du carrelage ; tel chat souffrant de conjonctivite délaissera sa nourriture, alors que tel autre manifestera d'un appétit inhabituel… C'est du discernement des particularités observées que naîtra ce que l'on appelle en homéopathie l'« individualisation du malade », préalable indispensable au diagnostic et à la prescription d'un traitement.

La consultation

L'observation directe de l'animal par le vétérinaire homéopathe est un temps fort de la consultation. L'entretien avec le maître peut être assez long (une heure, si nécessaire).

Décrire l'animal

Pour faire connaissance avec l'animal, l'homéopathe est amené à poser à son ou ses maîtres différentes questions. Qui est-il ? Quels sont ses nom, sexe, âge, race, couleur ? Est-il castré ou non ? D'où vient-il ? Est-il né à la maison ? A-t-il été acheté

TROUBLES COMPORTEMENTAUX FRÉQUENTS

Cause	Symptômes	Remèdes
En voyage.	Tremblements, anxiété. Agitation anxieuse. Agitation avec peur d'être enfermé. Diarrhée. Malade en voiture (vomissements, hypersalivation…).	Gelsemium sempervirens Arsenicum album Argentum nitricum Cocculus indicus Cocculus indicus, Petroleum
Frayeur suivie de divers troubles.	Peur panique. Tremblements. Urticaire consécutif à une frayeur. Peur soudaine des bruits, envie de se cacher. Peur avant l'orage. Peur pendant l'orage. Aboiements pendant l'orage.	Aconitum napellus Gelsemium sempervirens Aconitum napellus Belladonna Psorinum Natrum carbonicum, Phosphorus, Rhododendron chrysanthum Gelsemium sempervirens

Ces médicaments sont à administrer en dilution 7 CH, à raison de 3 granules en une seule prise. En l'absence d'amélioration après 4 semaines, consultez un vétérinaire homéopathe.

à un particulier, à un éleveur, à un marchand, ou encore recueilli (dans ce cas, dans quelles conditions, à quel âge, etc.) ? Avec qui vit-il ? Avec son maître, des enfants, d'autres animaux ?
Comment vit-il ? Seul toute la journée, en liberté, toujours enfermé dans un appartement, une écurie, une porcherie... ?

Bien identifier ses spécificités

D'autres questions peuvent être posées pour mieux caractériser l'animal, en particulier lors d'affections chroniques. Il est nécessaire que ses propriétaires « racontent sa vie » au vétérinaire ; c'est cet échange qui permettra la prescription du médicament homéopathique le plus approprié : « Comment est-il ? Parlez-moi de lui, de ses peurs, de sa façon de vivre, des symptômes gênants pour lui et pour son entourage. Quels événements de la vie quotidienne ont sur lui une influence néfaste ? Quel comportement frappant le caractérise ? » Par exemple : telle jument est « maniaque », elle mange toujours dans le même seau ; telle perruche hausse le ton pour se faire remarquer quand il y a du monde à la maison ; tel veau se tient toujours derrière les autres, et se sauve plus volontiers qu'eux en voyant arriver son propriétaire... Quels adjectifs conviennent le mieux pour qualifier et décrire l'animal (affectueux, indépendant, roublard, jaloux, protecteur...) ? Comment supporte-t-il ses conditions de vie ? Qu'est-ce qui semble faire le plus plaisir à l'animal considéré et que peut-il y avoir de pire pour lui ? Tel cheval de selle, par exemple, a horreur de subir des piqûres et s'en défend avec véhémence en envoyant des ruades ; telle lapine ne supporte absolument pas la présence d'un lapin nouveau venu dans la maison et urine partout pour marquer son mécontentement.

Donner le motif de la consultation

Quel est le problème, la maladie de l'animal ? Quels sont les symptômes gênants pour lui, pour le propriétaire ou l'éleveur ? Afin que les symptômes soient exploitables, il est indispensable de les préciser. Dire que son chien est « peureux » est insuffisant. Il est important de spécifier : « Il est anxieux dans la rue, quand il y a des bruits importants et

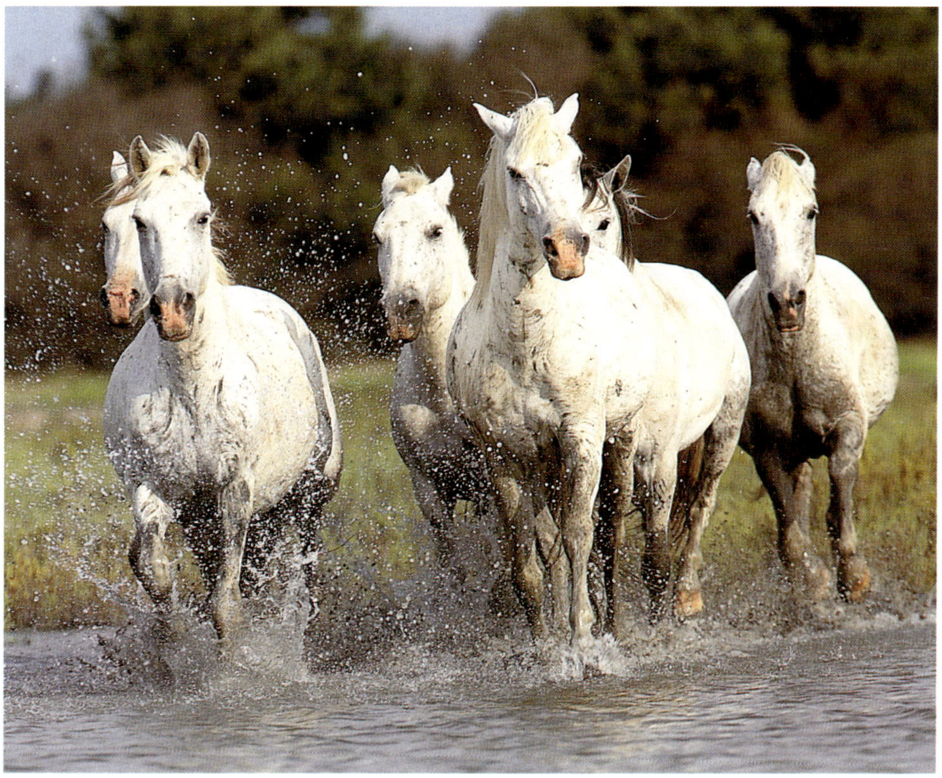

Les chevaux (ici, des chevaux de Camargue) peuvent aisément bénéficier d'un traitement homéopathique, en raison du lien étroit qui les unit généralement à leur propriétaire. Mais, dans le domaine équin plus encore que dans les autres, l'établissement d'un diagnostic raisonné est impératif pour déterminer le remède adéquat.

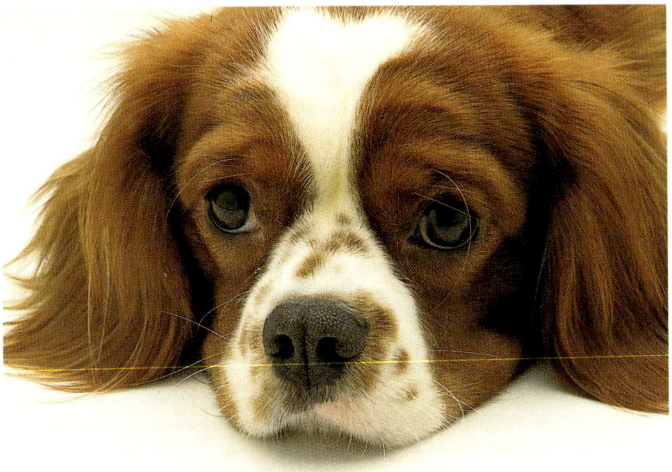

Plus que la tristesse, ce sont les causes et les modalités de cette tristesse qui pourront être retenues comme symptômes caractéristiques d'un animal.

beaucoup de monde, surtout le soir, quand il n'est pas tenu en laisse ; cela dure depuis qu'il a été accidenté sur la voie publique. »

De même pour les troubles physiques : « Mon cheval boite du membre antérieur droit, surtout après avoir fourni un gros effort, quand le temps est chaud ; la douleur semble importante par moments, mais elle disparaît lorsqu'on lui fait des applications chaudes ; le membre n'est jamais gonflé ; la gêne semble venir du pied et remonter vers le haut du membre. »

L'examen clinique

L'examen clinique peut être rapide. Ce peut être la simple constatation qu'il n'y a pas de lésions visibles, par exemple lorsqu'un chien est présenté en consultation exclusivement pour aboiements fréquents ; ce peut être encore la constatation d'un seul symptôme caractéristique, par exemple des crises de grattage intense. Cependant, il est parfois très long quand il s'agit de cerner une maladie dans sa totalité.

• L'observation globale

Le premier contact du vétérinaire homéopathe avec l'animal amené en consultation est toujours plurisensoriel : il le regarde, le touche, le sent, l'entend, recueillant ainsi autant d'indices qui lui permettent d'avoir immédiatement une première approche individuelle avec l'animal malade.

• Le bilan de l'état général

Le vétérinaire procède ensuite à un examen clinique complet, en laissant de côté les lésions superficielles, qui sont souvent à l'origine de l'inquiétude des maîtres. En effet ne traiter, par exemple, que des lésions eczémateuses externes sans s'intéresser à un éventuel problème cardiaque ou rénal conduirait inéluctablement à un échec thérapeutique.

L'occasion d'un bilan complet

La consultation homéopathique peut être l'occasion de faire un bilan complet concernant tant le mode de vie, l'alimentation que la façon particulière de vivre de l'animal, avec ses sensibilités « psychiques » et ses affections physiques.

En outre, certains examens complémentaires doivent parfois être mis en œuvre pour donner une vision exacte de l'état de santé de l'animal (radiographies, prélèvements de tissus destinés à être examinés au microscope, analyses de sang, d'urines, par exemple). Cependant, en homéopathie, le diagnostic tel qu'il est pratiqué en médecine vétérinaire « classique » n'a qu'un intérêt limité. En effet, le médicament homéopathique n'est pas choisi en fonction de la nature de la maladie, il est déterminé d'après les caractéristiques du malade. Toutefois, le diagnostic est important pour prévoir l'évolution de l'état de santé. Il est évident que l'espérance de vie de l'animal varie selon les lésions observées : cancer, trouble fonctionnel, trouble du comportement...

Maladie aiguë ou chronique

Lors de la consultation, il est important d'établir s'il s'agit d'une maladie aiguë ou chronique. En effet, le traitement ne sera pas le même.

Définitions

En homéopathie, seules les affections récentes, qui font suite à un événement précis, sont qualifiées de maladies aiguës. C'est le cas des traumatismes et des indispositions occasionnelles. En revanche, nombre de maladies apparemment aiguës sont considérées comme l'exacerbation d'un état maladif chronique (une diarrhée survenue depuis quelques heures, par exemple, mais dont il apparaît lors de l'entretien avec les maîtres qu'elle resurgit chaque fois que l'animal est contrarié). Il conviendra alors de traiter le problème général sous-jacent (dans cet exemple, l'incapacité de l'animal à supporter la moindre contrariété) et non la maladie aiguë (la diarrhée).

LA GASTRO-ENTÉRITE DU CHIEN

Comportement caractéristique	Symptômes	Remèdes
◗ Refuse catégoriquement toute boisson.	Douleur abdominale importante ; anus béant.	Apis mellifica
◗ Reste blotti près du chauffage.	Soif très importante, avec vomissement aussitôt après.	Arsenicum album
◗ Ne veut pas bouger.	Soif de grandes quantités d'eau ; vomit après avoir bu.	Bryonia alba
◗ Chaleurs en retard.	Vomissements et diarrhée pendant les « règles ».	Chamomilla vulgaris
◗ Grande fatigue.	Vomit dès qu'il boit un tout petit peu d'eau.	China officinalis
◗ Beaucoup de tremblements.	Coliques, avec vomissements de couleur blanche.	Colchicum autumnale
◗ Se courbe en deux pour atténuer ses douleurs abdominales entre deux émissions de sang.	Température rectale très élevée. Il est épuisé par ses spasmes.	Colocynthis
◗ Très irritable et agressif depuis qu'il vomit et qu'il a la diarrhée.	(pas d'autres symptômes caractéristiques)	Ferrum metallicum
◗ Peu d'atteinte de l'état général.	Vomissements d'aliments non digérés. Gastro-entérite pendant les « règles ».	Kreosotum Lachesis mutus
◗ Agressif quand on le dérange.	Vomissements importants ; absence de soif. Alternance de selles diarrhéiques et de selles plus dures.	Lycopodium clavatum
◗ Aggravation de l'état par tous les bruits.	Selles molles, mais non liquides.	Natrum carbonicum
◗ Diarrhée après avoir trop mangé.	(pas d'autres symptômes caractéristiques)	Natrum sulfuricum
◗ Diarrhée après avoir mangé froid.	Abdomen distendu et douloureux.	Nux vomica
◗ L'animal semble vivre « normalement ».	Importantes émissions de sang dans les selles.	Phosphoricum acidum
◗ Recherche le contact froid du carrelage. Vient se faire caresser.	Boit beaucoup.	Phosphorus
◗ Recherche l'air frais.	Suite d'ingestion d'aliments gras.	Pulsatilla
◗ Indifférence totale à tout ce qui se passe autour de lui.	Gastro-entérite hémorragique grave.	Sulfur
◗ Prostration : ne réagit à rien.	Nez glacé et haleine froide avec une forte hyperthermie.	Veratrum album

Ces remèdes sont à administrer en dilution 5 CH, à raison de 3 granules toutes les deux heures. En l'absence d'amélioration après 3 prises, consultez un vétérinaire homéopathe.

Chez les jeunes animaux, il peut être difficile de déterminer le bon remède homéopathique. Dans certains cas, on leur prescrit alors un remède choisi en fonction des caractéristiques de leur mère.

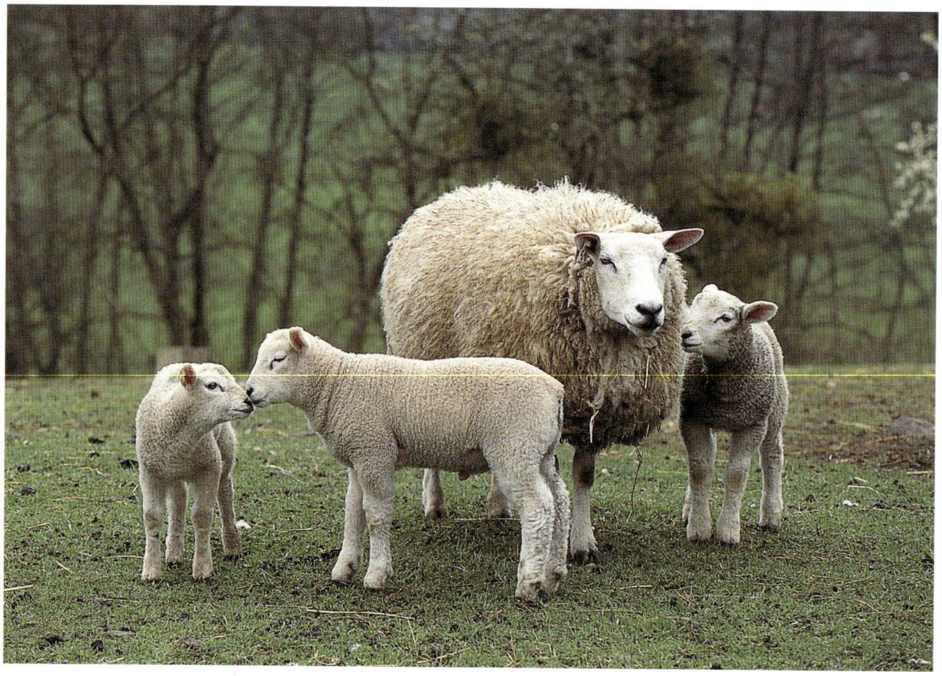

Les maladies aiguës

En cas de maladie aiguë, l'homéopathe s'attache à rechercher les symptômes caractéristiques, c'est-à-dire exclusivement ceux qui sont apparus depuis que cette maladie a débuté. Les questions importantes sont alors les suivantes : « Qu'est-ce qui a changé chez votre compagnon depuis qu'il est malade ? » – la réponse devant englober tout ce qui s'est trouvé modifié : comportement, appétit, soif, sommeil, douleurs, selles, urines, etc. –, « Depuis quand est-il malade ? » et « À votre avis, qu'est-ce qui a pu déclencher cette maladie ? » Par exemple, un boxer a eu très peur un matin en étant attaqué par un autre chien. Aussitôt, de nombreux boutons sont apparus sur son corps, et un œdème important s'est développé sur sa gueule. Cette éruption d'urticaire consécutive à une frayeur a fait prescrire *Aconitum napellus* ; 4 doses administrées en 24 heures ont fait céder les symptômes.

Les maladies chroniques

Il est dans ce cas essentiel d'établir la cause profonde de la maladie. L'homéopathe recherche ce qui a changé depuis quelque temps et fonde son diagnostic sur l'observation attentive des comportements « étranges » de l'animal et sur la réponse aux questions suivantes : « Qu'est-ce qui a occasionné une perturbation ? Qu'est-ce que l'animal vit mal ? Comment le manifeste-t-il ? Quelle est la maladie engendrée ? » Autrement dit, il tente de reconstituer l'histoire de l'animal pour comprendre sa façon de réagir lors de situations qui le déséquilibrent. Ce qu'illustre l'exemple suivant : un chien se grattait depuis trois ans lorsqu'il est présenté en consultation. Lors du long entretien avec les maîtres de cet animal, il apparaît que celui-ci a des crises d'eczéma chaque fois qu'il est seul ou lorsqu'il est mis en présence d'un autre animal empiétant sur son territoire, que ce soit la tortue dans le jardin, une pie ou, a fortiori, un autre chien venant « chez lui » ; ces manifestations sont interprétées par ses propriétaires comme étant de la jalousie. Dans ce cas, la seule considération de la manifestation eczémateuse ne suffit pas ; pour établir le traitement, le vétérinaire a également tenu compte d'autres caractéristiques de l'animal, précisées lors de l'entretien et de l'observation : chien joueur, aboyant beaucoup, très sensible à l'environnement, ayant un regard fier, aimant rester chez lui, ce qui a orienté l'homéopathe vers *Lachesis mutus* ; à la suite de l'administration de ce médicament, le chien est resté sensible aux perturbations extérieures, mais n'a plus présenté de crises d'eczéma consécutives à des « jalousies », comme par le passé.

Le traitement

Le vétérinaire homéopathe, après avoir recueilli l'ensemble des symptômes, doit les hiérarchiser, afin de ne conserver que ceux qui sont réellement caractéristiques de l'animal. Il pourra alors, en se référant à la *Matière médicale homéopathique* (ouvrage répertoriant la totalité des symptômes que provoquent, chez le sujet sain, les différents médicaments homéopathiques) prescrire un remède sélectionné parmi l'ensemble des remèdes disponibles. On utilise pour l'animal les mêmes médicaments qu'en homéopathie humaine.

• La dilution des remèdes

En matière de dilutions, on a recours à tout ce qui est disponible sur le marché, de la 5e à la 30e CH (dilution hahnemannienne), et de la 12e à la 50 000e K et plus (dilution korsakovienne). Le choix de telle ou telle dilution par le vétérinaire homéopathe est fonction de la durée d'évolution et de la gravité de la maladie, ainsi que de l'âge de l'animal malade.

• La dose prescrite

La quantité de médicament administrée n'est pas proportionnelle au poids ou à la taille de l'animal, ni à la gravité de la maladie. Ainsi, un cheval ou une vache recevra la même quantité de granules ou de globules qu'un chat ou un yorkshire.

• Le rythme des prises

Selon les cas, la prescription du médicament peut se faire soit en une seule prise, soit une fois par jour pendant plusieurs jours, soit plusieurs fois par jour, notamment dans les cas aigus.

• Le délai de réaction

Le remède peut agir en quelques secondes (notamment lors de troubles aigus), ou demander plusieurs jours pour provoquer un effet perceptible. En général, l'évolution d'un cas aigu vers l'amélioration se fait en quelques heures. Pour les cas chroniques, une durée de trois semaines est nécessaire pour juger des effets du traitement.

• L'adaptation du traitement

En fonction de l'évolution de la maladie, un médicament homéopathique peut être prescrit ultérieurement. Ce peut être le même remède, à la même dilution ou à une concentration différente, ou un autre médicament, plus approprié ou correspondant mieux à l'évolution des symptômes notée après la première prise.

• Les limites de l'automédication

La prise inconsidérée ou trop fréquente de médicaments homéopathiques, bien que ne présentant pas de risques potentiels importants, ne permet en général que des améliorations passagères. Mieux vaut consulter régulièrement un vétérinaire homéopathe.

Maladresse ou vertige sont rares chez le chat, et peuvent donc être retenus comme symptômes homéopathiques.

Comment administrer le remède ?

Quelle que soit leur présentation (granules, globules), les remèdes peuvent souvent être mis directement dans la gueule de l'animal. La solution la plus simple consiste à les faire fondre dans un peu d'eau (quelques minutes sont nécessaires), puis à faire boire le mélange à l'aide d'une cuiller ou d'une petite seringue. Pour certaines espèces, vous les diluerez dans l'eau de boisson (oiseaux, reptiles) ou dans celle de l'aquarium (poissons). Mettre le médicament homéopathique dans la nourriture est toujours un peu aléatoire ; ce procédé ne doit être adopté que lorsqu'il est impossible d'administrer le remède autrement.

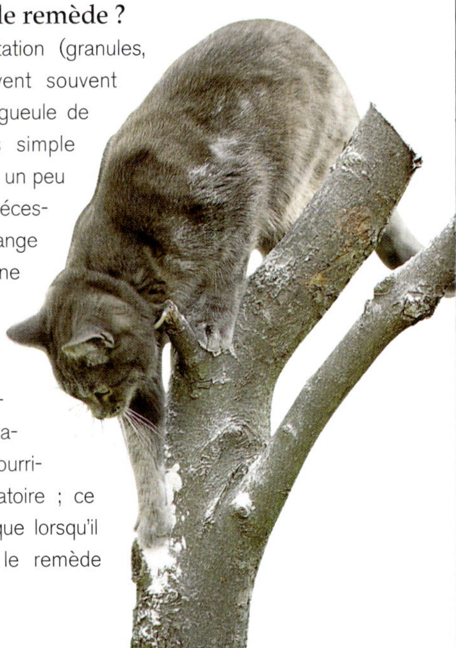

Un exemple de consultation homéopathique

Une chatte est présentée en consultation pour nervosité. Sa queue bat en permanence. Il s'agit d'un animal abandonné, qui a été recueilli vers l'âge de deux ans. « Même quand elle est tranquille sur nos genoux et qu'on la caresse, dit sa propriétaire, elle fouette de la queue. » Cette chatte a depuis plusieurs mois des troubles hépatiques (que confirme un examen sanguin). Elle mange très peu et fait preuve d'excitations fugaces. De temps en temps, elle mord, puis retrouve son calme immédiatement. Par ailleurs, elle se lèche exagérément et est plutôt apathique. Sa maîtresse suggère que son « mauvais caractère » pourrait trouver son origine dans des douleurs du foie. Le syndrome minimum de valeur maximum de cette chatte est ainsi établi : irritabilité due à des douleurs hépatiques ; agressivité subite et de très courte durée ; colère envers celle qui devrait la soigner. Ce choix oriente vers la prescription de *Chamomilla vulgaris*, qui permettra une guérison complète en quelques semaines, tant au niveau du caractère qu'à celui des troubles hépatiques.

REMÈDES COURANTS (CHIENS, CHATS, CHEVAUX)

Troubles	Causes et symptômes	Remèdes
Brûlure.	Œdème, absence de soif Chaleur, rougeur, douleur Séquelle de brûlure	**Apis mellifica** **Belladonna** **Cantharis vesicatoria**
Cystite.	Pendant les « règles » À la suite de rétention urinaire (chien resté sans sortir)	**Cantharis vesicatoria** **Causticum**
Excitation sexuelle.	Eczéma aigu des testicules si instinct sexuel non satisfait Excitation sexuelle des mâles Sang dans les urines, à la suite d'une excitation sexuelle	**Conium maculatum** **Phosphorus** **Pulsatilla**
Plaie.	Piqûre d'insecte, œdème Coupure saignante Plaie par instrument piquant Plaie par instrument tranchant Hémorragie traumatique Plaie infectée Abcès	**Apis mellifica** **China officinalis** **Ledum palustre** **Staphysagria** **Hamamelis virginiana, Millefolium** **Calendula officinalis, Hypericum perforatum** **Hepar sulfur**
Suite de vaccin.	Vomissements et diarrhée Aggravation de l'état à la chaleur Prostration, tremblements	**Silicea** **Sulfur** **Thuya occidentalis**
Toux depuis quelques heures.	Suite de refroidissement Quintes de toux sèche ; aggravation en passant d'une pièce froide à une pièce chaude, et vice versa Toux en commençant à marcher Toux à la moindre excitation, mais pas au repos	**Bryonia alba, Drosera rotundifolia** **Rumex crispus** **Silicea** **Spongia tosta**
Traumatisme.	Choc, chute, coup Entorse Coup sur les os Traumatisme des nerfs Coup sur la tête Traumatisme des yeux Coup sur le dos ; amélioration en marchant	**Arnica montana** **Rhus toxicodendron, Ruta graveolens** **Calcarea phosphorica, Ruta graveolens, Symphytum officinalis** **Hypericum perforatum** **Natrum sulfuricum** **Ledum palustre, Symphytum officinalis** **Rhus toxicodendron**
Troubles divers dus aux changements de climat.	Amygdalite (l'animal a du mal à avaler, se racle la gorge) Laryngite suite à un voyage en voiture par grande chaleur Urticaire suite à de fortes chaleurs Incapacité à se lever par temps humide Eczéma chaque été Otite aiguë suite à une exposition dans un courant d'air	**Belladonna** **Bromium** **Bryonia alba** **Dulcamara** **Kalium bichromicum** **Lycopodium clavatum**

Ces médicaments peuvent être administrés à la dose de 4 ou 5 CH, sous forme de granules donnés directement dans la gueule ou dilués dans de l'eau. La répétition de la prise varie selon l'intensité des symptômes et l'évolution des troubles.

De la consultation à la guérison : un exemple concret

Cet exemple concerne un chien de chasse de race setter anglais, amené en consultation pour troubles digestifs chroniques. Ceux-ci se manifestent fréquemment, avec des vomissements importants, de la diarrhée et une perte d'appétit. Le chien est trop maigre et expulse souvent des vers.

Retracer l'histoire de l'animal

• Le début des troubles

Chiot, il était gras et beau. Ses troubles ont débuté quand il est monté pour la première fois en voiture : il a énormément vomi et s'est agité. Le propriétaire a tenté sans succès d'habituer son chien à la voiture ; tous les médicaments administrés ne permettaient qu'une amélioration passagère. Le chien étant amené à accompagner fréquemment en voiture son maître, représentant de commerce, le problème s'est accentué, les troubles entraînant maigreur, tristesse et inappétence.

• L'installation dans la chronicité

Le maître a alors renoncé à emmener son chien en voiture, sans que les résultats soient probants. Le chien a certes regrossi quelque peu, mais a continué à vomir ses repas, à avoir des selles diarrhéiques jaune-marron et à sembler « triste ». Son appétit était capricieux, au point que parfois son maître était obligé de le nourrir à la main. Il s'essoufflait vite, contrairement aux jeunes setters normaux (qui sont des chiens sportifs et des chasseurs infatigables), avec un symptôme particulier, les « ailes du nez qui battent ». D'ailleurs, à la chasse, il se couchait au bout de dix minutes : « Il est fatigué et ne veut plus avancer ! Et son nez se met alors à couler », commentait son maître. En revanche, il adorait l'eau, seul élément dans lequel il semblait heureux.

Dégager et valoriser les symptômes

Dans un premier temps, les symptômes retenus par le vétérinaire homéopathe sont les suivants : aggravation générale en voiture ; appétit capricieux et sans envie ; selles dures puis liquides ; présence de vers (ténias) ; décoloration jaune des dents ; narines dilatées et mouvements des narines « comme un ventilateur » ; aggravation générale par le chaud ; maigreur ; respiration difficile après l'exercice.
Généralement, on utilise en premier lieu les symptômes comportementaux caractéristiques. Dans le cas présent, aucun n'a pu être retenu, car le caractère du chien considéré ne diffère pas notablement par rapport à l'ensemble des autres setters. On prend ensuite en compte les symptômes généraux qui possèdent une valeur importante car caractéristiques de cet animal : l'aggravation générale de son état en voiture, l'aggravation générale à la chaleur et la maigreur.
Enfin, on analyse les symptômes locaux, avant tout les plus étranges : ici, la dilatation des narines et leurs mouvements. Au total, quatre symptômes sont donc retenus.

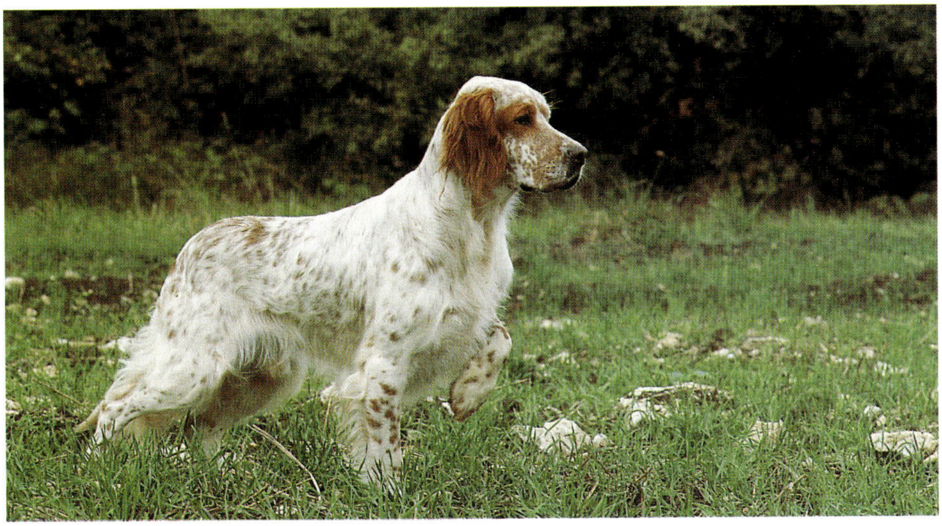

Les setters anglais sont des chasseurs infatigables. Le fait qu'un setter s'essouffle au moindre effort pourra donc être retenu par le vétérinaire homéopathe comme un symptôme caractéristique de l'animal.

Le choix du remède

Ces quatre symptômes constituent le syndrome minimum de valeur maximum, c'est-à-dire la base de la recherche du médicament homéopathique approprié : le remède choisi devra comprendre ces quatre symptômes parmi ceux survenus pendant son expérimentation sur un sujet sain (pathogénésie). Ceux-ci ne sont couverts que par deux remèdes : *Lycopodium clavatum* et *Phosphorus.* Les autres symptômes locaux, non retenus dans un premier temps, orientent tous vers *Lycopodium clavatum*, médicament connu des homéopathes vétérinaires pour son action sur un grand nombre de troubles, dont ceux affectant l'appareil digestif.

Le traitement et ses résultats

Le chien reçoit une dose de *Lypocodium clavatum* 15 CH. Trois semaines plus tard, son état général s'est amélioré ; il est plus gai, plus vif. En voiture, il semble plus à son aise mais vomit toujours. Son appétit est bien meilleur. Le chien reçoit alors une dose de *Lycopodium clavatum* 30 CH. Un mois après, il est devenu vorace et beaucoup plus dynamique. À la chasse, il court sans s'essouffler. Il semble reprendre confiance en lui, surtout vis-à-vis des autres chiens, qu'il tente de dominer. Sa diarrhée a disparu, mais il a très mauvaise haleine. Il monte de son plein gré en voiture, mais y est toujours malade. Il continue à expulser des vers en quantité et est toujours très maigre malgré son appétit. On lui administre une nouvelle dose de *Lycopodium clavatum* 30 CH. Quinze jours après, le chien ne vomit plus en voiture et chasse toute la journée sans problème. La prescription est alors interrompue. Deux mois après, le chien est en pleine forme : chasseur infatigable, il a bon appétit, a pris du poids et n'a plus de difficultés en voiture.

Évolution et prescriptions ultérieures

Après administration d'un remède homéopathique, il est demandé au maître d'observer son animal et de noter l'évolution de tous les symptômes. Le comportement de l'animal s'est-il modifié ? Que sont devenus les symptômes de la maladie ? Quelle a été la chronologie de l'évolution des symp-

L'HOMÉOPATHIE POUR LES ANIMAUX ÂGÉS

Symptômes	Remèdes
Amaigrissement	Ambra grisea, Baryta carbonica, Iodum, Secale cornutum
Apathie mentale, prostration	Ambra grisea, Baryta carbonica
Constipation alternant avec de la diarrhée	Antimonium crudum
Diarrhée	Nitricum acidum
Écoulement nasal	Alumina, Kreosotum
Érections fréquentes	Causticum
Excitation sexuelle	Fluoricum acidum
Faiblesse du train arrière	Baryta carbonica, Conium maculatum, Kalium carbonicum
Fatigue générale	Curare, Nux moschata
Fréquents besoins d'uriner	Baryta carbonica
Grattage, démangeaisons cutanées	Mezereum
Insomnie	Baryta carbonica
Obésité	Kalium carbonicum
Respiration difficile	Baryta carbonica, China officinalis, Senega
Toux aggravée lors des déplacements, améliorée à l'air frais	Senega
Toux en hiver seulement	Kreosotum
Yeux, opacification du cristallin	Carbo animalis, Secale cornutum

Ces médicaments sont à administrer en dilution 7 CH, à raison de 3 granules en une seule prise. En l'absence d'amélioration après 4 semaines, consultez un vétérinaire homéopathe.

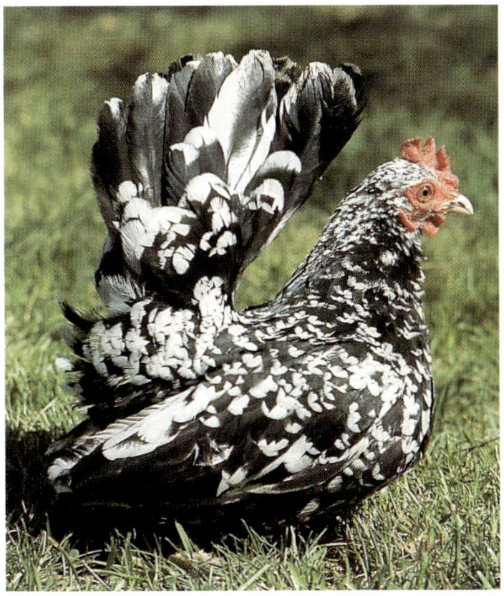

En homéopathie vétérinaire, les animaux de basse-cour (ici, une poule de race naine) sont soignés selon le cas individuellement ou, le plus souvent, collectivement.

tômes (durée et ordre des changements) ? Des symptômes ont-ils disparu ? De nouveaux symptômes sont-ils apparus ? D'anciens symptômes, qui n'existaient plus, ont-ils resurgi ? Autant d'informations que le propriétaire pourra rapporter afin que le vétérinaire homéopathe juge s'il s'agit globalement d'une évolution favorable ou non.

Le processus de guérison

Après la prise d'un remède homéopathique, la guérison est marquée par la disparition des symptômes gênants et par un rééquilibrage de l'énergie vitale de l'animal. Celui-ci va désormais mieux résister aux maladies et aux atteintes du monde extérieur.

• La loi de Hering

La guérison survient selon un véritable « demi-tour » dans l'évolution de la maladie, notion propre à l'homéopathie et appelée loi de Hering : les symptômes disparaissent dans l'ordre inverse de leur apparition, les derniers apparus cédant les premiers. Des symptômes anciens peuvent alors réapparaître de façon transitoire. Par exemple, la réapparition d'un eczéma, qui avait disparu au profit d'une autre maladie, est fréquente. Tout se passe comme si une maladie en avait supplanté une autre, plus ancienne, généralement plus superficielle et moins grave. La guérison de cette deuxième affection laisse alors la première réapparaître. Ce genre de manifestation est toujours d'un excellent pronostic pour l'animal.

• L'« aggravation » homéopathique

Un animal malade pourra subir une aggravation – dite homéopathique – après la prise d'un médicament. Cette aggravation se manifeste le plus souvent par une exacerbation de l'intensité des troubles. Plus les lésions organiques sont importantes, plus l'aggravation est intense et longue, suivie d'une amélioration progressive. Lorsque l'atteinte lésionnelle est peu profonde, l'aggravation homéopathique est de courte durée.

• La palliation

Souvent, on peut penser que l'animal a été guéri par le médicament homéopathique, mais, à plus ou moins long terme, la maladie resurgit. Dans ce cas, on a affaire à ce que l'on appelle une « palliation ». Un nouveau médicament sera alors nécessaire. Cependant, la période de bien-être obtenue a été très positive pour l'animal.

• La suppression

Dans certains cas, assez rares, l'amélioration obtenue au début se traduit en fait par une aggravation de l'état général ; c'est ce que l'on nomme en homéopathie une « suppression ». Tel fut le cas de ce cocker qui souffrait des oreilles depuis longtemps. Un remède homéopathique, choisi à partir des seuls symptômes locaux, a supprimé cette infection des oreilles mais a vite provoqué des troubles neurologiques importants. Une autre prescription a été nécessaire pour faire resurgir le problème au niveau des oreilles. Celui-ci a pu être ultérieurement soigné par un remède approprié.

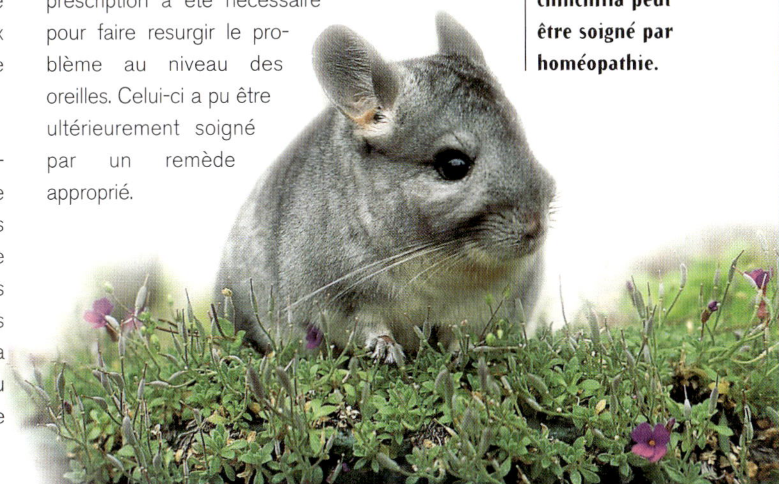

Comme tous les nouveaux animaux de compagnie, ce chinchilla peut être soigné par homéopathie.

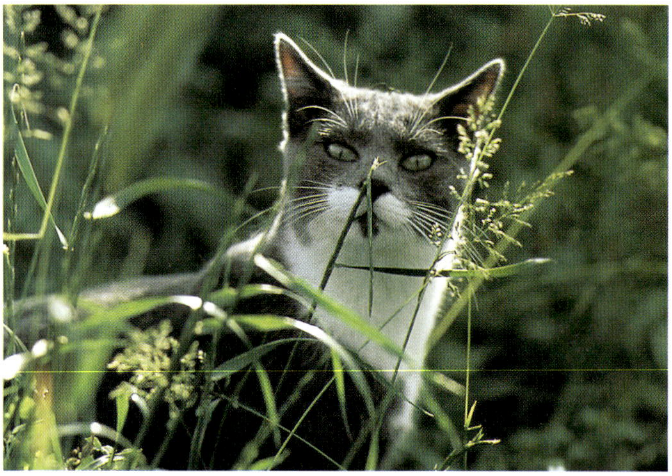

Doit-on vacciner les chats ou non ? Un point à examiner au cas par cas avec l'homéopathe.

Le pronostic

Le pronostic s'établit en fonction de la gravité de la maladie et du degré d'atteinte des organes malades. Il est toutefois difficile à évaluer, car il dépend de la capacité énergétique de l'organisme à récupérer. Or la « force vitale » d'un être vivant n'est pas mesurable. En effet, certains animaux atteints de lésions graves peuvent surmonter leur maladie et reprendre une vie normale, quand d'autres, apparemment moins atteints, éprouvent des difficultés considérables à retrouver un niveau de bien-être acceptable.

L'expérimentation humaine

Depuis la création de l'homéopathie par Hahnemann, de très nombreux médicaments homéopathiques ont été expérimentés par des êtres humains « en bonne santé ». Les résultats de ces expériences, appelées pathogénésies, ont été regroupés pour former la *Matière médicale homéopathique pure*. L'homéopathie vétérinaire bénéficie de ces données et utilise tous les remèdes en extrapolant à l'animal les conclusions observées chez les humains. On ne pratique pas pour le moment de pathogénésies avec les animaux, ce qui consisterait à administrer un médicament homéopathique à quelques animaux en bonne santé et à noter les symptômes observés. À cela plusieurs raisons : il s'agirait d'un gigantesque travail de réexpérimentation de tous les médicaments déjà connus chez l'homme ; de nombreux nouveaux remèdes seraient à envisager ; la transcription des symptômes observés lors des expérimentations risquerait d'être peu ou insuffisamment explicitée.

Or, l'utilisation des informations recueillies lors des expérimentations humaines donne des résultats satisfaisants en médecine vétérinaire, même si la transposition des symptômes de l'homme à l'animal est parfois délicate. Toutefois, l'expérimentation sur l'animal reste une perspective de recherche pour l'homéopathie vétérinaire.

L'homéopathie vétérinaire aujourd'hui et demain

L'homéopathie vétérinaire rencontre diverses limites, tenant à la pratique de la médecine vétérinaire ainsi qu'aux spécificités de la pratique homéopathique. Cependant, ses perspectives de développement semblent intéressantes.

Les limites actuelles

Différentes considérations aident à cerner les limites de l'homéopathie vétérinaire : certaines maladies restent incurables à ce jour ; la médecine vétérinaire classique semble mieux adaptée pour guérir certains troubles (fractures avec déplacement, infestation par des puces, par exemple) ; enfin, la connaissance des médicaments homéopathiques est encore limitée (seules quelques centaines de remèdes sont employées à l'heure actuelle, laissant subsister une immense marge de développement).

• L'importance des conditions de vie

En outre, la guérison d'un animal ou d'un troupeau est-elle possible quelles que soient leurs conditions de vie (même quand, par exemple, un husky, originaire de Sibérie, doit s'adapter à la vie en appartement à Paris ou quand un éleveur trait ses vaches de manière trop intensive) ? Une telle question peut se poser pour l'alimentation, l'hygiène de vie, l'environnement ou le non-respect des règles comportementales instinctives d'une espèce...

• Le respect des animaux

En fait, le seul véritable obstacle à la guérison de l'animal semble se situer dans le manque de respect et d'affection que l'homme pourrait avoir pour lui. Or, nombreux sont les animaux de compagnie qui vivent avec des maîtres respectueux de leurs compagnons ; de même, nombreux sont les éleveurs qui soignent leurs bêtes avec expérience. En outre, différents choix, a priori « antinaturels », sont indispensables à la sauvegarde de l'animal. Ainsi, la prolifération des chats – notamment en ville – a entraîné le développement de maladies difficiles à traiter, voire incurables (sida du chat). Limiter la population féline étant la seule solution pour limiter ces maladies, envisager la castration ou l'ovariectomie permet finalement de protéger les chats.

Perspectives d'avenir

L'homéopathie vétérinaire est actuellement assez confidentielle. Elle nécessite en effet un investissement important en temps. En outre, sa pratique peut rebuter, dans la mesure où il est particulièrement difficile de prescrire le bon médicament. Enfin, l'opposition entre médecine vétérinaire classique et médecine vétérinaire homéopathique crée des conflits entre praticiens et utilisateurs de ces médecines, souvent par simple ignorance des techniques utilisées, des buts recherchés et des résultats obtenus.

• Les atouts d'une médecine douce

Toutefois, l'avenir de l'homéopathie vétérinaire est prometteur, car elle s'inscrit dans le cycle naturel de la vie. L'utilisation des médicaments homéopathiques n'engendre pas d'effets secondaires néfastes, ce qui la rend très attractive pour de nombreux éleveurs d'animaux de ferme et pour les propriétaires d'animaux de compagnie. Enfin, le coût très peu élevé des remèdes peut aussi constituer un facteur de développement.

À propos des vaccins

Faut-il être « pour » ou « contre » la vaccination des animaux ? À cette question, aucune réponse tranchée ne peut être apportée. En effet, comment ne pas reconnaître par exemple que la vaccination antirabique a permis la quasi-éradication de cette maladie en France ? Or, la rage est transmissible à l'homme et, sans traitement rapide, mortelle dans 100 % des cas. Elle doit donc être combattue. La vaccination des animaux domestiques en zones à risques, associée à la vaccination des renards, a donné d'excellents résultats. Nombreux sont les exemples (maladie de Carré des chiens, fièvre aphteuse des bovins, tétanos des chevaux, notamment) qui prouvent la valeur incontestable des vaccins pour la sauvegarde des espèces animales concernées. De même, comment ne pas vacciner des porcs ou des volailles élevés en collectivité alors qu'une exploitation entière peut être mise en péril ? Beaucoup de vaccins, destinés à toutes les espèces animales, existent de nos jours. Leur usage doit être fonction du mode de vie des animaux : ainsi, s'il est indispensable de protéger les lapins d'élevage contre la myxomatose, par exemple, la vaccination d'un lapin nain, vivant seul à l'état domestique, peut être discutée. De même pour les chats, qui peuvent vivre selon des modes très divers (castrés ou non, seuls ou en groupe, dans un habitat libre ou en milieu clos, etc.) : il faut considérer chaque cas séparément avant de prendre la décision de vacciner ou non.

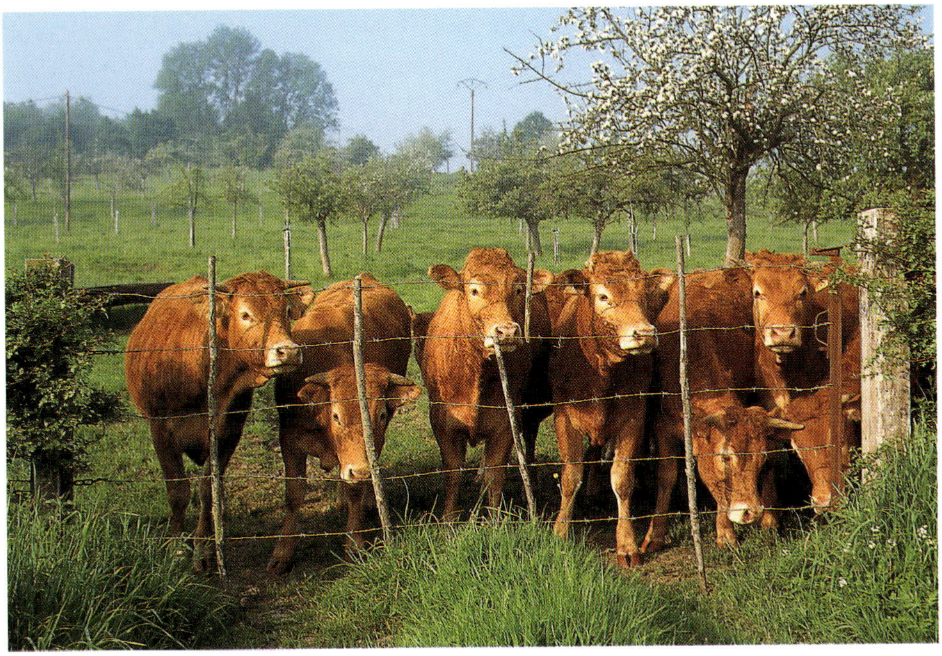

Pour prescrire un remède homéopathique à un troupeau entier, en cas d'épidémie, par exemple, le vétérinaire devra déterminer les symptômes caractéristiques communs à toutes les bêtes du troupeau, qu'elles soient malades ou non.

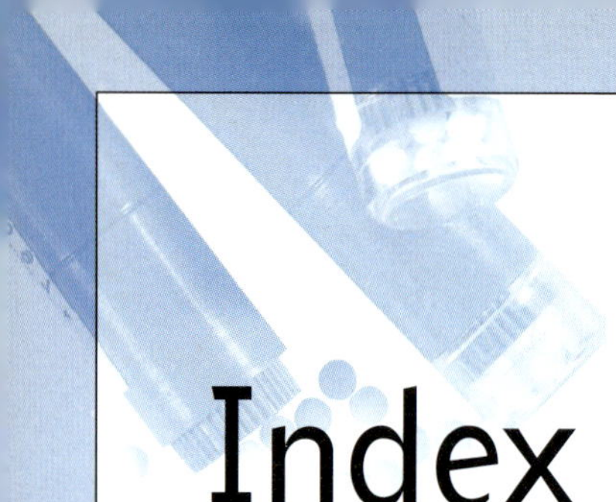

Index

Numéros de pages en italique : illustrations
Mots en italique : noms de médicaments et mots latins.
Mots en gras : symptômes et maladies.
L'abréviation tab. fait référence aux tableaux.

d

e

f

Du même auteur :

Le Choix de l'homéopathie, docteur Philippe M. Servais, Denoël 1992, distribué par E.L.H. (1, rue Vignoble, Esneux, Belgique).

Remerciements

L'éditeur remercie pour son aimable contribution Jacqueline Ozanon et Laboscope, magasin de vente directe (groupe Merck Eurolab S.A.).

Crédits photographiques

h = haut ; b = bas ; g = gauche ; d = droite ; m = milieu

Illustrations

Découvrir l'homéopathie – Laurent Blondel : pages 16, 31, 34, 35
Les principaux médicaments – Anna Cajal : pages 133, 135, 137, 139, 141, 143, 145, 147 bas, 149, 151, 153, 155, 157, 159, 161, 163, 165, 167, 169, 171, 173, 175, 177, 179 haut.
Se soigner avec l'homéopathie – Laurent Blondel et Yannick Garbin (Corédoc), Michel Saemann, François Poulain : pages 51, 57, 62, 78, 86, 89, 105, 109, 110, 117
Connaître les médicaments – Franck Bouttevin / Archives Larousse : page 186 ; Emmanuel Mercier / Archives Larousse : page 189 ; Masako Taîron / Archives Larousse : pages 195, 213

Impression : Graficas Estella, Estella
Photogravure : IGS
Dépôt légal : septembre 2000
Imprimé en Espagne (Printed in Spain) – 510102/02
10084554 (II) 29 (CSBTP 150) avril 2001

Chez Larousse

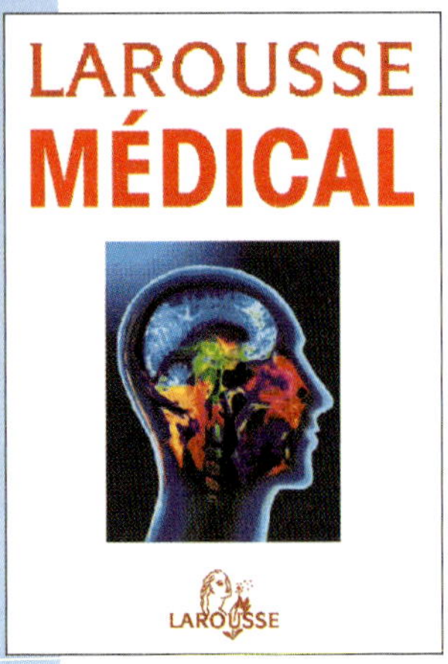

Larousse médical

Sous la direction du Docteur Yves Morin

De A à Z, un vaste panorama des connaissances médicales intégrant les progrès et les découvertes les plus récentes. Plus de 6 000 articles précis et complets ainsi que 1 000 dessins et photos explicatives en couleurs vous informent sur :

- ➜ les termes médicaux
- ➜ l'anatomie
- ➜ les maladies et leurs traitements
- ➜ les examens et pratiques chirurgicales
- ➜ la prévention et les médicaments...

Cette édition 2000 est complétée par un guide des symptômes et comprend des dossiers sur des sujets d'actualité.

1 220 pages, 19,5 x 26 cm, 1 000 illustrations.
395 F 2725 FB 118,30 FS 60,21 €

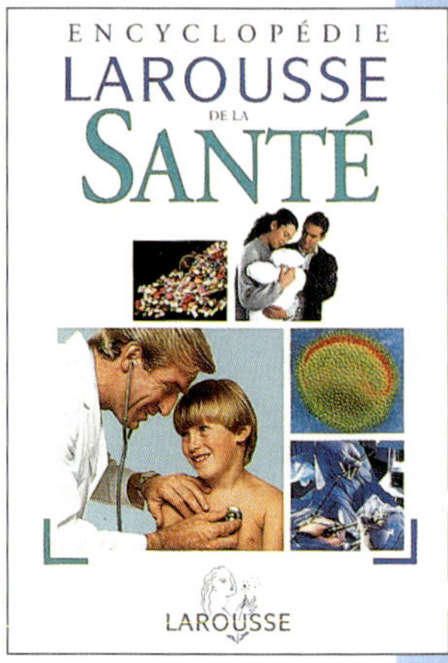

Encyclopédie Larousse de la santé

Sous la direction du Docteur Yves Morin

Rédigé par une équipe de spécialistes, un ouvrage de référence accessible à tous, indispensable pour mieux connaître son corps, apprendre à gérer son capital santé, s'informer sur les principales maladies et leurs traitements, et savoir soigner les petits maux par les médecines douces.

Des textes clairs, des dossiers thématiques complets, et plus de 650 illustrations en couleurs font de cette encyclopédie d'une richesse exceptionnelle un ouvrage facile et très agréable à consulter.

912 pages, 22 x 28,4 cm, plus de 650 illustrations.
270 F 1863 FB 82,10 FS 41,16 €

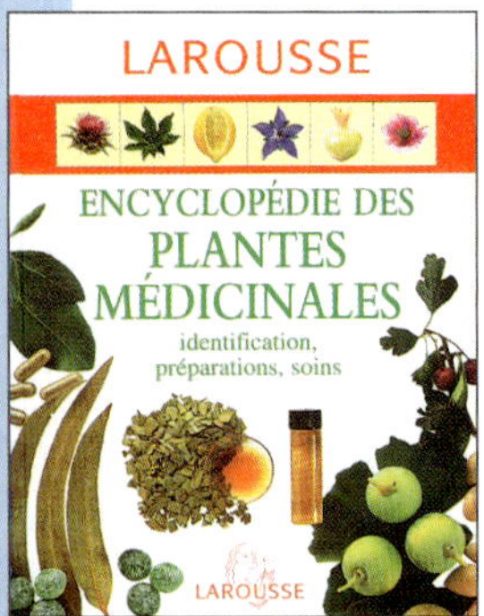

Encyclopédie des plantes médicinales

Cette encyclopédie complète décrit de manière exhaustive les utilisations traditionnelles et actuelles de plus de 550 plantes médicinales, et explique comment préparer des huiles essentielles, des infusions et des onguents aux vertus thérapeutiques réputées.

Un ouvrage indispensable pour tout savoir sur cette médecine naturelle et ses applications.

336 pages, 21,5 x 27,5 cm, 850 illustrations.
185 F 1276 FB 56,10 FS 28,20 €

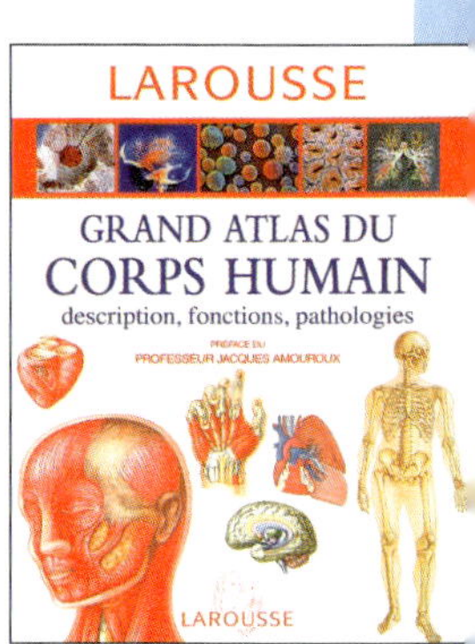

Grand Atlas du corps humain

Les mille illustrations médicales grand format et les explications claires et détaillées de cet atlas permettent, d'une part, de découvrir les grands systèmes et les principales fonctions du corps, et, d'autre part, de mieux comprendre les pathologies qui l'affectent.

240 pages, 24 x 31 cm, 1 000 illustrations.
190 F 1311FB 57,70 FS 28,96 €